Ulrich C. Smolenski Johannes Buchmann Lothar Beyer

Janda Manuelle Muskelfunktionsdiagnostik

Theorie und Praxis

5., komplett überarbeitete Auflage

ELSEVIER

Zuschriften an:
Elsevier GmbH, Urban & Fischer Verlag, Hackerbrücke 6, 80335 München
E-Mail: medizin@elsevier.de

Wichtiger Hinweis für den Benutzer
Die Erkenntnisse in der Medizin unterliegen laufendem Wandel durch Forschung und klinische Erfahrungen. Herausgeber und Autoren dieses Werkes haben große Sorgfalt darauf verwendet, dass die in diesem Werk gemachten therapeutischen Angaben (insbesondere hinsichtlich Indikation, Dosierung und unerwünschter Wirkungen) dem derzeitigen Wissensstand entsprechen. Das entbindet den Nutzer dieses Werkes aber nicht von der Verpflichtung, anhand weiterer schriftlicher Informationsquellen zu überprüfen, ob die dort gemachten Angaben von denen in diesem Werk abweichen, und seine Verordnung in eigener Verantwortung zu treffen.
Für die Vollständigkeit und Auswahl der aufgeführten Medikamente übernimmt der Verlag keine Gewähr.
Geschützte Warennamen (Warenzeichen) werden in der Regel besonders kenntlich gemacht (®). Aus dem Fehlen eines solchen Hinweises kann jedoch nicht automatisch geschlossen werden, dass es sich um einen freien Warennamen handelt.

Bibliografische Information der Deutschen Nationalbibliothek
Die Deutsche Nationalbibliothek verzeichnet diese Publikation in der Deutschen Nationalbibliografie; detaillierte bibliografische Daten sind im Internet über http://www.dnb.d-nb.de abrufbar.

5. Auflage 2016

Der Urban & Fischer Verlag ist ein Imprint der Elsevier GmbH.

18 19 20 21 5 4 3 2

Um den Textfluss nicht zu stören, wurde bei Patienten und Berufsbezeichnungen die grammatikalisch maskuline Form gewählt. Selbstverständlich sind in diesen Fällen immer Frauen und Männer gemeint.

Planung: Rainer Simader, München
Projektmanagement: Martha Kürzl-Harrison, München
Redaktion: Markus Pohlmann, Dossenheim
Satz: abavo GmbH, Buchloe/Deutschland; TnQ, Chennai/Indien
Druck und Bindung: Printer Trento, Trient, Italien
Umschlaggestaltung und Grafik: SpieszDesign, Neu-Ulm

ISBN Print 978-3-437-46431-7
ISBN e-Book 978-3-437-29880-6

Vorwort zur 5. komplett überarbeiteten Auflage

Vladimir Janda hat sich der Muskelfunktion unter klinisch angewandten Aspekten gewidmet. Eine erste tschechische Ausgabe erschien im Jahr 1951 als dünnes Heft. Wie das Wissen um Muskelfunktion und deren diagnostische Beurteilung gewachsen ist, so hat das Buch „Manuelle Muskelfunktionsdiagnostik“ von Janda eine stete Erweiterung erfahren. Jandas Ideen und Gedanken sind im manualmedizinischen Kontext weiterentwickelt und werden täglich angewendet.

Nunmehr liegt eine komplett überarbeitete 5. Auflage vor, die von Autoren der ÄMM überarbeitet, ergänzt und dem aktuellen Wissensstand angepasst wurde. Der Titel basiert auf Jandas Kenntnissen und didaktisch vermittelten Erfahrungen, aktualisiert als „Manuelle Muskelfunktionsdiagnostik – in Theorie und Praxis“.

Das Buch ist inhaltlich neu gegliedert, mit einem theoretischen Kapitel zur Physiologie und Pathophysiologie der Muskelfunktion, zur Strukturpathologie des Skelettmuskels sowie ein komplett neu gestaltetes Kapitel zur Funktionspathologie und Untersuchung des Skelettmuskels.

Es schließen sich die Kapitel zur Praxis der Manuellen Muskelfunktionsdiagnostik an: die klassische Muskelfunktionsdiagnostik „Testung der Kraft“, regional bezogen und aufbauend auf der Janda'schen Didaktik und die Testung des Spannungsverhaltens, ebenfalls regional orientiert. Neu ist, dass wir als Herausgeber den Bogen schließen zwischen der Beschreibung der Funktion der beteiligten Muskel und deren nervaler Versorgung, wohlweißlich verzichtend auf anatomische Informationen, die heute allgemein zugänglich sind.

Wichtig ist uns die Verbindung zwischen Muskelanatomie unter funktionellem Gesichtspunkt, Beschreibung der Triggerpunkte mit dem refered pain als auch zu Fern- und Akkupunkturpunkten; Wertung von Funktionalität im erweiterten Sinne. Die Originalabbildung zur Anatomie ist aus der Vorauflage, koloriert und ergänzt durch neue Abbildungen. Sollten diese nicht immer deckungsgleich sein, reflektiert es die Variabilität der Muskulatur.

Kapitel 4 und 5 sind das Angebot der Autoren zu einem Arbeitsbuch, mit farblichen Abbildungen, Platz für eigene Notizen und Abbildungen, damit schaffen Sie sich ihr ganz persönliches „Arbeitsbuch“.

Abschließend komplett neu erarbeitet sind die Kapitel zu Gang und Stand als auch zur Hypermobilität unter Verzicht auf fotografische Abbildungen, stattdessen Nutzung der Grafiken von Jochen Sachse.

Als Herausgeber möchten wir uns bei allen bedanken, die sich an diesem Buch beteiligt haben, namentlich zu nennen: Frau Gabriele Harke, Herr Wolfram Seidel als Autoren, Herrn Simader, Frau Kürzl-Harrison, Herr Pohlmann und Herr Korff vom Elsevier Verlag. Sie haben alle diesen Entstehungsprozess mit interaktiver Diskussion, Kreativität und neuen Denkebenen begleitet.

Besonderer Dank gilt Frau Kristina Leistner, die in sehr konstruktiver und zuverlässiger Art und Weise als Untersucherin zur Verfügung stand und mit Modell bzw. Fotografin die neuen Abbildungen mitgestaltet hat.

Möge dieses Buch ärztlichen sowie physiotherapeutischen Kollegen im Alltag eine wertvolle Hilfe in der Praxis sein.

Dann wird es als Jandas Manuelle Muskelfunktionstechnik Zukunft haben, die Leser bilden und letztendlich den Patienten besser helfen können.

Jena, im März 2016
Ulrich Christian Smolenski
Johannes Buchmann
Lothar Beyer

Autorenverzeichnis

Prof. Dr. med. habil. Lothar Beyer
Westbahnhofstr. 2
07745 Jena

Prof. Dr. med. habil. Johannes Buchmann
Facharzt für Neurologie und Psychiatrie, Manuelle Medizin / osteopathische Verfahren, Psychotherapie und Facharzt für Kinder- und Jugendpsychiatrie, -psychotherapie
stellv. Direktor der Klinik für Psychiatrie, Neurologie, Psychosomatik und Psychotherapie im Kindes- und Jugendalter, Praxis für Neurologie und Psychiatrie sowie Kinder- und Jugendpsychiatrie
Zentrum für Nervenheilkunde, Universitätsmedizin Rostock
Gehlsheimer Str. 20
18147 Rostock

Dr. med. Gabriele Harke
Schloßstr. 26
12163 Berlin

Dr. med. Wolfram Seidel
Sana Kliniken Sommerfeld
Klinik für Manuelle Medizin
Nichtoperative Orthopädie und Schmerzmedizin
Waldhausstr. 44
16766 Kremmen

Prof. Dr. med. habil. Ulrich-Christian Smolenski
Universitätsklinikum Jena
Institut für Physiotherapie
Erlanger Allee 101
07740 Jena

Prof. Dr. Dr. Jens Pahnke
University of Oslo
Institute of Clinical Medicine
Oslo University Hospital
Postboks 4950 Nydalen
0424 Oslo, Norwegen

Abkürzungsverzeichnis

Abb.	Abbildung
ANS	autonomes Nervensystem
AR	Außenrotation
AVP	Arginin Vasopressin
BSG	Blutsenkungsgeschwindigkeit
BWS	Brustwirbelsäule
bzw.	beziehungsweise
C	zervikal
CGRP	Calcitonin Gene-Related Peptide
CRP	C-reaktives Protein
d. h.	das heißt
DIP	distales Interphalangealgelenk
GABA	Gamma-Aminobuttersäure
Glu	Glutamat
5-HT	5-Hydroxytryptamin
HWS	Halswirbelsäule
Hz	Hertz
IN	Interneuron
IR	Innenrotation
KFTD	Kongenitale Fasertyp-Disproportion
L	lumbal
LGMD	limb girdle muscular dystrophy (Muskeldystrophie vom Gliedergürteltyp)
LHON	Leber'sche hereditäre Optikusatrophie
LWS	Lendenwirbelsäule
m	Meter
M.	Musculus
MAD	Myoadenylatdesaminase
mE	motorische Einheit
MELAS	mitochondriale Enzephalomyopathie, Laktazidose, schlaganfallähnliche Episoden
MERFF	Myoklonus-Epilepsie mit Ragged-red-Fasern
min	Minute(n)
Mm.	Musculi
ms	Millisekunde(n), Tausendstelsekunde(n)
MN	Motoneuron (motorischen Nervenzelle)
MNGIE	myo-, neuro-, gastrointestinale Enzephalopathie
MP	Metakarpophalangeal(-gelenk)
Msp	Muskelspindel
N.	Nervus
NA	Noradrenalin
NARP	Neuropathie, Ataxie, Retinitis pigmentosa
NMDA	N-Methyl-D-Aspartat
Nn.	Nervi
NPP	Nucleus-pulposus-Prolaps
o. g.	oben genannt
PIP	proximales Interphalangealgelenk
PIR	postisometrische Relaxation
PSF	propriozeptive sensomotorische Fazilitation
RM	Rückenmark
RNA	Ribonukleinsäure
s	Sekunde(n)
S	sakral
SIAS	Spina iliaca anterior superior
SIG	Sakroiliakalgelenk
sog.	sogenannt
Tab.	Tabelle
TENS	transkutane elektrische Nervenstimulation
Th	thorakal
TLÜ	thorakolumbaler Übergang
TRH	Thyreotropin Releasing Hormon
TrP	Triggerpunkt(e)
u. a.	unter anderem
v. a.	vor allem
WS	Wirbelsäule
z. B.	zum Beispiel
ZNS	Zentralnervensystem

Abbildungsverzeichnis

Abbildungen	Urheber
1.1-1.5	abavo, Buchloe
2.1-4.4, 3.1, 3.23a, 3.24a	Herr Prof. Dr. med. habil. Johannes Buchmann, Rostock
3.3-22, 3.23b, 3.24b, 4.3a-d, 4.4a-d, 4.5a-e, 4.6a-e, 4.7a-c, 4.8a-d, 4.9a-c, 4.10a-d, 4.11a-d, 4.12a-d, 4.13a-d, 4.14a-d, 4.15a-d, 4.16a-d, 4.17a-d, 4.18a-d, 4.19a-d, 4.20a-d, 4.21a-d, 4.22a-c, 4.23a-d, 4.24a-d, 4.25a, 4.26a, 4.27a, 4.28a, 4.29a, 4.30a, 4.31a, 4.32a, 4.33a, 4.34a, 4.35a, 4.38a-d, 4.39a-f, 4.40a-d, 4.41a-d, 4.42a-d, 4.43a-d, 4.44a-d, 4.45a-d, 4.46a-c, 4.47a-d, 4.48a-d, 4.49a, 4.50a, 4.51a, 4.52a, 4.53a, 5.2a-e, 5.3a, 5.4a-b, 5.5a-b, 5.6a, 5.7a, 5.8a, 5.9a-d, 5.10a, 5.11a	Caprice Crawford, Berlin
4.1, 4.2, 4.3e, 4.4e, 4.5f, 4.6f, 4.7d, 4.8e, 4.8f, 4.10e, 4.11e, 4.12e, 4.13e, 4.14e, 4.15e, 4.16e, 4.17e, 4.18e, 4.19e, 4.20e, 4.21e, 4.22d, 4.23e, 4.24e, 4.25b, 4.26b, 4.27b, 4.28b, 4.29b, 4.30b, 4.31b, 4.32b, 4.33b, 4.34b, 4.35b, 4.36a, 4.37a, 4.38e, 4.39g, 4.40e, 4.41e, 4.42e, 4.43e, 4.44e, 4.45e, 4.46d, 4.47e, 4.48e, 4.49b, 4.50b, 4.51b, 4.52b, 4.53b, 5.1, 5.2b, 5.3b, 5.4c, 5.5c, 5.6b, 5.7b, 5.10b, 5.11b	Susanne Adler, Lübeck, in: Janda, V.: Manuelle Muskelfunktionsdiagnostik. Elsevier, 4. Auflage 2009, ISBN: 978-3-437-46432-4
4.3f-g , 4.4f-g , 4.5g-h, 4.6g-h, 4.7e-f, 4.8g-j,4.10f-g, 4.11f-g, 4.12f-h, 4.13f-h, 4.14f-g, 4.15f-g, 4.16f-h, 4.17f-g, 4.18f-g, 4.19f-g, 4.20f-g, 4.21g, 4.22e-f, 4.22g, 4.23f, 4.23g-h, 4.24f-h, 4.25c-d, 4.26c-d, 4.27c-d, 4.28c-d, 4.29c-d, 4.30c-d, 4.31c-d, 4.32c-e, 4.33c-d, 4.34c-d, 4.35c, 4.36b-c, 4.37b, 4.38f-g, 4.39h-i, 4.40f-g, 4.41f-g, 4.42f-g, 4.43f-g, 4.44f-g, 4.45f-g, 4.46e-g, 4.47f-g, 4.48f-g, 4.50c-d, 4.51c-e, 4.52c-d, 4.53c-d, 5.2c-g, 5.3c-j, 5.4d-e, 5.5d-e, 5.6c-d, 5.7c-d, 5.8b-e, 5.9e-g, 5.10c-d, 5.11c-d	Dr. med. Katja Dalkowski, Erlangen Dr. med. Hans Garten, München, in: Garten, H.: Das Muskeltestbuch. Elsevier, 2. Auflage 2012, ISBN: 978-3-437-58341-4
4.35d, 4.37c	Matthias Korff, München
6.1, 6.2a-d, 6.3, 6.4a-b, 6.5, 6.6, 7.1-7.14	H. Neumann, Beiheft für Dia-Reihe ÄF/D-R 31, Akademie für Ärztliche Fortbildung der DDR

Inhaltsverzeichnis

KAPITEL

1

L. Beyer

Physiologie und Pathophysiologie der Muskelfunktion

1.1 Grundlagen

Janda [34] hat sich der Muskelfunktion unter klinisch angewandten Aspekten gewidmet. Deshalb ist auch in diesem Buch der Schwerpunkt auf die angewandte Seite der Muskelphysiologie gelegt. Einige muskelphysiologische Grundkenntnisse werden daher in diesem Kapitel vorausgesetzt.

Die Mehrheit der verhaltensrelevanten Hirnprozesse führt zur Aktivierung der Skelettmuskulatur, also zu Muskelkontraktionen. Dabei unterscheidet man drei Formen der Kontraktion:

- **Isometrische Kontraktion:** Ein Muskel kann *ohne* Längenänderung seine innere Spannung steigern. Daraus resultiert die Haltekraft, z. B. als Wirkung gegen die Erdschwerkraft.
- **Isotonische Kontraktion:** Kontrahiert sich der Muskel *mit* einer Längenänderung ohne gleichzeitigen Anstieg der Spannung, resultiert eine Bewegung. Der Muskel leistet Bewegungsarbeit.
- **Konzentrische auxotone Kontraktion:** Bei den meisten physiologischen Bewegungen im Alltag verändern sich Länge (Abnahme) und Spannung (Zunahme) der beiteligten Muskeln gleichzeitig.

Ein Muskel arbeitet aber selten isoliert. Muskeln sind miteinander zu funktionellen Gruppen verknüpft und führen ihre Funktion gemeinsam aus. Auch bei der Untersuchung einzelner Muskeln ist deshalb zu berücksichtigen, dass der jeweilige Muskel funktionell immer in die Tätigkeit weiterer Muskeln einbezogen ist. Praktisch sind alle im Alltag vollzogenen Bewegungen nur im Zusammenwirken einer solchen variablen Funktionsgemeinschaft zu betrachten und zu verstehen.

Die Kenntnis des funktionellen Zusammenspiels von Muskelgruppen (Agonisten) und ihrer funktionellen Gegenspieler (Antagonisten) spielt eine wichtige Rolle bei der Beurteilung der Entstehung von Überlastungsschäden und Schmerzen.[34] Unausgeglichenheiten in diesem Zusammenspiel, z. B. durch Schwächung eines Muskels, führen zu Dysbalancen und in der Folge zu Irritationen an anderen Gewebsstrukturen.

Muskeltätigkeit wird für uns wahrnehmbar in den physikalischen Größen **Kraft** und **Schnelligkeit** sowie in den komplexen Parametern

- **Ausdauer** als die Widerstandsfähigkeit des Muskels gegen Ermüdung und
- **Koordination** als Grundlage für Geschicklichkeit, Gleichgewicht und den vielen Fertigkeiten aus Arbeit, Sport und Alltagsverrichtungen.

Für die Realisierung dieser ihrerseits miteinander verknüpften Leistungen der Muskulatur besitzen Skelettmuskeln ein hohes Maß an Anpassungsfähigkeit. Die Muskelleistung erfordert die Umwandlung chemischer in mechanische Energie und eine zentrale Informationsverarbeitung im Sinne der Sensomotorik:

- **Die energetische Seite:** Im Skelettmuskel wird in verschiedenen Reaktionsketten chemische Energie in mechanische umgewandelt.
- **Die informationsabhängige Seite:** Die zeitlich und räumlich geordneten Kontraktionen einer reflektorischen und automatisierten Bewegung sowie der Willkürmotorik wird über die Ausgänge des Nervensystems, durch die Motoneurone kontrolliert.

Der Skelettmuskel als Bewegungsorgan setzt die vom Nervensystem kommenden elektrischen und chemischen Signale in Kraft und Ortsänderung – also in Bewegung – um. Bei dieser nervalen Kontrolle der Bewegung berücksichtigt das Nervensystem von außen auf den Organismus einwirkende Faktoren und folgt einer Reihe physikalisch-mechanischer Gesetzmäßigkeiten, die von den Muskel-, Sehnen- und Gelenkeigenschaften abhängen.

Es gibt wenig Literatur über angewandte Aspekte der Muskeltätigkeit, deren Anpassung, Störung und Diagnostik in Zusammenhang mit physiologischen Grundlagen (weiterführend empfohlen: [3, 4]).

1.2 Aufbau und Physiologie der Skelettmuskulatur

Die muskulären Zellen, auf Kontraktion und Krafterzeugung spezialisiert, sind die nach ihrer Form benannten Muskelfasern (Myozyten). Die einzelnen Muskeln lassen sich nach ihrer Form, Funktion, Stoffwechselparametern usw. auf verschiedene Weise klassifizieren, wobei sich die der jeweilige Gruppierung zugrunde liegenden Eigenschaften überschneiden.

1.2.1 Motorische Einheit

Als **motorische Einheit** (mE) bezeichnet man die funktionelle Einheit aus einem **Motoneuron** (einer **motorischen Nervenzelle,** MN) und den von ihm innervierten Muskelfasern.

Es gibt große mE mit vielen Muskelfasern und kleine mE mit nur wenigen Muskelfasern. Kleine mE findet man besonders in Muskeln mit feinmotorischen Funktionen. Die Muskelfasern einer mE liegen nicht dicht nebeneinander, sondern werden durchsetzt von Muskelfasern anderer mE. Die Areale verschiedener mE überlappen einander also. Dadurch erfolgt auch bei Aktivierung weniger mE eine gleichmäßige Muskelkontraktion.

Das MN ist Ursprung und Bestandteil der mE, es ist einziger motorischer Ausgang des Zentralnervensystems (ZNS). Die zur mE gehörenden Muskelfasern werden über die Nervenfaser (das Axon) des MN innerviert. Die motorische Nervenfaser überträgt sowohl über Aktionspotenziale als auch über den axonalen Stofftransport Informationen zu den Muskelfasern, die für deren Funktion wichtig sind.

Die MN steuern alle reflektorischen und willkürlichen Muskelkontraktionen. Dazu sind auch sie an die unterschiedlichen Eigenschaften der Muskeltätigkeit angepasst. MN unterscheiden sich z. B. bezüglich ihrer Größe und elektrischen Eigenschaften. Die ihnen vorgeschalteten Interneurone (IN) integrieren die verschiedenen Informationen aus Peripherie und Nervenzentren und kontrollieren die MN, indem sie deren Aktivierungsbereitschaft und damit deren Aktivität steigern oder vermindern.

1.2.2 Charakteristika von Muskelfasern und Muskeln

Muskelfasern können anhand ihrer strukturellen, kontraktil-mechanischen und biochemisch-energetischen Merkmale in verschiedene Typengruppen eingeteilt werden. Die Typengruppen sind nicht scharf abgegrenzt. Tatsächlich existiert ein ganzes Spektrum von kontinuierlichen Übergängen zwischen einzelnen Typen und Untergruppierungen.

Alle zu einer mE gehörenden Muskelfasern haben die gleichen strukturellen, kontraktilen und biochemischen Eigenschaften, gehören also zum gleich Fasertyp.

Die meisten Muskeln setzen sich aus unterschiedlichen Typen von Muskelfasern zusammen. Anhand des in einem Muskel überwiegenden Fasertyps lässt sich auch der gesamte Muskel nach seiner Form, Funktionsparametern, Stoffwechselparametern usw. auf verschiedene Weise klassifizieren, wobei sich die der jeweiligen Gruppierung zugrunde liegenden Eigenschaften überschneiden (➤ Tab. 1.1).

Zwischen den einzelnen Bezeichnungen unterschiedlicher Klassifizierungsmerkmale besteht keine volle Synonymität. Für die weitere Beschreibung der funktionellen Eigenschaften der mE beschränken wir uns auf die in der Physiotherapie geläufigen Begriffe „tonische mE“ und „dynamische mE“.

Die Verteilung der Muskelfasertypen ist von Muskel zu Muskel unterschiedlich. Deshalb ist es üblich, Muskeln mit überwiegend tonischen Fasern als „**tonische** Muskeln“ und solche mit überwiegend phasischen Fasern als „**phasische**“ oder besser „**dynamische** Muskeln“ zu bezeichnen:

- **Tonische Muskel(faser)n** können eine gleichförmige Muskelspannung über längere Zeit aufrechthalten.
- **Dynamische Muskel(faser)n** ändern demgegenüber ihre Spannung durch nur kurzzeitige Kontraktion bzw. Pausen zwischen den einzelnen Kontraktionen.

Grob gilt: Muskulatur zur Aufrechterhaltung der Körperhaltung gegen die Gravitationskraft gehört zum tonischen Typ und Muskulatur zur Lokomotion und Zielmotorik zum dynamischen Typ.

Bei den einzelnen Tierarten ist die Zusammensetzung der einzelnen Muskeln aus verschiedenen Fasertypen je nach Aufgabe des Muskels artspezifisch. Beim Menschen gibt es aufgrund der individuellen Spezialisierung (Arbeitsteilung) auf einzelne motorische Fertigkeiten größere individuelle Unterschiede der Zusammensetzung eines Muskels aus unterschiedlichen Fasertypen. Dadurch sind z. B. bestimmte Individuen unterschiedlich gut zu Spitzenleistungen in Ausdauer-, Kurzzeit- oder Schnellkraftsportarten fähig.

Die Tabellen zu tonischen und dynamischen Muskeln in Lehrbüchern entstammen zum größten Teil muskelbioptischen Untersuchungen kleinerer Populationen von Leistungssportlern. Muskeln mit unterschiedlichen kontraktilen Eigenschaften und Aufgaben in Halte- und Zielmotorik bedürfen unterschiedlicher Steuer- und Kontrollmechanismen des ZNS. Unter anderem dienen dazu auch die in Muskeln und Sehnen enthaltenen Muskel- und Sehnenspindeln.

1.2.3 Anpassung des Muskels an Belastung

Die Anpassungsreaktion des Muskels wird nur durch eine Belastung der Muskelfasern ausgelöst. Das Bewegungssystem insgesamt passt sich in den Funktionen und physikalischen Größen **Kraft** und **Schnelligkeit** sowie in den komplexen Parametern der **Ausdauer** an die ihm abgeforderten Belastungen an. Training erhöht die Leistungsfähigkeit. Die Anpassung geschieht in der kindlichen und jugendlichen Entwicklung, als Anpassung an Alltagsverrichtung, Arbeit und Sport, aber im negativen Sinne auch an Fehlbelastung und Bewegungsarmut. Die Anpassung im Rahmen der **Bewegungskoordination** erfolgt durch die Funktionen des ZNS.

Die Anpassung des Muskels ist struktureller und funktioneller Art. Parallel dazu ist die Leistung des Bewegungssystems insbesondere abhängig von der Anpassung des Herz-Kreislauf-Systems, des Atmungssystems, des Blutes (konditionelle, energetische Faktoren) und des ZNS (koordinative Faktoren).[29]

Muskelkraft

Durch gewöhnliche Alltagsbeschäftigung, auch berufliche Tätigkeit, wird der Muskel nur partiell, im Bereich von 20–35 % seiner Leis-

Tab. 1.1 Charakteristika der Muskelfasertypen I, IIa und IIb.

Parameter	Typ I	Typ IIa	Typ IIb
Kontraktion	Langsam/tonisch	Schnell/dynamisch	Schnell/dynamisch
Energiegewinnung	Oxidativ	Glykolytisch-oxidativ	Glykolytisch
Energiefreisetzung	ATPase gering	ATPase hoch	ATPase hoch
Farbe	Rot (Myoglobin)	Rot → rosa	Weiß
Ermüdung	Ermüdungsresistent	Ermüdungsresistent	Schnell ermüdend

tungsfähigkeit, beansprucht. Dies führt in den meisten Fällen nicht zu einer Muskelhypertrophie, denn nicht alle Muskelfasern werden aktiviert. Überschreitet die Belastung systematisch diese alltägliche Kraftbeanspruchung (Überschreitung einer individuellen Reizschwelle), kommt es zu einer Kraftzunahme und zum Dickenwachstum. Bei ausbleibender Belastung (z. B. Immobilisation) verringert der Muskel seine Masse (Muskelatrophie).

Strukturell kommt die Zunahme der Muskelmasse durch Vermehrung der Myofibrillenzahl in den Muskelfasern zustande und dies führt zur Zunahme des Faserquerschnitts insbesondere in den langsam kontrahierenden Muskelfasern. Schnell kontrahierende Fasern differenzieren sich zu langsam kontrahierenden Fasern. Das Dickenwachstum der einzelnen Muskelfasern wird durch den Diffusionsweg von den die Muskelfaser umziehenden Kapillaren bis zur Fasermitte begrenzt, gleichzeitig nimmt aber die Neubildung von Kapillaren zu.

Bei Inanspruchnahme der vollen vorhandenen Muskelkraft kann schon innerhalb 20–30 Tagen ein beachtlicher Kraftzuwachs erreicht werden (➤ Abb. 1.1). Zu Beginn einer gesteigerten Belastung kommt es zu einem relativ schnellen Kraftzuwachs um etwa 30 %, der nicht durch Zunahme der Muskelmasse, sondern durch eine verbesserte Koordination der Aktivierung mehrerer mE zustande kommt (intramuskuläre Koordination).

Die Anpassungsmechanismen des Muskels zur Erhöhung seiner Kraftfähigkeit sind bis ins hohe Alter vorhanden, obwohl Kraft und Koordination altersbedingt abnehmen. Zu starke Kraftbelastung einzelner Muskeln, z. B. auch bei Fehlhaltung, führen über einen längeren Zeitraum zur Verkürzung des Muskels und in der Folge zu Muskeldysbalancen. Agonisten und Antagonisten sind in ihrem Zusammenwirken bei Bewegungsabläufen zu betrachten. Auf diese Weise ist erklärbar, dass bei einseitiger Beanspruchung eines Muskels ein anderer Muskel in seiner Kraft abgeschwächt sein kann.

Geschwindigkeit der Muskelkontraktion

Zwischen Schnelligkeit und Kraft einer Muskelkontraktion besteht eine feste Abhängigkeit, welche die Hill-Gleichung (➤ Abb. 1.2) beschreibt. Wie bereits geschildert, sind einzelne Muskeln besonders auf schnelle Kontraktionen spezialisiert, da sie vorwiegend aus schnell kontrahierenden mE bestehen. Bei einer Schnelligkeitsbelastung des Muskels passen sich besonders die schnell kontrahierenden Fasern durch Dickenwachstum an. Gleichzeitig verbessert sich der Stoffwechsel zur anaeroben Energiegewinnung.

In der Trainingswissenschaft wird die Schnelligkeit einer einzelnen Kontraktion von der Schnelligkeit sich wiederholender Bewegungen (zyklische Geschwindigkeit) unterschieden. Die Schnelligkeit zyklischer Bewegungsfolgen ist eine Frage des Wechsels der Aktivierung und Erschlaffung von Agonisten und Antagonisten, also der nervalen Koordination.

Altersbedingt nimmt die Reaktionsschnelligkeit, aber auch die Kontraktionsgeschwindigkeit ab.

Ausdaueranpassung des Muskels

Länger anhaltende und sich wiederholende Muskelarbeit führt zur Erhöhung seiner Ausdauerfähigkeit bzw. seiner Ermüdungsresistenz. Dabei wird insbesondere der oxidative Weg der Energiegewinnung der Muskelfasern gefördert. Ausschlaggebend ist aber der verbesserte Sauerstofftransport von der Lunge zu den Muskelzellen durch Anpassungen des Herz-Kreislauf-Systems. Eine Verbesserung der Muskelausdauer ist für die Stabilhaltung der Wirbelsäule (WS) durch die tiefe Rückenmuskulatur von Bedeutung.

Verlauf und Dauer der Anpassung sind von Intensität und Dauer der Belastung abhängig. Bei längerer und häufigerer Belastung der Muskulatur kann eine geringere Intensität gewählt werden und umgekehrt.

1.2.4 Muskelspannung – physiologische Grundlagen und praktische Beurteilung

Der mechanische Zustand eines Muskels bzw. der Muskulatur ist eng an den klinischen Begriff „Muskeltonus“ gebunden, der praktisch jeden „Spannungszustand der Muskulatur“ bezeichnet.

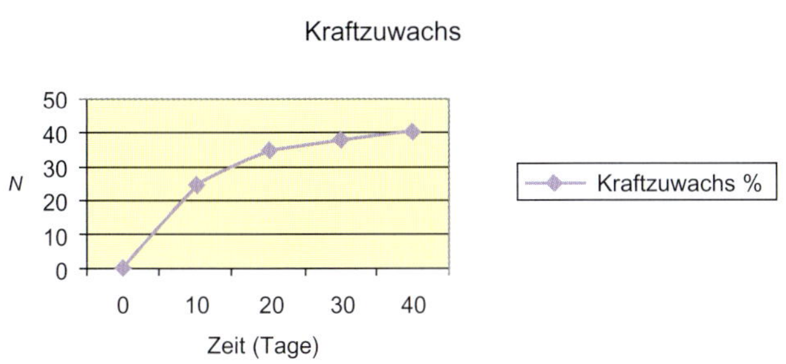

Abb. 1.1 Kraftzunahme im Verlauf eines 6-wöchigen Krafttrainings. Der stärkere initiale Anstieg in den ersten 10 Tagen ist auf Verbesserung der intramuskulären Koordination zurückzuführen.

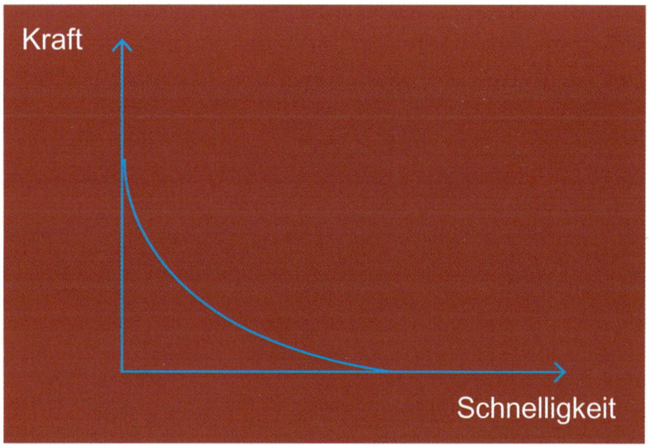

Abb. 1.2 Hill-Kurve. Sie zeigt den Zusammenhang zwischen Kontraktionskraft und -schnelligkeit eines Muskels. Bei maximaler Kraft wird die Geschwindigkeit null und umgekehrt.

Muskelspannung – Versuch einer Definition

Simons und Mense definierten Muskelspannung als *„measurable sources of muscle tension include viscoelastic tone, physiological contracture (neither of which involve motor unit action potentials), voluntary contraction, and muscle spasm"*.[38] Muskelspannung beinhaltet also auch viskoelastische Komponenten des zellulären Tonus, Eigenschaften des Muskels, die nicht an eine Muskelaktivierung durch MN gebunden sind (passive Eigenschaften). Diese werden überlagert durch den „kontraktilen Tonus", der von der Aktivierung des Muskels durch die Aktionspotenziale der MN abhängig und weitestgehend aktiv beeinflussbar ist. Aus diesem Grund werden „passiver" und „aktiver Muskeltonus" unterschieden.

In der Sportmedizin, der physikalischen sowie besonders der manuellen Medizin dient die Untersuchung und Beurteilung der Muskelspannung zur Befunderhebung, Diagnostik und Kontrolle des Behandlungserfolgs.

Der Begriff „Muskelspannungserhöhung" trifft eine Aussage über

- die Zunahme einer die Muskelspannung charakterisierenden Größe
- im Vergleich zu einem Normbereich dieser Größe.

Es wird also eine Aussage getroffen über

- den Charakter dieser Größe und
- den als Vergleich herangezogenen Normbereich.

Eine Definition der Muskelspannung im Bereich der manuellen Medizin lautet:

„**Muskelspannung, posturale:** die bei aufrechter Körperhaltung höhere Spannung der Muskulatur im Vergleich zum bequemen Liegen". Diese ist zunächst pragmatisch und bietet ein Vergleichskriterium.

Spannung charakterisiert allgemein eine Kraft, hier jene, die der Muskel einer von außen auf ihn wirkenden Kraft entgegensetzt. In der Muskelphysiologie finden wir dies z. B. in den sog. Dehnungskurven, mit der Abhängigkeit der Muskellänge (eines isolierten Muskels) von der Kraft (dehnendes Gewicht), die gleich der Muskelspannung (Gegenkraft) ist (➤ Abb. 1.3). Auch ein nicht aktiver, ruhender Muskel setzt einer dehnenden Kraft eine Spannung entgegen. Diese kann bei verschiedenen Personen an homonymen Muskeln unterschiedlich sein.

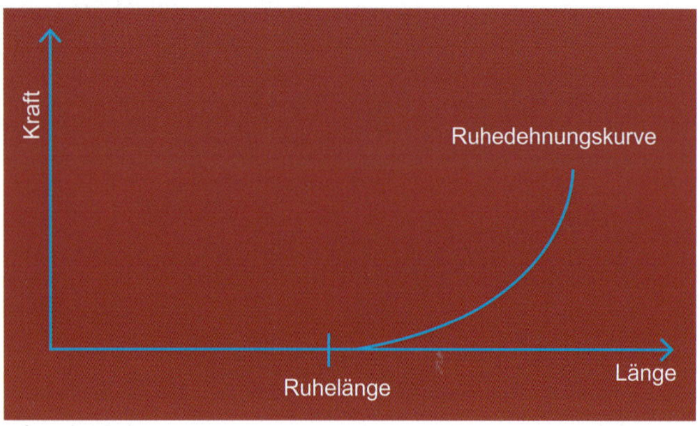

Abb. 1.3 Ruhedehnungskurve.

Nach der Dehnung ist eine kurzzeitige Verschiebung der Ruhedehnungskurve nach rechts möglich (Hysterese). Diese auch am isolierten Muskel messbare Spannung ist vom sog. Reflextonus als unwillkürlichem Spannungstonus tonischer, asynchron aktiver mE zu unterscheiden. Der Reflextonus ist neurogener Natur und kann unterschiedliche Ursachen haben.

Ausführliche Literatur zu Geschichte und Entwicklung des Begriffs „Muskelspannung" siehe [40, 41].

Beurteilung der Muskelspannung durch Palpation oder Schmerzprovokation

Um die Muskelspannung zu messen, muss ein Messverfahren definiert sein. Es gibt mit dem Myotonometer oder Tissiu-Tensiometer eine technische Apparatur, mit der sich die Eindrucktiefe eines Stempels in die Muskeloberfläche bei definierten Kräften messen lässt.

Das Messverfahren zur Bestimmung der Muskelspannung in der manuellen Medizin ist die **Palpation** mit der Hand eines erfahrenen und geübten Untersuchers.

Bei der Palpation übt der Untersucher einen Druck auf den zu untersuchenden Muskel und die mit ihm verbundenen Strukturen aus. Der Muskel und diese Strukturen setzen dem Palpationsdruck einen Widerstand entgegen, den der Untersucher subjektiv bewertet. Für die Bewertung nutzt das Gehirn des Untersuchers die Informationen der Sensoren seiner Haut, der Propriozeptoren seiner bei der Palpation eingesetzten Muskel und anderer an der Palpation beteiligter Strukturen (Sehnen, Bindegewebe, Gelenke) unter Berücksichtigung des für die Palpationsbewegung eingesetzten motorischen Programms.[39] In die Bewertung gehen Erfahrung, sensomotorische Fähigkeit sowie Zusatzinformationen diverser Art ein, welche die Subjektivität der Messgröße bedingen.

Eine andere Möglichkeit als der relative Vergleich mit einer definierten Situation (z. B. bequemes Liegen) ist ein Vergleich mit der kontralateralen Seite oder mit einem erinnerten, früher festgestellten Zustand durch Palpation:

- des ruhenden Muskels in einer mittleren entspannten Stellung,
- des Muskels in der verlängernden Endstellung des Gelenks,
- des Muskels während langsamer Verlängerung.

In den meisten Fällen hat die mittels Palpation subjektiv ermittelte Muskelspannung keinen numerischen Wert, meist nicht einmal einen skalierten Wert, sondern es wird nur eine relative Spannungserhöhung oder -minderung ermittelt.

Neben dieser Beurteilung der Muskelspannung durch Palpation ist auch die **Schmerzprovokation** möglich, und zwar auf zweierlei Weise:

- **durch Druck** gegen die Stelle der stärksten Spannung im Muskel, die
  - als *Schmerzmaximalpunkt* rein lokal schmerzhaft sein kann oder
  - als *Triggerpunkt (TrP)* Schmerz in entfernte Körperregionen übertragen kann.
- **durch isometrische Anspannung** gegen Untersucherwiderstand bei gleichzeitiger Muskelanspannung.

1.2.5 Muskelspannung und ihre Erhöhung

Nach diesen einleitenden Bemerkungen zur Beurteilung der Veränderung der Muskelspannung werden nun die Ursachen für die Muskelspannung analysiert.

Janda geht bei der Suche nach Ursachen für schmerzauslösende Muskelspannung von einem holistischen Prinzip aus. Demnach muss der ganze Körper nach Ursachen analysiert werden, um letztlich auch bei der Behandlung ganzheitlich vorgehen zu können. Auch Janda verweist darauf, dass die Verwendung der Begriffe „Muskeltonus", „Muskelspannung" inkl. der englischen Begriffe (z. B. „hypertonus of muscle") nicht wissenschaftlich standardisiert ist, sondern die einzelnen Autoren diverse Arbeitsbegriffe methodenabhängig verwenden. Eine Differenzierung zwischen unterschiedlichen Ursachen und Typen von Muskelspannungserhöhung hat aber großen praktischen Wert für Diagnostik und Therapie.

Janda hat **5 Typen der Muskelspannungserhöhung** („erhöhten Muskelspannung") vorgeschlagen:

- Dysfunktion des limbischen Systems
- Gestörte Funktion auf segmentalem (interneuronalem) Niveau
- Gestörte Funktion der Muskelkontraktion (Triggerpunkt)
- Antwort auf Irritation durch Schmerz
- Überbeanspruchung einhergehend mit Änderungen der Elastizität und beschrieben als Muskelsteifheit („tightness").

Im Folgenden werden nun anhand der physiologischen Gegebenheiten und der pathophysiologischen Erscheinungen die am Zustandekommen palpabler oder messbarer Spannung im Muskel beteiligten Mechanismen auf den verschiedenen Ebenen dargestellt. In Anlehnung an die Aufstellung von Janda schlagen wir die folgende für Befunderhebung und Therapie praktikablere begriffliche **Einteilung erhöhter Muskelspannungen** vor („entsprechend ihrer Ursache"):

- Muskulär extrafibrillär (Bindegewebe, Durchblutung)
- Muskulär fibrillär (elektromechanische Kopplung, Kontraktionschemismus)
- Spinal segmental (Reflexe tonisch und phasisch)
- Spinal intersegmental verknüpft (motorische Rhythmen, Stereotype, Glieder- und Ganzkörperbewegungen)
- Supraspinal (motorische Programmierung, Psychomotorik)

1.2.6 Ursachen/Komponenten der Muskelspannung unter Einfluss der Aktivität der α-Motoneurone

Um auf die spinalen Ursachen einer Erhöhung der Muskelspannung eingehen zu können, werden zunächst die physiologischen Grundlagen der Typisierung der Muskelfasern und die Vorgänge bei der Erregungsübertragung an der neuromuskulären Endplatte kurz aufgelistet.

Anatomische Variation der Muskelkraft

Die Kraft eines Muskels und ihre Variation ist abhängig von energetischen Faktoren und Faktoren der intramuskulären Koordination (Steuerung durch ZNS-Information).

Merke

Längerfristig verändert sich die Muskelkraft bei Hyper- oder Hypotrophie eines Muskels.

- Bei **Muskelhypertrophie** kommt es zu strukturellen Veränderungen im Muskel durch Vermehrung der Myofibrillen in einer Muskelzelle. Dadurch nimmt deren Volumen und Umfang zu. Eine Muskelzelle mit mehr Myofibrillen beinhaltet mehr kontraktile Proteine, mehr Querbrücken zur Umwandlung chemischer in mechanische Energie stehen zur Verfügung, mehr Kraft kann erzeugt werden. Die Volumenzunahme einer Muskelzelle wird durch die Länge des Diffusionswegs begrenzt, den Sauerstoff und Nährstoffe von den extrazellulär liegenden Kapillaren bis zur Mitte der Muskelzelle überwinden müssen.
- Bei einer **muskulären Hypotrophie und Atrophie** vermindert sich die Menge kontraktiler Proteine.

Ausmaß einer Hyper- oder Hypotrophie der Muskulatur hängen von ihrem Gebrauch sowie von Geschlecht und Alter des Individuums ab. Bei **Immobilisierung** kommt es zu einer Abnahme der Muskelmasse von im Extremfall (z. B. nach gerade erreichter Hypertrophie) bis zu 30 % in 3 Tagen und bis zu 80 % in 6 Wochen. Im gleichen Maße verringert sich auch der Faserquerschnitt, da die Myofibrillen zerfallen. Tonische Fasern atrophieren dabei stärker als dynamische Fasern. Die Atrophie ist stärker ausgeprägt, wenn die Immobilisierung *in verkürzter Lage* des Muskels besteht.

Die Längenanpassung der Muskelfasern bei Wachstum oder Verkürzung geschieht durch Zunahme bzw. Abnahme der Anzahl der Sarkomere. Eine Immobilisierung *im Dehnungszustand* führt dann zu einer Zunahme der Sarkomere und umgekehrt. Bei Muskeldehnung wird der Verlauf der Atrophie stark verringert. Bei reversibler struktureller Verkürzung kann es anstelle der abgebauten Sarkomere zu bindegewebigem Umbau kommen („tightness").

Die vom Muskel erzeugte Kontraktionskraft ist abhängig vom Grad der Überlappung der Aktin- und Myosinfilamente, da vom Überlappungsgrad die Anzahl der für die Querbrückenbildung zur Verfügung stehenden Bindungsstellen an beiden Proteinen abhängt.

Durch unterschiedliche individuelle Länge der Muskelfasern ist der Zustand optimaler Filamentüberlappung bei verschiedenen Personen nicht gleich. Dadurch wird die individuelle Maximalkraft bei unterschiedlichem Beugewinkel erzeugt. Unter dem Aspekt des Längenwachstums bzw. der Muskeldehnung wird also ein längerer Muskel seine Maximalkraft bei einem größeren Gelenkwinkel entfalten.

Die oben bei Muskelsystemen beschriebene unterschiedliche Qualität der Muskelfasern und deren unterschiedliche Verteilung je nach Aufgabe des Muskels im Gesamtorganismus und individueller Ausprägung sind Ursache für individuelle Kraftfähigkeiten.

Eine kurzfristige Variation der Muskelkraft erfolgt durch nervale Ansteuerung, die weiter unten beschrieben wird. Auch die nervale Ansteuerung unterliegt einer Vervollkommnung durch Trainingsprozesse (Lernprozess).

1

Spinale Komponente der Muskelspannung

Die Kontraktion eines Skelettmuskels wird durch das ZNS gesteuert und kontrolliert. Der Ausgang vom ZNS zum Muskel erfolgt über die Axone der α-MN des Rückenmarks (RM) oder der Hirnnerven. Es ist der einzige Ausgang für die Skelettmuskulatur.

Die α-MN liegen in den Vorderhörnern in Gruppen („pools") für die einzelnen Muskeln beieinander. Die RM-Segmente, die die Muskulatur der oberen bzw. unteren Extremitäten versorgen, sind verdickt, weil sich dort besonders viele α-MN befinden. Zu jeder mE gehört ein α-MN.

Jedes α-MN hat über hundert dendritische Endigungen, die durchschnittlich 1 mm lang sind. Dies ist typisch für Neurone mit Input von vielen anderen Neuronen. Etwa die halbe Fläche des Zellkörpers und ¾ der Fläche der Dendriten sind mit Synapsen bedeckt.

α-MN haben nur ein Axon, das die zur mE gehörenden Muskelfasern innerviert, aber rekurrente Kollateralen zu IN, insbesondere zu sog. Renshaw-Zellen, bildet. Ein α-MN innerviert über sein Axon (efferente oder motorische Nervenfaser) immer eine mehr oder weniger große Anzahl von Muskelfasern. Ein α-MN mit seinem Axon und den von ihm innervierten Muskelfasern wird als **motorische Einheit** bezeichnet. Sie ist die kleinste funktionelle Einheit für die Motorik, die vom ZNS getrennt nerval angesteuert und damit beeinflusst werden kann.

Die Anzahl der Muskelfasern einer mE ist unterschiedlich und hängt von den **motorischen Funktionen** ab, an denen dieser Muskel beteiligt ist (➤ Tab. 1.2):

- Muskeln mit **feinmotorischen** Aufgaben bestehen aus mE mit wenigen Muskelfasern. Sie sind dadurch zu fein abgestuften Bewegungen fähig. Beispiele: Finger-, Kehlkopf-, äußere Augenmuskeln.
- Muskel mit **grobmotorischen** Aufgaben bestehen aus mE mit vielen Muskelfasern. Sie sind dadurch nur für grob abgestufte Bewegungen einsetzbar. Beispiele: große Extremitäten- und Rumpfmuskulatur.

Die zu einer mE gehörenden Muskelfasern sind im Muskel so verteilt, dass sich die Territorien mehrerer mE überlappen. Dies ist Voraussetzung für glatte Bewegungsabläufe und gleichmäßige Verteilung der intramuskulären Spannung.

Die motorische Nervenfaser ist aufgrund ihrer dicken Myelinscheide schnellleitend, d. h., die von den MN erzeugten Aktionspotenziale gelangen mit 120 m/s zum Muskel. An ihrem Ende spaltet sich die motorische Nervenfaser in die Endverzweigung für die einzelnen Muskelfasern auf. Hier verliert die Nervenfaser ihre Myelinscheide (nackte Faser). Dadurch verringert sich ihre Leitungsgeschwindigkeit auf ca. 1 m/s. Unter bestimmten Umständen kann es dadurch zu einem Unterschied in der Laufzeit der Aktionspotenziale („jitter") kommen.

Tab. 1.2 Muskeln, Faserdurchmesser und Fasern je motorischer Einheit.

Muskel	Faserdurchmesser (μm)	Fasern/mE
M. rectus lat. occuli	20	9
M. platysma	25	25
M. lumbricalis	20	108
M. interosseus	26	340
M. tibialis	57	650
M. gastrocnemius	54	1600

Die α-MN der verschiedenen mE-Typen unterscheiden sich durch die Größe ihrer Zellkörper, die wiederum mit unterschiedliche Eigenschaften für die Erzeugung von Aktionspotenzialen zusammenhängt. Die α-MN sind Bestandteil des ZNS. Sie erhalten über Aktionspotenziale Informationen aus der Peripherie und aus unterschiedlichen Abschnitten des RM und des Gehirns (ZNS).

Die von den α-MN ausgehenden Aktionspotenziale und Aktionspotenzialfolgen gelangen über die neuromuskuläre Endplatte zu den Muskelfasern. Sie lösen dort über den Mechanismus der elektromechanischen Ankopplung (Kalziumschalter) die Muskelkontraktion aus und steuern so die Muskeltätigkeit.

Nerval gesteuerte Abstufung der Muskelkraft

Die Abstufung der nerval bedingten Muskelspannung (Muskelkraft) erfolgt über zwei Mechanismen:

- Frequenz der Aktionspotenzialfolge (zeitliche Summation)
- Anzahl aktiver mE (räumliche Summation)

Ein einzelnes Aktionspotenzial führt zu einer einmaligen Einzelzuckung aller Fasern der mE. Im Elektromyogramm registriert man unter diesen Bedingungen ein Summenaktionspotenzial als Summe der Aktionspotenziale aller zur mE gehörenden Muskelfasern.

Die Aktionspotenziale der Muskelfasermembran werden über das sarkoplasmatische Retikulum ins Innere der Myofibrille geleitet. Hier wird gespeichertes Ca^{2+} freigesetzt, daraufhin der Querbrückenzyklus in Gang gesetzt, Kraft erzeugt und schließlich die Kraft vom Muskel über die Sehne auf Muskelansatz und -ursprung übertragen.

Folgt nun ein zweites oder weitere Aktionspotenziale. Bevor das freie Ca^{2+} wieder in die Speicher zurückgepumpt, der Querbrückenzyklus abgeschaltet wird und die Spannung wieder abgeklungen ist (Erschlaffung), kann sich eine weitere Einzelzuckung auf die vorherige Einzelzuckung aufbauen, sodass eine höhere Spannung entsteht. Die Spannung summiert sich in ihrem zeitlichen Verlauf. Dies wird als **zeitliche Summation** bezeichnet. Die Spannung bzw. Kraft einer mE kann dabei um den Faktor 4–8 erhöht werden. Für schnelle Kontraktionen generiert das α-MN zu Beginn der Bewegung eine kleine, höherfrequente (50–70 Hz) Salve von Aktionspotenzialen, um einen schnellen Kontraktionsbeginn zu sichern. Zur Aufrechterhaltung der Kontraktion kann dann die Frequenz der Aktionspotenziale wieder gesenkt (20–10 Hz) werden (Ökonomisierung).

Bei einer Muskelkontraktion werden je nach Kraftbedarf unterschiedlich viele mE eingesetzt, wobei sich die Kräfte der parallel eingesetzten mE addieren. Dies wird als **räumliche Summation** bezeichnet. Bei geringer Kraft einer Kontraktion werden ausschließlich tonische mE eingesetzt.

Die Reihenfolge der Einbeziehung der mE in eine stärker werdende Kontraktion geschieht nach einer festen Reihenfolge: Zuerst werden die α-MN mit kleinerem Zellkörper aktiviert und dann weitere Neurone entsprechend ihrer Größe. Dadurch wird die Entstehung von Ermüdung verringert. Die Kraft der einzelnen mE entspricht dem Kraftniveau bei ihrem Einsatzbeginn.

Die Erhöhung der Spannung in einer mE oder in mehreren mE eines Muskels, die durch Aktionspotenziale der α-MN ausgelöst wird, bezeichnen wir als **spinale Muskelspannungserhöhung.** Allerdings ist der Ursache nachzugehen, warum die α-MN vermehrt Aktionspotenziale erzeugen.

α-MN erhalten vielfältige Informationen von anderen Neuronen. Wir können die ein α-MN beeinflussenden Informationen nach dem Ursprung grob in drei Gruppen einteilen:

- Einflüsse aus sensorischen Afferenzen im gleichen Segment (segmental begrenzt)
- Einflüsse sensorischer Afferenzen und Informationen aus höheren oder tieferen anderen Segmenten beim motorischen Zusammenspiel (segmental verkettet)
- Einflüsse aus höheren Zentren der Motorik bzw. aus die Motorik beeinflussenden Zentren des ZNS (supraspinal)

Lokale Muskelverspannungen können bei gleichem Erscheinungsbild möglicherweise sowohl mit als auch ohne Aktivität der MN festgestellt werden.

1.2.7 Reflektorische Kontrolle der Muskellänge und -spannung

Muskelspindel

Die Muskelspindel (Msp) ist der Rezeptor in einem Reflexbogen, dessen Bedeutung in der Einstellung des Muskeltonus und der Sicherung der Muskelkraft bei stütz- und zielmotorischen Bewegungen besteht. Die Msp wird dabei selbst durch die γ-MN in ihrer Empfindlichkeit als Rezeptor gesteuert.

Das Resultat aller motorischen Aktionen wird als Muskellänge (Bewegungs- bzw. Haltungsergebnis) bzw. Muskelspannung über verschiedene sensorische Bahnen an das ZNS zurückgemeldet. Wir sprechen von **Reafferenz.** Diese Rückmeldung ist u. a. die Grundlage für die Bewegungskontrolle und damit für die Verbesserung der Bewegungskoordination. Die Msp als in den Muskeln gelegene Rezeptoren spielen dabei eine zentrale Rolle. Der Aufbau und die Funktionsweise der Msp kann Lehrbüchern der Physiologie entnommen werden.

Die Anzahl der Msp in einem Muskel steht im Zusammenhang mit der Feinheit der Motorik, an der dieser Muskel beteiligt ist. Eine feinere Motorik erfordert mehr Rezeptoren für die Kontrolle der Bewegung.

Einteilung der Msp anhand ihres Aufbaus und ihrer Funktion: [29, 30]

- **Nach dem intrafusalen Aufbau (lat. „fusa" = Spindel):** 3 Typen intrafusaler Muskelfasern nach Anordnung der Zellkerne:
  - Bag-1-Fasern (dynamisch) (Kern-Sack-Fasern vom Typ 1)
  - Bag-2-Fasern (statisch) (Kern-Sack-Fasern vom Typ 2)
  - Chain-Fasern (statisch) (Kern-Ketten-Fasern)
- **Nach ihrer Efferenz (Bahnen vom RM [γ-MN] zu den Msp):**
  - Dynamische γ-Efferenz zu den Bag-1-Fasern
  - Statische γ-Efferenz zu den Bag-2-Fasern und Chain-Fasern
- **Nach ihrer Afferenz (Bahnen von den Msp zum RM):**
  - Ia-Afferenz (Längenänderung und deren Geschwindigkeit)
  - II-Afferenz (Längenänderung)

Diese Unterschiede entsprechen unterschiedlichen Funktionseigenschaften der Msp als Rezeptoren für die Muskellänge (statisch) und für die Geschwindigkeit der Längenänderung (dynamisch). Die Msp liegen parallel zu den Muskelfasern; eine Muskeldehnung ist der adäquate Reiz für die Msp. Die Muskellänge ändert sich auf zweierlei Weise:

- Durch Kontraktion des Muskels
- Durch Dehnung bei Wirkung einer äußeren Kraft (z. B. Erdschwerkraft, Antagonist)

Die Information über die Muskellänge wird von den Msp in den afferenten Nervenfasern über die Hinterhörner an die MN und IN im RM gemeldet.

Dehnungsreflex durch Muskeldehnung

Der Dehnungsreflex wird oft als **monosynaptischer Eigenreflex** bezeichnet: Die afferenten Ia-Nervenfasern des Rezeptors (Msp) sind jeweils nur über nur eine Synapse (monosynaptisch) direkt mit den MN des gleichen Muskels, in dem sich die erregte Msp befindet, verbunden – Rezeptor und Effektor liegen im gleichen Organ/Muskel. Der Effekt ist eine über die Erregung des α-MN ausgelöste Kontraktion der zugehörigen Muskelfasern (mE). Der Patellarsehnenreflex ist für diesen monosynaptischen Dehnungsreflex ein typisches Beispiel. Durch leichten Schlag auf die Sehne wird der Muskel – Zug von der Sehne aus – reflektorisch gedehnt (Tendonreflex).

Dehnungsreflex durch intrafusale Kontraktion

Die (intrafusalen) Muskelfasern in der Msp können durch die γ-MN zur Kontraktion erregt werden. Dabei wird der zentrale sensorische Teil der Fasern gedehnt, die Msp wird gereizt. Es laufen dann im Reflexbogen die gleichen Prozesse an wie bei einer von außen verursachten Muskeldehnung – es kommt zur Kontraktion des gleichen Muskels, in dem sich die erregte Msp befindet.

Reziproke Hemmung der Antagonisten

Die Afferenzen von den Msp erreichen auch die IN im RM. Über hemmende IN werden so die Antagonisten gehemmt. Dehnung eines Flexors führt z. B. sowohl zur reflektorischen Kontraktion des gedehnten Flexors (Eigenreflex) als auch zur Hemmung des antagonistischen Extensors. Der Reflexbogen wird auch auf die kontralaterale Seite übertragen. Dabei wird bei Dehnung eines Muskels der gleichnamige Muskel der Gegenseite gehemmt und bei dessen Antagonisten die Kontraktion erleichtert.

Phasische und tonische Dehungsreflexe

Die Antwort der Msp auf eine Dehnung des Muskels hat zwei Komponenten, eine dynamische und eine statische:

- Die statische Komponente repräsentiert die aktuelle Muskellänge.
- Die dynamische Komponente repräsentiert die Geschwindigkeit einer Längenänderung des Muskels.

Mit den **Tendonreflexen** wird der dynamische (phasische) Dehnungsreflex getestet. Der tonische Dehnungsreflex ist für die Aufrechterhaltung eines Dauertonus der Muskulatur verantwortlich, z. B. und insbesondere für die Erhaltung einer aufrechten Körperhaltung gegen die ständig einwirkende Erdschwerkraft. Für dynamische und tonische Dehnungsreflexe sind unterschiedliche intrafusale Muskelfasern, unterschiedliche Afferenzen, unterschiedliche IN sowie unterschiedliche γ-MN zuständig.[29]

Beeinflussung des Muskeltonus durch γ-Motoneurone

γ-MN innervieren die intrafusalen Muskelfasern. Dadurch wird die Sensibilität der Msp durch Dehnung des sensorischen Zentrums dieser Fasern (intrafusale Vorspannung) verändert bzw. die Msp wird erregt.

Durch diesen Mechanismus ist gewährleistet, dass die Msp auch bei Kontraktion des Muskels ihre volle sensorische Empfindlichkeit behält, wobei sich die Wirkungen der α-MN und γ-MN addieren. Diese sog. α-γ-**Koaktivierung** ist sinnvoll, damit bei einer willkürlichen Muskelkontraktion die Empfindlichkeit der Msp erhalten bleibt und sich z. B. eine von außen wirkende Bremsung der Bewegung sofort reflektorisch korrigieren lässt.

Über die γ-MN kann eine Muskelkontraktion auch indirekt ausgelöst werden (γ-**Schleife**): Die γ-MN erregen die intrafusalen Muskelfasern; dadurch erregt die Msp die zugehörigen α-MN und es kommt zu einer über die γ-Schleife ausgelösten Muskelkontraktion.

γ-System – Modulation der propriozeptiven Aktivität

Merke

Halte- und Stellreflexe beeinflussen die Muskelspannung der Extremitäten- und Rumpfmuskulatur.

Die γ-MN und ihre zugehörigen IN unterliegen supraspinalen Einflüssen. Es besteht eine selektive zentrale Kontrolle statischer und dynamischer γ-MN. Das ZNS beeinflusst statische γ-MN in einer engeren Kopplung mit dem Einfluss auf die α-MN, als dies bei den dynamischen γ-MN der Fall ist.[29]

Die supraspinalen Einflüsse haben ihren Ursprung in Kleinhirn und Hirnstamm, aber auch direkt oder indirekt in der Großhirnrinde. Die supraspinalen Einflüsse werden über vestibulospinale und retikulospinale Nervenbahnen auf die γ-MN vermittelt. Dabei gibt es getrennte Systeme für die Beeinflussung von Extensoren und Flexoren.

Über diese Zentren und Bahnen laufen die tonischen Reflexe, die wir als **Halte- und Stellreflexe** kennen und die die Muskelspannung ganzer Muskelgruppen reflektorisch beeinflussen. Über diese Reflexmechanismen werden vestibuläre Einflüsse und Einflüsse aus der Stellung des Kopfes auf die Körperhaltung bzw. auf die Tonusverteilung in der Extremitäten- und Rumpfmuskulatur wirksam. Die Bedeutung der Nackenmuskulatur für die Halte- und Stellreflexe wird auch durch eine besonders hohe Dichte an Msp in der tiefen Nackenmuskulatur deutlich.

Über diese Bahnen werden auch Einflüsse aus dem limbischen und retikulären System wirksam, die mit Aufmerksamkeit, Wachheit/Erregungszustand, Schmerz und Emotionen wie Angst in Zusammenhang stehen. Über die γ-*Motorik* unterliegt der Spannungszustand der Muskulatur also psychischen Komponenten.

Die Aktivität verschiedener Mechano- und Chemorezeptoren kann sich unter dem **Einfluss des vegetativen Nervensystems** verändern. Dies wird durch Mechanismen direkt am Rezeptor oder am ersten afferenten Neuron bewirkt.[31] So wird auch die Entladung der Msp beeinflusst, die sich in einer verringerten Sensitivität gegenüber der Muskellänge äußert – die Qualität der propriozeptiven Information ist verschlechtert. Dies beeinträchtigt die Feedbackkontrolle der Bewegung. Da die Grundaktivität der Msp beeinflusst ist und diese wiederum die Aktivität der MN beeinflusst, besteht ein Einfluss auf Muskeltonus und Reflexgeschehen. Die Reorganisation der MN-Aktivität führt u. a. zu vermehrter Kokontraktion akzessorischer Muskeln und zu einer Versteifung in Gelenken, die die Beweglichkeit einschränkt.

Prinzipiell könnten diese sympathischen Wirkungen auch über Durchblutungsänderung zustande kommen, die Ergebnisse relevanter Experimente zeigen aber eine direkte sympathische Einflussnahme.

Supraspinale Einflüsse

Muskelspannung im System der menschlichen Motorik

Mit der Beteiligung der Aktivität der α-MN an der Muskelspannung sind wir an einem Punkt angelangt, wo wir uns nicht mehr nur mit dem α-MN selbst beschäftigen müssen, sondern mit der Organisation der Motorik insgesamt.

Das motorische System generiert:

- Reflexbewegungen
- Rhythmen
- Willkürbewegungen (folgen psychophysischen Prinzipien mit Bewegungsschemata mit Invarianzen, Reaktionszeiten, Relation von Schnelligkeit zu Genauigkeit u. a.)

Das motorische System ist hierarchisch organisiert:

- Spinale α-MN führen die Bewegung aus.
- Reflexe sichern die notwendige Stabilität.
- Der Hirnstamm moduliert die spinalen motorischen Reflexkreise.
- Die Hirnrinde moduliert die Aktivität der MN und des Hirnstamms.

Hier sind also die segmentalen, segmental-verknüpften und supraspinalen Ursachen für eine erhöhte Muskelspannung zu suchen.

Tonisches motorisches System – Körperhaltung als Punctum fixum für die Bewegung

Muskelspannung und propriozeptive Regulation sorgen für die normale Haltung und die optimalen Bewegungsabläufe. Eine pathologische Zunahme des Muskeltonus bei passiv durchgeführten Bewegungen wird meistens subjektiv bei der Diagnostik funktioneller Störungen von Weichteilen und Gelenken festgestellt.[9]

Nach der Darlegung intramuskulärer Ursachen für eine Muskelspannungserhöhung [10] sollen hier einige neurophysiologische Aspekte aus dem „tonischen Teilsystem" der spinalen Motorik betrachtet werden.

Tonische Komponenten der Sensomotorik

Alle Aktivitäten der Halte- und Zielmotorik, der automatisierten und bewusst ausgeführten Bewegung sind durch „phasische" und „tonische" Anteile der Sensomotorik kombiniert (➤ Tab. 1.3).

Die tonischen Komponenten der Motorik ergeben sich hauptsächlich aus

- der gegen die Erdschwerkraft gerichteten Aktivität,
- der Aufrechterhaltung eines allgemeinen Aktivierungstonus,
- der die Bewegung begleitenden Haltungsregulation,
- länger wirkenden, nicht gravitationsbedingten Zuströmen aus der Peripherie.

Die einzelnen Skelettmuskeln setzen sich aus einem Gemisch phasischer und tonischer mE zusammen. Die prozentualen Anteile beider Typen (ergänzt durch einen intermediären Typ) sind unterschiedlich je nach

- Spezies (im Tierreich)
- Funktion des Muskels
- Individueller Ausprägung (z. B. Eignung für unterschiedliche Leistungen im Sport)
- Gebrauch, also Innervation (experimentell nachgewiesen)

Tab. 1.3 Phasische und tonische Anteile auf den verschiedenen Ebenen der Sensomotorik.

Phasische Anteile	Intermediär	Tonische Anteile
Phasische Dehnungsreflexe (monosynaptisch)		Tonische Dehnungsreflexe statischer Dauertonus; z. B. gegen Erdschwerkraft
Grobe Kraft, Schnellkraft		Feinkoordination
Motorische Einheit phasisch mit Fasertyp anaerob, „fast fatique", schnell kontrahierend, Typ II	Intermediärer Typ	Motorische Einheit tonisch mit Fasertyp aerob, fatique-resistent, langsam kontrahierend, Typ I
Flexorbeeinflussende Systeme des Hirnstamms		Extensorbeeinflussende Systeme des Hirnstamms
Zielmotorik (von Stützmotorik begleitet)		Stützmotorik, Haltemotorik
Dynamische γ-MN		Statische γ-MN
Differenzierende Messung der Spindelrezeptoren		Proportionale Messung der Spindelrezeptoren
Große Ursprungsneurone des Tractus corticospinalis	Mittlere Ursprungsneurone	Kleine Ursprungsneurone des Tractus corticospinalis
Große α-MN	Mittlere α-MN	Kleine α-MN
Dicke Fasern des Tractus corticospinalis		Dünne Fasern des Tractus corticospinalis

1.2.8 Neuroplastizität im motorischen System des Rückenmarks

Wir wollen nun zunächst der Frage nachgehen, inwieweit sich Funktionen im spinalen motorischen System im Sinne von Neuroplastizität länger anhaltend verändern können, sodass diese Veränderungen als Erklärung für Dysfunktionen im Bewegungssystem, für manualmedizinische Befunde und für Ansätze manualmedizinischer Therapie heranziehen lassen.

Sensibilisierung und Konditionierung

Neuronale Plastizität oder Neuroplastizität bezeichnet die strukturelle und funktionelle Anpassung der Nervenzellen und ihrer Verbindungen. Neuroplastische Veränderungen spiegeln sich in den von den Nervenzellen gesteuerten Funktionen – vorwiegend auch in der motorischen Funktion, also im Verhalten, wider. Strukturelle und funktionelle Anpassung der Neurone ist eine solch grundlegende Eigenschaft, dass sie auch an Weichtieren (Mollusken) untersucht werden kann.

Bereits Sherrington beobachtete bei seinen Untersuchungen spinaler Reflexe Veränderungen der Reflexantwort bei wiederholter Reizgebung.[1] In klassischen Experimenten wurde ausgeschlossen, dass Ermüdungserscheinungen am Rezeptor oder Effektor (Muskel) dafür verantwortlich sein können. Auch am spinalen MN waren bei diesen Untersuchungen keine Ermüdungserscheinungen nachweisbar. Veränderungen traten auf, wenn zusätzliche Hautreize an der untersuchten Extremität gegeben wurden: Diese bewirkten eine „Sensibilisierung" anderer neuronaler Strukturen, in unserem Falle eine Steigerung der Erregbarkeit der α-MN – die monosynaptische Antwort des MN nahm zu. Mit diesen Ergebnissen wurde klar:

Merke

IN haben eine Schlüsselrolle bei Habituation und Sensibilisierung.

Nähere Untersuchungen der spinalen IN zeigten, dass einige eine Aktivitätsverringerung und andere eine Aktivitätssteigerung während Sensibilisierung aufwiesen. In monosynaptischen Systemen (untersucht an der Meeresschnecke *Aplysia* als Modellorganismus) konnte gezeigt werden, dass sich dabei die Wahrscheinlichkeit der Transmitterfreisetzung verändert.

In aufwendigen Experimenten wurde die „spinale Konditionierung" als längerzeitige assoziative Plastizität an Säugetieren untersucht. Spinal bedeutet, dass alle Einflüsse, die aus Regionen oberhalb des Mesenzephalons kommen, abgetrennt wurden (Spinalisierung). Die Ergebnisse zeigten, dass trotz dieser Abtrennung eine bedingte Reflexantwort erzeugt werden konnte, die aber nicht auf der Basis von Sensibilisierung entstand. Grundlage sind Mechanismen der synaptischen Plastizität an IN, die ebenfalls bei intakten Tieren gezeigt werden konnten; gleichzeitig waren Gedächtnisspuren im Kleinhirn nachweisbar.[2]

Die Veränderungen waren überraschenderweise abhängig von der experimentellen Vorgeschichte: Vorherige Veränderungen (Gedächtnisspuren, Erfahrung) hat also einen anhaltenden Effekt auf das experimentelle Ergebnis (Outcome, Leistung).

Die Bedeutung dieser funktionellen Eigenschaften (Grundmechanismen des Lernens) liegt im Schutz vor Habituation, in der Kopplung spezifisch verstärkter Sensibilisierung und in der assoziativen Konditionierung mit all ihren Phasen (Entstehung bedingter Reflexe).

Die genannten Mechanismen decken verschiedene Seiten eines komplexen Lernvorgangs ab.

An dieser Stelle sei auch auf die **instrumentalen Reflexe** (einer Gruppe der bedingten Reflexe) aufmerksam gemacht. Bei der instrumentellen Konditionierung wird aus der Beziehung zwischen einer Reaktion und ihren Konsequenzen gelernt. Diese einfache Form des Lernens ist selbstverständlich ebenfalls an neuronale Funktionen gebunden, experimentellen Ergebnissen zufolge an supraspinale Mechanismen. Die Untersuchung neurochemischer Mechanismen führte zur Folgerung, dass die neuronalen Lerneffekte im motorischen Bereich wie auch im sensorischen Bereich der Schmerzverarbeitung an die Funktion der NMDA-Rezeptoren gebunden sind. Denn bei Gabe von NMDA-Antagonisten wurden die spinale Sensibilisierung und die Initiierung einer Langzeitpotenzierung blockiert, nicht aber deren Aufrechterhaltung.

NMDA-Rezeptoren sind am MN relativ ubiquitär verteilt.[12] Bei assoziativen Flexorreflexen an spinalisierten Katzen mit Langzeitpotenzierung und erhöhter NMDA-Aktivität ist die Aktivität der IN in den Laminae I und II erhöht.[3] Die Reflexe selbst werden aber hauptsächlich durch Non-MNDA-Rezeptoren vermittelt.[11] Die im RM ablaufenden Anpassungen scheinen weitestgehend festen Regeln zu folgen, während in den supraspinalen Hirnregionen flexible Mechanismen sich den ändernden Umweltbedingungen anpassen können.

➤ Abb. 1.4 zeigt diverse modulierende Einflüsse auf das MN.

Langzeitveränderungen spinaler Reflexerregung

Kandel et al. beschrieben an *Aplysia,* dass Reflexveränderungen auch langfristige Effekte sein können.[4] Solche Veränderungen halten auch bei spinalisierten Tieren unter Konditionierungsbedingungen mehrere Stunden an.

Beispiel eines Experiments Aufmerksam wurde man auf dieses Phänomen, nachdem Läsionen im Kleinhirn Haltungsasymmetrien erzeugten, die auch nach RM-Durchtrennung erhalten blieben, wenn zwischen Läsion und RM-Durchtrennung wenigstens 45 min vergangen waren. Der Prozess wurde als „spinal fixation“ bezeichnet. Da sich nach Gabe von RNA-Inhibitoren die für den Fixationsprozess benötigte Zeit verlängerte, postuliert man, dass dabei Veränderungen der RNA-Synthese oder -Struktur eine Rolle spielen. Dies wurde bei verschiedenen Arten von Versuchstieren und in unterschiedlichen experimentellen Ansätzen nachgewiesen.[5] Beim experimentellen Ansatz der Kleinhirnläsion wurde bei anästhesierten Ratten elektrolytisch eine Läsion im vorderen Kleinhirn gesetzt, sodass eine gebeugte Haltung einer Hinterpfote entstand. Etwa 20 bzw. 50 min nach der Läsion wurde das RM in Höhe von Th7 durchtrennt. Das Tier war so befestigt, dass die Kraft der Flexion gemessen werden konnte. Bei den Tieren, bei denen die RM-Durchtrennung nach 20 min erfolgte, verschwand die Flexion, während bei Durchtrennung erst nach 50 min die Beugung erhalten blieb.

Unabhängig von supraspinalen Einflüssen ist das RM in der Lage, lang anhaltende Aktivitätssteigerungen im motorischen Bereich aufrechtzuerhalten. Der Effekt lässt sich sehr gut reproduzieren und durch Reizintensität und -dauer modifizieren. Wird die Pfote allerdings in gestreckter Haltung fixiert, so tritt die Beugung nicht auf, es muss also während der Stimulation Information über die Beugung zum RM gelangen. Konkurrierende zusätzliche Stimuli an den Hinterpfoten verringern den Effekt leicht, eine Stimulation der kontralateralen Vorderpfote verstärkt hingegen die Aufrechterhaltung der asymmetrischen Beugung. Das Verbleiben in der gebeugten Haltung konnte durch Gabe von 5-HT ins RM (Simulation abstei-

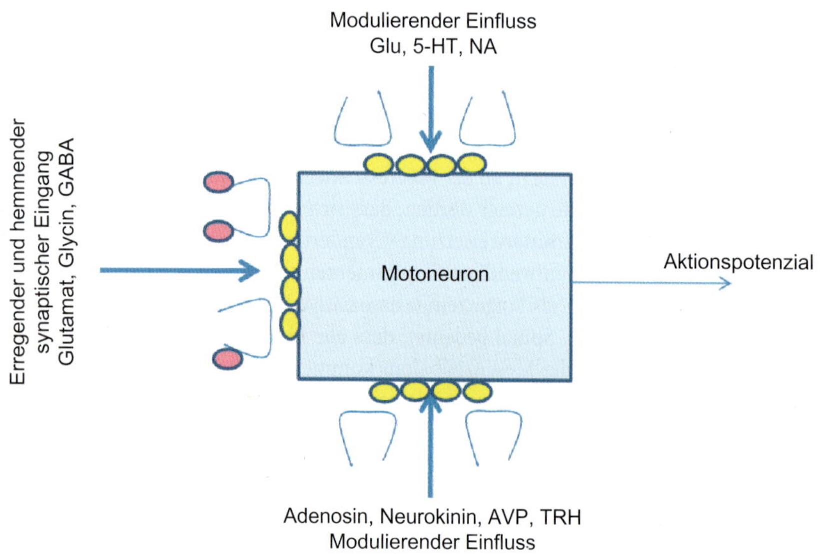

Abb. 1.4 Modulierende Einflüsse auf das Motoneuron (nach [14]).
Erregende und hemmende synaptische Eingänge wirken über Rezeptoren an der Zellmembran an spannungsabhängigen Ionenkanälen. Die modulierenden Einflüsse wirken über stoffwechselabhängige Membranrezeptoren, die die Durchlässigkeit der Membran erst über zellinterne Mediatoren beeinflussen.
Transmitter: Glutamat (Glu), 5-Hydroxytryptamin (5-HT), Noradrenalin (NA), Adenosin, Neurokinine, Thyreotropin-Releasing-Hormon (TRH), Arginin-Vasopressin (AVP), Glycin, γ-Aminobuttersäure (GABA); gelbe vs. rote Ringe: post- vs. präsynaptische Rezeptoren.

gender serotonerger Bahnen) unterdrückt werden. Dies lässt vermuten, dass die NMDA-Rezeptoren in den Prozess der Aktivierung involviert sind.

Supraspinale und kortikale Einflüsse auf die spinale Plastizität

Weiterführende Experimente erbrachten Belege für komplexere langzeitige, aktivitätsabhängige Plastizität im spinalen motorischen System, z. B. bei Dehnungsreflexen oder H-Reflexen.

Postulierte Orte der Mechanismen der spinalen Neuroplastizität sind das gesamte MN inkl. Axonhügel, die IN der Ia- und Ib-Afferenz, die IN kortikospinaler (nicht aber anderer supraspinaler) Bahnen sowie die präsynaptische Hemmung der Ia-Afferenz (➤ Abb. 1.5). Die Experimente waren so angelegt, dass sowohl ipsi- als auch kontralaterale Plastizität ausgelöst und beeinflusst werden konnte. Da die einzelnen Mechanismen, außer vielleicht im Experiment, nicht unabhängig voneinander ablaufen, muss wohl von komplexen Anpassungen – einer „komplexen Plastizität" – ausgegangen werden. Einzelne Veränderungen an Synapsen können sowohl kompensatorisch als auch reaktiv sein.

Konditionierung ist gemäß der behavioristischen Lernpsychologie das Erlernen von Reiz-Reaktions-Mustern („stimulus-response"). Man unterscheidet dabei zwei Grundtypen:

- **Klassische** Konditionierung (nach Pawlow): Sie betrifft ausgelöstes Verhalten. (Der lernende Organismus hat keine Kontrolle über Reiz oder Reaktion.) Nach ausreichend häufiger gemeinsamer Darbietung wurde der vorher neutrale Reiz (z. B. Glockenton) durch Assoziation zum bedingten Reiz, der allein fast die gleiche Reaktion (z. B. Speichelfluss) auslösen kann wie der unbedingte Reiz (z. B. Futter), mit dem er gekoppelt wurde.
- **Instrumentelle** bzw. **operante** Konditionierung: Sie betrifft ursprünglich spontanes Verhalten, das je nach wahrgenommener Konsequenz zielgerichtet wird. Die Häufigkeit von ursprünglich spontanem Verhalten wird durch positive oder negative Verstärkung erhöht oder verringert.

Da spinale MN der einzige Ausgang für alle motorischen Aktionen sind, muss der lang dauernde Einfluss der absteigenden Bahnen dem vielfältigen motorischen Verhalten gerecht werden. Die neuronale Plastizität kann in einem lebenslangen Lernprozess (Training, Übung, Bewegung) in Aktion gehalten werden, sie nimmt bei Nichtgebrauch und im Alter ab.

Afferente Informationsflüsse aus der Region des kraniozervikalen Übergangs

Die zentralen Endigungsgebiete der primären Afferenzen aus der kraniozervikalen Region erstrecken sich einerseits weit ins zervikale RM und andererseits weit in den Hirnstamm. Dadurch ergeben sich enorme Möglichleiten der Konvergenz zervikaler Segmente und der Hirnnerven an sekundären Neuronen für lokale Reflexe und absteigende Bahnen.[20] An den zervikalen und medullären Hinterhörnern konvergieren dünne Nervenfasern aus oberflächlichen und tiefen Strukturen, sie konvergieren hier auch mit Fasern aus den Organen des Thorax. Als Transmitter werden Peptide diskutiert, die die Übertragung im Hinterhorn elektrisch und metabolisch mit langsam einsetzender Wirkung modulieren.

Endigungen kutaner Mechanorezeptoren sowie von Muskel- und Sehnenspindeln enden in verschiedenen Laminae des Hinterhorns, wobei Kollateralen zum Nucleus cervicalis (Ursprung spinozerebellärer Bahnen) sowie zum Vorderhorn gehen. Dabei werden Nervenzellen kontaktiert, die absteigend zu MN ziehen und die tonische Halsreflexe vermitteln.[20]

Eine Bedeutung dieser Konvergenz und ihre Beeinflussung durch absteigende Bahnen aus höheren Zentren liegt auch in der hemmenden Beeinflussung nozizeptiver Afferenzen. Die andere Bedeu-

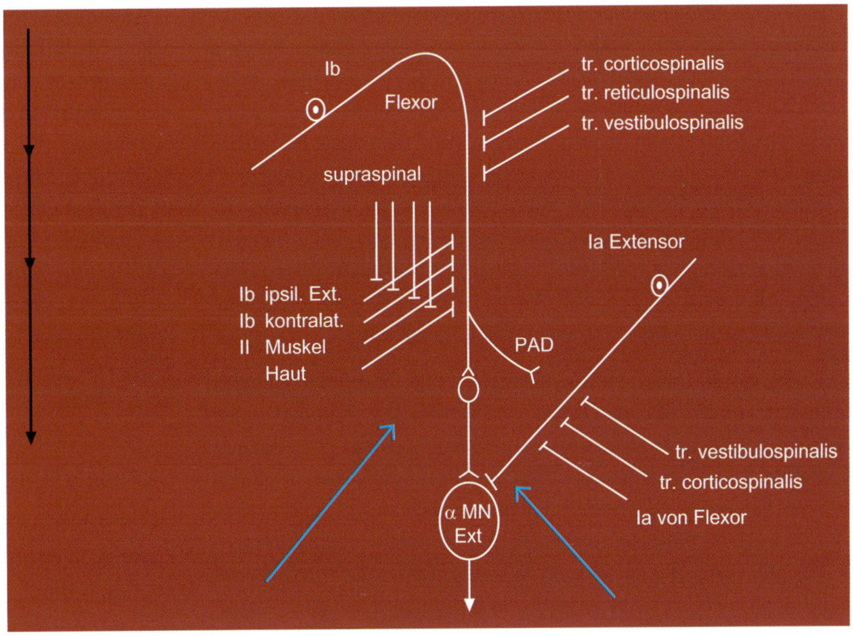

Abb. 1.5 Afferente periphere und supraspinale Informationsströme zum Alpha-Motoneuron (α-MN) (PAD = primäre afferente Depolarisation, verringert die Höhe des Aktionspotenzials).

tung, die für die Wirkung manualmedizinischer Therapie ebenso wichtig ist, kann in der Beeinflussung tonischer Halte- und Stellreflexe liegen. Ein Hauptmerkmal zervikaler Muskelafferenzen ist ihre Projektion zum Komplex der Vestibulariskerne (besonders von C2, C3). Hier wird der kontralaterale laterale Vestibulariskern über eine Zwischenstation erreicht, den Nucleus cervicalis centralis, Ausgangspunkt für die laterale vestibulospinale Bahn.[21] Afferente Bahnen der Hirnnerven (Trigeminus, Fazialis, Vagus, Hypoglossus) haben ein ähnliches Verteilungsmuster!

Das Gehirn ermittelt aus der Konvergenz verschiedenster Afferenzen am Vestibulariskernkomplex die Körperlage und Kopfstellung. Die Bahnen sekundärer Neurone nehmen Einfluss auf verschiedene motorische Systeme, so auf die Okulomotorik, die älteren Formationen des Kleinhirns und, über **vestibulospinale Bahnen,** auf die MN des RM. Leider sind gerade diese vestibulospinalen Bahnen elektrophysiologisch und neurochemisch noch nicht charakterisiert worden. So werden nicht nur direkt tonische Reflexmechanismen gesteuert, sondern auch primär-afferente Informationen an den Hinterhörnern des RM moduliert:

- Der *Tractus vestibularis lateralis* endet an IN der Lamina VII und VIII, aber auch direkt an α-MN.[32] Die Fasern wirken auf den Extensorentonus der gleichen Seite. Insbesondere werden die zervikalen und lumbosakralen Segmente (untere Extremitäten) versorgt.
- Der *Tractus vestibularis medialis* endet an IN in gleichen Regionen wie der Tractus vestibularis lateralis, auch kontralateral, mit hemmenden Einfluss auf den Streckertonus (einzige supraspinale Bahn mit direktem hemmenden Einfluss auf α-MN).

Der *Tractus reticulospinalis medialis* endet an den gleichen IN wie der vestibulospinale Trakt. Demgegenüber endet der *Tractus reticulospinalis lateralis* an den IN, an denen die rubro- und die kortikospinale Bahn endet. Sie regulieren die motorische Aktivität, indem sie in Muskelspannung und Körperhaltung eingreifen. Der *Tractus reticulospinalis medialis* aktiviert die myotatischen extensorischen Reflexe (Enthirnungsstarre) und hemmt die Flexorreflexe. Der *Tractus reticulospinalis lateralis* hingegen inhibiert die extensorischen myotatischen Reflexe. Über die **retikulospinalen Bahnen** aus den medialen Anteilen des Nucleus reticularis können die myotatischen Reflexe (Dehnungsreflex) gehemmt werden, wenn Muskelaktivität direkt von der Hirnrinde aus aktiviert wird. Retikuläre Zellen aus dem Pons haben meist einen umgekehrten Einfluss.

Die medialen absteigenden Bahnen enden an IN, welche die axiale und proximale Muskulatur innervieren. Die lateralen absteigenden Bahnen enden an IN, welche die distale Muskulatur der Extremitäten innervieren.[22] Schomburg fasste die Informationen zum **spinalen motorischen System** wie folgt zusammen [23]:

Das spinale motorische System erhält multiforme konvergierende Eingänge von absteigenden Bahnen aus verschiedenen supraspinalen Zentren und eine multisensorische periphere Afferenz. Die Balance zwischen beiden Zuströmen variiert an den verschiedenen Systemen und an den verschiedenen Zellen. Die unterschiedlichen motorischen Systeme bestehen nicht aus homogenen Populationen von Interneuronen, aber es gibt unterschiedliche Untergruppen der Interneurone mit unterschiedlicher Konvergenz und mit unterschiedlicher Projektionsmustern zu unterschiedlichen Motoneuronen als Ziel. Grundlegende Aufgabe dieser Systeme ist die Kontrolle des Einsatzes und des Verlaufs der Bewegungen. Dabei sind drei Komponenten zu betrachten:

– Übertragung und Koordination deszendenter Information zur Ausführung zentral ausgelöster Bewegungen und ihre Anpassung an die peripheren Bedingungen. Unterschiedliche Untergruppen von Interneuronen stehen für unterschiedliche Aufgaben zur Verfügung.

– Transformierung afferenter sensorischer Information in motorische Muster. Diese spinalen Reflexe stellen keine stereotypen Antworten zu einem bestimmten sensorischen Eingang dar. Ihre Amplitude und Richtung ist von den absteigenden und segmentalen Bedingungen beeinflusst und im Zusammenhang mit der Nutzung verschiedener Informationsbahnen.

– Endogene Generierung oder Beteiligung von komplexen Bewegungsmustern (Gang, Kratzen, Atmung).

Berücksichtigen wir die bekannten neuromudulatorischen Mechanismen aus der Schmerzafferenz und die enorme Plastizität der Neurone, ergeben sich hier Ansatzpunkte für verschiedene hypothetische Aspekte der Beeinflussung von Dysfunktionen in der Motorik von Haltung und Bewegung über diese supraspinalen deszendierenden Bahnen.

Übergreifende Funktion des Sympathikus

Der Sympathikus ist Teil des autonomen Nervensystems (ANS), dessen komplexe Funktionen die Homöostase unseres Körpers – das innere Milieu und das Verhalten (Stress, psychosoziale Emotion) – absichern. Hierbei wirken verschiedene zentralnervale Regionen zusammen. Sie kontrollieren über den Hypothalamus die verschiedenen Anpassungsreaktionen und koordinieren ANS, endokrines System und die Regulation der Motivation. Die zugehörigen Reflexe verlaufen in lokalen Reflexbögen über Hirnstamm oder RM.

Alle vom Sympathikus regulierten unentbehrlichen physiologischen Grundfunktionen greifen entweder auf molekularer Ebene, auf Zellebene oder über die nervale Kontrolle auch in motorische Funktionen und Funktionen ein, welche die Schmerzwahrnehmung begründen: [7] Blutdruck, Elektrolythaushalt, Flüssigkeits- und Salzzufuhr, Körpertemperatur, metabolische Thermogenese, wärmeregulierendes Verhalten, Energiemetabolismus, Verdauung, metabolische Rate sowie Notfallregulation bei Stress, allgemeine Aktivierung, Immunantwort und Durchblutung.

Neuere Ergebnisse zeigen einen direkten Einfluss auf die Somatomotorik, der letztlich über positive Feedbackkreise zu erhöhter Steifigkeit im Gelenk, Hypomobilität und chronischen Myalgien führen kann.

Modulation der Kontraktilität quer gestreifter Muskeln

Unter dem Einfluss des Sympathikus verringern langsam kontrahierende Skelettmuskelfasern die Kraft und Dauer ihrer Kontraktionen, was durch Mechanismen an der Zellmembran bewirkt wird. [13] Um trotzdem eine korrekte Haltung oder eine Kraft aufrechtzuerhalten, müssen die kleinen α-MN (Innervation der langsam kontrahierenden antigravitatorischen mE; ➤ Tab. 1.3) ihre Aktivität erhöhen, d. h., während erhöhter sympathischer Aktivität benötigt die Antigravitationsmuskulatur ein differentes Aktivierungsmuster.

Modulation der propriozeptiven Aktivität

Unter dem Einfluss des Sympathikus verändert sich die Aktivität verschiedener Mechano- und Chemorezeptoren, was durch Mechanismen direkt am Rezeptor oder am ersten afferenten Neuron bewirkt wird.[13]

So wird auch die Entladung der Msp beeinflusst, die sich in einer verringerten Sensitivität gegenüber der Muskellänge äußert – die Qualität der propriozeptiven Information ist verschlechtert. Dies beeinträchtigt die Feedbackkontrolle der Bewegung. Da die Grundaktivität der Msp beeinflusst ist und diese wiederum die Aktivität der MN beeinflusst, besteht ein Einfluss auf den Muskeltonus und auf das Reflexgeschehen (vgl. [14]). Die Reorganisation der MN-Aktivität führt u. a. zu vermehrter Kokontraktion akzessorischer Muskeln und zur Versteifung in Gelenken, welche die Beweglichkeit einschränkt. Prinzipiell könnten diese sympathischen Wirkungen über die Durchblutungsänderung zustande kommen. Die Ergebnisse relevanter Experimente zeigen aber eine direkte sympathische Einflussnahme.

1.2.9 Folgerungen und Diskussion

Ein Ziel der hier dargelegten Zusammenhänge unter Betonung der tonischen Komponenten im spinalen motorischen System ist, die manualmedizinischen Befunde, ohne primäre Schmerzbetrachtung, in den Mittelpunkt zu stellen und dafür die physiologischen Mechanismen aufzuzeigen. Aus den dargelegten neurophysiologischen Zusammenhängen können folgende Schlüsse gezogen werden:

Überlegungen zur Befunderhebung

Bereits kurz andauernde, auf MN oder motorische IN wirkende Reize (Veränderungen im äußeren und inneren Milieu) können zu anhaltenden Veränderungen motorischer Grundfunktionen führen, die sich als Änderung der Muskelspannung, Haltungsänderung – insbesondere Asymmetrie, eingeschränkter Beweglichkeit oder Schmerz äußern (Symptome, manualmedizinische Befunde).

Der Ort des Auftretens der Symptome muss nicht mit dem Ursprungsort der auslösenden Reize identisch sein. Die Symptome können individuell unterschiedlich sein, wobei die vorgeschichtliche Anamnese mögliche Zusammenhänge aufzeigen kann.

Überlegungen zur Therapie

Reize, wie sie z. B. bei der Manualtherapie auftreten, können über die Neuroplastizität veränderte motorische Grundfunktionen und die damit verbundenen Symptome kurzfristig und anhaltend aufheben. Solche zusätzlichen Reize können aus der Peripherie der Körperoberfläche oder aus dem Bewegungssystem stammen und segmental, übersegmental oder über supraspinale Zentren (kraniale und zervikale Regionen) vermittelt werden.

Die frühzeitige Beseitigung neuroplastischer Veränderungen an MN und spinalen IN, die motorischen Dysfunktionen zugrunde liegen, ist eine grundlegende Voraussetzung zur Vermeidung chronischer Entwicklungen.

Buchmann et al. führen in der Begründung ihrer Systematisierung von Syndromen anhand manualmedizinischer Befunde aus:[24]

Folgt man reflexmedizinischen und damit systemischen Vorstellungen, ist die Frage nach der Ursache einer Funktionsstörung im Bewegungssystem sehr sinnvoll, nicht aber, ob eine Funktionsstörung der anderen vorausgegangen ist und sie deshalb verursacht hat. Wird ein Anteil in einem Segment (Sklerotom, Myotom, Dermatom, Viszerotom) gestört, breitet sich die Störung über einen genügend langen Zeitraum im Segment aus, dann segmental nach kranial und kaudal, ebenso über muskuläre, fasziale und gelenkige Ketten, weiter möglicherweise über Störung von Stereotypien usw. Diese Ausbreitung benötigt nicht sehr viel Zeit, oft reichen Tage. Manualmediziner sehen fast ausschließlich solche funktionell verknüpften Symptome (Verkettungssyndrome). Eine „Primärläsion" lässt sich in der Regel nicht mehr identifizieren. Die Störungen unterhalten sich dann auch gegenseitig.

Nach Mense darf eine Behandlung der Muskelverspannung nicht auf den verspannten Muskel beschränkt sein, sondern der Therapeut sollte gezielt nach Schmerzquellen in anderen Muskeln oder benachbarten Gelenken suchen. Die neuroplastischen Veränderungen, die sich im RM als Reaktion auf eine schmerzhafte Muskelläsion ausbilden, überdauern den nozizeptiven Impulseinstrom aus dem Muskel bei Weitem und brauchen Zeit, um sich zurückzubilden.[30] Die große Bedeutung reflektorischer Vorgänge lässt es zweifelhaft erscheinen, dass gleiche Ursachen auch gleiche Befunde produzieren und gleiche Therapien das Gleiche bewirken.[25] Bereits in den 1940er-Jahren fand neben anderen Korr bei normalen Personen, dass die Erregbarkeit von Reflexen oft lang anhaltende individuelle Variationen zeigte.[6] Eine solche „chronische Fazilitierung" trat bei verringerter EMG-Aktivität der Rückenmuskulatur und bei erhöhter sympathischer Aktivität in der Rückenregion auf.

Wenn wir von Reflexen sprechen, so sind vordergründig nicht die meist monosynaptischen muskulären Einzelzuckungen gemeint, sondern die vielfältigen gegen die Erdschwerkraft gerichteten, die Körperhaltung bei Bewegungen stabilisierenden polysynaptischen tonischen motorischen Reflexe. Eine Veränderung dieser Reflexe ist sowohl vielfältig klinisch als auch experimentell beschrieben. Die Veränderungen sind durch zusätzliche sensorische Reize oder begleitende Informationen zur Motorik in anderen Segmenten beeinflussbar. Sie werden als Sensibilisierung oder Habituation bezeichnet. Ihre Grundlage sind synaptische Veränderungen im Bereich der MN und IN, aber auch in supraspinalen motorischen Zentren.[1, 2, 4]

Sensibilisierung und Habituation sind tägliche Erscheinungen der Nerventätigkeit. Sie sind so allgemein und grundsätzlich, dass sie uns mit ihren positiven leistungssteigernden und ihren negativen, Dysfunktionen auslösenden Erscheinungen gar nicht mehr bewusst werden. Sie können schon nach kurzzeitigen Einwirkungen im Minutenbereich [5] auftreten und über Stunden andauern. Sie sind von der Vorgeschichte abhängig, also auch von berufs- und freizeitbedingter Motorik – bzw. deren Fehlen – oder traumatischen Einwirkungen. In den Befunden erscheinen sie als erhöhte oder verringerte Muskelspannung, Haltungsasymmetrien oder auch in ihrer sekundären Wirkung als Schmerz.

Experimentelle Ergebnisse zeigen, dass das RM in der Lage ist, lang anhaltende Aktivitätssteigerungen im motorischen Bereich auch unabhängig von supraspinalen Einflüssen aufrechtzuerhalten. Andererseits sind die spinalen MN der einzige Ausgang für alle motorischen Aktionen. So muss der lang dauernde Einfluss der absteigenden Bahnen dem vielfältigen motorischen Verhalten gerecht werden. Ähnlich wie die experimentell gefundenen plastischen Veränderungen scheinen die klinischen Befunde ebenfalls durch Veränderungen in der frühen motorischen und lebenslangen Entwicklung beeinflusst zu sein, die über deszendierende spinale Bahnen ausgelöst und geführt werden. Die neuronale Plastizität kann in einem lebenslangen Lernprozess (Training, Übung, Bewegung) in Aktion gehalten werden, sie nimmt bei Nichtgebrauch und im Alter ab.

Einen interessanten Befund berichtet Mellor [26], nach dem die Synchronisierung der Aktionspotenziale in mE der Mm. vastus medialis und lateralis bei Knieschmerzen gestört ist. Es ist an dieser Stelle schwer zu sagen, was hierbei Ursache und was Wirkung ist.

Damit kommen wir zur Frage, inwieweit die oben beschriebenen Veränderungen im tonischen motorischen System die Wirkung manueller Behandlungstechniken erklären oder Stimulus für deren Anwendung sein können. Javan stellte fest, dass Arbeit an einem Handkurbelergometer den H-Reflex am N. tibialis unterdrückt, wobei die Wirkung nach Ende der Armtätigkeit für mindestens 20 min erhalten blieb. Ein zusätzlicher Hautreiz im Bereich des N. radialis fazilitierte den unterdrückten H-Reflex wieder.[27] Zur Erklärung wird u. a. die Wirkung über Plateaupotenziale postuliert.

Einige Behandlungstechniken setzen offensichtlich auf solche Mechanismen, ohne diese im Detail zu kennen. Sie unterliegen möglicherweise zumindest teilweise den verschiedenen Mobilisationstechniken oder „Energie-" oder „Straintechniken". Andere Techniken nutzen die Kopplung verschiedener Teilsysteme, so können Augenbewegungen die Kopf- und Rumpfbewegungen (in Blickrichtung) fazilitieren oder (in Gegenrichtung) hemmen.[28] Behandlung im Bereich der Hirnnerven oder der Äste der oberen Zervikalnerven vermindert Muskelspannung an den Extremitäten und beseitigt Asymmetrien. Gewohnheitsbedingte Einflüsse mit Änderung solcher Systemkopplungen können wahrscheinlich sogar zu Wahrnehmungen als Schmerzen führen.[25, 29] Aus solchen Erfahrungen ergibt sich die Postulierung und Benennung sog. Schlüsselregionen.[28] Offensichtlich führten die individuellen langjährigen Erfahrungen passionierter Manualmediziner zu unterschiedlicher Präferenz einzelner therapeutischer Ansätze, sodass sich Gruppierungen wie die osteopathischen Ärzte der USA, die Chiropraktoren und die europäischen Chirotherapeuten entwickelten.

Unter theoretischem Aspekt sind die Ergebnisse zu den neuroplastischen Veränderungen im tonischen motorischen Teilsystem stärker in die Überlegungen einzubeziehen. Gegenwärtig wird zu einseitig auf Ergebnisse aus der Schmerzforschung orientiert.

Unter praktischem Aspekt wird es wahrscheinlich noch weiterer Erfahrung begabter Manualmediziner bedürfen, um die Zusammenhänge zwischen Befunden und neurophysiologischen Funktionen detaillierter zu erkennen, um so unscharf verwendete Arbeitsbegriffe wie „Verkettung" zu überwinden oder die Wirkung verschiedener Gruppen von Techniken aus osteopathischer und chiropraktischer Richtung (z. B. die „Aktivatormethoden" der Chiropraktik [31]) zu verstehen und einzuordnen.

Die Formulierung von Syndromen anhand der manuellen Befunde aus der Praxis ist hierzu ein erster richtiger Ansatz.[24]

LITERATUR

1. Sherrington C. S. The integrative action oft the nervous system. (1906) Yale University Press, New Haven
2. Thompson R. F.; Krupa D. J. Organization of memory traces in the mammalian brain. (1994) Ann.Rev. Neurosci. 17: 519–549
3. Durkovic R. G. Pavlovian conditioning of reflex potentiation in spinal cat. In: Patterson M. M.; Grau J. W. (eds.) Spinal cord plasticity – alterations in reflex functions. (2001) Kluwer, Norwell, 55–72
4. Carew T. J. et al. Long-term habituation of a defensive withdrawel reflex in Aplysia. (1972) Science. 175: 451–454
5. Patterson M. M. Spinal fixation: long-term alteration in spinal reflex excitability with altered or sustained sensory inputs. In: Patterson M.; Grau J. W. (eds.) Spinal cord plasticity – alterations in reflex fuctions. (2001) Kluwer, Norwell, 77–99
6. Korr I. M. The neural basis oft he osteopathic lesion. (1947) J. Am. Osteopathic Assoc., 191–198 (zit. in [5])
7. Wolpaw J. R. Spinal cord plasticity in the acquisition of a simple motor skill. In: Patterson M.; Grau J. W. Spinal cord plasticity – alterations in reflex functions. (2001) Kluwer, Norwell, 77–99
8. Patijn J. Das Kontrollsystem der Haltung – Ein Konsensusmodell für die Manuelle/Muskuloskelettale Medizin. (2004) FIMM-Kongress Bratislava; Manuelle Med. 38: 383–385
9. Paeglitis A. et al. Veränderlicher Muskeltonus bei passiver Hüftbeugung und -streckung zur Frühdiagnostik von Bewegungsstörungen in Hüfte und Becken. (2005) Manuelle Med. 43(2): 93–96
10. Beyer L. Muskelspannungserhöhung in der Manuellen Medizin – eine physiologische Analyse (Teil 1) (2006) Manuelle Med. 44: 185–192
11. Farkas S.; Ono H. Participation of NMDA and non-NMDA excitatory amino acid receptors in the mediation of spinal reflex potentials in rats: an in vivo study (1995). Br.J. Pharmacol. 114: 1193–1205
12. Durand J. et al. L-glutamate and N-methyl-D-asparatate actions on membrane potential and conductance of cat abducens motoneurones. (1987) Neurosci. Lett. 79: 295–300
13. Adkins D. L. et al. Motor training induces experience-specific patterns of plasticity across motor cortex and spinal cord. (2006) J. Appl. Physiol. 101: 1776–1782
14. Fuglevand A. J. et al. Evaluation of plateau-potential-mediated "warm up" in human motor units. (2006) J. Physiol. 571: 683–693
15. Alaburda A. et al. Mechanisms causing plateau potentials in spinal motoneurones. (2002) Adv.Exp. Med. Biol. 508: 219–226
16. Eken T.; Kiehn O. Bistable firing properties of soleus motor units in unrestrained rats. (1989) Acta Physiol. Scand. 136: 383–396
17. Hornby T. G. et al. Motoneurons: A preferred firing range across vertebrate species? (2002) Muscle Nerve. 25: 632–648
18. Tazerart S. et al. Contribution of persistent sodium current to locomotor pattern generation in neonatal rats. (2007) J.Neurophysiol. 98: 613–628
19. Perrier J. F.; Delgado-Lezama R. Synaptic release of serotonin induced by stimulation of the raphe nucleus promotes plateau potentials in spinal motoneurons of the adult turtle. (2005) J.Neurosci. 25: 7993–7999

20. Neuhuber W. L. Funktionelle Anatomie des kraniozervikalen Übergangs. In: Hülse M. et al. (Hrsg.) Die obere Halswirbelsäule. (2005) Springer, Heidelberg
21. Matsushita M. et al. Spinovestibular projections in the rat, with particular reference to projections from the central cervical nucleus to the lateral vestibular nucleus. (1995) J.Comp. Neurol. 361: 334
22. Ghez C. The control of movements. Motor system of the brain: Reflex and voluntary control of movement. In: Kandel E. R. et al. (eds.) Principles of neural science. (1991) Appleton & Lange, Connecticut
23. Schomburg E. D. Spinal sensorimotor systems and their supraspinal control (1990) Neurosci. Res. 7(4): 265–340
24. Buchmann J. et al. Kopf- und Gesichtsschmerz-Syndrome – Manualmedizinische Differenzialdiagnose unter Einbeziehung osteopathischer Anschauugen (Teil I). (2008) Manuelle Med. 46: 82–92
25. König W. Der funktionelle Schmerz (2009) Manuelle Med. 47: 112–116
26. Mellor R.; Hodges P. W. Motor unit synchronization is reduced in anterior knee pain (2005) J. Pain. 6: 550–558
27. Javan B.; Zehr E. P. Short-term plasticity of spinal reflex excitability induced by rhythmic arm movement. (2008) J. Neurophysiol. 99: 2000–2005
28. Lewit K. Manuelle Medizin, 7. Aufl. (1997) Barth, Leipzig
29. Beyer L.; Seidel E. J. Motorische Stereotype der Koordination von Kopf- und Blickbewegungen – Ursache für Schmerzen im Nacken und Schultergürtel. (2008) In: Grieshaber R. et al. (Hrsg.) 14. Erfurter Tage Prävention von arbeitsbedingten Gesundheitsgefahren und Erkrankungen. Bussert & Stadeler, Jena, 249–257
30. Mense S. Muskeltonus und Muskelschmerz. (2005) Manuelle Med. 43(3): 156–161
31. Fuhr A. W.; Menke J. M. Status of activator methods chiropractic technique, theory and practice. (2005) J. Manip. Physiol. Therapeut. 28(2): 135e1–e20
32. Marsala J. et al. Premotor nitric oxide synthase immunoreactive pathway connecting lumbar segments with the ventral motor nucleus of the cervical enlargement in the dog. (2004) J. Chem. Neuroanat. 27: 43–54
33. Rekling J. C. et al. Synaptic control of motoneuronal excitability. (2000) Physiol. Rev. 80: 767–852
34. Janda V. Manuelle Muskelfunktionsdiagnostik. (1994) Ullstein Mosby, Berlin
35. Riemer R. Orthopädische Aspekte zur Gesundheit im Sport. (1991) In: Küpper D.; Kottmann L. (Hrsg.) Sport und Gesundheit. Hofmann, Schorndorf
36. Bernstein N. A. Bewegungsphysiologie. (1975) Barth, Leipzig
37. Meinel K.; Schabel, G. Bewegungslehre Sportmotorik. (1998) Sportverlag, Berlin
38. Simons D. G.; Mense S. Understanding and measurement of muscle tone as related to clinical muscle pain. (1998) Pain. 75: 1–17
39. Grunwald M.; Beyer L. Anwendungen zur haptischen Wahrnehmung. (2001) Birkhäuser, Basel
40. Viol M. Myomechanographie. (1988) Promotion B (Habilitation), Jena
41. Laube W. Sensomotorisches System. (2009) Thieme, Stuttgart

KAPITEL

2

J. Buchmann und J. Pahnke

Strukturpathologie des Skelettmuskels

2.1 Pathologie der Skelettmuskulatur

Unter pathologischen Bedingungen kann die Skelettmuskulatur nur mit einer begrenzten Zahl morphologischer Veränderungen reagieren. Meist findet man wegweisende Symptomgruppierungen. Bestimmte Erkrankungen sind aber auch durch pathognomonische Einzelbefunde charakterisiert.

Kaliberveränderungen, d. h. Veränderungen des Muskelfaserdurchmessers, stellen den häufigsten bioptisch-pathologischen Befund des Skelettmuskels dar. Sie treten bei allen Erkrankungen des Skelettmuskels auf.

- Finden sich überwiegend atrophe oder aber überwiegend hypertrophe Fasern, wird von einer **unimodalen Verteilung** gesprochen (mit mehr oder weniger ausgeprägter Variationsbreite).
- Finden sich vermehrt sowohl atrophe als auch hypertrophe Fasern, liegt eine **bimodale Verteilung** vor. Letzteres ist typisch für ein *neurogenes Gewebssyndrom.*

Von **Fasertypengruppierungen** (meist im Rahmen neurogener Erkrankungen) wird gesprochen, wenn entweder Typ-I- oder Typ-II-Fasern, die normalerweise gleichmäßig im Muskel verteilt vorkommen (Mosaikmuster, ➤ Abb. 2.1a), in Gruppen aus mind. 9–15 Fasern gleichen Typs auftreten.

Beide Fasertypen können gleichzeitig atrophisch sein. Daneben gibt es auch selektive Typ-I- oder Typ-II-**Faseratrophien.** So ist eine unspezifische Typ-II-Faseratrophie sehr häufig. Eine selektive Fasertypenhypertrophie findet sich dagegen eher selten, so z. B. bei der spinalen Muskelatrophie (Typ-I-Hypertrophie) oder bei Erkrankungen aus dem Formenkreis der Myotonien.

Im Skelettmuskel liegen die Zellkerne normalerweise subsarkolemmal. Finden sich in mehr als 3 % der Muskelfasern im Querschnitt zentralständige Kerne, wird von **Kernanomalien** gesprochen.[188] Sie treten bei vielen Muskelerkrankungen auf.

Fehlt den Muskelfasern die Längs- und Querstreifung, spricht das für eine **Degeneration.** Meist finden sich dann auch sog. Spaltbildungen. Gleichzeitig ablaufende **Regenerationsvorgänge** sind durch Myoblastenproliferate gekennzeichnet, die fusionieren und sog. Muskelschläuche bilden. Dabei lassen sich schon lichtmikroskopisch verschiedene Regenerationsstadien unterscheiden.

Tab. 2.1 Typische Veränderungen bei Gewebssyndromen des Skelettmuskels (modifiziert nach [188]).

Gewebssyndrom	Typische Veränderungen
Myopathisches Gewebssyndrom (➤ Abb. 2.2a–d)	• Vermehrung zentraler Kerne • Ausgeprägte Faserkalibervariation (unimodal) • Einzelfasernekrosen • Mesenchymproliferationen und Fettvakatwucherungen • Regenerationsprozesse mit Spaltbildungen • Prädominanz von Typ-I-Faser • Vermehrung intrafusaler Fasern
Neurogenes Gewebssyndrom (➤ Abb. 2.3a–f)	• Disseminierte Faseratrophie • Fasertypengruppierungen und gruppierte Atrophien bzw. Hypertrophien • Bimodale Faserkalibervariation • Typ-I-Faser-Hypertrophie • Einzelfaseratrophien (Kernhaufen) • Regenerationsprozesse • Veränderungen intramuskulärer Nerven
Myositisches Gewebssyndrom (➤ Abb. 2.4a–d)	• Perivaskuläre und endomysiale entzündliche Infiltrate • Unimodale Faserkalibervariation mit atrophen Fasern • Faserdegeneration • Mesenchymproliferationen und Fettvakatwucherungen • Regenerationsprozesse • Typ-II-Faseratrophie • Pathologische Lipidvermehrung in Typ-I-Fasern • Bei begleitender Vaskulitis: Gefäßveränderungen • Typische Einschlusskörper je nach Art des entzündlichen Prozesses, z. B. „rimmed vacuoles" bei Einschlusskörperchenmyositis • „Mottenfraßnekrosen"

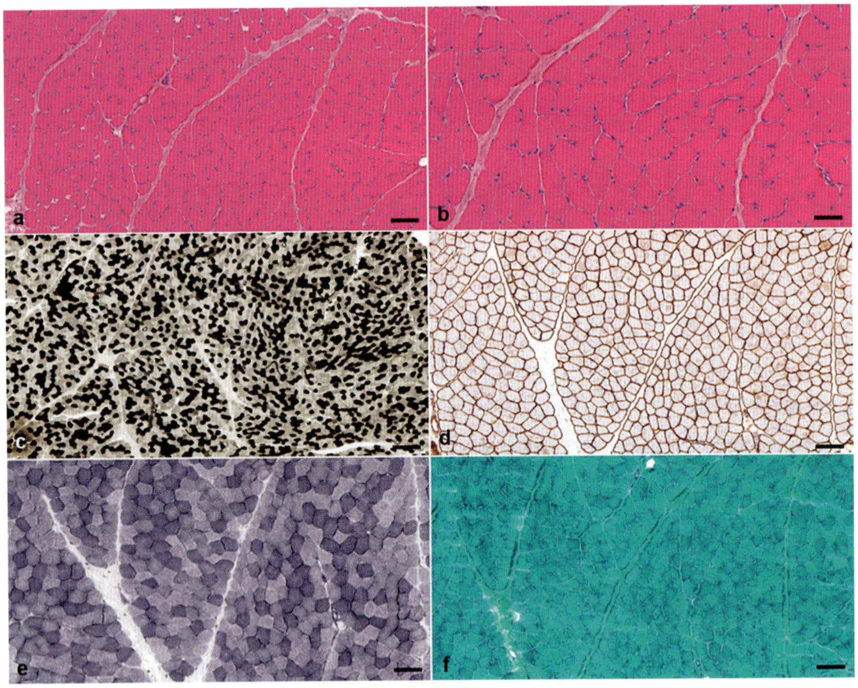

Abb. 2.1 Muskelgewebe ohne pathologische Veränderungen (Maßstabsbalken: a, d–f 100 µm; b 50 µm, c 300 µm).
a Übersicht über die Struktur der Muskulatur mit Ausbildung von Muskelfasergruppen in einer Übersichtsfärbung (Hämatoxylin-Eosin-Färbung – HE).
b Ausschnitt mit regelmäßiger Faserkaliber aller Muskelfasern, im Mittel 50–60 µm (HE).
c Ausschnitt mit regelmäßiger Faserkaliber aller Muskelfasern, im Mittel 50–60 µm (HE).
d Dys2-Immunhistochemie zur Darstellung des Strukturproteins Dystrophin an der sarkolemmalen Membran.
e Färbung zur Bestimmung der mitochondrialen Aktivität mittels NADH-Reduktase-Färbung.
f Gömöri-Trichromfärbung zur Darstellung pathologischer Mitochondrienakkumulationen.

Ferner differenziert der Neuropathologe verschiedene, teils sehr spezielle **Strukturanomalien** wie Z-Band-Strömen, Nemaline-Körperchen/Akkumulationen, Ringbinden, Vakuolen, Ragged-red-Fasern usw., die für bestimmte Erkrankungen sprechen können. Weiterhin müssen **pathologische Stoffspeicherungen** beurteilt werden, z. B. Glykogen bei den Glykogenosen und Neutralfette bei Lipidstoffwechselstörungen.

Reaktiv kommt es bei myoatrophischen oder myodystrophischen Prozessen zu Bindegewebsproliferationen und Fettvakatwucherungen, je nach Ausmaß und Dauer des Parenchymuntergangs.[41]

Entzündliche Prozesse im Skelettmuskel oder der Muskelgefäße sind gekennzeichnet durch mononukleäre Infiltrate von Entzündungszellen (Mono- und Lymphozyten). Oft sind intramuskuläre Gefäße verdickt und teilweise thrombophlebitisch verändert.

Ebenso kann es intramuskulär zur **Veränderungen nervaler Strukturen** wie der intrafusalen Fasern, der motorischen Endplatte bzw. der Nervenendigungen kommen.

Meist finden sich in den Muskelbiopsien keine eindeutigen beweisenden histologischen Befunde, sodass eine krankheitsspezifische Diagnose bzw. spezifische Ursache mitunter nicht darstellbar ist. Deswegen wird das Vorliegen eines **Gewebssyndroms** diagnostiziert: **myopathisch, neurogen oder myositisch** (➤ Tab. 2.1; ➤ Abb. 2.2a–d, ➤ Abb. 2.3a–f, ➤ Abb. 2.4a–d). ➤ Abb. 2.1a–f zeigt zum Vergleich Muskelgewebe ohne pathologische Veränderungen.

Prinzipiell sollten Indikationsstellung, operative Bioptatentnahme und Aufarbeitung bzw. Begutachtung von Muskelbiopsien Zentren unter Mitarbeit spezialisierter Labors und versierter Neuropathologen bzw. Neurologen vorbehalten bleiben.[101]

2.2 Klinik des strukturell gestörten Skelettmuskels

2.2.1 Klinische Symptome bei Muskelerkrankungen

Anamnese

Die verschiedenen neuromuskulären Erkrankungen führen zu oft sehr unterschiedlichen Symptomen, Verteilungsmustern und paraklinischen Befunden. Andererseits können pathogenetisch sehr unterschiedliche Erkrankungen sich phänomenologisch sehr ähnlich sein. Dem Erfahrenen ist es jedoch meist möglich, aus den anamnestischen und klinischen Daten eine eingrenzende Differenzialdiagnose zu stellen, die den gezielten Einsatz der Paraklinik und der apparativen Diagnostik ermöglicht.

Auch wenn die Patienten weitere evtl. erkrankte Familienmitglieder negieren, ist die differenzialdiagnostische Beurteilung eines klinisch möglichen Erbleidens durch die Untersuchung der Familienmitglieder sowohl klinisch als auch wissenschaftlich und zur Therapieoptimierung unverzichtbar. Bei dominanten Erbleiden z. B. findet man in einer Familie sehr unterschiedliche klinische Ausprägungen. Rezessiv vererbte Muskelerkrankungen dagegen führen meist zu sehr gleichartig ausgeprägten Symptomen.

Muskelschwäche

Muskelschwäche, also eine schlaffe Parese, ist das **führende Symptom** neuromuskulärer Erkrankungen. In den Anfangsstadien ist sie meistens nicht generalisiert, sondern proximal oder distal betont. Bei proximalem Befall sind vorzugsweise Schulter- und Beckengürtel betroffen, bei distalem Befall Fuß- und Handmuskeln.

Als Faustregel gilt: Die proximale Muskelschwäche kommt eher bei myopathischen und myositischen Prozessen vor, die distale Muskelschwäche eher bei neurogenen Prozessen. Doch gibt es einige Myopathien mit primär distaler Betonung bzw. neurogene Prozesse mit proximaler Lokalisation. Die meisten proximal oder distal betonten neuromuskulären Erkrankungen manifestieren sich beidseitig. Neurogene Prozesse wie die spinalen Muskelatrophien oder die amyotrophe Lateralsklerose zeigen dagegen zu Beginn oft asymmetrische Verteilungsmuster.

Die meisten neuromuskulären Erkrankungen zeigen einen chronisch progredienten Verlauf bei recht typischem Ersterkrankungsalter. Variierende, also im klinischen Schweregrad schwankende Paresen kommen bei der Myasthenie und den periodischen Lähmungen vor, wie z. B. bei der hypokaliämischen periodischen Paralyse.

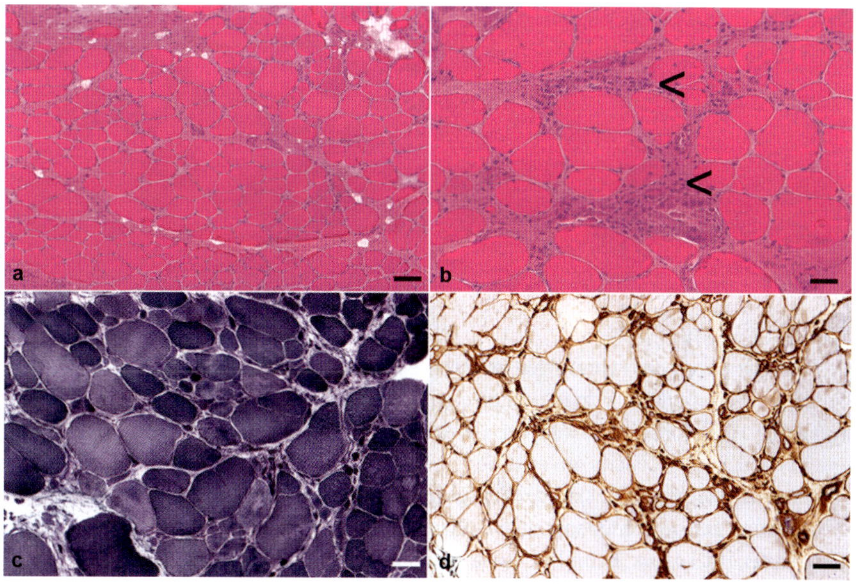

Abb. 2.2 Muskelgewebe mit myopathischen Veränderungen – myopathisches Gewebssyndrom (Maßstabsbalken: a, c, d 100 µm; b 50 µm).
a Übersicht über die Struktur der Muskulatur mit ausgeprägten Muskelfaser-Kalibervariationen (HE).
b Begleitende myositische Reaktion (Pfeile) bei Gliedergürtel-Muskeldystrophie 2B (HE).
c Anfärbung der mitochondrialen NADH-Reduktase-Aktivität zeigt ein myopathisches Muster, gemischte atrophe, normale und übergroße Fasern.
d Immunhistochemische Darstellung des sarkolemmalen Proteins Laminin zur Strukturbestimmung zeigt veränderte Muskelfaserzusammensetzung.

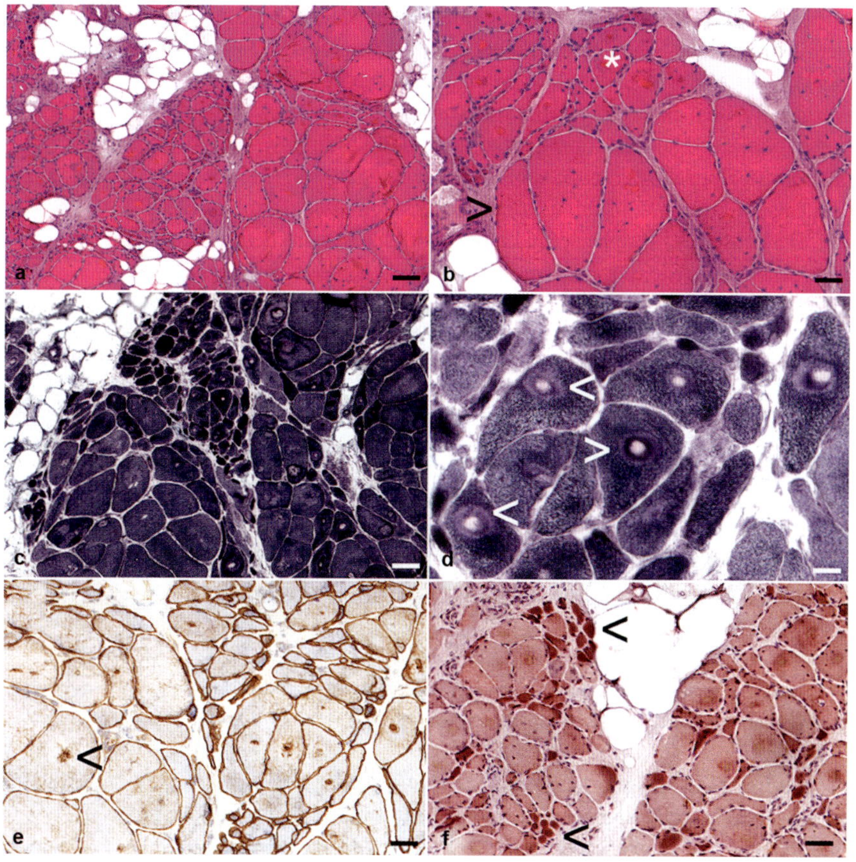

Abb. 2.3 Muskelgewebe mit neurogenen Veränderungen – neurogenes Gewebssyndrom (Maßstabsbalken: a, c 100 µm; b, e, f 50 µm; d 33 µm).
a Übersicht mit hypertrophen und atrophen Fasergruppen und Fettgewebsvermehrung (HE).
b Ausschnitt hypertropher Fasern (Pfeil) und Gruppen atropher Fasern (Stern) (HE).
c, d Mitochondriale NADH-Färbung mit Darstellung von Target-Fasern (Zielscheiben, Pfeile) als Zeichen einer De- und Reinnervation der Muskulatur.
e Zentrale Anfärbung (Pfeil) von Dystrophin in Target-Fasern (Dys2-Immunhistochemie).
f In der Naphthylesterase-Färbung sind akut denervierte, atrophe Fasern verstärkt angefärbt (dunkel).

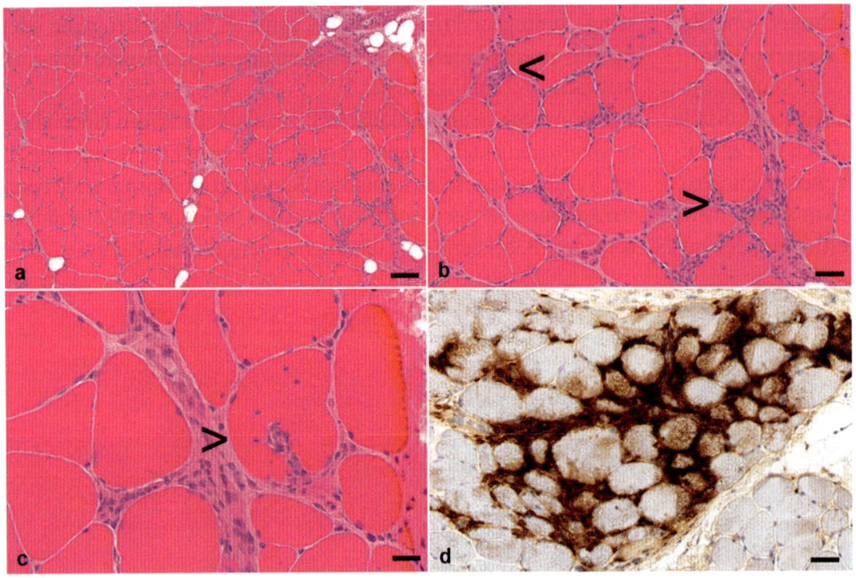

Abb. 2.4 Muskelgewebe mit myositischen Infiltraten – myositisches Gewebssyndrom (Maßstabsbalken: a 100 µm; b, d 50 µm; c 33 µm).
a Übersicht mit kleinen monozytären Infiltraten (HE).
b Faserinvasion durch Entzündungszellen (HE).
c Zytotoxische T-Zellen invadieren und umschließen eine Muskelfaser (HE).
d CD8-Immunhistochemie zum Nachweis ausgedehnter, CD8-positiver T-Lymphozyten-Infiltrate bei Polymyositis.

Typische durch die Lähmungen erklärbare **klinische Bilder** als Folge neuromuskulärer Erkrankungen sind „Watschelgang", lumbosakrale Hyperlordosen, Skoliosen, Genu recurvatum, Fußdeformitäten oder eine „Facies myopathica" mit dem typischen ausdrucksarmen Gesicht. Oft sind die **Frühsymptome** bei *proximalen* Myopathien rasche Ermüdbarkeit, Schwierigkeiten beim Aufrichten aus der Hocke bzw. beim Übergang vom Sitz in den Stand oder auch Mühe beim Treppensteigen. Bei *distaler* Betonung der Paresen wird recht früh die eingeschränkte Feinmotorik beklagt. Sind Augen-, Sprach- oder Schluckmuskulatur betroffen, bemerken die Patienten die entsprechenden Einschränkungen ebenfalls früh im Vergleich zu den anderen Verteilungsmustern.

Bei **okulärer Manifestation** kommt es zu den Kardinalsymptomen Ptose, Doppelbilder und Strabismus. Beidseitige Schwäche der Gesichtsmuskulatur kann auf Myasthenia gravis hinweisen. Dysphonie, Dysarthrie und Dysphagie sind typisch für eine bulbäre Beteiligung. Das „dropped head syndrome", die zervikale Muskelschwäche, ist unspezifisch und findet sich bei einer Vielzahl pathogenetisch unterschiedlicher neuromuskulärer Erkrankungen. Gleiches gilt für das „Gliedergürtelsyndrom", den Befall von Schulter- und Beckengürtel.

Klinische Untersuchung

Die Kraftprüfung der einzelnen Muskeln folgt den allgemeinen Untersuchungsvorgaben der Neurologie und Orthopädie. ➤ Tab. 2.2 führt die klinische Quantifizierung bei Prüfung einzelner Muskeln auf (MRC-Skala).

Meist ist eine detaillierte Schilderung der Einschränkung von „daily activities", d. h. der subjektiven Behinderung, klinisch besser verwertbar und auch besser quantifizierbar. ➤ Tab. 2.3 gibt einen Überblick.

Selbst wenn derartige Schemata nicht genutzt werden, ist immer eine **basale Einschätzung der Motorik** notwendig: Gang und Stand, Fußspitzen- und Hackengang, Aufrichten aus der Hocke oder aus

Tab. 2.2 Klinische Quantifizierung von Muskelfunktionsprüfungen.

Kraftgrad	Beschreibung der Muskelkraft
0	Keine Kontraktion
1	Sichtbare Kontraktion ohne Bewegungseffekt
2	Bewegung nur bei Ausschluss der Schwerkraft
3	Bewegung gegen die Schwerkraft möglich, nicht gegen Widerstand
4	Schwache Kraft gegen Schwerkraft und Widerstand
5	Normale Kraft

Tab. 2.3 Dokumentation der Behinderung von Muskelkranken mit Bewertungspunkten (modifiziert nach [172]).

Grad der Bewegungseinschränkung	Beschreibung der motorischen Aktivität bzw. Einschränkung
0	Normale motorische Aktivität
1	Normaler Gang, behindertes Rennen
2	Leichte Anomalie des Standes (Körperhaltung)
3	Treppensteigen nur mit Geländerhilfe, Schwierigkeiten beim Kämmen
4	Gehen ohne Hilfe, Treppensteigen nicht möglich; Heben von Gegenständen über Schulterhöhe nicht möglich
5	Gehen ohne Hilfe, Aufrichtung aus dem Sitz nicht möglich
6	Gehen nur mit Hilfe; Heben der Arme bis zur Horizontalen nicht möglich
7	Gehunfähig, sitzt aufrecht; selbstständiges Essen und Trinken
8	Sitzt aufrecht; selbstständiges Essen und Trinken nicht möglich
9	Sitzen ohne Hilfe sowie selbstständiges Essen und Trinken nicht möglich
10	Bettlägerig, voll pflegebedürftig

Tab. 2.4 Differenzialdiagnose der Myalgien (modifiziert nach [188]).

Erkrankung	Differenzialdiagnose
Myopathien	• Metabolische Myopathien, z. B. Carnitinmangel • Endokrine Myopathie, z. B. Hypothyreose • Myositiden, rheumatischer Formenkreis • Myotone Syndrome, z. B. proximale myotone Myotonie (PROMM) • Kongenitale Myopathien mit Strukturanomalien, z. B. Nemaline-Myopathie
Neurogener Prozess	• Polyneuropathie • Amyotrophe Lateralsklerose (ALS) • Spinale Muskelatrophie • Poliomyelitis • Neuromyotonie (Isaacs-Syndrom) • „Stiff person syndrome"
Stoffwechselstörungen, internistische Ursachen	• Hypokaliämie, Hypophosphatämie • Sepsis, Sarkoidose, Tuberkulose • Alkoholische Myopathie • CO-Vergiftung
Medikamentös-toxisch (Auswahl)	• Chloroquin • Clofibrat • Kortikosteroide • Heroin • Amphotericin B • Betablocker
Traumatisch	• Muskelfaserriss • Muskelhämatom • Kompartimentsyndrom
Weitere Ursachen	• Triggerpunkte („myofasziales Schmerzsyndrom") • Manualmedizinische Syndrome • Faszikulations-Krampus-Myalgie-Syndrom • Polymyalgia rheumatica • Enger Spinalkanal • Restless-legs-Syndrom • Morbus Parkinson • Claudicatio intermittens • Arthrosis deformans

dem Sitz, Elevation der Arme, Faustschluss, Lidöffnung gegen Widerstand, Aufrichten des Oberkörpers aus liegender Position.

Dazu ist auf das Vorliegen von Muskelatrophien, fokal oder generalisiert, zu achten. Die klinisch einfach durchzuführende und aussagekräftige **Umfangsmessung** ist für die Quantifizierung sehr geeignet. Sie wird wohl unterschätzt. Stark ausgeprägte subkutane Fettgewebsschichten können Atrophien überdecken.

Weiter sind Muskelhypertrophien und Pseudohypertrophien zu beurteilen; sie weisen auf bestimmte Erkrankungen wie z. B. die Myotonia congenita hin. Wichtig: Trotz der anscheinend stark entwickelten Muskulatur liegt eine schlaffe Parese vor!

Wichtig ist auch die Frage nach **Muskelschmerzen.** Ursachen und klinisches Bild von Myalgien sind sehr different und oft schwer einschätzbar. Prinzipiell sind Muskelschmerzen in Ruhe von solchen unter Belastung zu trennen. Myalgien können zerebral, spinal, peripher-neurogen, intramuskulär und durch Irradiation anderer Gewebe verursacht werden. Häufigste Ursache sind mit hoher Wahrscheinlichkeit Triggerpunkte. ➤ Tab. 2.4 gibt einen groben Überblick über die Differenzialdiagnose der Myalgie.

Bei Zerstörung von Muskelgewebe kann es zur Myoglobinurie kommen, im Extremfall sogar zum Vollbild der Rhabdomyolyse. Letztere ist gekennzeichnet durch eine akute generalisierte oder fokale Muskelschwäche gepaart mit Myalgien, deutlicher Kreatininkinase-Erhöhung und Myoglobulinurie. Die Ursachen sind vielfältig und nicht nur im Rahmen von Myopathien zu sehen. Viele Medikamente wie z. B. Clofibrat oder Benzodiazepine können zur Myoglobinurie führen.

Muskelkrampi sind unwillkürliche schmerzhafte Kontraktionen einzelner Muskeln, spontan oder nach Willkürinnervation. Sie können auch Muskelgruppen betreffen. Sie sind zu unterscheiden vom „Muskelkater" nach extensiver und ungewohnter Belastung, ebenso von arteriellen oder venösen Durchblutungsstörungen. Ihre Differenzialdiagnose ist vielfältig und obliegt dem neurologischen Facharzt.

Als **Faszikulationen** werden kurze, spontane Kontraktionen von Muskelfasern einer motorischen Einheit bezeichnet. Sie treten meist wiederholt und arrhythmisch auf, im M. gastrocnemius sollen sie normal sein. Ansonsten können sie Ausdruck neurogener Prozesse sein. **Myokymien,** sog. „Muskelwogen", sind ebenfalls unwillkürliche, anhaltend „bebende" Kontraktionen von Muskelanteilen ohne Bewegungseffekt auf das zugehörige Gelenk.

Die **muskuläre Hypotonie** des Säuglings- und Kleinkindalters („Floppy-infant-Syndrom") ist ein wichtiges und häufiges Zeichen neuromuskulärer Erkrankungen. Typisch sind die „Froschstellung" in Rückenlage und das schlaffe Herabhängen der Gliedmaßen z. B. bei der Prüfung der Landau-Reaktion. Die differenzialdiagnostische Einschätzung sollte beim Neuropädiater bleiben. Bei Erwachsenen fällt die muskuläre Hypotonie bei passiven Bewegungen durch den verminderten Widerstand auf (z. B. Pendeltest).

Viele Myopathien gehen mit kardialer Beteiligung einher. Die kardiologische Abklärung bei Verdacht auf Myopathie ist deswegen essenziell.

2.2.2 Spezielle Diagnostik

Indikationsstellung und Durchführung spezieller Verfahren für die differenzialdiagnostische Beurteilung myopathischer, neurogener oder myositischer Prozessen liegt in der Verantwortung des Facharztes, meist des Neurologen und/oder Internisten. Je nach Anamnese und klinischer Untersuchung werden laborchemisch Kreatininkinase, Ammoniak, Leberenzyme und Laktat bestimmt, Letzteres idealerweise als Suchmethode im 24-h-Sammelurin.

Die genetische Diagnostik wird bei klaren klinischen Bildern bereits früh differenzialdiagnostisch eingesetzt. Weiter werden metabolische Funktionstests durchgeführt: Ischämietest, Fahrradbelastungstest, Glukosebelastungstest und Pyruvatbelastungstest. Die elektrophysiologische Diagnostik ist für die Beurteilung und das differenzialdiagnostische Vorgehen unerlässlich und von erfahrenen Fachkräften durchzuführen. Zusammen mit Anamnese und der kombinierten Elektromyografie (EMG) und Elektroneurografie lassen sich viele klinische Bilder einordnen. Das Einzelfaser-EMG wird in der Diagnostik der neuromuskulären Übertragungsstörungen, z. B. der Myasthenia gravis, eingesetzt. Für eine Zusammenfassung dieser diagnostischen Verfahren siehe z. B. Zierz u. Jerusalem.[188]

Bildgebende Verfahren gewinnen zwar an Bedeutung in der Diagnostik der neuromuskulären Erkrankungen, z. B. MR-Spektroskopie, MRT und Sonografie, ihre Sensitivität und Spezifität ist aber noch recht niedrig. Letztendlich wird in vielen Fällen eine Muskelbiopsie notwendig. Der Aufbereitung der Proben muss dabei viel Sorgfalt gewidmet werden, die Beurteilung spezialisierten Zentren vorbehalten bleiben.

2.3 Spezielle Krankheitsbilder

2.3.1 Muskeldystrophien

Der Begriff „progressive Muskeldystrophie" geht auf Wilhelm Erb zurück. Er unterschied die „Dystrophia muscularis progressiva" in eine kindliche und eine juvenile/adulte Form. Im Unterschied zu Muskelatrophien sind die Muskeldystrophien gekennzeichnet durch das histopathologische Nebeneinander von Atrophie und Hypertrophie von Muskelfasern.

Klinisch macht sich dies bei den meisten dieser Erkrankungen, allerdings nicht allen, z. B. durch eine „Pseudohypertrophie" der Muskulatur bemerkbar: Die Muskeln erscheinen inspektorisch stark ausgeprägt, ihre Kraft ist jedoch vermindert.

Die tradierte Klassifikation der Muskeldystrophien wird derzeitig abgelöst durch eine auf die zugrunde liegenden Protein- und Gendefekte begründete Einteilung. Für den Nichtfachmann ist das gelegentlich verwirrend.

Dystrophinopathien

Bei den beiden bekanntesten Muskeldystrophien, den **Typen Duchenne** und **Becker,** konnte Dystrophin als genetisch verändertes Genprodukt charakterisiert werden.[62] Das Dystrophin-Gen befindet sich auf dem kurzen Arm des X-Chromosoms (Xp21.2). Dystrophin ist Bestandteil des Dystrophin-Glykoprotein-Komplexes, der eine Brücke bildet zwischen innerem Zytoskelett der Muskelfaser und Basalmembran [29] mit der Aufgabe, die Zellmembran zu stabilisieren. Entscheidend für den Phänotyp, also für die Frage, ob der **maligne Typ Duchenne** oder der **benigne Typ Becker** vorliegt, sind Lage und Größe der verursachenden Deletionen im Gen.

Primär befallen ist meist der Beckengürtel mit Übergang im Krankheitsverlauf auf den Schultergürtel, mit rasch progredientem Verlauf bei Typ Duchenne und langsamerem und benignem Verlauf bei Typ Becker-Kiener. Typische weitere Symptome sind Wadenhypertrophien, Kontrakturen, Skoliosen und kardiale Beteiligung.

Fazioskapulohumerale Muskeldystrophie (Typ Landouzy-Dèjèrine)

Diese Muskeldystrophie beginnt typischerweise im Gesicht und in der Schultergürtelmuskulatur. Später sind auch Rumpf- und Beckengürtelmuskulatur betroffen. Charakteristisch ist eine Facies myopathica ohne Ptose. Kau- und Schluckmuskulatur sind nicht betroffen. Die Symptomatik kann jedoch vom üblichen Verteilungsmuster abweichen.

Eine häufige Muskelhypertrophie betrifft den M. oris, was zum „Tapir- oder Schmollmund" führt. Sensibilitätsstörungen gehören nicht zum Krankheitsbild. Es wird autosomal-dominant vererbt. Mögliche weitere Symptome der Erkrankung sind retinale Gefäßveränderungen und eine Innenohrschwerhörigkeit. Kontrakturen und Wadenmuskelhypertrophien sind selten. Der Verlauf ist benigne.

Muskeldystrophien vom Gliedergürteltyp

Ursache dieser Myopathien sind Mutationen in den Genen der Sarkoglykane. Die Klassifikation der „limb girdle muscular dystrophy" (LGMD) erweiterte sich in den letzten Jahren durch die Identifikation weiterer gestörter Genprodukte wie z. B. Dysferlin und Titin. Einige LGMD-Formen bleiben jedoch weiterhin ungeklärt. Die Klassifikation richtet sich nach dem Erbgang:

- LGMD1 = autosomal-dominant
- LGMD2 = autosomal-rezessiv

In der Reihenfolge der Erstbeschreibung werden die Erkrankungen dann numeriert (LGMD1A, LGMD1B usw.). Die frühere **skapulohumerale Muskeldystrophie Typ Erb** entspricht in der derzeitig veränderten Klassifikation der LGMD2A, die **autosomal-dominante Emery-Dreifuss oder synonym Hauptmann-Thannhauser-Myskeldystrophie** entspricht der LGMD1B.

Typisch für die LGMD, aber auch für andere Myopathien, ist das **Gowers-Zeichen:** Die Patienten helfen sich beim Aufstehen aus der Hocke, indem sie sich an den Beinen abstützen und daran nach oben klettern. Meist ist das **Trendelenburg-Zeichen** positiv. Beides weist auf die typischerweise atrophe Schulter- und Beckengürtelmuskulatur hin. Die Patienten berichten initial oft über Probleme beim Rennen, auffällig wird ein watschelnder Gang. Inspektorisch fällt früh eine Hyperlordosierung der LWS auf.

Das Manifestationsalter variiert stark. Kardiale Symptome sind nicht selten. Eine Beteiligung der Gesichtsmuskulatur ist selten. Kontraktionen können auftreten, z. B. bei der Emery-Dreifuss-Dystrophie. Der Verlauf autosomal-dominanter Formen ist meist gutartiger als der autosomal-rezessiver, was aber selbst innerhalb einer betroffenen Familie stark schwanken kann. Generell ist die Progredienz jedoch langsam.

Weitere Muskeldystrophien und Myopathien

Die Differenzialdiagnostik der Myopathien und Muskeldystrophien obliegt dem spezialisierten Facharzt bzw. den Muskelzentren. Hier werden nur die entsprechenden Erkrankungsformen aufgelistet (➤ Tab. 2.5). Durch neue Erkenntnisse auf Proteom- bzw. Gen-Ebene dürfte sich die Klassifikation der Muskelerkrankungen in den nächsten Jahren weiterentwickeln. Derzeitig folgt die Einteilung in einer Mischung von Klinik, Genetik und Histopathologie.

Tab. 2.5 Muskeldystrophien und Myopathien (modifiziert nach [188]).

Muskeldystrophie	Dystrophinopathien Fazioskapulohumerale Muskeldystrophie LGMD („limb girdle muscular dystrophy") Distale Myopathien Muskeldystrophie Typ Emery-Dreifuss syn. Hauptmann-Thannhauser Okulopharyngeale Muskeldystrophie Kongenitale Muskeldystrophien Bethlem-Myopathie
Kongenitale Myopathien mit charakteristischen Strukturveränderungen	Nemaline Myopathie Zentronukleäre (myotubuläre) Myopathie Multicore-Erkrankung Central-Core-Erkrankung Myopathien mit Desmin-Vermehrung Reducing-Body-Myopathie Fingerprint-Body-Myopathie Sarkotuberale Myopathie Zebra-Körperchen-Myopathie Myopathie mit Auflösung von Myofibrillen in Typ-I-Fasern Trilaminäre Myopathie Zylindrische Spiralkörperchen in Muskelfasern Kongenitale Fasertyp-Disproportion (KFTD) Myopathien mit tubulären Aggregaten Sonstige Formen
Metabolische Myopathien	Glykogenspeicherkrankheiten (Glykogenosen vom Typ I–XI) Lipidspeichermyopathien (Carnitinmangel, Defekte der Acyl-CoA-Dehydrogenasen) Myoadenylatdesaminase-(MAD-)Mangel Brody-Myopathie (Ca^{2+}-ATPase-Mangel)
Mitochondriale Enzephalomyopathien	Ophthalmoplegia plus/Kearns-Sayre-Syndrom MELAS-Syndrom (mitochondriale Enzephalomyopathie, Laktazidose, schlaganfallähnliche Episoden) MERFF-Syndrom (Myoklonus-Epilepsie mit Ragged-red-Fasern) Leber'sche hereditäre Optikusatrophie (LHON) NARP-Syndrom (Neuropathie, Ataxie, Retinitis pigmentosa) Morbus Leigh (subakute nekrotisierende Enzephalomyelopathie) MNGIE-Syndrom (myo-, neuro-, gastrointestinale Enzephalopathie)
Myopathien bei Endokrinopathien	Myopathien bei Schilddrüsenstörungen Myopathien bei Nebenschilddrüsenfunktionsstörungen Myopathie bei hypophysiärer Akromegalie und Hypopituitarismus Steroidmyopathie Myopathie bei primärem Aldosteronismus (Morbus Conn) Myopathie bei Morbus Addison
Exogen-toxische Myopathien	Nekrotisierende Myopathien und Rhabdomyeolyse Entzündliche Myopathien Myopathien mit Mitochondrienveränderungen Myopathien mit Strukturveränderungen Ethanolinduzierte Myopathien

Therapie der Muskeldystrophien

Derzeitig sind die symptomatisch-konservativen Maßnahmen physiotherapeutischer und orthopädischer Natur immer noch Mittel der ersten Wahl. Es zeichnet sich jedoch ab, dass der somatischen Gentherapie eine große Bedeutung zukommen wird.

Wichtig für die **Physiotherapie** ist die aktive Mitarbeit des Patienten. Ziele sind dabei:

- Funktionsverbesserung
- Kraftstabilisierung
- Kontrakturprophylaxe
- Pneumonieprohylaxe
- Thromboseprophylaxe.

In mehreren Studien wurde ein langfristiger Effekt physiotherapeutischen Trainings der Atemhilfsmuskulatur nachgewiesen.[53, 175] Weitere Indikationen wie Ptosis-Operation, Anlegen perkutaner endoskopischer Gastrotomien und Botulinumtoxin-Applikationen bei Dysphagie sind im Einzelfall zu beurteilen.

Die individuell anzupassende Orthesenversorgung obliegt der konservativen Orthopädie. Patienten mit respiratorischer Partialinsuffizienz sollen von einer nichtinvasiven, intermittierenden, meist nächtlichen Beatmung profitieren. Alle Patienten sind kardiologisch regelmäßig zu überwachen.

Bei der Muskeldystrophie Typ Duchenne sollen Prednisolon und Deflazacort zu moderatem Kraftzuwachs und funktionellen Besserungen führen.[13, 14] Für Kreatin als Nahrungszusatz wurden in verschiedenen Studien unspezifische Effekte bei Muskeldystrophien, aber auch anderen Myo- und Neuropathien gezeigt.[45, 164, 173]. Es gibt Hinweise dafür, dass Aminoglykoside (Gentamycin) bei Patienten mit Muskeldystrophie Typ Duchenne zu klinischer Besserung führt.[141] Für die Beurteilung des Effekts einer Botulinumtoxin-Therapie zur Kontrakturprophylaxe fehlen Studien. Für die Nonsense-Mutation der Dunchenn'schen Erkrankung liegt seit Ende 2014 die Zulassung für ein Medikament mit dem Wirkstoff Ataluren vor.

2.3.2 Myotonien und muskuläre Ionenkanalerkrankungen

Das Symptom **Myotonie** wird bei verschiedenen Muskelerkrankungen beobachtet. Damit wird eine verzögerte Entspannung der Muskulatur nach willkürlicher Innervation bezeichnet. Sie geht mit myotonen Entladungsserien im EMG einher.

Der norddeutsche Arzt J. Thomsen beschrieb 1876 an sich und seiner Familie eine erbliche Form der Myotonie mit autosomal-dominantem Erbgang.[166] Der Leipziger H. Steinert grenzte 1909 zeitgleich mit F. E. Batten und H. Gibb die myotone Dystrophie von der Myotonia congenita ab.

Die Bezeichnung **myotone Dystrophie** stammt von H. Curschmann, der in Rostock tätig war. Im deutschsprachigen Raum wird daher auch von der **Curschmann-Steinert-Erkrankung** gesprochen. Ricker und Mitarbeiter, ebenfalls aus Deutschland, grenzten 1994 eine weitere Form ab mit proximal betonter Schwäche im Vergleich zur distal betonten bei Morbus Curschmann-Steinert. Sie nannten sie **proximale myotone Myopathie** (**PROMM**).[127]

Ätiopathologisch handelt es sich bei Myotonien um **Ionenkanalerkrankungen,** betroffen sein können Chlorid-, Natrium-, Kalium- oder Kalziumkanäle. Die Folge ist entweder eine Übererregbarkeit der Muskulatur (Myotonie) oder eine Untererregbarkeit (periodische Paralyse). Ionenkanalerkrankungen sind durch ihr episodisches Auftreten charakterisiert. Oft beschreiben die Patienten bestimmte Auslöser.

Die Erkenntnisse aus der Molekulargenetik führten zu einer neuen Klassifikation der Myotonien (➤ Tab. 2.6).

Klinisch lassen sich myotone Reaktionen z. B. durch Beklopfen des Muskelbauchs mit dem Reflexhammer provozieren. Eine weitere Möglichkeit ist die Provokation eines plötzlichen Augenschlusses (z. B. durch kaltes Wasser) mit nur allmählich wiederkehrender Fähigkeit zum Öffnen.

Die häufigste myotone Erkrankung ist der **Morbus Curschmann-Steinert.** Die Erkrankung beginnt meist in der Adoleszenz und verläuft progredient. Die typische Trias Parese, Myotonie und präseniler Katarakt bestimmen das klinische Bild. Die Paresen sind anfangs distal betont. Betroffen sein können auch Endokrinium (Stirnglatze), Herz (Reizleitungsstörungen), glatte Muskulatur (Schluckstörungen) und Gehirn (Hypersomnie). Die molekulare Grundlage ist eine Trinukleotidexpansion einer Cytosin-Thymin-Guanin-Wiederholungssequenz (CTG-Repeat) auf Chromosom 19q13.3.[19]

Die wesentlichen Symptome der **PROMM** sind eine proximal betonte Muskelschwäche der Beine, Myotonie, Muskelschmerzen und Katarakt. Die Erkrankung beginnt in der 4.–6. Lebensdekade. Die Myotonie fluktuiert und ist eher gering ausgeprägt.[125, 126].

Die **Thomsen-Myotonie** manifestiert sich in früherem Lebensalter als die Becker-Myotonie, beide aber im Kindesalter. Neben den myotonen Symptomen ist häufig eine Muskelhypertrophie ersichtlich. Eine Katarakt gehört nicht zum Krankheitsbild. Bei allen Myotonien kommt es zu transienten Paresen diversen Ausmaßes, sie sind unterschiedlich kälteempfindlich.

Tab. 2.6 Klassifikation der Myotonien (modifiziert nach [188]).

Progrediente multisystemische Myotonien	Myotone Dystrophie Typ 1 = DM1 (Morbus Curschmann-Steinert) Myotone Dystrophie Typ 2 = DM2 (PROMM)	
Muskuläre Ionenkanalerkrankungen = Myotonien und periodische Lähmungen	Chloridkanalerkrankungen	Myotonia congenita Thomsen (autosomal-dominant) Myotonia congenita Becker (autosomal-rezessiv)
	Natriumkanalerkrankungen	Paramyotonia congenita Eulenburg Hyperkaliämische periodische Paralyse Kaliumsensitive Myotonie Hypokaliämische Paralyse Typ 2
	Kalziumkanalerkrankungen	Hypokaliämische Paralyse Typ 1
	Kaliumkanalerkrankungen	Andersen-Syndrom Periodische Paralyse
Andere Erkrankungen mit myotonen Symptomen	Chondrodystrophische Myotonie Schwartz-Jampel	
Störung des Nervensystems mit myotonieähnlichen Symptomen	Neuromyotonie Isaacs „Stiff person syndrome"	

Bei der **Paramyotonia congenita** verstärken rasche Willkürbewegungen im Gegensatz zum Warm-up-Phänomen der myotonen Dystrophie und der Myotonia congenita die myotone Reaktion.

Die **periodischen Paralysen** treten meist nicht während, sondern nach körperlicher Belastung auf. Sie können jedoch auch schon morgens nach dem Erwachen vorliegen. Die *hypokaliämische* periodische Lähmung manifestiert sich typischerweise im 2. Lebensjahrzehnt und hat lange symptomfreie Intervalle (Wochen bis Monate). Die *hyperkaliämische* periodische Lähmung manifestiert sich meist vor dem 5. Lebensjahr und hat symptomfreie Intervalle von Stunden bis Tagen.

Ein Muskelwogen, die sog. Myokymie, in Verbindung mit schmerzhaften Krampi und Muskelsteife ist typisch für das **Isaacs-Syndrom.** Die Erkrankung beginnt meist an distalen Extremitätenabschnitten, die Patienten beklagen eine Behinderung der Feinmotorik. Sie tritt häufig zusammen mit Autoimmunerkrankungen, z. B. der Myasthenia gravis oder dem systemischen Lupus erythematodes (SLE), auf. Ähnliches gilt für das **„stiff person syndrome"**, das charakterisiert ist durch eine fluktuierende Muskelsteife der Rumpfmuskulatur und der proximalen Extremitätenmuskeln. Dazu kommen schmerzhafte Spasmen der betroffenen Muskeln, die attackenweise auftreten. Beide Erkrankungen werden auch heute noch gelegentlich als „psychogen" verkannt.

Zentrale und periphere neurogene Erkrankungen wie die amyotrophe Lateralsklerose (ALS), die spinale Muskelatrophie oder die erworbenen bzw. vererbten Neuropathien (z. B. diabetische Neuropathie oder hereditäre motorisch-sensible Neuropathien) führen zu oft den Myopathien ähnlichen klinischen Bildern. Gleiches gilt für die entzündlichen Neuropathien, z. B. das Guillain-Barré-Strohe-Syndrom. Sie führen zu einem neurogenen Gewebssyndrom. Ätiopathologisch handelt es sich nicht um primäre Muskelerkrankungen. Für die Abhandlung der Klinik, Diagnostik und Therapie dieser Erkrankungen sei auf die entsprechenden Fachbücher (z. B. [188]) verwiesen.

2.3.3 Entzündliche Muskelerkrankungen

Prinzipiell kann man die Myositiden einteilen in eigenständige, immunogen bedingte Formen sowie in myositische Syndrome bei anderen Erkrankungen (➤ Tab. 2.7).

Leitsymptom entzündlicher Muskelerkrankungen sind

- symmetrische, meist proximal betonte und schmerzhafte Paresen mit Begleit- bzw. Vorerkrankungen aus dem Bereich der Kollagenosen oder
- das Vorliegen einer karzinogenen Erkrankung.

Die Entzündungswerte im Serum (CRP, BSG) sind erhöht bzw. beschleunigt. In der Biopsie sind Entzündungszellen nachweisbar, vornehmlich Lymphozyten, Plasmazellen und Histiozyten. Patienten mit einer Dermatomyositis haben meist heliotropfarbene Erytheme.

Tab. 2.7 Myositiden (modifiziert nach [188]).

Genese	Vertreter
Eigenständige, immunogen bedingt	• Polymyositis • Dermatomyositis • Einschlusskörpermyositis • Okuläre Myositis
Myositische Syndrome bei anderen Erkrankungen	• Kollagenosen • Periarteriitis nodosa • Systemischer Lupus erythematodes • Sklerodermie • „Mixed connective tissue disease", Sharp-Syndrom • Vaskulitiden • Polymyalgia rheumatica • Wegener-Granulomatose • Spezielle myositische Syndrome • Eosinophile Polymyositis • Erregerbedingte Myositis (bakteriell, viral, parasitär) • Postinfektiöse Myositis • Myositis ossificans • Muskelsarkoidose und granulomatöse Myositis • Myositis fibrosa generalisata (Myosklerose)

Poly- und Dermatomyositis werden primär mit Kortikosteroiden behandelt. Spricht das Syndrom darauf nicht an, ist an eine Einschlusskörpermyositis zu denken. Da eine bioptische Klärung bei allen Myositiden anzustreben ist, wird der begutachtende Neuropathologe dies bereits in seine Überlegungen einbeziehen (z. B. „rimmed vacuoles" in den Muskelfasern).

Typisch für die seltenere okuläre Myositis sind die Augenmuskelparesen mit kombinierter konjunktivaler Injektion und Augenträufeln. Die erregerbedingten und anderen speziellen myositischen Syndrome sind im Rahmen der primären Erkrankungen zu diagnostizieren und zu behandeln.

2.3.4 Myasthenia gravis

Eine krankhafte **Muskelschwäche unter Belastung,** die sich in Ruhe bessert, ist das Kardinalsyndrom der myasthenen Syndrome. Pathognomonisch für die Myasthenia ist die abrupte Besserung der Symptomatik durch Cholinesterasehemmer.

Die Myasthenia gravis ist eine **erworbene Autoimmunerkrankung,** gekennzeichnet durch die Ablagerung von Immunkomplexen an der postsynaptischen Muskelzellmembran und einen Acetylcholinrezeptor-Mangel.[116] Bei 80–90 % der Patienten lassen sich zirkulierende Antikörper gegen den Acetylcholinrezeptor nachweisen. Ebenfalls bei etwa 80 % der Patienten kommen Thymusalterationen vor.

Eine Myasthenie kann in jedem Lebensalter auftreten. Klinisch findet man eine vorzeitige und über das normale Maß hinausgehende Ermüdbarkeit der Skelettmuskulatur, es besteht eine permanente Belastungsschwäche. Initialsymptome sind oft eine Lidschwäche und Doppelbilder, die über Nacht oder längeren Ruhephasen verschwinden. Der Tensilontest (Verschwinden der Symptome nach i. v. Applikation von Edrophoniumchlorid) und ein positives Decrement (= Amplitudenabnahme der Muskelsummenaktionspotenziale) bei repetitiver Nervenstimulation beweisen zusammen mit der charakteristischen Klinik die Diagnose.

Da viele Medikamente die prä- und postsynaptische Interaktion des Acetylcholins modulieren, kann es bei noch unbekannter Myasthenie oder Nichtbeachtung derartiger Wechselwirkungen zu myasthenen oder cholinergen Krisen kommen. Gerade beim Einsatz von Antibiotika oder Antiarrhytmika sowie vieler Psychopharmaka ist daran zu denken.

LITERATUR

Siehe die zusammengefassten Literaturzitate der Kap. 2 und 3 am Ende von Kap. 3 (direkt nach ➢ Abschn. 3.4.5).

2

KAPITEL

3

J. Buchmann

Funktionspathologien und Untersuchung des Skelettmuskels

3.1 Funktionspathologien

Unter einem funktionell gestörten Muskel wird seine manuell palpable Spannungserhöhung in Verbindung mit einem harten Endgefühl bei Erreichen einer Barriere, meist in der Verlängerungsuntersuchung, verstanden. In der manuellen Medizin werden für den Skelettmuskel mehrere mögliche Funktionspathologien beschrieben: [70, 71, 140]

- **Myofasziale Triggerpunkte** in einem verspannten Bündel
- **Verspannung eines Einzelmuskels** oder, nach Janda, reversibel funktionelle Verkürzung
- **Verkürzung eines Einzelmuskels** oder, nach Janda, reversibel strukturelle Verkürzung; der Muskel ist dann gleichzeitig verspannt und verkürzt
- **Inkoordinierter Muskel,** d. h. nach Janda wird er in einer Bewegungsabfolge zum falschen Zeitpunkt aktiviert
- **Inhibierter Muskel** z. B. im Rahmen einer Agonisten-Antagonisten-Verschaltung, nach Janda meist im Rahmen sog. Muskel-Imbalance-Syndrome, also Stereotypstörungen wie gekreuzter Syndrome; z. B. hemmt ein verspannter/verkürzter Rückenstrecker seine Antagonisten, die ventralen Rumpfmuskeln
- **Reflektorische Spannungserhöhung,** der sog. Hartspann, als Ausdruck innerer Erkrankungen oder radikulärer Syndrome
- **Generelle Muskelspannungserhöhung** unter psychischer oder emotionaler Belastung („dysfunction of the limbic system" nach Janda).

Triggerpunkte und funktionelle Verspannungen sind immer Palpationsbefunde, funktionelle Verkürzungen sind immer Bewegungsbefunde aus der Verlängerungsuntersuchung. Kombinationen, z. B. verkürzter Muskel mit Triggerpunkten im Sinne eines oberen gekreuzten Syndroms, sind dabei häufig.

Auch im Rahmen sog. **Verkettungen,** d. h. klinisch-funktionell verknüpfter und spannungsgestörter Strukturen des Bewegungssystems, treten Muskelfunktionsstörungen auf.[12] Als Beispiele seien myofasziale Ketten nach Janda [70], Myers [115], Paoletti [119] oder Struyff-Denys [162] genannt. Strukturell gestörte Skelettmuskeln, z. B. nach Verletzungen oder bei primären Muskelerkrankungen, weisen regelhaft eine begleitende „sekundäre" funktionelle Störung auf.

Der funktionell gestörte Muskel kann im Rahmen der **segmentalen Dysfunktion** gleichzeitig Ursache und Effektor seiner Störung sein: [27, 28, 88, 89]

- Einerseits kann er bei Dysfunktion selbst propriozeptive Afferenzen generieren, die in der spinalen segmentalen Verschaltung dann zu weiteren funktionellen Störungen, z. B. im Gelenk, führen („joint play restriction", Gelenkspielbeeinträchtigung).
- Andererseits kann es z. B. bei Vorliegen einer segmentalen Dysfunktion, d. h. Afferenzen aus anderen Strukturen des Bewegungssystems, im Rahmen der spinalen neuronalen Konvergenz zu funktionell gestörten Einzelmuskeln kommen.

Diese beiden artifiziell hier separat aufgeführten Wege der Entstehung einer Muskelfunktionsstörung sind allerdings nur die beiden Enden ein und desselben Prozesses. Klinisch werden meist Kombinationen von Verkettungen, Inkoordinationen und segmentalen Dysfunktionen gefunden. Schmerzhaft sind dann u. a. die auf dieser Grundlage entstehenden Triggerpunkte.

3.2 Triggerpunkte

3.2.1 Definition, Entstehung und Pathophysiologie

Myofasziale Triggerpunkte (TrP) sind wahrscheinlich die häufigsten Verursacher muskuloskelettaler Schmerzen.[157] Sie kommen überall in der quer gestreiften Muskulatur vor, haben große klinische Bedeutung [154] und sind durch folgende **klinischen Merkmale** charakterisiert:

- Schmerzhafte Palpation in einem verspannten Bündel. [167, 168]
- Sog. „twitch reaction", zu deutsch „lokale Zuckungsreaktion" [36]
- Übertragungsschmerz [69, 76]
- Lokale vegetative Reaktion bei Provokation.[171]

Sola et al. beschrieben bereits 1954 bei je 100 normalen weiblichen und männlichen Probanden eine Inzidenz von Triggerpunkten in der dorsalen Schultermuskulatur von 54 % (Frauen) bzw. 45 % (Männer). Ein Übertragungsschmerz ließ sich bei 12,5 % aller untersuchten Personen auslösen.[158, 160] Die als entzündlich aufgefassten Areale wurden auch damals schon in Verbindung gebracht mit definierten Muskeln wie dem M. quadratus lumborum und insofern mit dem Rückenschmerz.[159]

TrP werden **palpatorisch lokalisiert**.[169, 170] Die Interratervariabiliät bei der Palpation ist moderat.[18, 50, 51, 114, 150] Oft werden **latente,** nicht spontan schmerzende TrP von **aktiven,** spontan schmerzenden unterschieden. Klinisch spielt diese Unterscheidung besonders bei chronischen Schmerzpatienten eine Rolle.

Werden Triggerpunkte palpatorisch erfassbar, handelt es sich mit großer Wahrscheinlichkeit um **mehrere zusammenliegende Kontraktionsknötchen** verschiedener Muskelfasern. Der Durchmesser des Kontraktionsknoten einer einzelnen Muskelfaser misst kaum mehr als 100 µm und ist deshalb nicht palpabel.[113]

Neben dem Palpationsbefund zeichnet der typische **Übertragungsschmerz** den TrP aus, im angloamerikanischen „**referred pain**" genannt.[76] Abgeleitet ist das Wort von lateinisch „ferre" für „tragen, bringen" bzw. „referre" für „sich auf etwas beziehen". Kellgren benutzte 1938 wahrscheinlich als Erster diesen Begriff in einer Publikation: [77] „*…Briefly I find that pain arising from muscle is always diffuse and is often referred …*" Der Schmerz führt zu Bewegungseinschränkungen, unabhängig davon, um welchen Muskel bzw. welches Gelenk es sich handelt.[103] Die Begriffe myofaszialer Triggerpunkt und „referred pain" wirklich bekannt gemacht haben dann Travell und Simons mit ihrem aus klinischer Sicht ungemein bedeutenden „Trigger Point Manual".[171]

Entstehung und Pathophysiologie der TrP sind nicht ganz geklärt.[109, 156] Diskutiert wird eine primäre periphere Sensitivierung mit darauffolgender zusätzlicher zentraler Modulation (nicht umgekehrt).[42] Diskutiert werden 3 Haupthypothesen:

- Sympathisch aktivierte intrafusale Kontraktionen als funktionelle Störung der neuromuskulären Endplatte mit spontaner elektromyografischer Aktivität.[68]
- Lokale minimale Läsionen der Muskulatur, wahrscheinlich an der neuromuskulären Endplatte, begleitet durch eine leichte „neurogene" Entzündung.[3, 106, 107, 109, 111, 112, 150]
- Eine primäre neuronale Dysbalance („segmentale Dysfunktion") auf spinaler und supraspinaler Ebene mit der Folge einer erhöhten Muskelspannung im verspannten Bündel („taut band"). [6, 27, 171].

Alle 3 Hypothesen gehen von einer Veränderung der neuronalen Aktivität im Rückenmark aus, ob nun primär oder sekundär.[28, 63, 106, 110, 163]

In einer Reihe von Studien wurden verschiedene Verfahren beschrieben, myofasziale Triggerpunkte zu objektivieren.

3.2.2 Diagnostik von TrP

Muskelbiopsien

Der Hallenser A. Schmidt berichtete 1916 in den Münchner Medizinischen Wochenschriften von 2 Bioptaten aus schmerzhaft verspannter lumbalen Rückenmuskulatur und einem Bioptat aus dem M. trapezius. Er fand normale Verhältnisse. Hintergrund der Untersuchung war eine „*… Zunahme der Erkältungskrankheiten, zu denen herkömmlicherweise auch die Myalgie gerechnet wird, bei den Feldtruppen …*".[137] Prof. Schade aus Kiel veröffentlichte in derselben Zeitschrift 1921 eine Originalie „Ueber den Rheumatismus, insbesondere den Muskelrheumatismus (Myogelose)", der damals den Erkältungserkrankungen zugerechnet wurde (vgl. [121, 161]). In sehr gründlicher und exakter Weise beschrieb er die klinische Untersuchung und Palpationsbefunde von Myogelosen.[132] Schade fand diese „Muskelverhärtungen" mehrfach auch in der vergleichenden Untersuchung bei Schwerverwundeten mit infauster Prognose sowohl vor als auch nach deren Tode. Einen Fall untersuchte er bioptisch, fand allerdings keine Auffälligkeiten.

Awad beschrieb in Bioptaten aus TrP von 10 Patienten vermehrt Mukopolysacharide, Mastzellen, Histamin und Heparin. Er interpretierte diese Befunde als primär bindegewebige Störung und postulierte eine traumatische Genese.[7] Schmalbruch fand in 51 von 140 untersuchten Bioptaten aus der Muskulatur frisch Verstorbener Areale vergrößerter, runder Fasern, die die Umgebung leicht komprimierten.[136]

Brendstrup et al. publizierten 1957 ihre Untersuchung zu Bioptaten aus der lumbalen Rückenmuskulatur („sacrospinalis muscle") von Patienten, die wegen eines lumbalen Nucleus-pulposus-Prolaps (NPP) operiert wurden.[16] Die damals „Fibrositis" genannten muskulären Verhärtungen wurden auf der betroffenen Seite palpiert, die Gegenseite wurde als Kontrolle hinzugezogen. Biopiert wurde demzufolge symmetrisch beidseits der Inzision für die operative Entfernung des NPP. Insgesamt 24 Bioptate von insgesamt 12 Patienten wurden untersucht. Zwei Bioptatpaare zeigten keinerlei Auffälligkeiten, 9 Bioptate zeigten Ansammlungen von Mukopolysacchariden, in 7 fanden sich erweiterte interstitielle Räume im Sinne leichter ödematöser Veränderungen. 6 Bioptate wiesen eine erhöhte Kernanzahl auf, was auch schon Glogowski et al. beschrieben hatten, [52] weitere 6 eine erhöhte Anzahl von Mastzellen. Vier Bioptate enthielten eine leicht erhöhte Lymphozytenzahl. Es fanden sich unspezifische Elektrolytverschiebungen und vermehrt Hexosamine in den „Fibrositismuskeln".

In der Folge wurde eine Reihe von Publikationen veröffentlicht, die Muskelbiopsiebefunde von Patienten als **Fibromyalgiesyndrom** beschrieben. Die Trennung zwischen „Fibromyalgie" und „myofaszialer (triggerpunktvermittelter) Schmerz" wurde darin allerdings meist nicht vorgenommen, weswegen diese Ergebnisse für die Beurteilung der Pathophysiologie der Triggerpunkte nur eingeschränkt herangezogen werden können. Es fanden sich meist keine Anzeichen einer Entzündung, oft Typ-II-Faser-Atrophien und „Mottenfraßnekrosen" von Typ-I-Fasern. Die elektronenmikroskopischen Untersuchungen wiesen oft subsarkolemmale Mitochondrienansammlungen auf. Insgesamt fanden sich unspezifische Veränderungen, die interpretiert wurden als Resultat muskulärer Anspannungen und blander ischämischer Prozesse im Muskel (z. B. [74]).

Fassbender und Wegner bioptierten den M. trapezius pars descendens bei 11 Patienten „*im Bereich schmerzhafter Muskelverhärtungen*".[44] Entzündliche Veränderungen fanden sie nicht, beschrieben aber myofilamentäre Untergänge im Bereich der I-Banden. Sie interpretierten ihre Befunde als Resultat lokaler ischämischer Prozesse. Interessanterweise konnten sie im Bindegewebe der Bioptate eine „mesenchymoide Transformation" mit Mobilisierung und Verjüngung der ortsständigen Bindegewebszellen zeigen.[44]

Lindman et al. berichteten 1991 und 1995 über Biopsien aus dem M. trapezius pars descendens verschiedener Patienten mit Myalgie durch Arbeitsbelastung oder Fibromyalgie, verglichen mit Kontrollen, alle weiblich. Sie fanden einerseits eine erhöhte mitochondriale Dichte („mean volume density") und ein erniedrigtes Verhältnis der Durchmesser von Kapillaren zu Muskelfasern bei den Patientinnen mit Myalgien sowie andererseits Lumenverengungen der Kapillaren bei den Fibromyalgiepatientinnen.[99, 100] Sie interpretierten diese Auffälligkeiten als Zeichen einer Störung der Mikrozirkulation mit dann ischämisch bedingter Stimulation muskulärer Nozizeptoren.

Eine ähnliche Untersuchung mit vergleichbaren Ergebnissen hatten schon Elert et al. [39] publiziert, die zusätzlich mittels Oberflächenmyografie eine gestörte Relaxationsfähigkeit im M. trapezius pars descendens der betroffenen Patientinnen beschrieben. Larrsson et al. fanden bei 17 Patienten mit myalgischen Beschwerden des M. trapezius pars descendens in den Bioptaten vermehrt „ragged red fibers". [86] Die mehrfach beschriebenen „Mottenfraßnekrosen" des Fibromyalgiesyndroms fanden sich in diesen Studien nicht. [11, 60, 185]

Reitinger et al. entnahmen Bioptate von 11 Verstorbenen an verschiedenen post mortem tastbaren „Myogelosen" [124 bzw. 174]. Bemerkenswert war zunächst, dass derartige Befunde post mortem überhaupt tastbar waren:

- Histologisch zeigte sich ein relativ einheitliches Bild: Das Endomysium war in den myogelotischen Abschnitten schmal bis nicht erkennbar durch mächtige hypertrophe Fasern, es schien eine Faservermehrung vorzuliegen, ein „fiber splitting".
- Morphologisch waren die Fasern verdickt. Gleichzeitig fand sich eine Typ-II-Faser-Atrophie. Die Mitochondrien waren pathologisch alteriert (Goldner-Trichromierung). Im Elektronenmikroskop fand sich eine Kondensation, d. h. eine Verdickung der Myofibrillen. Im Muskelquerschnitt des TrP zeigte sich zudem ein Überschuss an A-Band-Konfiguration und ein Mangel an I-Band-Konfiguration. Fehlende I-Banden findet man bei kontrahierten Sarkomeren (zit. nach [113]).

Elektromyografie (EMG)

Mittels Nadelelektromyografie ist es möglich, typische und aberrierende elektrische Aktivität an der neuromuskulären Endplatte zu beschreiben sowie durch Beurteilung von Form, Amplitude und Aktivierungsverhalten der Muskelpotenziale Rückschlüsse auf funktionelle und strukturelle Störungen des untersuchten Muskels zu ziehen. Für die Untersuchung der Pathophysiologie von TrP wurden eine Reihe von EMG-Untersuchungen publiziert.

Arroyo beschrieb eine verlängerte Einstichaktivität bei Einführen der Nadel in eine solche verspannte Region des untersuchten Muskels. [4] Taverner diskutierte die von ihm gefundene hochfrequente EMG-Aktivität in schmerzhaft verspannten Muskeln als Ursache des muskulären Schmerzes. [165] Eine „twitch response", d. h. das reflektorische Zusammenziehen des verspannten Bündels bei schnappender Palpation, ließ sich in der Untersuchung von Dexter und Simons nadelmyografisch nur innerhalb des verspannten Bündels darstellen, nicht an anderen Stellen desselben Muskels. Die Latenz vom Insertionspotenzial der Nadel bis zum Einsetzen der elektromyografischen Twitch-Response-Aktivität interpretierten die Autoren als polysynaptisch-reflektorischen Prozess. [36]

Simons diskutierte verkürzte Sarkomere im verspannten Bündel als Ursache eben dieser Verspannung. [153] Hubbard und Berkoff leiteten mittels Nadelmyografie die Spontanaktivität simultan in Triggerpunkten und nichtverspannten Stellen desselben Muskels bei Fibromyalgiepatienten, Patienten mit Spannungskopfschmerz und Kontrollprobanden ab. Sie beschrieben in den Triggerpunkten eine vermehrte Spontanaktivität und interpretierten sie als vermehrte Aktivität der neuromuskulären Endplatte, eventuell verursacht durch eine sympathisch vermittelte intrafusale Kontraktion. [68] Die mittlere Amplitude der Muskelaktionspotenziale war in den Patientengruppen im Vergleich zur Kontrollgruppe erhöht. Diese Ergebnisse konnten nicht durchgehend repliziert werden (z. B. [37]).

Offen war, ob die beschriebenen Phänomene als „Endplattenrauschen" oder „spikes" infolge vermehrter Acetylcholinfreisetzung an der neuromuskulären Endplatte in TrP anzusehen sind. [151] Wahrscheinlich handelt es sich um dysfunktionale Endplattenaktivität extrafusaler Muskelfasern. [150] Mehrfach wurde eine vermehrte Endplattenaktivität in TrP beschrieben, die mit der empfundenen Schmerzintensität der Probanden korrelierte. [33, 64, 81] Dies wird derzeit jedoch wieder kontrovers diskutiert. [144]

Die Provokation eines Triggerpunkts führte auch zur Zunahme der Spontanaktivität in einem Triggerpunkt eines anderen Muskels mit gleicher segmentaler Anbindung. [46] Stressfaktoren sollen zu vermehrter Aktivität in Triggerpunkten führen, wie eine nadelelektromyografische Untersuchung an 14 Probanden zeigte. [104]

Zusammengefasst gibt es derzeitig genügend Evidenz für die Annahme einer **spinal-reflektorisch vermittelten vermehrten Endplattenaktivität in TrP,** [155] die in Zusammenhang mit ihrer Schmerzhaftigkeit zu stehen scheint und durch verschiedene Einflussfaktoren moduliert werden kann.

Bildgebende Verfahren

Mittels Magnetresonanzelastografie konnte die Arbeitsgruppe um Chen das verspannte Bündel in einem betroffenen Muskel im MRT „sichtbar" machen. [30] In 2D-Ultraschall-Untersuchungen wurden TrP als fokale, elliptisch konfigurierte und hyperechogene Regionen mit einer Fläche zwischen 11 und 16 mm^2 beschrieben. [148, 149] In neueren voxelbasierten morphometrischen MRT-Untersuchungen des Hirns von Patienten mit chronischen myofaszialen Beschwerden im orofazialen System fanden sich in trigeminalen und limbischen Strukturen Zu- und Abnahmen der grauen Substanz sowie somatotopische Reorganisationen von Putamen, Thalamus und somatosensorischem Kortex, die als Dysregulationen interpretiert wurden. [179]

Weitere Verfahren

Zum besseren Verständnis der in der Folge genannten Studien ist zunächst eine Abgrenzung von **Triggerpunkten und Tenderpunkten** notwendig:

Als **Tenderpunkt** werden ödematös verquollene Zonen im myofaszialen Gewebe verstanden, die oft auch eine scheibenförmige und druckschmerzhafte Verdickung aufweisen sollen. [5] Eine einheitlich anerkannte Definition existiert aber nicht. Jones [73] fasste die Tenderpunkte nicht als Läsion auf, sondern als Dysfunktion und bezieht sich dabei auf den Beitrag des Physiologen Korr „Proprioceptors and somatic dysfunction". [80] In der Literatur herrscht erhebliche Begriffsverwirrung bezüglich der Unterscheidung von Tender- und Triggerpunkten.[138]

Hinzu kommt die Verwendung des Begriffs „Tenderpunkt" zur klinischen Diagnostik der Fibromyalgie.[178, 180–186] Das Konzept der „Fibromyalgie" als eigenständige Entität muss kritisch hinterfragt werden.[34, 58, 59, 176, 186] Oft werden myofasziale Schmerzsyndrome gleichgesetzt mit einem Fibromyalgiesyndrom,[177] was weder pathophysiologisch noch klinisch gerechtfertigt ist.[82, 120] Allerdings finden sich bei den meisten Patienten mit funktionellen Beschwerden im Bewegungssystem sowohl Trigger- als auch Tenderpunkte.[48] Erfahrene Untersucher können beide Punkte klinisch und palpatorisch auseinanderhalten.[15] ➤ Tab. 3.1 gibt eine Übersicht zu klinischen Symptomen von Tender- und Triggerpunkten.

Triggerpunkte liegen an den neuromuskulären Endplatten, die sich meist im Muskelbauch befinden. Tenderpunkte können ebenfalls im Muskelbauch liegen, häufiger aber findet man sie an Muskel-Sehnen-Übergängen. Klinisch drängt sich oft der Eindruck auf, dass es fließende Übergänge zwischen beiden Formen funktioneller Muskelstörungen gibt.[17]

Auf der Grundlage der Differenzierung von TrP und Tenderpunkten kommen wir nun zu einer Reihe weiterer experimenteller Techniken zur Untersuchung der TrP.

Shah und Gilliams entwickelten ein mikroanalytisches (Nadel-) System, mit dem sie das lokale biochemische Milieu in aktiven und latenten Triggerpunkten bzw. nichtverspannten Muskelabschnitten untersuchten.[142, 143] Sie fanden in aktiven TrP des M. trapezius pars descendens von 9 gesunden Probanden eine höhere Rate entzündungsaktiver Substanzen im Vergleich zu den latenten Triggerpunkten und nichtbetroffenen Muskelarealen. Untersucht wurden Bradykinin, Substanz P, Calcitonin Gene-Related Peptide (CGRP), Serotonin, Adrenalin, Tumornekrosefaktor TNF-α, Interleukin-1β sowie die Interleukine IL-6 und IL-8. Im ebenso untersuchten M. gastrocnemius war nur das Bradykinin in den aktiven TrP erhöht. Die untersuchten Substanzen sind nicht nur Entzündungsmediatoren. Gerade dem IL-6 wird heute eine metabolische Funktion zugemessen, es soll als „humoraler" Faktor die Glykogenbereitstellung durch die Leber für die Skelettmuskelzelle unter Anforderungsbedingungen vermitteln.[84] Vermehrt nachzuweisendes IL-6 wäre im Triggerpunkt und seinem verspannten Bündel durchaus zu erklären.

Tab. 3.1 Klinische Symptome von Trigger- und Tenderpunkten.

Parameter	Triggerpunkt	Tenderpunkt
Lage	Nähe des Muskelbauchs, in einer motorischen Einheit	Muskel-Sehnen-Übergang
In verspanntem Bündel	Ja	Nein
Schmerzhaftigkeit auf palpierenden Druck	Ja	Ja
Schmerzqualität	Eher scharf und stechend	Eher dumpf und drückend
Zirkumskripte Ausstrahlung des Schmerzes bei Palpation	Ja	Ja
Übertragungsschmerz	Ja	Nein
Zuckungsreaktion	Ja	Nein
Schmerzhaftigkeit generell	Nein	Ja
Wahrscheinliche Entstehung	Peripher-spinal	Zentral, gestörte Funktion deszendierender schmerzhemmender Bahnen
Manuelle Behandlung	Postisometrische Relaxation (PIR) etc.	Positionierung

De Stefano et al. untersuchten im Zielmuskel M. trapezius pars descendens afferente Nervenendigungen, die Substanz P als Transmitter benutzen, und zwar

- bei 9 Frauen mit Fibromyalgie in sog. Tenderpunkten,
- bei 9 Frauen mit myofaszialem Schmerz in TrP
- und verglichen diese Ergebnisse mit denen von 9 Kontrollprobandinnen.[35]

Die Anzahl der Substanz-P-haltigen Nervenendigungen unterschieden sich in den 3 Gruppen nicht, die Nervenendigungen in den TrP der Patientinnen mit myofaszialem Schmerz wiesen jedoch erhöhte Substanz-P-Spiegel im Vergleich zu den beiden anderen Gruppen auf. Die Autoren interpretierten dies als möglicherweise ursächliche afferent vermittelte Störung des peptidergen Systems bei myofaszialen Schmerzen mit TrP.

Klett et al. fanden in einer skelettszintigrafischen Untersuchung vermehrte Aktivität in TrP-Regionen, die erfahrene Untersucher vorher palpatorisch bestimmt hatten.[79]

Mittels polarsonografischer Feinnadelsonden konnten Brückle et al. an 10 Patienten mit lumbaler Muskelverspannung, 10 Patienten mit „generalisierter Tendomyopathie" und 10 Kontrollprobanden zeigen, dass der Sauerstoffpartialdruck im Muskel umso höher war, je verspannter er sich palpatorisch darstellte.[20] Es fanden sich keine regionalen Hypoxiezonen. Im Gegensatz zu einem verspannten Muskel zeigten TrP (Myogelosen) eine im Kern zunehmende Hypoxie.[20]

Eine in den TrP verminderte Oxygenierung fanden auch Lund et al. [102] bei 10 Fibromyalgiepatienten im Vergleich zu Kontrollen. Shultz et al. maßen den Hautleitwiderstand bei 49 Probanden über den TrP, um den TrP herum und an einer vom TrP weit entfernten Stelle am selben Muskel. Sie fanden einen signifikant erhöhten Hautleitwiderstand, je näher sie dem TrP kamen.[147]

Ge et al. beschrieben eine Modulierung der Schmerzschwellen in Triggerpunkten und Tenderpunkten der Schulterblattmuskulatur im Vergleich zum M. tibialis anterior unter forcierten Einatmungsbedingungen und interpretierten dies als sympathisch vermittelte Fazilitierung derartiger muskulärer Regionen.[47] In weiteren Publikationen dieser Arbeitsgruppe wird eine sympathisch vermittelte Vasokonstriktion in TrP diskutiert.[78, 187]

Zusammenfassend drängt sich folgende **Schlussfolgerung** auf: Triggerpunkte sind nicht monokausal verursacht und statisch als entweder existent oder nichtexistent zu betrachten, sondern als mögliches Resultat vieler Prozesse und Einflussfaktoren. So können ständig erhöhte muskuläre Faserverspannungen zur Stimulation afferenter Nervenendigungen führen, die dann über die segmentale Verschaltung ihrerseits zur Muskelverspannung führen – ein Circulus vitiosus.

[66] Erst ab einer bestimmten Quantität kommt es zur Bildung von Triggerpunkten. Ein solcher Prozess kann in Gang gesetzt werden durch genetisch fixierte Haltungen, ungünstige Arbeitsplatzbedingungen, Inkoordinationen und Stereotypstörungen usw. Schon unphysiologische Belastungen könnten dafür ausreichen.[84]

Schlussendlich entsteht am Ende des Prozesses ein TrP. Der Kontraktionsknoten komprimiert die Kapillaren der Umgebung und erzeugt so eine lokale Hypoxie. Entzündungsaktive Substanzen werden ausgeschüttet mit dann daraus resultierender Nozizeption.[113] Dies wird im beanspruchten Muskel- und Bindegewebe durch Bradykinin und Adenosin vermittelt.[85] Im TrP sind das Muskelfasergefüge und die Aktivität an der neuromuskulären Endplatte gestört. Durch die ständige afferente Reizung entstehen segmentale Dysfunktionen, die dann im manualmedizinischen Sinne weiter verketten können.[87]

Ebenso ist es aber möglich, dass es primär durch muskuläre Überforderung zu kleinen Schädigungen an der neuromuskulären Endplatte kommt, die im nächsten Schritt über den daraus resultierenden neurogen-entzündlichen Prozess zu segmentalen Dysfunktionen und weiteren Verkettungen führen.[108, 112, 157]

Wahrscheinlich liegen bei den meisten Patienten beide Prozesse gleichzeitig vor im Sinne einer peripheren und zentralen Sensibilisierung.[61] Nach derzeitigem Kenntnisstand scheinen myofasziale Triggerpunkte eine gemeinsame Endstrecke verschiedener funktioneller und struktureller Störungen des Skelettmuskels zu sein [65, 152] und einen wichtigen Teil der „funktionellen Pathologie des Bewegungssystems" (Lewit [90], S. 43) darzustellen.

3.3 Grundlagen der Muskelfunktionstestung

Muskelfunktionsteste sind analytische Verfahren, die Auskunft geben über

- die Kraft einzelner Muskeln oder Muskelgruppen, die eine funktionelle Einheit bilden,
- das Spannungsverhalten einzelner Muskeln bzw. funktionell zusammengeschlossener Muskeln bei aktiver und passiver Testung,
- den Ablauf einfacher motorischer Stereotype.

Voraussetzung für manualmedizinische Stereotyptestungen ist deshalb die vorherige manualmedizinische Behandlung von Gelenkfunktionsstörungen, aktiven Triggerpunkten und Muskelfunktionsstörungen.

Unter manualmedizinischen Gesichtspunkten werden funktionell gestörte Muskeln in der orientierenden Untersuchung primär inspektorisch erfasst, da sie zu Spannungszeichen und Stellungssymmetrien genauso wie zu Änderungen von Bewegungsstereotypien führen, die dann als fein- und/oder grobmotorische Störung imponieren. Zu diesem Zeitpunkt der Untersuchung ist es jedoch noch nicht möglich festzulegen, ob der Muskel isoliert, im Rahmen einer segmentalen Dysfunktion oder sogar innerhalb einer Inkoordination oder Verkettung gestört ist. Deshalb werden funktionell gestörte Muskeln ebenso wie die anderen spannungsgestörten Strukturen des Bewegungssystems gezielt untersucht durch

- Spannungspalpation in Ruhe
- Spannungspalpation in der Bewegung, meistens innerhalb einer Verlängerungsuntersuchung; diese ist allerdings keine Conditio sine qua non, die Spannungspalpation kann auch in einer Annährungsuntersuchung erfolgen
- Palpation des Endgefühls beim Erreichen einer Barriere, unabhängig davon ob in Annäherung oder in Verlängerung des untersuchten Muskels

Inkoordinierte und inhibierte Muskulatur wird durch Inspektion definierter Bewegungen untersucht (➤ Abschn. 3.4.4). Voraussetzung für Letzeres ist nach Janda, dass die involvierten Einzelmuskeln nicht mehr funktionell gestört, also therapierbar sind.

3.3.1 Spannungspalpation

Oberflächlich liegende Muskulatur ist leicht zu palpieren. Tiefer liegende Muskeln müssen durch die oberflächliche Schicht hindurch getastet werden. Die Palpation erfolgt meist quer zum Faserverlauf.[83]

Der zu palpierende Muskel sollte sich in einer entspannten Ruhesituation befinden, idealerweise in Mittelstellung des zugehörigen Gelenks. Die posturale Spannung wird so weit wie möglich reduziert. Für die manuelle Palpation können prinzipiell alle Finger benutzt werden, am besten nimmt man wohl aber mit Zeige- und/oder Mittelfinger wahr.[97] Bestimmte Muskeln lassen sich am besten mit breit angelegtem Daumen palpieren, z. B. das Diaphragma. Die Spannungsverhältnisse eines einzelnen Muskels sollten immer nur mit *einer* Hand und von *einem* Finger palpiert werden.

Zunächst wird Hautkontakt aufgenommen. Dazu reicht der Auflagedruck der Finger auf der **Haut.** Beurteilt werden Beschaffenheit, Feuchtigkeitsgrad und Verschieblichkeit. Dann wird der Druck des palpierenden Fingers verstärkt, um **Unterhautfett- und Bindegewebe** zu erfassen. Meist fühlt es sich wie ein nicht ganz straff gespanntes Netz an. Eingebettet sind die Gefäße der Unterhaut, d. h. subkutane Venen und an manchen Stellen auch Arterien. Die Venen lassen sich recht leicht zusammendrücken, die Arterien sind charakterisiert durch ihre Pulsationen. An der Volarseite des Unterarms sind in dieser Gewebsschicht auch die Sehnen der langen Fingerbeuger palpabel. Sie zeichnen sich durch ihre strangartige und derbe Konsistenz aus. Bei sehr adipösen Patienten ist die palpatorische Identifizierung der erwähnten Strukturen schwierig.

Die nächste zu palpierende Gewebsschicht ist dann der Muskel in seiner Faszie. Diese **Faszie** lässt sich nur an ausgewählten Stellen eigenständig manuell palpieren, z. B. als Fascia lata mit ihrer derben lateralen Verdickung, dem Tractus iliotibialis. Meist aber ist die den Muskel umgebende Faszie palpatorisch nicht von ihm zu trennen. Je nachdem um welchen Muskel es sich handelt, wo er sich befindet und wie weit er von der Oberfläche entfernt ist, imponiert seine pralle und elastische Konsistenz. Typisch für das **Palpationsgefühl des Muskels** ist sein federnder Widerstand gegen eine plötzliche leichte Erhöhung des Palpationsdrucks. Dies wird natürlich je nach Muskel variieren, im M. biceps brachii also sehr viel deutlicher ausgeprägt sein als im M. temporalis. In diesen elastischen Widerstand gehen neben der intrinsischen muskulären Spannung auch die

Elastizität des Bindegewebes und der Flüssigkeitsgehalt des Gewebes ein. Man kann sich vergewissern, ob man den gewünschten Muskel auch tatsächlich palpiert, indem man den Patienten bittet, sich mental dessen Funktionsbewegung vorzustellen. Das führt häufig schon zu einer ausreichenden, gut palpablen Anspannung. Für die weitere Palpation auf klinisch bedeutsame Auffälligkeiten sollte der Muskel aber wieder entspannt sein.

Beurteilt wird zunächst die **Ruhespannung** des palpierten Muskels. Muskeltonus ist „an sich" nicht quantifizierbar, die Beurteilung seiner Ruhespannung erfordert also den Vergleich mit eigenen Erfahrungswerten. Wer die Möglichkeit hat, sollte die Ruhespannungspalpation an Patienten unterschiedlicher Altersklassen üben:

- Die Muskulatur des gesunden Säuglings tastet sich prall, der Turgor ist hoch und die Abgrenzung der einzelnen Muskeln gelingt weniger gut im Vergleich zum Erwachsenen.
- Bei älteren Menschen ist die Haut verschiebbarer, die Muskeln erscheinen in der Palpation strangförmiger, einzelne Bündel lassen sich deutlicher differenzieren.

Genauso ist zu empfehlen, Muskulatur von spastisch-dyston Gelähmten mit der schlaff-paretisch oder ataktisch gelähmter Patienten palpatorisch zu vergleichen. Das schult das Palpationsvermögen ungemein.

Für die manuelle Medizin, die die funktionelle und nicht die strukturelle Pathologie des Bewegungssystems als Gegenstand hat, interessiert jedoch der **„normale" Spannungszustand** des Muskels. Er ist abhängig vom Konstitutionstyp des Patienten. Weiterhin gibt er Auskunft über dessen vegetativen Zustand. Klinisch wird zunächst das eventuelle Vorliegen einer Verspannung (nach Janda) beurteilt: Der Muskel erscheint in der Ruhespannungssituation palpatorisch härter, „strähniger" und weniger prall. Eine leichte Erhöhung des Palpationsdrucks führt zu einem deutlich höheren und „strafferen" elastischen Widerstand verglichen zu einem nichtverspannten Muskel. Ist man sich unsicher, sollte vergleichend zu benachbarten Muskeln palpiert werden oder auch zum gleichen Muskel der Gegenseite.

Palpation auf verspannte Bündel und Triggerpunkte

Werden Triggerpunkte im zu untersuchenden Muskel gesucht, palpiert man quer zur Faserrichtung zunächst auf das Vorliegen eines **„taut band"**, eines **verspannten Bündels.** Dieses lässt sich palpatorisch oft leicht erfassen, es imponiert als strangförmige und gut abgrenzbare Struktur im Muskel. Meist findet es sich im Muskelbauch. Gleitet man im Sinne einer „schnappenden Palpation" [169] über das Bündel, d. h. bringt man es quer zur Faserrichtung dehnend in Spannung und lässt es dann unter dem Finger weggleiten, kommt eine typische **Zuckungsreaktion** (**„twitch reaction"**) zustande. Diese gilt als fast beweisend für ein solch verspanntes Bündel.

Innerhalb dieses Bündels nun wird ein etwa linsengroßes, derbes Knötchen gesucht – der **myofasziale Triggerpunkt.** Typischerweise hat dieses Knötchen einen leicht erhabenen Rand und fällt zur Mitte hin etwas ab („Vulkankrater"). Erhöht man nun den Palpationsdruck auf dem Knötchen, kommt es zunächst zu einem vom Patienten zirkumskript um den TrP empfundenen Schmerz.

Nun hält man den Druck etwas länger, ca. 5–7 s, und fragt dann den Patienten, ob der Schmerz „irgendwohin" strahlt. Man fragt also nach dem **Übertragungsschmerz.** Da viele Patienten suggestibel sind, empfiehlt es sich, nicht nach dem vermuteten Übertragungsareal zu fragen. Gibt der Patient einen Übertragungsschmerz an, unabhängig davon, wo er ihn empfindet, ist das klinisch beweisend für das Vorliegen eines TrP. Das beobachtete Übertragungsareal muss also nicht dem von Travell und Simons angegebenen [169, 170] entsprechen, die ja nur empirische Häufungen angaben.

Generell wird der gesamte Muskel nach verspannten Bündeln abgetastet. TrP können sich überall im Muskel ausbilden, nicht nur an den von Travell und Simons angegebenen Stellen.

3.3.2 Testung von Kraft

Grundsätzlich werden unter funktionellen Gesichtspunkten folgende **Stufen der Muskelkraft** unterschieden (**Oxford-System,** folgt anderen Gesichtspunkten als die MRC-Skala aus ➤ Tab. 2.2):

- *Stufe 5* = „normal": Bewegung gegen vom Untersucher vorgegebenen Widerstand ist mit voller Kraft möglich
- *Stufe 4* = „good": Bewegung gegen durch den Untersucher vorgegebenen Widerstand ist mit eingeschränkter Kraft möglich
- *Stufe 3* = „fair": Nur Bewegung gegen Schwerkraft ist möglich
- *Stufe 2* = „poor": Es ist nur noch Bewegung nach weitestgehender Neutralisierung der Schwerkraft möglich (z. B. im Wasser)
- *Stufe 1* = „trace": Muskelanspannung ist nachweisbar, jedoch ohne Bewegungseffekt
- *Stufe 0* = „zero": Keine Muskelanspannung möglich

Die **Gesichtsmuskulatur** lässt sich mit dieser Einteilung nicht gut erfassen. Janda schlug deshalb vor, hier die folgenden 6 Stufen zu unterscheiden: [70]

- *Stufe 5:* Normale Muskelkontraktion, keine Asymmetrie im Seitenvergleich
- *Stufe 4:* Fast normale Muskelkontraktion, geringe Asymmetrie im Vergleich zur gesunden Seite
- *Stufe 3:* 50 % des Bewegungsausmaßes der gesunden Seite werden erreicht
- *Stufe 2:* 25 % des Bewegungsausmaßes der gesunden Seite werden erreicht
- *Stufe 1:* Kontraktion ist sichtbar, jedoch ohne resultierende Bewegung
- *Stufe 0:* Keine Kontraktion sichtbar bei Aktivierungsversuch

Strukturpathologische Läsionen wie spastisch-dystone, schlaffe oder ataktische Lähmungen können mit diesem System nicht erfasst werden. Das gelingt besser mit den in ➤ Tab. 2.2 und ➤ Tab. 2.3 aufgeführten Einteilungen (➤ Abschn. 2.2.1).

- Die **Beurteilung der Kraft** eines Muskels schließt nicht nur seine *Maximalkraftentwicklung* ein und damit die Suche nach Hinweisen für einen neurogenen, myasthenen oder myopathischen Prozess.
  - Beurteilt wird daneben insbesondere die *Art, wie die Bewegung ausgeführt wird,* also ihre Qualität.
  - Weiterhin werden die *zeitlichen Beziehungen* in der Aktivierung der verschiedenen Muskelgruppen analysiert, die sich an

der Bewegung beteiligen: Wird ein Muskel, z. B. von seinem Antagonisten gehemmt, dann wird er im motorischen Stereotyp zu spät oder gar nicht eingesetzt – es liegt eine *Inhibition* vor. Janda sprach von *Pseudoparesen.* Dies führt nicht nur zu ineffizienter Bewegungsausführung, sondern auch zur Überlastung der anderen am motorischen Stereotyp beteiligten Muskeln. Daraus können dann wieder weitere manualmedizinische Verkettungen entstehen.

Es ist nicht möglich, einen Muskel isoliert zu testen. Im muskuloskelettalen System werden Bewegungen immer von Muskelgruppen realisiert, auch wenn es sich um isometrische Anspannungen handelt. Insofern müsste eigentlich von Bewegungstests bzw. der *Testung einfacher motorischer Stereotypien* gesprochen werden.

Ein **motorischer Stereotyp** ist die Kombination angeborener Aktivierungsmuster von Muskelgruppen (z. B. gekreuzter Flexorreflex an der unteren Extremität, Rumpfbeuge im Stand, Hüftextension usw.) mit erworbenen Aktivierungsmustern (z. B. Laufen, Schreiben usw.). Komplexe motorische Stereotypien wie Schreiben oder Klavier spielen lassen sich schwer quantifiziert testen. Für einfache motorische Stereotypien wie Armabduktion oder Hüftextension ist das jedoch gut möglich.

In Bezug auf die zu testenden einzelnen Bewegungen, d. h. die motorischen Stereotypien, werden darauf aufbauend folgende **Typen von Muskeln oder Muskelgruppen** unterschieden:

- *Hauptmuskeln oder Agonisten:* Hauptsächlich für die Gewährleistung einer Bewegung bzw. eines motorischen Stereotyps verantwortlich.
- *Hilfsmuskeln oder Synergisten:* Unterstützen die Agonisten und können sie z. B. teilweise ersetzen.
- *Antagonisten:* Haben eine den Agonisten entgegengesetzte Bewegungsfunktion. Werden im motorischen Stereotyp prinzipiell gleichzeitig mit den Agonisten fazilitiert.[49] Dies ist Voraussetzung für gerichtete und abgestimmte Bewegungen. Sind Antagonisten funktionell gestört, insbesondere reversibel strukturell verkürzt nach Janda (➤ Abschn. 3.4.3), können sie den motorischen Stereotyp empfindlich stören.
- *Stabilisationsmuskeln* oder Fixationsmuskeln: Fixieren den Körper in einer Lage, in der der zu testende Stereotyp gut ausgeführt werden kann. Sind an zu testender Bewegung nicht beteiligt. Eine standardisierte Fixation bei der Testung motorischer Stereotype ist für deren Vergleichbarkeit essenziell.
- *Neutralisationsmuskeln:* Heben die zweite Richtungskomponente (oder weitere) der Hauptmuskeln auf. Führt ein Muskel z. B. eine Flexion und Supination aus, so muss für eine reine Flexion notwendigerweise noch eine weitere Muskelgruppe aktiviert werden. In diesem Fall wären das die Pronatoren, die der Supinationskomponente des Hauptmuskels entgegenwirken, sie also neutralisieren. Die Neutralisationsmuskeln sind bei den täglichen Tätigkeiten von großer Bedeutung. Im Muskelfunktionstest sind sie uns jedoch hinderlich. Deswegen werden sie für die Testung motorischer Stereotypien über eine definierte und genau einzuhaltende Fixation möglichst in ihrer Funktion ausgeschaltet.

Bei der Testung einfacher motorischer Stereotype können 2 **funktionspathologische Gegebenheiten** auffallen: Substitution und Inkoordination:

- Als **Substitution** oder Ersatzfunktion wird bei Vorliegen einer funktionellen Störung die Art der Durchführung einer Bewegung bezeichnet, bei der der Untersuchte die Funktion der gestörten Agonisten durch Hilfsmuskeln (Synergisten) zu ersetzen sucht. Beispiel: Einsatz des M. psoas anstelle der ventralen Rumpfmuskeln für die Rumpfanteflexion bei deren Inhibition. Liegt eine strukturpathologisch definierte Lähmung eines Muskels vor, ist der Einsatz seiner Synergisten selbstverständlich gewünscht und funktionserhaltend.
- Unter **Inkoordination** verstehen wir mit Janda hingegen eine Störung der motorischen Steuerung. Zeitlicher Ablauf und Stärke der Aktivierung der beteiligten Muskeln sind defizitär. Eine Inkoordination tritt bei einem bestimmten motorischen Stereotyp immer wieder in gleicher Weise auf und beeinflusst den Ablauf der Bewegung ungünstig. Sie kann zu weiteren manualmedizinischen Verkettungen führen.

Innerhalb der Muskelfunktionstests spielt das **Bewegungsausmaß** eine große Rolle. Ein volles passives Bewegungsausmaß der zu testenden Muskeln ist Voraussetzung eines Muskelfunktionstestes. Das Bewegungsausmaß kann – muskulär bedingt – aus diversen Gründen eingeschränkt sein:

- Kontraktur oder reflektorischer Hartspann des Agonisten oder Antagonisten: Dann ist die Testung des motorischen Stereotyps unter funktioneller, also manualmedizinischer Fragestellung nicht möglich.
- Anatomische Veränderungen der Gelenkanteile
- Reversible oder irreversible funktionelle Verkürzungen nach Janda
- Schmerz bei der Bewegung

3.3.3 Testung von Spannungsverhalten

Der Begriff **muskuläre Verspannung** ist in der Medizin nicht einheitlich definiert. Auch die manuelle Medizin unterscheidet definitorisch nur verschiedene Muskelbefunde wie vermehrte Ruhespannung, Muskelverkürzung oder gestörte Muskelaktivierung ([9], S. 11). Das liegt sicherlich u. a. in der Schwierigkeit begründet, „normale" Muskelspannung zu definieren und zu messen.[122]

In der Physiologie wird der Begriff des **Muskeltonus** verwendet. Gemeint ist damit die kontraktile Spannung von Skelettmuskeln, die in posturale Aufgaben eingebunden sind. Der gesunde Skelettmuskel ist im entspannten Zustand elektrisch nicht aktiv. Geprüft wird der Muskeltonus durch schnelle, aufgezwungene Muskeldehnungen. Bei gesunden Probanden führt das zu keiner während der Dehnungsphase messbaren EMG-Aktivität. Wird Muskeltonus also als reflektorischer Widerstand des nicht voraktivierten („entspannten") Muskels auf großamplitudige, schnelle Muskeldehnungen aufgefasst, gibt es beim Gesunden keinen physiologischen Muskeltonus.[118]

Allerdings lässt sich eine Daueraktivierung der Skelettmuskeln ableiten, die zur Vertikalisierung des Körpers im Schwerefeld der Erde beiträgt. Dieser **posturale Tonus** ist eine durch afferente Signale geregelte Größe. Welche spinalen Mechanismen für die Integration der verschiedenen Afferenzen und dann die Ansteuerung der α- und γ-Motoneurone und damit für eine zu definierende „Ruhespannung“ verantwortlich sind, ist noch nicht hinreichend bekannt.

Hinzu kommt ein nomenklatorisches Problem, denn der Begriff Muskeltonus wird sehr unterschiedlich benutzt.[195] Weiterhin ist zu berücksichtigen, dass nicht nur kontraktile Elemente zu einem muskulären Tonus beitragen, sondern auch elastische Eigenschaften des Bindegewebes sowie der Flüssigkeitsgehalt („Turgor“). Zusammengenommen wird dies als **Viskoelastizität** [32, 28, 43] oder **Thixotropie** [8] bezeichnet.

Prinzipiell neigen tonische „posturale“ Muskeln mit überwiegend Typ-I-Fasern zur Verspannung oder Verkürzung, während phasische Muskeln mit überwiegend Typ-II-Fasern zur Hemmung (syn. Abschwächung) neigen.[2]

Emre definierte Muskelverspannung als *„unwillkürliche, unangepasste, reversible und anhaltende Verspannung eines Muskels oder einer Muskelgruppe, die hyperaktiven motorischen Einheiten oder Erregbarkeitsveränderungen von Muskelfasern zuzuordnen ist“* [40] (*„involuntary and inappropriate, reversible, prolonged bracing of a muscle or group of muscles, attributable to overactivity of motor units pr changes of excitability of muscle fibers“*, zit. nach [71]). Janda beschrieb ausgehend vom klinischen Standpunkt **5 Typen von Verspannungen,** die **durch motorische Dysfunktionen verursacht** werden („increased muscle tone“): [71]

1. „Dysfunction of the limbic system“, also affektive Einflüsse
2. Gestörte Funktion auf segmentaler (interneuronaler) Ebene
3. Gestörte Koordination der Muskelkontraktion, die Janda als möglichen Hintergrund der Triggerpunkte diskutierte
4. Antwort auf einen Schmerzreiz („response to pain irritation“)
5. Überlastung, die gemäß Janda generell kombiniert ist mit geänderter Elastizität des Muskels und die meist als „Straffheit“ oder „Festigkeit“ („tightness“) bezeichnet wird

Alle 5 Typen werden als „spasm“ bezeichnet.[71] Anmerkung des Autors: Im angloamerikanischen Sprachraum steht „muscle spasm“ für Verspannung, was nicht mit „Spastik“ verwechselt werden darf. Janda charakterisierte diese Zustände wie folgt [71] (vgl. Schulze [140]):

- Zu 1.: Die Muskulatur ist empfindlich, nicht spontan schmerzhaft. Meist findet man diese Art muskulärer Verspannung im Schulter-Nacken-, Rücken- oder Beckenbodenbereich.
- Zu 2.: Hintergrund ist eine Dysbalance zwischen antagonistisch wirkenden Muskeln, verursacht durch eine Dysfunktion auf spinal-segmentaler Ebene. Eine Muskelgruppe sei verspannt, die zugehörige antagonistische Gruppe sei inhibiert und hypoton.
- Zu 3.: Verspannung einzelner Fasern eines Muskels. Dieser Zustand entspräche am ehesten dem „taut band“ des Triggerpunkts nach Travell und Simons. In der Nähe dieser verspannten Fasern würden sich inhibierte Bündel finden.
- Zu 4.: Entspricht am ehesten der (frz.) „defence musculaire“, im Deutschen meist als „Abwehrspannung“ bei viszeralen Erkrankungen bezeichnet oder als „Hartspann“ bei radikulär verursachtem akutem Rückenschmerz.
- Zu 5.: Meist einbezogen in Muskel-Imbalance-Syndrome; schmerzhaft bei Palpation, aber nicht spontan; der Muskel befindet sich in einem höheren Aktivitätszustand. Arroyo beschrieb für solche Muskeln eine verlängerte Einstichaktivität [4] bei der Nadelelektromyografie. In frühen Stadien kommt es zu einer Zunahme der Kraft („strength increases“), bei länger dauernder Überlastung zu einem Elastizitätsverlust von nichtkontraktilem Gewebe.[71] Manualmedizinisch entspricht dieser letzgenannte Zustand der reversibel strukturellen Verkürzung nach Janda.

Zu unterscheiden wären also verspannte Muskeln, gekennzeichnet durch einen geänderten Aktivitätszustand der Muskelfasern, von verkürzten Muskeln, gekennzeichnet durch einen „bindegewebigen“ Umbau kontraktiler in nichtkontraktile Elemente. Der histologische Nachweis eines solchen Umbaus wurde bisher nicht erbracht bzw. publiziert.

Zu diskutieren ist, ob nicht eher eine Änderung des Elastizitätsverhaltens der bindegewebigen Anteile des Muskels vorliegt. Hat ein Muskel dauerhaft ein höheres Aktivitätsniveau und ist sein Reflexniveau gesteigert, wird das elastische und kollagene Bindegewebe entsprechend reagieren und sich dem Muskel anpassen, also selbst mit mehr Widerstand auf Verlängerung reagieren. Im angloamerikanischen Raum wird dafür der Begriff „myofascial restriction“ (Restriktion) gebraucht.[54] Auch dies ist jedoch eine bisher nur wenig untermauerte Hypothese,[135] die jedoch klinisch bei der Behandlung reversibel strukturell verkürzter Muskulatur nach Janda sehr gewinnbringend einsetzbar ist. Unterstützt wird sie durch die von Fassbender et al. beschriebenen „mesenchymoiden Transformationen“ mit Mobilisierung und Verjüngung ortsständiger Bindegewebszellen [44] in Bioptaten aus verspannten Muskeln.

Schildt-Rudloff und Sachse beschreiben palpable Spannungsvermehrungen in Skelettmuskeln als reflektorische Krankheitszeichen. Klinisch würden sie sich bemerkbar machen als: [134]

- Spannungserhöhung in einem kleinen Areal des Muskels („Triggerpunkt“)
- Spannungserhöhung in einem oder mehreren Muskelbündeln („taut band“)
- Erhöhte Erregbarkeit mit lebhaften Muskeleigenreflexen
- Eingeschränkte Verlängerungsfähigkeit des Muskels bei aktiven und passiven Bewegungen, entsprechend der reversibel funktionellen Verkürzung = Verspannung nach Janda

Es ist zu diskutieren, ob sich die bisher beschriebenen funktionspathologischen Zustände sequenziell entwickeln. Wahrscheinlich können sich je nach klinischem Bild, Konstitution und aktueller Belastung mehrere Funktionspathologien in einem Muskel herausbilden.[134]

Passive Untersuchung auf Verspannung und Verkürzung

Verspannung und Verkürzungen von Muskeln oder Muskelgruppen lassen sich nur durch Spannungsuntersuchungen charakterisieren. Klinisch sind das die Palpation [91] (➤ Abschn. 3.3.1) und die sog. **Verlängerungsuntersuchung.** Diese hat keinen „verlängerten“ oder „verkürzten“ Muskel als Hintergrund, sondern zielt auf das erhöhte Aktivitätsniveau des Muskels sowie das Palpationsgefühl, wenn der Muskel seine aktuell mögliche Längenausdehnung bei passiv geführter Verlängerung erreicht. Sachse bezeichnete dies als „**Endgefühl**":[131]

Der verspannte Muskel „springt" aufgrund seines höheren Aktivitätsniveaus reflektorisch „früher an", wenn er in eine bestimmte Verlängerungssituation kommt. Er wirkt damit in der klinischen Untersuchung „kürzer" und am Ende der Verlängerung härter als ein nichtverspannter Muskel. Dieses normale physiologisch-reflektorische Verhalten wird durch die Afferenz der Golgi-Apparate und der intrafusalen Fasern vermittelt und segmental-spinal gesteuert. Es dient dem Schutz des Muskels und des von ihm geführten Gelenks. Übrigens ist dies eine der Ursachen für die Entstehung segmentaler Dysfunktionen und damit von manualmedizinisch aufzufassenden Gelenkfunktionsstörungen („joint play restrictions").[27]

Aus dieser Untersuchung auf Verlängerbarkeit sind 2 funktionspathologische Zustände des Muskels ableitbar:

- Mangelnde Entspannungsfähigkeit bei passiver Verlängerung, imponierend als scheinbar eingeschränkte Verlängerungsfähigkeit des Muskels
- Hartes Endgefühl

Liegt neben einer auffälligen Ruhepalpation des Muskels eines dieser beiden Zeichen vor, dann besteht eine manualmedizinische Funktionsstörung des Muskels.

Nicht zu entscheiden ist anhand dieser 3 palpatorischen Zeichen allerdings, ob es sich um eine reversibel funktionelle oder eine reversibel strukturelle Verkürzung nach Janda handelt. Um dies zu entscheiden, müssen 2–3 postisometrische Relaxationen (➤ Abschn. 3.4.2) durchgeführt werden:

- Ist der Muskel danach sowohl bei Ruhepalpation als auch in bei passiver Bewegungspalpation entspannt und ist ein weiches Endgefühl am Ende seiner Verlängerungsfähigkeit tastbar, handelt es sich um eine **reversibel funktionelle Verkürzung.**
- Trifft beides nicht zu, liegt eine **reversibel strukturelle Verkürzung** mit Änderung des Elastizitätsverhaltens bindegewebiger Elemente vor (➤ Abb. 3.1). Notwendig ist dann u. U. eine Dehnung nach Janda (➤ Abschn. 3.4.3).

Die Kontraktur stellt einen irreversiblen strukturpathologischen Prozess dar und ist nur operativ korrigierbar.

➤ Abb. 3.1 illustriert die Unterschiede zwischen Triggerpunkt, Verspannung, Verkürzung und Kontraktur.

3.4 Manuelle Behandlungsprinzipien

3.4.1 Myofaszialer Triggerpunkt (TrP)

Eine Reihe von Vorschlägen für die Behandlung von TrP wurde publiziert. Travell und Simons präferierten das „trockene Nadeln" („dry needling") und das Prinzip des „stretch and spray".[171] Schon früh erfolgten Therapieversuche durch Infiltration mit Lokalanästhetika wie Procain [167] oder in neuerer Zeit mit Lidocain,[75] weiter mit Acetycholinhemmern wie Botulinumtoxin.[10, 57, 108, 123] Berichtet wurde weiterhin über Versuche mit Ultraschall und ischämischer Kompression.[1, 55, 56] Ebenso wurden Kombinationen mit transkutaner elektrischer Nervenstimulation (TENS) und anderen physikalischen Verfahren getestet.[67]

Lewit, der in einem Vortrag TrP ungemein treffend als Ausdruck einer „Beziehung zwischen Spannung und Schmerz" bezeichnete, schlug wohl als Erster eine Form der **postisometrischen Relaxation** als Behandlungsmöglichkeit vor.[89, 94, 169] Diese hat den Vorteil, ohne technische Geräte oder Pharmaka auszukommen und nichtinvasiv zu sein. Die Technik ist vielfach modifiziert worden. Im Folgenden die derzeitige Praxis:

- Der Behandler palpiert als Erstes das verspannte Bündel im Muskel und in diesem den TrP. Er belässt den Finger auf dem TrP leicht aufliegend, um Spannungsveränderungen palpieren zu können.

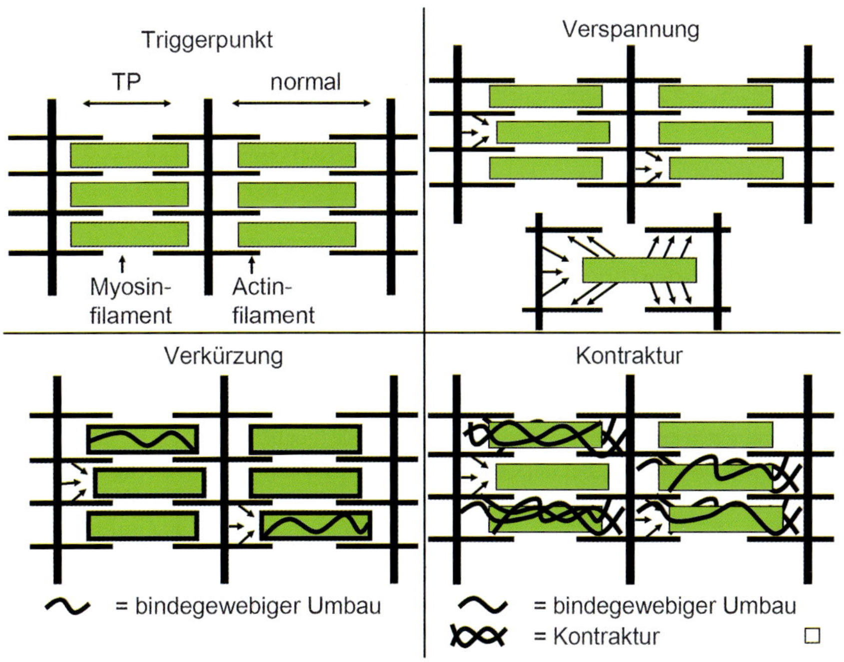

Abb. 3.1 TrP – Verspannung – Verkürzung – Kontraktur. Im Triggerpunkt (oben links) haben mehrere Faserbündel eine erhöhte Grundspannung („taut band"), die Z-Banden sind nur hier einander angenähert; Behandlung mit minimaler postisometrischer Relaxation, „Bewegung denken". Im verspannten Muskel (oben rechts) hat die Mehrzahl der Fasern eine erhöhte Grundspannung, die Z-Banden sind durchgehend angenähert; Behandlung mit postisometrischer Relaxation. Die Verkürzung (unten links) ist gekennzeichnet durch die hinzukommende Restriktion der bindegewebigen Anteile des Muskels, die in der Verspannung nicht vorliegt; Behandlung mit Dehnung. Die Kontraktur (unten rechts) zeichnet sich durch einen bindegewebigen Umbau (Kalziumbrücken) aus; Behandlung nur chirurgisch möglich.

- Nun wird der Patient aufgefordert, die Funktionsbewegung des Muskels durchzuführen. Aktiviert er, wird dieser Bewegungsauftrag durch den Behandler wieder aufgehoben. Dies erfolgt, um dem Patienten den folgenden Auftrag verständlich zu machen. Kennt der Patient die Funktionsbewegung, kann dieser Schritt unterbleiben.
- Der Patient soll sich die Funktionsbewegung jetzt nur mental vorstellen. Dies reicht, um die Muskelfasern im TrP, die sich in einem höheren Aktivitätszustand befinden, bereits kontrahieren zu lassen. Damit wird vermieden, dass die Faserbündel im verspannten Bündel maximal kontrahieren und der Muskel insgesamt aktiviert wird, was zu einem Übertragungsschmerz führen könnte.
- Der Behandler überwacht mit seinem palpierenden Finger, dass der Patient nicht zu stark anspannt. Die Anspannung soll für den Behandlerfinger gerade spürbar sein.
- Der Patient hält diese minimale Anspannung für ca. 10–15 s.
- Nach dem Auftrag „lösen" relaxieren postisometrisch die kontrahierten Fasern im TrP.
- Eine Atemfazilitation ist möglich.
- Diese Technik wird 2- bis 3-mal wiederholt. Dann sollte die Funktionsbewegung („motor pattern") des betroffenen Muskels geübt werden. Ergibt sich insgesamt kein Effekt, sind andere Techniken einzusetzen.

Sind bei einem Patienten sehr viele TrP zu finden, werden nur die aktiven und für das aktuelle Beschwerdebild mitverantwortlichen behandelt. Vor der Behandlung ist immer die Frage zu stellen, weshalb der Patient aktuell und in diesem Muskel TrP ausgebildet hat.[21–23] Das manualmedizinische Behandlungskonzept sollte sich daran ausrichten.[24–26]

3.4.2 Reversibel funktionelle Verkürzung („Verspannung")

Manualmedizinische Methode der Wahl ist die postisometrische Relaxation.[90, 94] Sie beruht auf den Sherrington-Prinzipien der reflektorischen Steuerung der Muskulatur.[145, 146] Nach einer Anspannung ist ein Muskel besser relaxierbar, das Aktivitätsniveau seiner Muskelfasern liegt niedriger.[96] Klinisch ist das eindeutig palpabel, ein objektiver Nachweis dieser Relaxation steht noch aus. Die klinische Evidenz ist jedoch enorm.[98] Technisch wird die **postisometrische Relaxation (PIR)** wie folgt ausgeführt:[2, 96, 117]

- Die zu behandelnde Muskulatur wird in eine entspannte Ruhelage gebracht.
- Die PIR kann aus jeder beliebigen Stellung und aus jeder dem Muskel möglichen Ausgangsstellung heraus durchgeführt werden. Empirisch begründet empfiehlt sich die aktuelle mögliche Verlängerungssituation. Bei stark schmerzhafter Muskulatur kann auch in Annäherung relaxiert werden.[140]
- Der Behandler führt, meist in einer angulären Bewegung, die zu behandelnde Muskulatur passiv in eine Verlängerungssituation, bis er das Endgefühl spüren kann.
- Der Patient spannt die Muskulatur an, führt also eine Aktivierung wie für die Funktionsbewegung durch. Der Behandler hält dagegen. Es kommt zu einer isometrischen Kontraktion. Meist erfolgt eine Aktivierung für eine anguläre Bewegung. Wichtig ist die geführte Kraft, mit der der Patient anspannt, es sollen nicht mehr als 10 % der Maximalkraft sein. Weiterhin darf kein Schmerz ausgelöst werden.
- Diese Anspannung hält der Patient ca. 10–30 s. Dann gibt der Behandler den Auftrag, die Anspannung zu lösen.
- Nach ca. 3–5 s kann der Muskel weich weiter in die „Verlängerung" geführt werden. Wie bereits erwähnt, ist dieser „Weggewinn" auf das sinkende Aktivitätsniveau der Muskelfasern zurückzuführen und nicht auf das Lösen einer anatomisch-strukturellen Verkürzung. Für den Erfolg der PIR ist er nicht notwendig. Der Relaxationseffekt liegt im „Lösen" der Anspannung.
- Dieses Vorgehen wird 2- bis 3-mal (evtl. bis 5-mal) wiederholt. Die Ruhephase zwischen den einzelnen Relaxationen sollte mindestens die doppelte Zeit der Anspannung betragen. Danach sollte die behandelte Muskulatur bei angulärer Bewegung weich passiv in die Verlängerung gebracht werden können und ein ebenso weiches Endgefühl aufweisen. Ist das nicht der Fall, liegt wahrscheinlich eine reversibel strukturelle Verkürzung vor.

Die PIR lässt sich sehr unkompliziert und gewinnbringend mit anderen Methoden kombinieren.[96] Blickrichtungs- und Atemfazilitation sind dafür am besten geeignet. Der Vorteil liegt in der Automatisierung von Anspannung und Entspannung beim Patienten, was am besten bei den autochthonen Muskeln funktioniert.

Eine weitere manuelle Methode zur Therapie der muskulären Verspannung ist die **alternierende isometrische Aktivierung und Gegenaktivierung:** Dazu fixiert der Behandler wieder die zu behandelnden Muskeln um ein Gelenk herum und lässt den Patienten rhythmisch anspannen (= Agonistenaktivierung) und danach in die Gegenrichtung spannen (= Antagonistenaktivierung). Physiologischer Hintergrund ist die – allerdings nicht vollständige [49] – Inhibition des Antagonisten bei Aktivierung des Agonisten. Empirisch belegt führt diese wechselseitige Inhibition zur Relaxation verspannter Muskulatur.[2] Arthrogen führt die alternierende isometrische Aktivierung und Gegenaktivierung zu einem kleinstreckigen Translationsgleiten im gestörten Gelenk und damit schonend und zügig zur Auflösung der therapierelevanten Beweglichkeitseinschränkung.

Prinzipiell ist auch die Manipulation des segmental zugehörigen Gelenks bzw. des Arthrons für die manuelle Behandlung der muskulären Verspannung geeignet.[117]

3.4.3 Reversibel strukturelle Verkürzung („Verkürzung")

Lässt sich ein tonischer Muskel mit mehrfach hintereinander durchgeführten PIR nicht relaxieren, liegt nach Janda eine reversibel strukturelle Verkürzung vor. Methode der Wahl (**Indikation**) bei diesem funktionspathologischen Zustand ist die **Dehnung.** Sie darf nicht mit dem Stretchen verwechselt werden, d. h. dem wiederholten maximalen exzentrischen Kontrahieren von Muskelgruppen, wie es aus der Sportphysiologie z. B. zum Aufwärmen bzw. Auflockern bekannt ist. Hier wirkt der Eigenreflex des Muskels der

Entspannung entgegen, der bei Längenänderung immer aktiviert wird.

Bei der Dehnung im manualmedizinischen Sinne erfolgt eine isometrische Anspannung mit Maximalkraft aus einer Mittelstellung des Gelenks und seiner Muskulatur heraus.[2] Das prinzipielle Vorgehen wird im Folgenden geschildert.

Voraussetzung

- Behandlung der funktionsgestörten Gelenke der Region/en (z. B. für den M. iliopsoas der thorakolumbale Übergang [TLÜ], die LWS, Sakroiliakalgelenk [SIG] und Symphyse, Hüftgelenk)
- Voraussetzung sind erfolgte Behandlungen eventueller TrP in der zu dehnenden Muskulatur sowie mindestens 3 erfolglose postisometrische Relaxationen.

Vorbereitung

- Patient über den Behandlungsablauf und mögliche **Schmerzhaftigkeit** informieren
- Festlegung der Mittelstellung des Gelenks (Bestimmung aus dem normalen/physiologischen Bewegungsausmaß des Gelenks in beide Funktionsrichtungen = Freiheitsgrad)
- Patient in Lage bringen, die es ihm ermöglicht, aus der Mittelstellung des Gelenks, dessen zugehörige Muskulatur gedehnt werden soll, maximal zu kontrahieren im Sinne einer bestmöglichen „Synchronisation" der zu kontrahierenden Fasern.
- Behandler fixiert proximal und distal des Ansatzes bzw. Ursprungs der zu dehnenden Muskulatur, sodass er maximale Anspannung gegenhalten kann.
- Mit Patienten aus Mittelstellung des zugehörigen Gelenks, d. h. aus mittlerer Verlängerung der zu dehnenden Muskulatur, maximales Anspannen und plötzliches Lösen üben, bis er eine maximale Anspannung sehr schnell und plötzlich aufgeben kann. Empfehlung: Patientenkraft fraktioniert steigern lassen.
- Behandler nimmt sich bestimmten „Verlängerungsweg" vor, meist 5–10° anguläre Bewegung, und legt tolerierbare Endposition für Muskel und Gelenk fest.
- Der Patient spannt nun mindestens 7–10 s maximal gegen die haltende Kraft des Behandlers an, der dies führen muss. Ziel der maximalen Anspannung ist die maximale Rekrutierung der Muskelfasern, um anschließend deren Hemmung möglichst umfassend auszunutzen. Die Zeitdauer ist mit 7–20 s variabel und abhängig u. a. von der Verkürzungsschwäche des Muskels, vom Behandler und der Ausgangsstellung. Ermüdungszeichen sind Muskelzittern, nachlassende Maximalkraft, Ausweichbewegung, Verlassen der Position etc.
- Der Behandler gibt den Auftrag, plötzlich „locker" zu lassen. So schnell wie möglich führt er dann die Muskulatur in die vorgenommene Verlängerung und hält sie dort mindestens so lange wie die Anspannungsphase dauerte, am besten 20 s oder länger. Oft ist eine „wogendes" Nachgeben der Muskulatur zu spüren. Danach passives Zurückführen und Pause in entspannter Gelenk- und Muskelstellung für mindestens 1 min.
- Nach Kontrolle des Befundes erfolgt bei Bedarf die nächste Dehnung aus der aktuellen – geänderten – Mittelstellung heraus.
- Mit zwischengeschalteten Ruhephasen sind pro Sitzung 4–5 Dehnungen möglich, oft reichen 2–3.
- Pro Muskel sind 20–25 Dehnungen empirisch empfohlen, also 4–6 Sitzungen. Oft reichen 2–3 Sitzungen. PIR werden zwischen den Dehnungen durchgeführt. Zwischen den Sitzungen sollten mindestens 2 Tage liegen.

Ist der Weg aus der aktuellen Mittelstellung in die vorgenommene Verlängerungssituation zu weit, kann die Ausgangsstellung in Richtung der vorgenommenen Dehnung verschoben werden. Die **Mittelstellung als Ausgangssituation** wird gewählt, um eine maximale Kraftentfaltung der zu dehnenden Muskulatur zu gewährleisten. Kann der Patient auch aus einer variierten Ausgangsstellung genügend Kraft entfalten, ist diese Veränderung durchaus möglich. Der Vorteil liegt im kürzeren Weg, bis der Patient in die Dehnungssituation kommt, und in der geringeren benötigten Zeit. Im Einzelfall entscheidet die Erfahrung des Behandlers.

Physiologischer Hintergrund der Dehnungstechnik ist das bereits erwähnte veränderte Elastizitätsverhalten der bindegewebigen Elemente in einem reversibel strukturell verkürzten Muskel. Diese lassen sich mit einer auf die kontraktilen Elemente gerichteten PIR nicht beeinflussen.

Janda beschrieb die Methode der Dehnung aus seinen klinischen Erfahrungen heraus. Sie lässt sich jedoch mit bekannten neurophysiologischen Tatsachen in Übereinstimmung bringen. Wie man seit Langem weiß, ist ein Muskel nach maximaler Anspannung für ca. 200–300 ms nicht aktivierbar. Dieser Zustand wird als **„silent period"** bezeichnet. Experimentell lässt sich diese Ruhephase mit transkraniellen Magnetstimulation erzeugen. Sie ist kortikalen Ursprungs [139] (➤ Abb. 3.2).

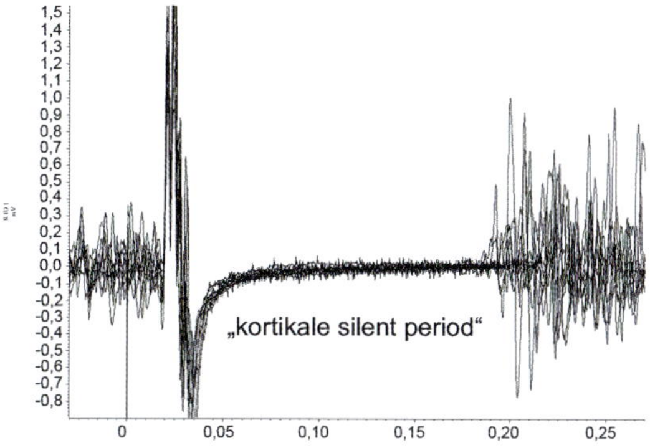

Abb. 3.2 Kortikal vermittelte „silent period". Durch den Impuls mittels transkranieller Magnetstimulation (Zeitpunkt 0) über dem motorischen Kortex wird eine Maximalantwort im Zielmuskel nach etwa 20–25 ms ausgelöst. Dieser folgt eine primär zerebral vermittelte, durchschnittlich 200–300 ms dauernde „silent period", in der der Muskel nicht erregbar ist. In dieses Zeitintervall sollte der Dehnungsimpuls fallen.

Gelingt es dem Behandler, innerhalb etwa 200–300 ms nach maximaler Anspannung die Muskulatur in die Verlängerung zu bringen, ist der Muskeleigenreflex ausgeschaltet, es können keine motorischen Einheiten rekrutiert werden und die ziehende Kraft des Behandlers erreicht die elastischen und kollagenen Fasern im Muskel. Ihre Restriktion wird damit gelöst. Empirischen Belegen zufolge ist das eine sehr effektive Behandlungsmethode,[2] die jedoch Übung voraussetzt. Es empfiehlt sich, gleiche Muskeln beider Seiten zu dehnen, besonders an der unteren Extremität.

Kontraindikationen für PIR und Dehnung

Kontraindikationen für die manuelle TrP-Behandlung und die PIR reversibel funktionell verkürzter Muskulatur sind lediglich allgemeiner Natur: frisches Trauma, Entzündung, akute ischämische Syndrome u. Ä.

Für die Dehnungsbehandlung gibt es zusätzlich **spezifische Kontraindikationen** absoluter und relativer Natur:

Absolute Kontraindikationen für die Dehnung
- Strukturelle Erkrankung des Muskels wie Myositis, Dystrophie oder Myasthenie
- Neurogene Störungen des Muskels wie zerebrale Ischämie oder Polyneuropathie
- Rheumatoide Arthritis, Autoimmunerkrankungen mit Gelenk- und Muskelbeteiligung
- Knöcherne Erkrankungen wie schwere Osteoporose oder aseptische Knochennekrosen
- Frisch implantierte Gelenkprothesen
- Pathologie der Sehnen, z. B. akute Achillodynie bei Dehnung des M. triceps surae
- Schwere Herz-Kreislauf-Erkrankungen
- Kinder und Jugendliche in der Wachstumsphase (werden praktisch kaum gedehnt)
- Somatoforme Schmerzstörung

Relative Kontraindikationen für die Dehnung
- Schwangerschaft
- Konstitutionelle Hypermobilität
- Chronische Schmerzstörung mit somatischen und psychischen Faktoren (ICD-10 F45.41)
- Bei über 60-Jährigen ist die Indikation zur Dehnung streng zu stellen.

Zu dehnende Muskeln

Gedehnt werden nur tonische, d. h. zur Verspannung neigende Muskeln. Technisch unterschiedlich gut möglich sind dies:
- M. trapezius pars descendens
- M. levator scapulae
- M. pectoralis major et minor
- Lumbaler M. erector spinae
- M. iliopsoas
- M. rectus femoris
- M. tensor fasciae latae
- Kurze Hüftadduktoren
- Ischiokrurale Muskeln
- M. soleus

Die folgende Technikbeschreibung für die einzelnen Muskeln führt nur Besonderheiten der Dehnungsbehandlung auf (u. a. Auftrag an Patienten, Verlängerungsrichtung), da das prinzipielle Vorgehen bereits ausführlich beschrieben wurde.

M. triceps surae (➤ Abb. 3.3a, b)

Ausgangsstellung Patient:
- Rückenlage, zu behandelndes Bein am unteren Bankende
- Kniegelenk für die Behandlung des M. soleus in Beugung unterlagert, für M. gastrocnemius gestreckt

Ausgangsstellung Behandler:
- Steht in Schrittstellung oder sitzt am unteren Bankende mit Blickkontakt zum Patienten:
- Von medial kommende Hand umfasst Kalkaneus im Lumbrikalgriff ohne Kontakt zur Achillessehne und übt Traktion aus, von

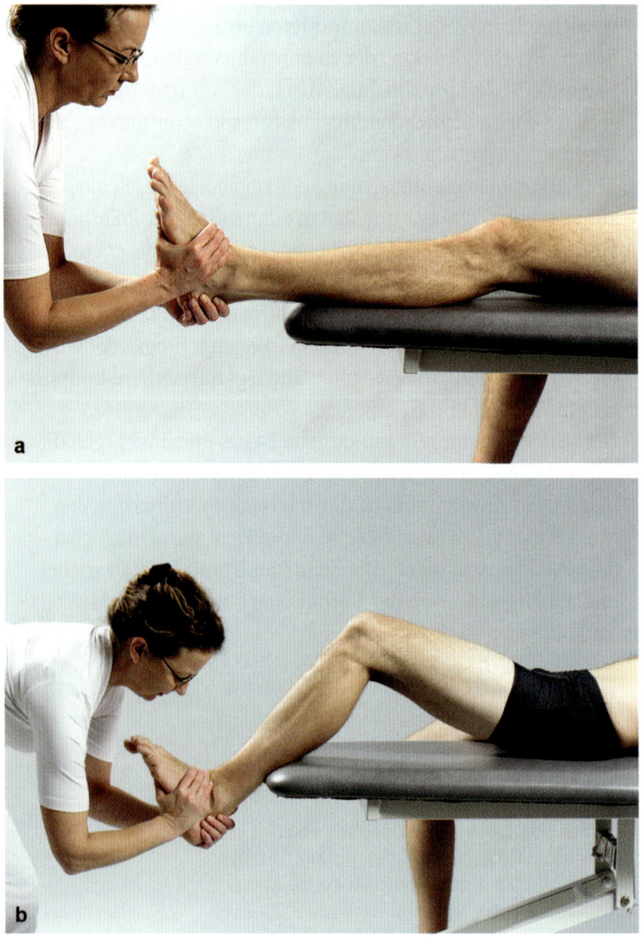

Abb. 3.3 a, b Dehnungsbehandlung M. triceps surae, Auftrag an den Patienten: „Ferse in Richtung Kniekehle ziehen". Weiteres siehe Text.

lateral kommende Hand schient mit dem Daumen (Langfinger auf Fußrücken) lateralen Fußrand und stellt Mittelstellung ein

Besonderheiten: Festlegen des zu erwartenden Weggewinns und der Mittelstellung in Richtung Dorsalextension

Auftrag an Patienten:

- „Ferse in Richtung Kniekehle ziehen"
- Plötzliches Lockerlassen, sofortiges passives Führen in Richtung erwarteter Dorsalextension vor allem durch Zug am Kalkaneus, Mitführen des Fußrandes in Richtung Dorsalextension

Variante: Fixation der kranialen Hand an der Ferse von dorsal mit Daumen-Zeigefinger-Gabel ohne palpatorische Fazilitation des Muskelansatzes in Ergänzung der kaudalen Hand, die von plantar die Ferse umgreift. Nach erfolgter zielgenauer Anspannung „Ferse zur Kniekehle" von dort neue Verlängerungsstellung führen und justieren. Fixation des Unterschenkels ist hier ebenfalls realisiert; Bewegungsauftrag geht vornehmlich über die Ferse und spart primäre Anspannung der Zehenbeuger aus. Hebelnder Unterarm dient wie beim M. gastrocnemius als fixierende Sicherung der Dehnstrecke, nicht als primärer Hebel über alle Fußgelenke

Vorgang 3- bis 5-mal wiederholen mit entsprechenden Pausen, jeweils aus neuer Mittelstellung heraus

Hinweise:

- Alternativ- und andere Techniken mit Kontakt an der Fußsohle widersprechen der Vorgabe, dass synergistisch wirksame Muskeln keine fazilitierenden Reize erfahren sollen
- Nach Beendung der Behandlung veränderte Propriozeption beim Aufstehen beachten

M. iliopsoas (> Abb. 3.4a–c)

Ausgangsstellung Patient:

- Stehend am Fußende der Bank, Bankkante etwa 2 cm unterhalb der Höhe Sakrumbasis (Tuber ischiadicum hängt frei über der Bank, um endgradige Extension im Hüftgelenk zu ermöglichen)
- Patient zieht Bein der Gegenseite mit beiden Händen zur Brust und legt sich mithilfe des Behandlers in Rückenlage auf die Bank. Die Hände halten weiterhin das Knie („Thomas'scher Handgriff"); Kopf des Patienten unterlagert

Ausgangsstellung Behandler:

- Steht am Fußende der Bank, nicht zu behandelndes Bein des Patienten mit dem Fuß in der Taille des Behandlers gestützt, Blick zum überhängenden Bein
- Bankseitiges Bein hat am Oberschenkel des Patienten Kontakt, um Gewicht des Patientenbeins zu halten und die neu definierte Stellung zu sichern
- Bein des Therapeuten an Bank angelehnt, um Gewicht abzugeben

Wichtig: Beinstellung des Patienten (nichtbehandelte Seite) muss unbedingt gehalten werden, um Beckenaufrichtung und -fixation zu gewährleisten

Kontakt: Beide Hände des Behandlers halten und führen über das Knie des Patienten in die Mittelstellung des Hüftgelenks (eine Hand ventral, die andere dorsal am distalen Oberschenkel)

Besonderheiten: Festlegen des zu erwartenden Weggewinns und der Mittelstellung in Richtung Extension des Hüftgelenks

Auftrag an Patienten: „Knie nach oben"

Hinweise:

- Schmerzen des Patienten in Leistenregion des Beines der Gegenseite durch Einlegen eines fest gerollten Handtuchs o. Ä. in die Leistenbeuge verhindern
- Nach Beendigung der Behandlung veränderte Propriozeption beim Aufstehen beachten

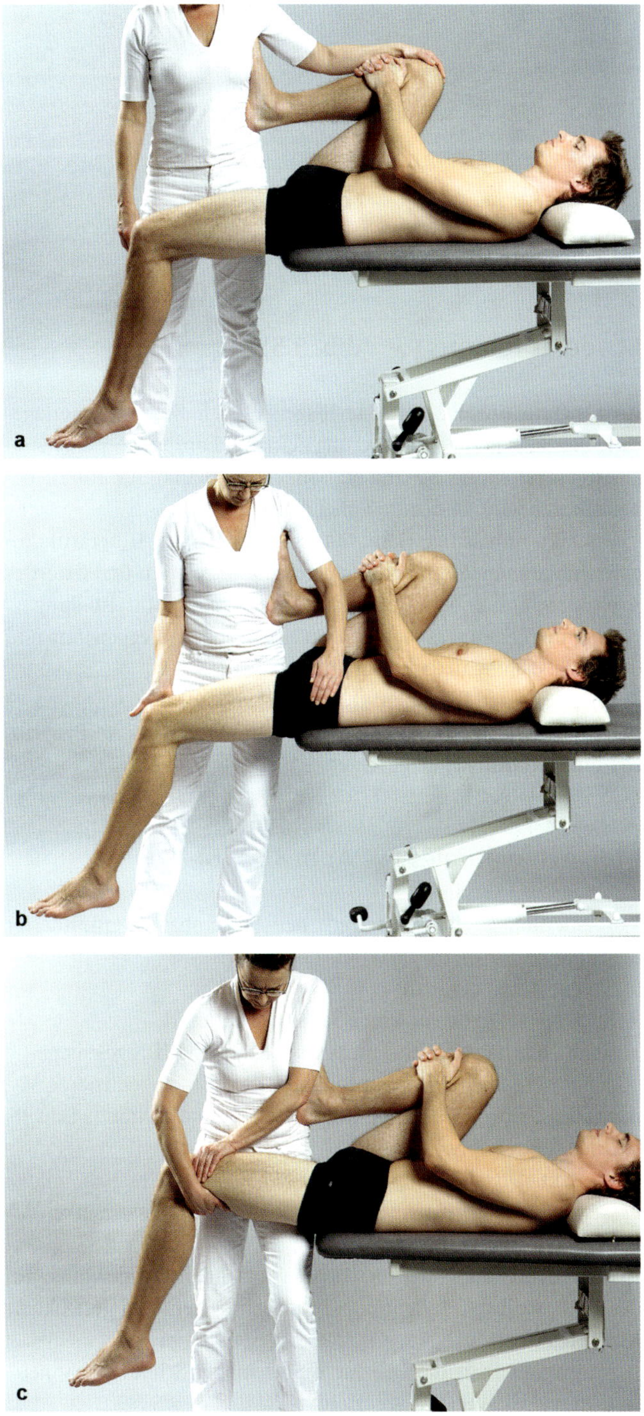

Abb. 3.4 a–c Dehnungsbehandlung M. iliopsoas, Auftrag an den Patienten: „Knie nach oben". Weiteres siehe Text.

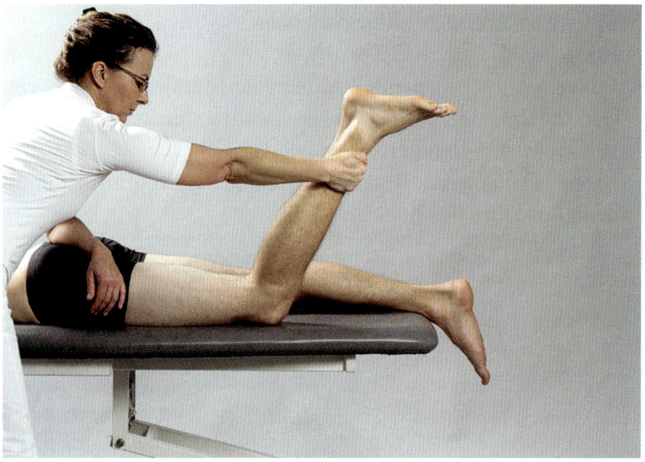

Abb. 3.5 Dehnungsbehandlung M. rectus femoris, Auftrag an den Patienten: „Knie strecken". Weiteres siehe Text.

M. rectus femoris (➢ Abb. 3.5)

Ausgangsstellung Patient: Bauchlage, je nach Befund Unterlagerung des Bauchs zur Verringerung der LWS-Lordose

Ausgangsstellung Behandler: Seitlich am Bankrand auf zu behandelnder Seite, Blick zum Fußende der Bank

Kontakt: Kopfseitige Hand führt mit proniertem Unterarm. Becken von kranial kommend in aufgerichtete Position und fixiert es so auf der Bank, andere Hand führt Kniegelenk in Mittelstellung

Besonderheiten: Festlegen des zu erwartenden Weggewinns und der Mittelstellung in Richtung Knieflexion

Auftrag an den Patienten: „Knie strecken"

Hinweis: Nach Beendung der Behandlung veränderte Propriozeption beim Aufstehen beachten.

Mm. ischiocrurales (➢ Abb. 3.6a, b)

Vorbemerkung: Nur einsetzen bei (scheinbar) verminderter Schrittlänge. Schwierige Fixation des Beckens

Ausgangsstellung Patient:

- Rückenlage, zu behandelnde Seite am Bankrand
- Nicht zu behandelndes Bein kann in Knie- und Hüftgelenk gebeugt werden, um Spannung vom M. iliopsoas zu reduzieren

Ausgangsstellung des Behandlers: Seitlich am Bankrand, Schrittstellung, Blick kopfwärts

Kontakt: Distaler Unterschenkel auf Schulter des Behandlers, dessen Hände übereinandergelegt auf distalem Oberschenkel des Patienten

Besonderheiten: Festlegen des zu erwartenden Weggewinns und der Mittelstellung in Richtung Flexion Hüftgelenk bei gestecktem Kniegelenk

Auftrag an Patienten: „Ferse hinter meine Schulter spannen" (= Hüftextension und Knieflexion)

Hinweis: Nach Beendung der Behandlung veränderte Propriozeption beim Aufstehen beachten

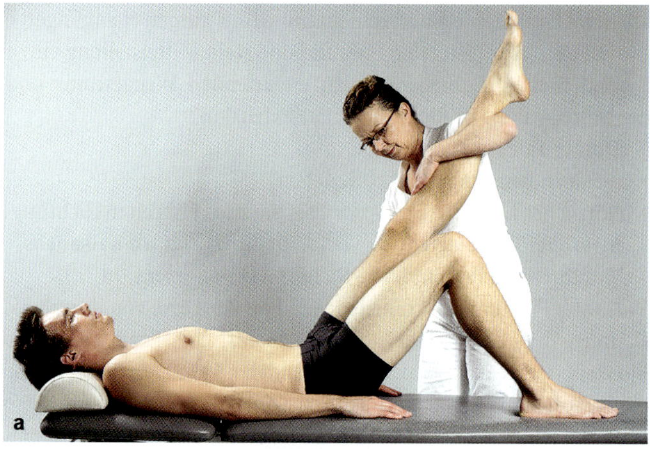

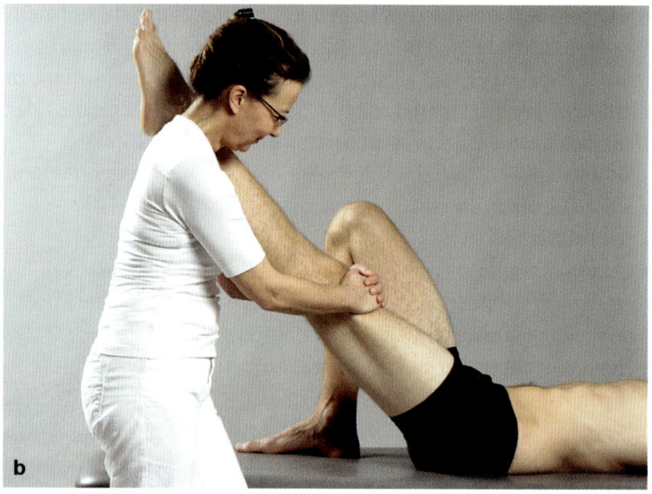

Abb. 3.6 a, b Dehnungsbehandlung Mm. ischiocrurales, Auftrag an den Patienten: „Ferse hinter meine Schulter spannen" (= Hüftextension und Knieflexion). Weiteres siehe Text.

M. pectoralis minor (➢ Abb. 3.7)

Ausgangsstellung Patient: Rückenlage nah am Bankrand, beide Beine in Knie und Hüfte angebeugt, beide Arme liegen innenrotiert neben dem Patienten

Ausgangsstellung Behandler: Stand an Behandlungsseite

Kontakt:

- Patientennaher Unterarm und Hand lagern proniert auf Brustbein und oberen Rippen – fixierender Druck zur Gegenseite
- Patientenferne Hand liegt mit Thenar am Processus coracoideus und umschließt mit den Langfingern ventral den lateralen Schultergürtel

Alternativer Kontakt: Hände gekreuzt flächig auflegen:

- Sternumnah auf Rippen 2–5 mit fixierendem Zug nach kaudomedial
- Am Processus coracoideus mit Langfingern ventral am Schultergürtel bei fixierendem Druck nach kraniolateral-dorsal

Besonderheiten: Festlegen des zu erwartenden Weggewinns und der Mittelstellung in Richtung posteriore Elevation des Schultergürtels

Auftrag an den Patienten: „Schulter zum Bauchnabel"

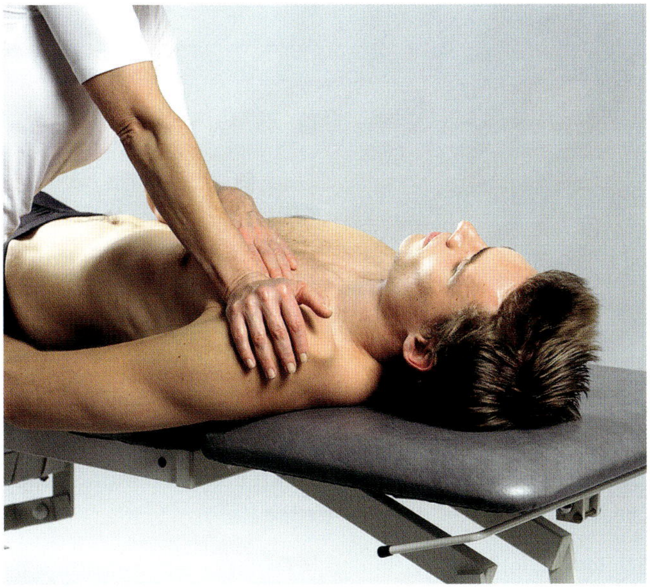

Abb. 3.7 Dehnungsbehandlung M. pectoralis minor, Auftrag an den Patienten: „Schulter zum Bauchnabel". Weiteres siehe Text.

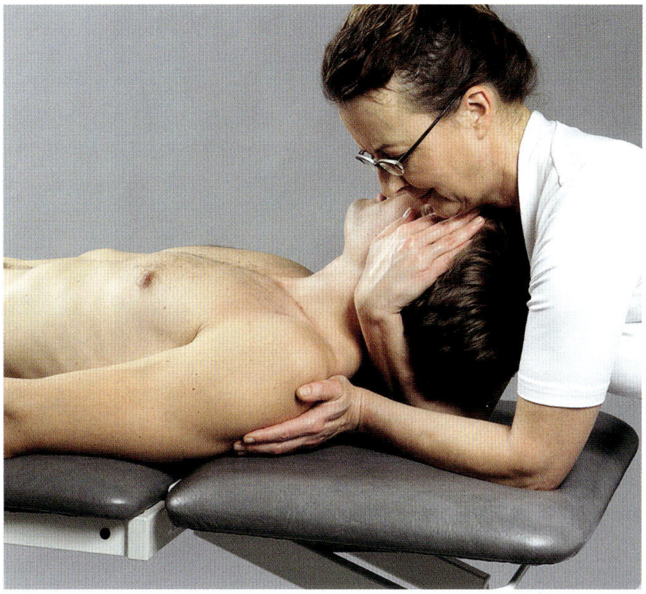

Abb. 3.8 Dehnungsbehandlung M. levator scapulae, Auftrag an den Patienten: „Schulter hinter das Ohr ziehen". Weiteres siehe Text.

M. levator scapulae (➤ Abb. 3.8)

Ausgangsstellung Patient: Rückenlage, Kniegelenke bei Bedarf unterlagert

Ausgangsstellung Behandler: Stand am Kopfende der Bank, etwas seitlich auf zu behandelnder Seite

Kontakt:

- Fixation der Skapula (Daumenballen auf Fossa supraspinata)
- Kopfseitige Hand führt HWS in Anteflexion; Seitneige und Rotation zur Gegenseite
- Ellbogen des Behandlers auf Bank aufstellen und Kopf des Patienten in o. g. Position in Ellbeuge legen (Oberarm am seitlichen Schädel der Gegenseite, Unterarm/Hand am seitlichen Schädel auf zu dehnender Seite)

Besonderheiten: Festlegen des zu erwartenden Weggewinns und der Mittelstellung in Richtung Depression des Schultergürtels

Auftrag an den Patienten: „Schulter hinter das Ohr ziehen"

Hinweis: Verlängerung des Muskels über den Schultergürtel, nicht über die HWS (Fixation von Kopf/HWS bleibt erhalten)

M. trapezius pars descendens (➤ Abb. 3.9)

Ausgangsstellung Patient: Rückenlage, Kniegelenke bei Bedarf unterlagert

Ausgangsstellung Behandler: Sitz am Kopfende der Bank, etwas seitlich auf zu behandelnder Seite

Kontakt:

- Kopfseitige Hand des Behandlers umfasst mit Langfinger HWS so, dass ulnare Handkante sich am Okziput anhakt = Fixationshand
- Andere Hand des Behandlers liegt von kranial im Gabelgriff am Schultergürtel

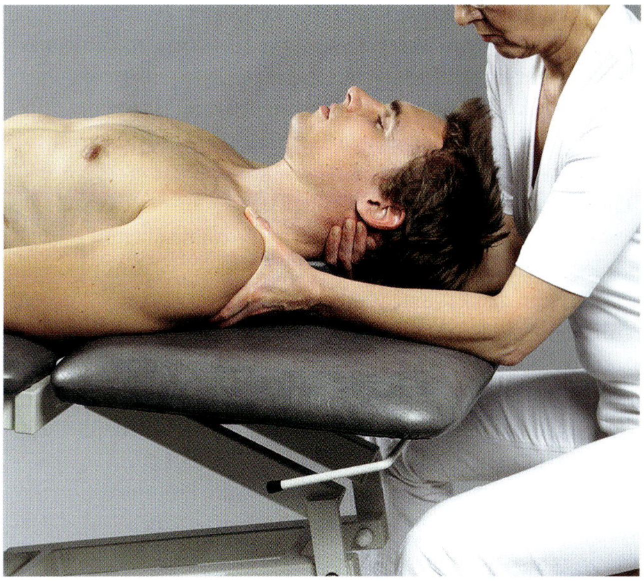

Abb. 3.9 Dehnungsbehandlung M. trapezius pars descendens, Auftrag an den Patienten: „Schulter zum Ohr ziehen". Weiteres siehe Text.

Alternativer Kontakt: Handfassung im Kreuzgriff (gut für die Relaxation, für die Dehnung nicht günstig)

Besonderheiten: Festlegen des zu erwartenden Weggewinns und der Mittelstellung in Richtung Depression des Schultergürtels

Auftrag an den Patienten: „Schulter zum Ohr ziehen"

Hinweis: Verlängerung des Muskels über den Schultergürtel, nicht über die HWS (Fixation von Kopf/HWS bleibt erhalten)

M. erector spinae (➤ Abb. 3.10a, b)

Ausgangsstellung Patient: Rückenlage, beide Beine sind in Knie und Hüfte gebeugt, Kopf in Anteflexion unterlagert

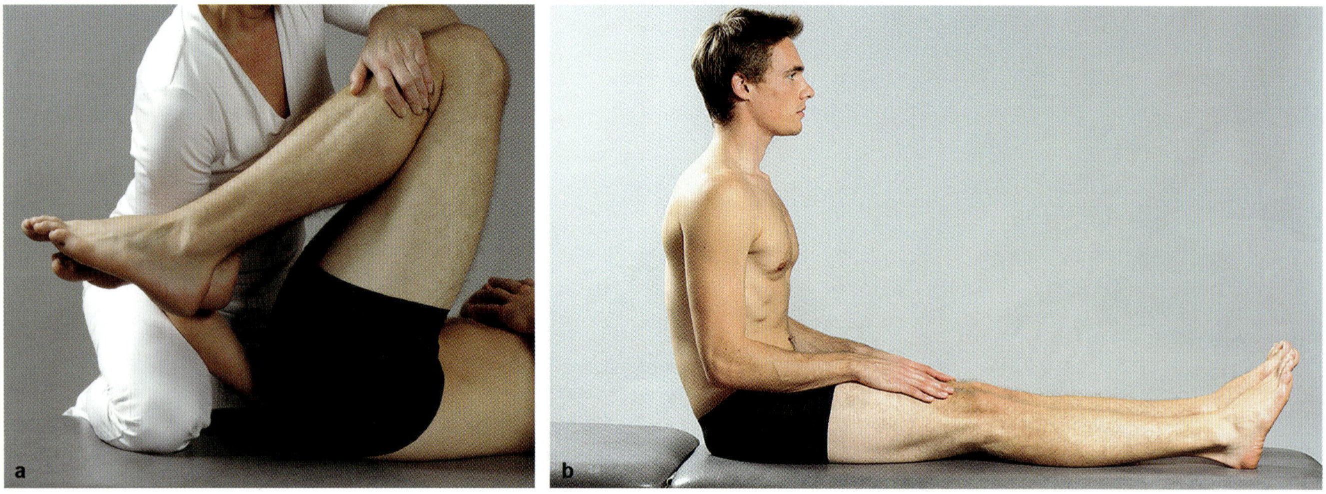

Abb. 3.10 a, b Dehnungsbehandlung M. erector spinae, Auftrag an den Patienten: „Becken herunterdrücken". Weiteres siehe Text.

Ausgangsstellung Behandler: Steht in Beckenhöhe neben dem Patienten, Blickkontakt

Kontakt:

- Kopfnahe Hand führt beide Beine bei gehaltener Kniegelenkflexion in Hüftgelenkflexion (Unterarm auf proximalen Unterschenkel des Patienten) (evtl. kompaktes Polster quer über den Leistenbereich legen, um Hüftgelenkflexion endgradig zu entlasten)
- Fußnahe Hand flächig im Kontakt am Sakrum, Handwurzel am Hiatus sacralis, Langfinger an Sakrumbasis, Zug des Sakrums nach kaudal

Durchführung: Festlegung der Mittelstellung für den Muskel über Beckenaufrichtung. Sicherung der Beckenstellung über die gehaltene Flexion im Hüftgelenk

Auftrag an den Patienten: „Becken herunterdrücken"

Hinweise:

- Anspannung erfolgt vom Sakrum in Richtung Unterlage
- Schnelle passive Bewegung zur festgelegten Endposition in LWS-Flexion über Zug am Sakrum nach kaudal, nicht über die Weiterführung der Hüftgelenkflexion
- Nach Beendung der Behandlung veränderte Propriozeption für die Stabilität des Rumpfes beim Aufstehen beachten

3.4.4 Muskuläre Inkoordination oder „Dysbalance" nach Janda

Inkoordinationen lassen sich klinisch am besten innerhalb einfacher motorischer Stereotype prüfen. Janda beschrieb **6 Stereotype,** die wir für die täglich notwendigen motorischen Leistungen benötigen und deren Inkoordination zu weitreichenden manualmedizinischen Verkettungen und damit zu schmerzhaften Funktionsstörungen im Bewegungssystem führen:

- Hüftextension
- Hüftabduktion
- Heben des Rumpfes aus der Rückenlage
- Liegestütz
- Heben des Kopfes in Rückenlage
- Armabduktion

Schildt-Rudloff beschrieb darüber hinaus die klinisch sehr wichtigen Störungen eines weiteren Stereotyps, der buchstäblich „lebensnotwendig" ist – den Atemstereotyp. Zur Besprechung dieses Stereotyps sei auf die Originalliteratur verwiesen.[95, 133]

Regeln bei der klinischen Untersuchung der Bewegungsstereotype:

- Die Bewegung wird vom Patienten durchgeführt, wie er sie immer nutzt. Der Untersucher greift nicht ein oder korrigiert.
- Die Bewegung wird langsam ausgeführt.
- Der Untersucher berührt den Patienten nicht, da das zu Fazilitierung und Änderung der Aktivierungsreihenfolge führen kann.
- Erfolgt die Untersuchung vor der Behandlung lokaler funktioneller Störungen wie TrP, Gelenk- oder muskulären Dysfunktionen, kann sie nur als orientierend, d. h. als Spannungszeichen, betrachtet werden. Erst nach Beseitigung lokaler Dysfunktionen ist eine gefundene Stereotypstörung als Ergebnis einer gezielten Untersuchung interpretierbar.

Die Reihenfolge der Aktivierung wird visuell erfasst. Das ist mit einiger Übung gut möglich. Mit einer Mehrkanal-EMG-Untersuchung sind Objektivierungen möglich. Neben eindeutig und stark veränderten Aktivierungsreihenfolgen, die mit hoher Wahrscheinlichkeit zu klinischen Beschwerden führen, lassen sich ideale Stereotypien beschreiben. Dazwischen liegen Übergangsbereiche mit zunehmenden Abweichungen vom Idealen. Ob im individuellen Fall eine funktionspathologische Relevanz resultiert, lässt sich nicht sicher voraussagen. Findet man jedoch bei bestehender funktionspathologischer Klinik im Bewegungssystem derartige Inkoordinationen, sollten sie mit bewertet und ins Therapiekonzept einbezogen werden.

Die empfohlene Therapie besteht in den für den jeweiligen inkoordinierten Stereotyp in ➤ Abschn. 3.4.4 beschriebenen Techniken. Sie werden in einer Sitzung 4- bis 5-mal wiederholt. Meist erfordert die Festigung des optimierten Stereotyps 4–6 Sitzungen.

Zur Inhibition neigende phasische Muskulatur und Fazilitation als Behandlungstechnik gestörter motorischer Stereotype

Janda beschrieb *tonische* Muskeln als zur Verspannung und/oder Verkürzung neigend und *phasische* Muskeln als zur Inhibition tendierend.[70, 72] Er benutzte oft den Begriff der **Abschwächung.** Gemeint waren damit nicht strukturelle, sondern funktionelle Paresen, die gelegentlich auch als Pseudoparesen bezeichnet werden. Janda propagierte **4 Formen** der Abschwächung:

- Arthrogen, z. B. M. vastus medialis bei fehlender Propriozeption des vorderen Kreuzbandes
- Bei lang bestehenden Triggerpunkten kommt es zu reflektorischer spinaler Fehlsteuerung, „primäre Muskelfaserdysfunktion"
- Sog. **Dehnungsschwäche:** Ein Muskel, der lange Zeit in einer Hemmungssituation ist, schwächt sich ab; z. B. M. rectus abdominis bei reversibel strukturell verkürztem lumbalen M. erector trunci, was sehr häufig ist
- Sog. **Verkürzungsschwäche:** Ein lange Zeit verspannter Muskel wird umgebaut im Sinne einer bindegewebigen Retraktion und damit schwächer.

Phasische Muskulatur kann ebenso Triggerpunkte ausbilden wie tonische. Allerdings wird sie hauptsächlich durch ihre Störung im Rahmen von Inkoordinationen und Muskel-Imbalance-Syndromen funktionspathologisch relevant.

Die Therapie inhibierter phasischer Muskeln und damit der Inkoordinationen sollte von erfahrenen Behandlern vorgenommen werden. Sie ist erst nach Beseitigung der regionalen manualmedizinischen Funktionsstörungen wie Triggerpunkten, reversibel funktionellen und strukturellen Verkürzungen der für den Stereotyp benötigten tonischen Muskulatur sowie von Dysfunktionen der von der Bewegung betroffenen Gelenke sinnvoll.

Bei den funktionsgestörten motorisch-dynamischen Stereotypien, also den Inkoordinationen, ist die Aktivierungsreihenfolge der benötigten Muskulatur geändert. Daher gilt es die „vergessenen" oder „verspäteten" Muskeln wieder in Erinnerung zu rufen. Dies geschieht, indem man diese Muskeln bei Ausführung des motorischen Stereotyps propriozeptiv reizt. Am einfachsten gelingt das durch manuelle nachdrückliche Reizsetzungen an den Muskeln selbst. Das Prinzip besteht in der Verstärkung der spinalen und kortikalen Repräsentation dieser Muskeln bei Ausführung des betroffenen Stereotyps. Das führt zu ihrer Aktivierung und Wiedereinsetzung bei der gestörten Bewegung.

Technisch lassen sich dazu schnelle rhythmisch-streichende Handbewegungen mit Kontakt der Finger des Behandlers an der Haut über den zu fazilitierenden Muskeln einsetzen. Ebenso sind rhythmische Impulsgebungen des Behandlers bei gehaltener isometrischer Anspannung des Patienten möglich (Therapie der inkoordinierten Kopfvorbeuge). Es lässt sich eine Vielzahl propriozeptiver Reize einsetzen wie z. B. Igelbälle oder Kälte- und Wärmereize und vieles mehr. Es bleibt der Erfahrung des Behandlers überlassen, welchen Reiz er für welchen Patienten einsetzt.

Folgende **Voraussetzungen** müssen für jede therapeutische Fazilitation inhibierter Muskulatur erfüllt sein:

- Die Behandlung eventueller Triggerpunkte der tonischen zum Stereotyp gehörenden Muskeln ist erfolgt.
- Segmentale Funktionsstörungen sollten behandelt sein, ebenso die des Arthrons.
- Die Behandlung eventueller Dysfunktionen der in die Stereotypbewegung einbezogenen Gelenke ist erfolgt.
- Die Behandlung der reversibel funktionell oder strukturell verkürzten tonischen zum Stereotyp gehörenden Muskeln ist erfolgt.

Behandlungstechnik der 6 gestörten motorischen Hauptstereotype

Hüftextension

Wir benötigen diesen Stereotyp am Ende der Standbeinphase während des Laufens. Bei ideal durchgeführtem Stereotyp findet die Bewegung überwiegend im Hüftgelenk statt, mit nur minimaler Vorkippung des Beckens. Die LWS wird nur minimal belastet und ihre segmentale Muskulatur nicht in Anspruch genommen. Je stärker der motorische Stereotyp gestört ist, desto mehr wird die Hüftextension mit Beckenvorkippung durchgeführt, was zu lumboskaraler Überlastung und entsprechenden manualmedizinischen Syndromen führt.

Bei der manualmedizinischen global-orientierenden Untersuchung des Ganges fallen bei inkoordinierter Hüftextension auf der betroffenen Seite eine scheinbar verkürzte Schrittlänge und eine gestörte Beckendynamik auf. Die Hüftextension ist bei sehr vielen Patienten mit chronischen Rückenschmerzen gestört.

Technische Durchführung (➤ Abb. 3.11)

- Patient in Bauchlage, Fußspitzen hängen über den Bankrand, Kopf ist bequem rotiert.
- Der Patient hebt das zu untersuchende Bein in die Hüftextension, die Bewegung ist beendet, sobald die Vorkippung des Beckens beginnt.
- Je nach Alter, Konstitution und Komorbiditäten schwankt das Bewegungsausmaß um 10° Hüftextension.

Normale Aktivierungsreihenfolge

1. Ischiokrurale Gruppe
2. M. gluteaus maximus
3. Kontralateraler M. erector spinae lumbal
4. Homolateraler M. erector spinae lumbal
5. Kontralateraler M. erector spinae thorakolumbal
6. Homolateraler M. erector spinae thorakolumbal
7. Schultergürtelmuskulatur beidseits

Häufige „Fehlaktivierungsmuster" und damit klinisch relevante Fehlstereotypien sind die beiden folgenden Aktivierungsreihenfolgen: 1-6-5-4-3-2-7 oder 5-6-2-4-3-1. Der M. glutaeus maximus ist oft inhibiert und „fällt" damit aus der Aktivierungsreihenfolge. Es lässt sich ableiten, dass die Muskulatur des thorakolumbalen Übergangs überlastet wird und dann entsprechende Funktionsstörungen aufweist.

Therapie (➤ Abb. 3.12)

- Patient in Bauchlage, Fußspitzen hängen über den Bankrand, Kopf ist bequem rotiert.

3

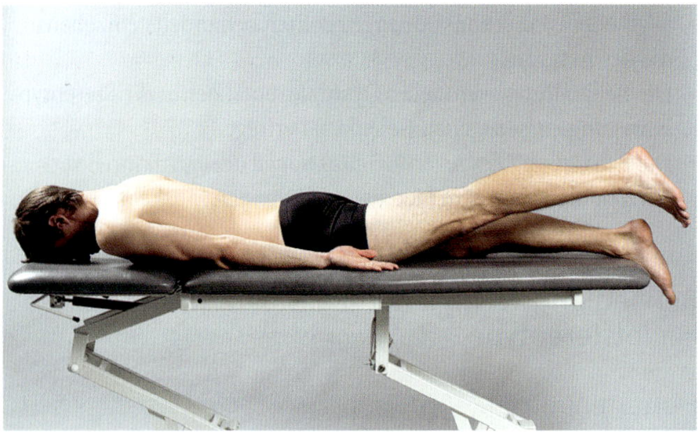

Abb. 3.11 Hüftextension – Untersuchungsbewegung: Der Patient hebt das zu untersuchende Bein in die Hüftextension; die Bewegung ist beendet, sobald die Vorkippung des Beckens beginnt. Weiteres siehe Text.

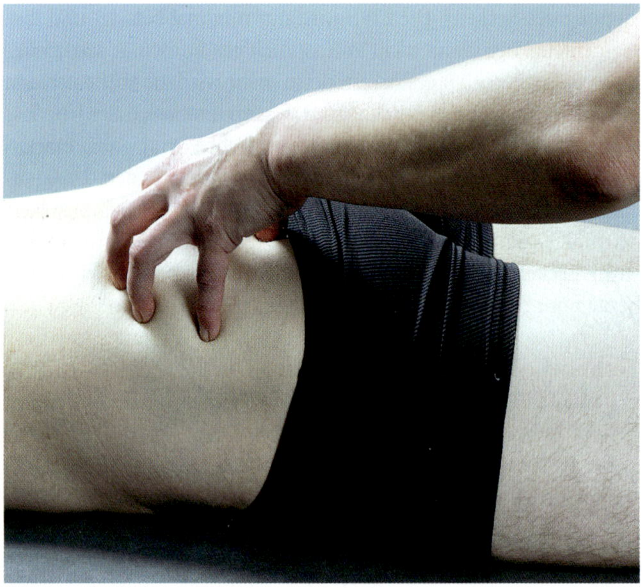

Abb. 3.12 Hüftextension – Therapie: Der Behandler fazilitiert die Muskelgruppe, die im motorischen Stereotyp zu spät aktiviert wird, meist der M. glutaeus maximus oder die ischiokrurale Gruppe, z. B. durch schnelle streichende Bewegungen mit seiner proximalen Hand. Weiteres siehe Text.

- Der Behandler steht auf der zu behandelnden Seite und trägt das in der Hüfte extendierte Bein des Patienten mit seiner bezogen auf den Patienten distalen Hand, der Patient übergibt das Bein, d. h. er weist keine Hüftextensionsspannung auf.
- Der Patient erhält die Information, das Bein zu halten, wenn der Behandler es plötzlich loslässt.
- Der Behandler fazilitiert die Muskelgruppe, die im motorischen Stereotyp zu spät aktiviert wird, meist der M. glutaeus maximus oder die ischiokrurale Gruppe, z. B. durch schnelle streichende Bewegungen mit seiner proximalen Hand.
- Der Behandler lässt dann das Bein des Patienten plötzlich zur Bank hin geführt fallen, sodass der Patient in die Hüftextension spannen muss, um es zu halten.
- Dieser Vorgang wird mehrfach wiederholt, bis der Patient in der Lage ist, die Last des Beines schnell zu übernehmen, was die Aktivierungsreihenfolge im Stereotyp optimiert.
- Der Schweregrad kann für den Patienten erhöht werden, indem er gegen den haltenden Arm des Behandlers aus der Hüftextensionsstellung heraus in die Hüftflexion spannt und trotzdem die Hüftextensoren plötzlich zur Lastübernahme aktivieren muss.

Hüftabduktion

Dieser Stereotyp wird für die Beckenstabilisierung in der Standbeinphase beim Laufen benötigt, ebenso beim Treppensteigen. Die Standbeinphase ist die längste Phase des Schrittes. Die Abduktoren stabilisieren das Becken bei jeder motorischen Tätigkeit, die eine Lastübernahme auf ein Bein erfordern. Eine ungenügende Stabilisierung des Beckens führt zu lumbosakralen und sakroiliakalen Funktionsstörungen. In der manualmedizinischen global-orientierenden Untersuchung fällt bei inkoordinierter Hüftabduktion eine seitendifferente Außenrotation und Abduktion des Beines der betroffenen Seite auf.

Technische Durchführung (➤ Abb. 3.13)

- Der Patient liegt auf der nichtgestörten Seite möglichst in Neutralhaltung, das untere Bein ist leicht gebeugt, um eine stabile Seitenlage zu erreichen.
- Der Rumpf weist möglichst wenig Rotation auf.
- Der Patient hebt das oben liegende Bein gestreckt an, d. h. er nähert den Fußaußenrand der Decke an und bewegt in die Hüftabduktion.
- Die Bewegung ist beendet, sobald sich das Becken mitbewegt.

Normale Aktivierungsreihenfolge

1. M. glutaeus medius
2. M. tensor fasciae latae
3. M. quadratus lumborum homolateral
4. M. iliopsoas
5. M. rectus femoris
6. Bauchmuskulatur

Häufig spannt der Patient als Erstes den M. tensor fasciae latae an, sodass eine kombinierte Abduktion-Außenrotations-Flexions-Bewegung im Hüftgelenk entsteht – der sog. Tensormechanismus der Hüftabduktion mit gleichzeitigem Hochziehen der getesteten Beckenseite. Ein weiterer häufiger Fehlstereotyp ist die Reihenfolge 3-2-4-5-6-1 mit primärer Aktivierung des M. quadratus lumborum. Dabei beginnt die Hüftabduktion mit einer Beckenneigung, was zu Funktionsstörungen der LWS und des lumbosakralen Übergangs führt. Die stabilisierende Anspannung der Rumpfstabilisatoren wie z. B. des M. transversus abdominis ist Voraussetzung für ein „isoliertes" Abheben des Beines.

Therapie (➤ Abb. 3.14)

- Patient liegt auf nichtgestörter Seite, unteres Bein leicht gebeugt, um eine stabile Seitenlage zu erreichen.
- Der Rumpf weist möglichst wenig Rotation auf.
- Der Behandler steht hinter dem Patienten auf Beckenhöhe und trägt das in der Hüfte abduzierte Bein des Patienten mit seiner bezogen auf den Patienten fußseitigen Hand, der Patient übergibt das Bein, d. h., er weist keine Hüftabduktionsspannung auf.
- Der Patient erhält die Information, das Bein zu halten, wenn der Behandler es plötzlich loslässt.

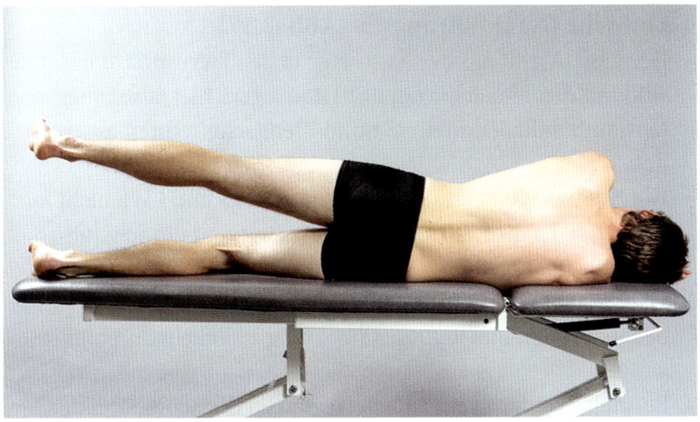

Abb. 3.13 Hüftabduktion – Untersuchungsbewegung: Der Patient hebt das oben liegende Bein gestreckt an, d. h., er nähert den Fußaußenrand der Decke an und bewegt in die Hüftabduktion. Weiteres siehe Text.

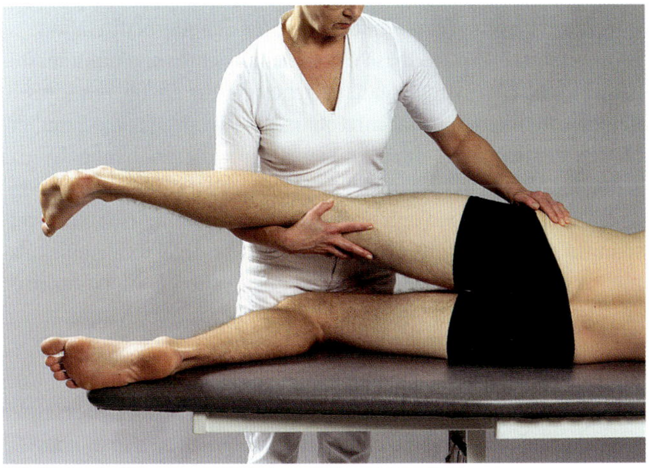

Abb. 3.14 Hüftabduktion – Therapie: Der Behandler fazilitiert die Muskelgruppe, die im motorischen Stereotyp zu spät aktiviert wird, meist Mm. glutaeus medius et minimus, z. B. durch schnelle streichende Bewegungen mit seiner proximalen Hand. Weiteres siehe Text.

- Der Behandler fazilitiert die Muskelgruppe, die im motorischen Stereotyp zu spät aktiviert wird, meist Mm. glutaeus medius et minimus, z. B. durch schnelle streichende Bewegungen mit seiner proximalen Hand.
- Der Behandler lässt dann das Bein plötzlich zur Bank hin geführt fallen, sodass der Patient in die Hüftabduktion spannen muss, um es zu halten.
- Dieser Vorgang wird mehrfach wiederholt, bis der Patient in der Lage ist, die Last des Beines schnell zu übernehmen, was die Aktivierungsreihenfolge im Stereotyp optimiert.
- Der Schweregrad kann für den Patienten erhöht werden, indem er gegen den haltenden Arm des Behandlers aus der Hüftabduktionsstellung heraus in die Hüftadduktion spannt und er die Hüftabduktoren trotzdem plötzlich zur Lastübernahme aktivieren muss.

Heben des Rumpfes aus der Rückenlage

Diese Testbewegung beurteilt das Zusammenspiel von Bauchmuskulatur und Hüftbeugern, besonders des M. iliopsoas. Die phasische ventrale Rumpfmuskulatur neigt zur Inhibition, die Psoasmuskeln dagegen als tonische Muskulatur zur Verspannung. Da beide Muskelgruppen bei vielen Bewegungen synergistisch arbeiten, führt das zum Überwiegen der Psoasmuskulatur. Das begünstigt die Entstehung eines unteren gekreuzten Syndroms (➤ Abschn. 3.4.5). In der global-orientierenden manualmedizinischen Untersuchung fällt ein betont vorgekipptes Becken im Stand auf, inspektorisch und palpatorisch findet sich eine verminderte Ruhespannung der Bauchmuskeln.

Technische Durchführung (➤ Abb. 3.15)

- Patient in Rückenlage, Beine in Hüfte und Knie leicht flektiert, Arme liegen entspannt neben dem Körper.
- Die Füße werden aktiv in die Plantarflexion gespannt, die Fersen in die Unterlage gedrückt und das Gesäß zusammengepresst – damit wird der M. iliopsoas maximal gehemmt und die Testbewegung überwiegend mit der Bauchmuskulatur ausgeführt.
- Der Behandler steht seitlich am unteren Ende der Bank, palpiert mit jeweils einem Finger an den Fersen des Patienten und richtet seinen Blick auf die Thoraxregion, unter der sich der untere Schulterblattwinkel des Patienten befindet.
- Der Patient erhält den Auftrag, sich ohne Abstützen mit den Armen aufzurichten.
- Die Bewegung beginnt idealerweise mit dem Kopf und läuft über HWS, zervikothorakalen Übergang und Schulter in die Kyphosierung der BWS.
- Die Testbewegung ist beendet, wenn der Patient die unteren Schulterblattwinkel von der Bankoberfläche abhebt. Der Behandler kontrolliert über die Palpation an den Fersen, wann der Patient seine Psoasmuskulatur aktiviert.
- Idealerweise kann der Patient die Schulterblattwinkel ohne Psoasaktivierung 5 cm von der Bankoberfläche abheben.

Viele Patienten beginnen die Bewegung mit dem Kopf, setzen aber für die weitere Aufrichtung anstelle der ventralen Bauchmuskeln die Psoasmuskulatur ein. Das führt im Alltag zu ständiger Hüftflexion und reflektorischer Anspannung der lumbalen Rückenstrecker mit entsprechenden Funktionsstörungen. Hier wird deutlich, dass eine vorherige Relaxation eventuell verspannter Rückenstrecker Voraussetzung ist, da ansonsten der Stereotyp nicht ideal getestet werden kann.

Therapie (➤ Abb. 3.16)

- Patient sitzt auf der Bank, Beine auf der Bank im Hüft- und Kniegelenk leicht gebeugt.
- Der Behandler sitzt hinter dem Patienten, palpiert mit den Fingern einer Hand den Aktivierungszustand der Rückenstrecker am lumbosakralen Übergang.
- Der Patient lehnt sich mit dem Oberkörper nach hinten und wird vom Behandler gestützt. Dabei weisen Bauchmuskeln und Rückenstrecker des Patienten keine Aktivierung auf.
- Der Patient wird informiert, dass der Behandler den haltenden Gegendruck plötzlich aufgeben wird und der Patient dies auffangen, also seine Sitzposition halten soll.
- Der Behandler fazilitiert nun mit seiner freien Hand, während er um den Patienten herumgreift, dessen Bauchmuskulatur, z. B. durch schnelle streichende Bewegungen, und gibt dann plötzlich seinen haltenden Gegendruck auf.

3

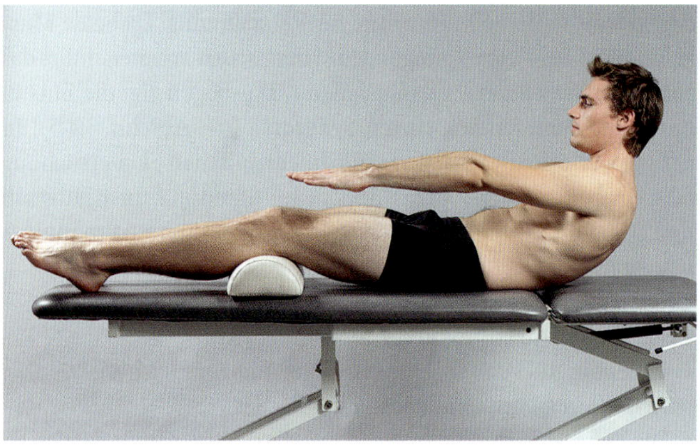

Abb. 3.15 Heben des Rumpfes aus der Rückenlage – Untersuchungsbewegung: Der Patient erhält den Auftrag, sich ohne Abstützen mit den Armen aufzurichten. Die Bewegung beginnt idealerweise mit dem Kopf und läuft über HWS, zervikothorakalen Übergang und Schulter in die Kyphosierung der BWS. Weiteres siehe Text.

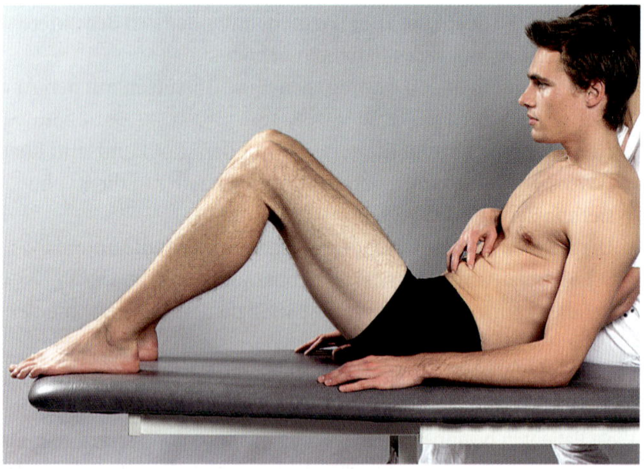

Abb. 3.16 Heben des Rumpfes aus der Rückenlage – Untersuchungsbewegung: Der Behandler fazilitiert nun mit seiner freien Hand um den Patienten herumgreifend dessen Bauchmuskulatur, z. B. durch schnelle streichende Bewegungen, und gibt dann plötzlich seinen haltenden Gegendruck auf. Weiteres siehe Text.

- Das mehrfache Wiederholen diese Vorgangs optimiert den gestörten Stereotyp, da die Bauchmuskeln plötzlich angespannt werden müssen und der Psoas sich durch die Hüftflexion in einer Annäherungsposition befindet.
- Der Schweregrad kann für den Patienten erhöht werden, indem er aus der angelehnten Haltung aktiv gegen den Behandler nach dorsal drückt und aus dieser Ausgangsstellung heraus plötzlich seine Sitzposition halten muss.

Liegestütz

Dieser Bewegungstest vermittelt Informationen über die Einbindung der mittleren und unteren Schulterblattstabilisatoren in die motorischen Stereotype, die wir für alle Bewegungen der oberen Extremität benötigen, welche die Schulter einbeziehen. Die hohe Alltagsbedeutung ist ersichtlich. Im Rahmen der global-orientierenden manualmedizinischen Untersuchung fällt ein seitendifferentes Armpendeln im Gang auf, im Stand ein seitendifferenter Schulter- und Skapulastand.

Technische Durchführung (➢ Abb. 3.17)

- Der Patient geht aus der Bauchlage in den Liegestütz, die Hände sind mit den Fingerspitzen nach innen gerichtet, also innenrotiert, und in Radialduktion, mindestens schulterbreit auseinander.
- Die Hüften sind vollständig gestreckt, HWS und LWS nicht lordosiert, BWS nicht übermäßig kyphosiert und die Schultern nicht hochgezogen.
- Ist der (echte) Liegestütz nicht möglich, kann er auch mit gebeugten Knien und aufliegenden Unterschenkeln durchführt werden.
- Beurteilt werden eventuelle Bewegungen der Schulterblätter, idealerweise liegt der mediale Schulterblattrand eng am Thorax, ebenso die Schulterblattspitze.
- Bewegen sich die Schulterblätter, rutschen sie zusammen oder gehen sie früh nach außen, gilt das als funktionspathologisches Zeichen im Sinne einer inkoordinierten Schulterblattfixation.

Es ist verständlich, dass diese Untersuchung eine von Funktionsstörungen freie BWS voraussetzt. Gleiches gilt für die oberen Rippen. Bei vielen Patienten beobachtet man, dass sie primär die Schulterblätter medialisieren oder kranialisieren. Ebenso häufig ist das schnelle „Abflügeln" der medialen Schulterblattränder oder des unteren Schulterblattwinkels. Meist findet man zeitgleich eine verspannte oder verkürzte Trapez-, Levator- und Pektoralismuskulatur, da der Patient diese für die Skapulafixation kompensatorisch einsetzt.

Therapie (➢ Abb. 3.18)

- Der Patient geht aus der Bauchlage in den Liegestütz, die Hände sind mit den Fingerspitzen nach innen gerichtet, also innenrotiert, und in Radialduktion, mindestens schulterbreit auseinander.
- Die Hüften sind vollständig gestreckt, HWS und LWS nicht lordosiert und die Schultern nicht hochgezogen.
- Ist der (echte) Liegestütz nicht möglich, kann er auch mit gebeugten Knien und aufliegenden Unterschenkeln durchgeführt werden.
- Der Behandler steht neben dem Patienten und fazilitiert z. B. durch schnelle streichende Bewegungen die medialen Schulterblattfixatoren.
- Der Patient fokussiert seine Aufmerksamkeit auf die Stellung seiner Schulterblätter.
- Die mehrfache Wiederholung dieser Technik optimiert den Stereotyp.

Bei Patienten mit Syndromen der oberen Thoraxapertur und/oder mit oberen gekreuzten Syndromen ist diese Inkoordination außerordentlich häufig und unbedingt in die Behandlungsstrategie einzubeziehen.[23] Gleiches gilt für Impingement-Syndrome.

Heben des Kopfes in Rückenlage

Die Untersuchung richtet sich auf das Zusammenspiel oberflächlicher und tiefer Halsbeuger. Werden für die Kopfanteflexion primär die Mm. sternocleidomastoidei als oberflächliche Halsbeuger und nicht der M. longus colli benutzt, resultiert eine Funktionspatholo-

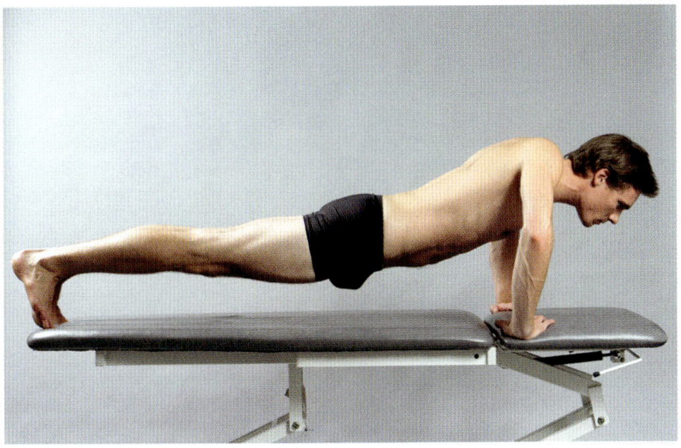

Abb. 3.17 Liegestütz – Untersuchungsbewegung: Der Patient geht aus der Bauchlage in den Liegestütz, die Hände sind mit den Fingerspitzen nach innen gerichtet, also innenrotiert und in der Radialduktion, mindestens schulterbreit auseinander, die Hüften sind vollständig gestreckt. Weiteres siehe Text.

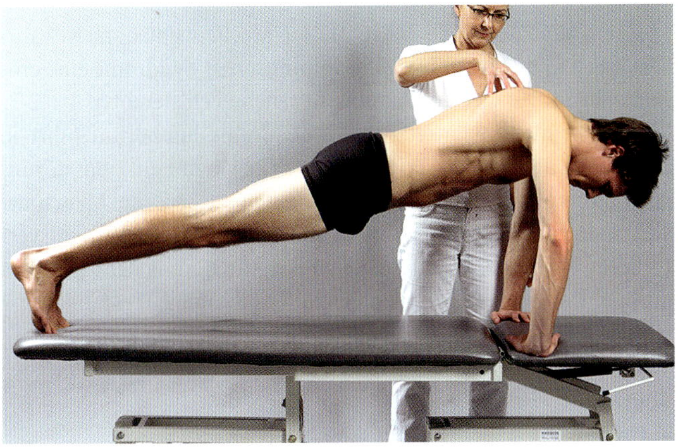

Abb. 3.18 Liegestütz – Therapie: Der Behandler steht neben dem Patienten und fazilitiert z. B. durch schnelle streichende Bewegungen die medialen Schulterblattfixatoren. Weiteres siehe Text.

gie im zervikokranialen und -thorakalen Übergang sowie im Segment C3/C4.[70] In der global-orientierenden manualmedizinischen Untersuchung fällt im Stand ein weit vorgeschobener Kopf mit ständiger Retroflexion im kraniozervikalen Übergang auf.

Technische Durchführung (➤ Abb. 3.19)

- Patient in Rückenlage, Arme entspannt neben dem Körper, Beine in leichter Kniebeugung.
- Der Patient bekommt den Auftrag, den Kopf langsam anzuheben.
- Bewertet werden die ersten 10° der Bewegung, besonders ob der Patient den Kopf eventuell parallel zur Decke anhebt, also die eigentliche Vorbeuge mit einer Retroflexion der HWS einleitet.
- Ist sich der Behandler unsicher, kann er zu Beginn der Testbewegung mit seinem Finger leichten Widerstand gegen Stirn oder Kinn des Patienten ausüben.
- Der Patient sollte in der Lage sein, den Kopf „eingerollt" 20 s zitterfrei zu halten.

Voraussetzung für diese Untersuchung ist die Behandlung eventueller Funktionsstörungen von Kopfgelenken, HWS und zervikothorakalem Übergang. Sie muss schmerzfrei durchführbar sein, was

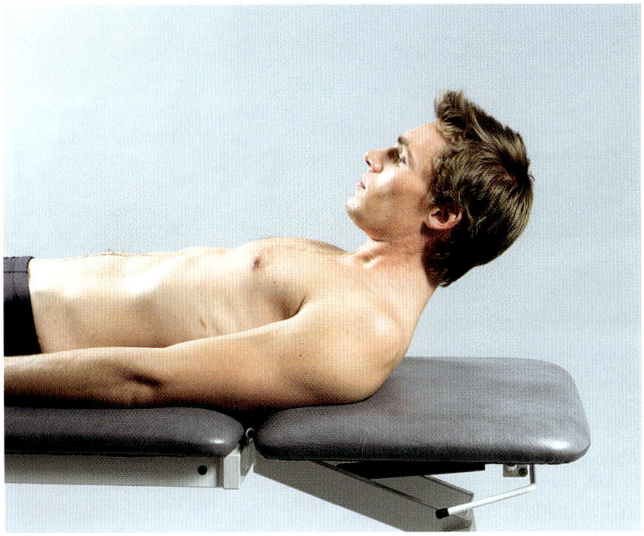

Abb. 3.19 Heben des Kopfes in Rückenlage – Untersuchungsbewegung: Der Patient befindet sich in Rückenlage, die Arme liegen entspannt neben dem Körper, die Beine sind in leichter Kniebeugung. Der Patient bekommt jetzt den Auftrag, den Kopf langsam anzuheben. Weiteres siehe Text.

die Löschung der in dieser Region sehr häufigen Triggerpunkte voraussetzt.

Therapie (➤ Abb. 3.20)

- Patient in Rückenlage, Arme entspannt neben dem Körper, Beine in leichter Kniebeugung.
- Der Behandler sitzt am Kopfende der Bank und unterfüttert mit seiner einen Hand die HWS des Patienten so, dass seine Daumen-Zeigefinger-Gabel unter C1 zu liegen kommt und Kontakt zur Okzipitalschuppe des Patienten hat (siehe die Untersuchung der Anteflexion O/C1 in [134]).
- Mit dem Zeige- oder Mittelfinger seiner anderen Hand nimmt er Kontakt am Kinn des Patienten auf, sein Arm ist dabei entspannt neben dem Kopf bzw. Hals des Patienten auf der Bank abgelegt.
- Nun wird der Patient aufgefordert, gegen den Finger des Behandlers an seinem Kinn in die Anteflexion der HWS zu drücken.
- Der Behandler hält gegen diesen Druck und fazilitiert gleichzeitig die tiefen Halsbeuger, bevorzugt den M. longus colli, indem er rhythmisch in wechselnder Frequenz den gegenhaltenden Druck kurz aufgibt und dann wieder einsetzt.
- Die mehrfache Wiederholung dieser Technik optimiert den Stereotyp.

Diese Inkoordination ist sehr häufig bei Patienten mit Kopfschmerzsyndromen oder mit oberem gekreuztem Syndrom (➤ Abschn. 3.4.5).[24, 25] Ebenso findet sie sich häufig bei Patienten mit Beschwerden im orofazialen System.[26]

Armabduktion

Diese Untersuchung vermittelt nicht nur Informationen über die für die Schulterbewegungen eingesetzten Stereotypien, sondern auch über die Beanspruchung der gesamten oberen Thoraxapertur

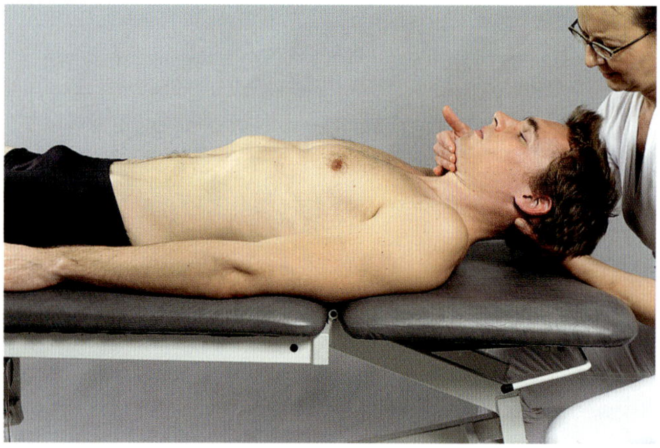

Abb. 3.20 Heben des Kopfes in Rückenlage – Therapie: Der Patient wird aufgefordert, gegen den Finger des Behandlers an seinem Kinn in die Anteflexion der HWS zu drücken. Weiteres siehe Text.

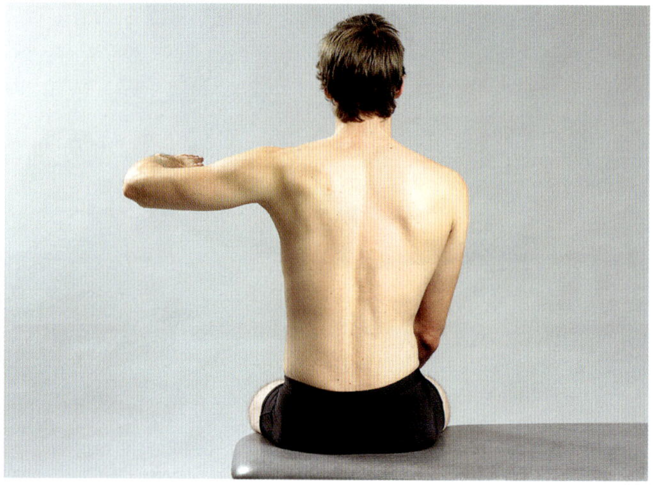

Abb. 3.21 Armabduktion – Untersuchungsbewegung: Der Patient bekommt den Auftrag, den Arm langsam in der Frontalebene zu abduzieren. Weiteres siehe Text.

3

bei sämtlichen Bewegungen der oberen Extremität. Wie der Stereotyp der Skapulafixation hat die Armabduktion eine hohe Alltagsrelevanz. Bei der global-orientierenden manualmedizinischen Untersuchung fällt im Gang ein seitendifferentes Armpendeln auf sowie ein seitendifferenter Schulterstand bei der Inspektion des Standes. Die Arme werden im Stand unterschiedlich rotiert, abduziert und ante- oder retrovertiert gehalten.

Technische Durchführung (➤ Abb. 3.21)

- Der Patient steht aufrecht, die Füße stehen hüftbreit nebeneinander.
- Der Behandler steht hinter dem Patienten mit Blick auf die Schulter- und Schulterblattmuskulatur.
- Der Patient bekommt den Auftrag, den Arm langsam in der Frontalebene zu abduzieren.
- Der Arm des Patienten soll im Ellbogengelenk 90° gebeugt sein.
- Der Behandler konzentriert sich auf 3 Komponenten der Bewegung:
  - Eigentliche Schulterabduktion
  - Rotation des Schulterblattes
  - Elevation des ganzen Schultergürtels

Normale Aktivierungsreihenfolge

1. M. deltoideus/M. supraspinatus
2. Kontralateraler M. trapezius
3. Homolateraler M. trapezius
4. Kontralateraler M. quadratus lumborum
5. Kontralaterale Mm. peronaei
6. Untere Skapulastabilisatoren

Die Schulterblattrotation beginnt mit der Abduktion, ihr Ausmaß variiert interindividuell stark. Auf etwa 10° Abduktion kommen 1–3° Schulterblattrotation. Ab 90° Schulterabduktion wird das weitere Heben des Armes ausschließlich durch Schulterblattrotation gewährleistet. Unterhalb 60° Abduktion entsteht im Idealfall keine Elevation der Schulter. Beginnt die Elevation früher, ist das nach Janda ein sicheres funktionspathologisches Zeichen.[70] Dann werden M. trapezius pars descendens und M. levator scapulae primär für die Abduktion eingesetzt, was zu Funktionsstörungen dieser Muskeln und der HWS führt. Dieser Mechanismus spielt wahrscheinlich in der Entstehung der Impingement-Syndrome eine große Rolle.[23, 90] Der durchaus nicht seltene Fehlstereotyp 4-1-2-3-5-6 mit primärem Einsatz des M. quadratus lumborum führt in diesem zur Bildung von Triggerpunkten sowie zu Funktionsstörungen im thorakolumbalen und lumbosakralen Übergang. Manchmal sieht man zu Beginn der Armabduktion eine sofortige Gewichtsverlagerung auf das kontralaterale Bein mit Aktivierung der Peroneusgruppe. Daran sollte bei rezidivierenden tibiofibularen Funktionsstörungen gedacht werden.

Therapie (➤ Abb. 3.22)

- Patient sitzt seitlich auf der Bank.
- Der Behandler steht seitlich versetzt hinter ihm und hält den im Schultergelenk 60° abduzierten und Ellbogengelenk 90° gebeugten Patientenarm mit seinem bezogen auf den Patienten gleichseitigen Arm, indem er den Patientenarm von unten schienend führt.
- Zu vermeiden ist eine zu starke Retroversion im Schultergelenk.
- Der Patient übergibt die Last des Armes an den Behandler, aktiviert also nicht.
- Mit seiner medialen Hand fazilitiert der Behandler z. B. durch streichende Bewegungen die Muskeln, die im Stereotyp zu spät aktiviert werden, meist Deltoideus und Supraspinatus.
- Gibt der Behandler die Haltespannung plötzlich auf, setzt der Patient den Stereotyp „Armabduktion" ein. Durch Fazilitation wird der gestörte Stereotyp optimiert.
- Der Schwierigkeitsgrad kann erhöht werden, indem man der Patienten auffordert, gegen den haltenden Widerstand des Behandlers den Arm in die Adduktion zu drücken und trotzdem „aufzufangen", wenn der haltende Druck des Behandlers plötzlich nachlässt.
- Die Führung des Patientenarmes durch den Behandler ist dabei in allen Phasen der Übung zu gewährleisten.

Diese Inkoordination ist sehr häufig bei Patienten mit Funktionsstörungen der oberen Thoraxapertur und der oberen Extremität. [21, 23]

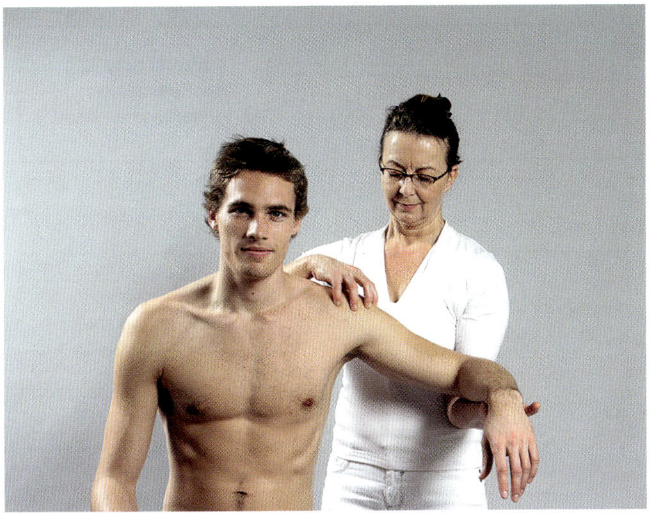

Abb. 3.22 Armabduktion – Therapie: Mit seiner medialen Hand fazilitiert der Behandler z. B. durch streichende Bewegungen die Muskeln, die im Stereotyp zu spät aktiviert werden, meist Deltoid und Supraspinatus. Weiteres siehe Text.

3.4.5 Muskel-Imbalance-Syndrom nach Janda („Haltungsstereotypien")

Janda beschrieb 3 klinisch sehr bedeutsame Syndrome:

- oberes gekreuztes Syndrom
- unteres gekreuztes Syndrom
- Etagensyndrom

Im Gegensatz zu Inkoordinationen sind Muskel-Imbalance-Syndrome statische Stereotypstörungen. Da Haltung auch eine motorische Leistung ist, zählen sie ebenso wie die Inkoordinationen zu den motorischen Stereotypstörungen mit funktionspathologischer Relevanz.

Die Pathophysiologie der gekreuzten Syndrome liegt begründet in der antagonistischen Verschaltung tonischer und phasischer Muskulatur mit reversibel struktureller Verkürzung der tonischen und Inhibition der phasischen Muskeln. Janda nannte sie „gekreuzt", da die antagonistisch verschaltete Muskulatur wechselseitig dorsal oder ventral lokalisiert ist. Nur wenn die Kombination reversibel strukturell verkürzter tonischer und antagonistisch verschalteter phasischer inhibierter Muskulatur vorliegt, kann ein gekreuztes Syndrom diagnostiziert werden.

Im Gegensatz zu den gekreuzten Syndromen ist die betroffene Muskulatur des Etagensyndroms dorsal lokalisiert. Charakteristisch ist hier die kraniokaudale Sequenz tonisch-verkürzter und phasisch-inhibierter Muskulatur. Die Syndrome können ineinander übergehen.

Oberes gekreuztes Syndrom

Dieses Imbalance-Syndrom ist gekennzeichnet durch reversibel strukturell verkürzte dorsal gelegene Nackenstrecker und obere Schulterblattstabilisatoren (M. trapezius pars descendens und M. levator scapulae), die antagonistisch verschaltet sind mit dem dann inhibierten ventral gelegenen M. longus colli. Dazu findet man die ventral gelegenen reversibel strukturell verkürzten Mm.

a

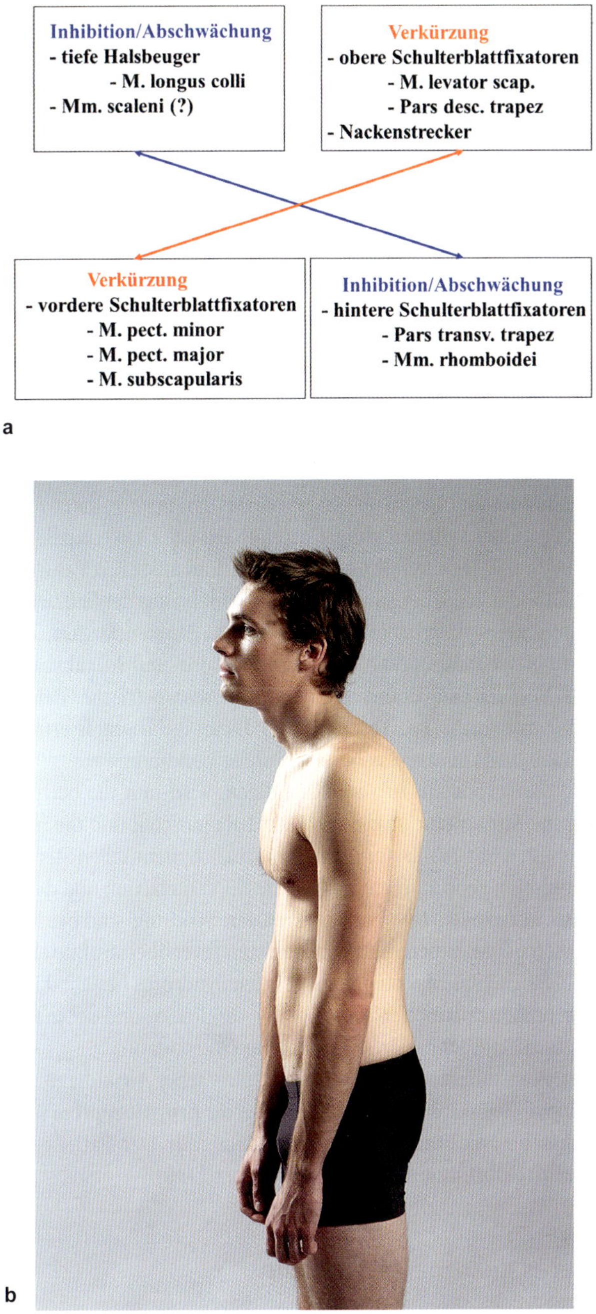

b

Abb. 3.23 Oberes gekreuztes Syndrom.
a Schematische Darstellung;
b Betroffener Patient.

pectorales major et minor und den M. subscapularis, die die antagonistisch verschalteten dorsalen mittleren Schulterblattstabilisatoren (M. trapezius pars transversa und Mm. rhomboidei) hemmen (➤ Abb. 3.23a, b). Klinisch ist das obere gekreuzte Syndrom bei allen manualmedizinischen Kopfschmerzsyndromen sehr bedeutsam.[22, 24–26, 92, 93]

Das Syndrom fällt in der global-orientierenden manualmedizinischen Untersuchung durch vorgezogenen Kopf, hyperlordosierte HWS sowie ebenfalls ventralisierte und kranialisierte Schultern auf. Ein klinisch leicht prüfbares Maß besteht in der inspektorischen Prüfung, ob ein gedachtes Lot ausgehend vom Porus acusticus externus des Patienten vor die Vorderkante seines 7. Halswirbelkörpers fällt.

Man unterscheidet klinisch **2 Typen:**

- **Typ A** mit einer HWS-Hyperlordose bis C4 und einer folgenden Kyphose bis Th4 bei Retroflexion in O/C1 und Th3/4, dabei wird besonders Segment C4 beansprucht.
- **Typ B** mit Hyperlordose der gesamten HWS, Maximum bei C5 sowie wieder Retroflexion O/C1, nun jedoch Anteflexion in Th3/4.

Klinische Folgen sind unabhängig vom vorliegenden Typ die Vertikalisierung der Fossa glenoidalis mit Auswirkungen auf alle Schulterbewegungen und dann reflektorisch stärkerer Aktivierung des M. supraspinatus mit Triggerpunktbildung. Dies dürfte eine der Ursachen für Impingement-Syndrome sein. Weiterhin wird die Skapula nun vermehrt durch die oberen Stabilisatoren gehalten, die dann wiederum zu Triggerpunktbildungen neigen.

Die Bestätigung, ob ein oberes gekreuztes Syndrom vorliegt, erfolgt mittels gezielter Untersuchung. Dazu müssen jedoch eventuelle Triggerpunkte und bestehende Gelenkdysfunktionen der HWS sowie des zervikothorakalen Übergangs behandelt sein. Ist das der Fall, werden die tonischen Muskeln, in diesem Fall also Nackenstrecker, obere Schulterblattstabilisatoren, Pektoralmuskulatur und M. subscapularis, auf Verlängerung untersucht und mit postisometrischer Relaxation (PIR) behandelt (➤ Abschn. 3.4.2). Bleibt die Therapie erfolglos, liegt nach Janda eine reversibel strukturelle Verkürzung vor.

Um die Diagnostik zu vervollständigen, wird nun die betroffene phasische Muskulatur, in diesem Fall M. longus colli und die mittleren Schulterblattstabilisatoren, im motorisch-dynamischen Stereotyp auf Inhibition geprüft. Dazu werden die Kopfanteflexion und der Liegestütze verwendet. Im oberen gekreuzten Syndrom sind beide Stereotypien inkoordiniert, ihre Antagonisten reversibel strukturell verkürzt. Die Therapie des oberen gekreuzten Syndroms besteht dann in der manualmedizinischen Dehnung der verkürzten und der manualmedizinischen Fazilitation der inhibierten Muskulatur.

Mit Physiotherapie auf neurophysiologischer Grundlage sollte früh begonnen werden. Zu empfehlen ist die **propriozeptive sensomotorische Fazilitation (PSF)** nach Janda.[2] Der Patient sollte immer zu Selbstübungen angeleitet werden.[130]

Unteres gekreuztes Syndrom

Das untere gekreuzte Syndrom ist gekennzeichnet durch dorsal gelegene, reversibel strukturell verkürzte thorakolumbale Rückenstrecker, antagonistisch verschaltet mit inhibierter ventraler (Bauch-) Muskulatur, sowie durch reversibel strukturell verkürzte Hüftbeuger (M. iliopsoas und M. tensor fasciae latae) verknüpft mit inhibierten Mm. glutaeus maximus et medius (➤ Abb. 3.24a, b). Die klinische Bedeutsamkeit dieser Syndrome beim sog. „nichtklassifizierten unteren Rückenschmerz" ist kaum zu unterschätzen. Wiederum lassen sich **2 Typen** unterscheiden:

- **Typ A** mit primärer Dysbalance der Hüftbeuger und -strecker, Beckenkippung nach vorn und Beugestellung der Hüfte. Dazu kommt eine kurze lumbale Lordose und etwa ab Höhe des thorakolumbalen Übergangs eine kompensatorische Kyphose. Der Patient steht meist mit leicht gebeugten Knien.

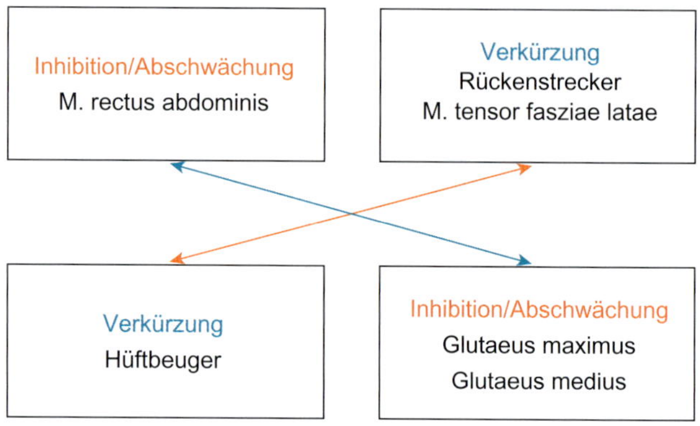

a

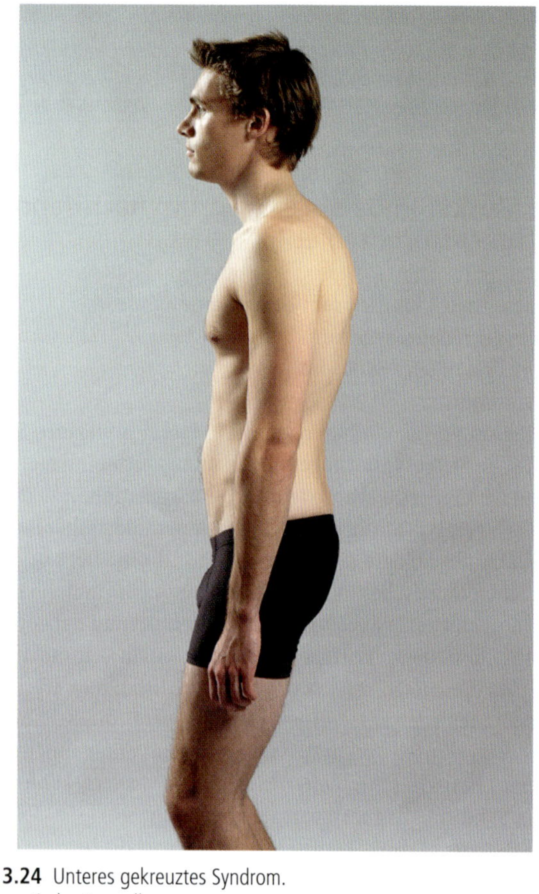

b

Abb. 3.24 Unteres gekreuztes Syndrom.
a Schematische Darstellung;
b Betroffener Patient.

- **Typ B** mit primärer Dysbalance zwischen Rückenstreckern und ventraler abdominaler Rumpfmuskulatur, kaum sichtbarer Beckenkippung und durchgestreckten Knien im Stand. Dazu kommt eine lange und flache lumbale Lordose, die bis in die mittlere BWS reicht, sowie eine deutliche Kopfvorhaltestellung.

Auch die Diagnose des unteren gekreuzten Syndroms setzt die Behandlung akuter Triggerpunkte der involvierten Muskulatur sowie Gelenkdysfunktionen der LWS und des Beckenrings voraus. Bleibt die PIR der betroffenen tonischen Muskeln erfolglos und sind die Stereotypuntersuchungen „Rumpfanteflexion“ sowie „Hüftextension“ auffällig, liegt ein unteres gekreuztes Syndrom vor.

Therapeutisch werden Rückenstrecker und M. iliopsoas gedehnt, Bauchmuskulatur und Mm. glutaei fazilitiert. Die PSF nach Janda ist ins therapeutische Konzept zu integrieren.

Etagensyndrom

Das Etagensyndrom ist nach Janda Ausdruck einer starken Inkoordination. Klinisch findet man es etwas weniger häufig im Vergleich zu den gekreuzten Syndromen. Es ist gekennzeichnet durch die **funktionspathologisch gestörte Sequenz:**

- Reversibel strukturell verkürzte obere Schulterblattstabilisatoren
- Inhibierte mittlere Schulterblattstabilisatoren
- Reversibel strukturell verkürzte thorakale und lumbale Rückenstrecker
- Inhibierte Glutealmuskeln
- Reversibel strukturell verkürzte Ischiokruralmuskulatur

Die funktionsgestörte Muskulatur innerhalb des Etagensyndroms findet man nach Janda überwiegend dorsal. Lewit beschrieb zusätzlich noch eine Inhibition des M. rectus abdominus (wohl durch den tonischen Antagonisten, d. h. den lumbalen Erektor) mit gleichzeitiger Verspannung der Mm. obliqui abdominis.[90]

Klinisch findet man das Etagensyndrom häufig bei chronischen Schmerzpatienten, aber auch bei Leistungssportlern wie z. B. Hochspringern. Bei älteren Menschen sollte sorgfältig abgewogen werden, ob eine Behandlung notwendig ist. Oft sind die Stereotypien so verfestigt, dass ihre Therapie den Patienten motorisch durcheinanderbringt. Das gilt auch für die gekreuzten Syndrome.

Das Etagensyndrom kann diagnostiziert werden, wenn die tonischen Muskeln nach Behandlung regionaler Triggerpunkte und Gelenkdysfunktionen auch nach PIR weiterhin Funktionsstörungen aufweisen und die Untersuchung der Stereotype „Kopfanteflexion“, „Rumpfanteflexion“ und „Hüftextension“ inhibierte phasische Muskulatur aufzeigt. Die Therapie der Wahl ist wiederum die Kombination von Dehnung der tonischen Muskeln und Fazilitation der phasischen Muskeln. Von den verfügbaren physiotherapeutischen Techniken auf neurophysiologischer Grundlage ist die PSF nach Janda die Behandlungsmethode erste Wahl bei einem Etagensyndroms, möglich ist auch der Einsatz von Vojta-Techniken.

LITERATUR ZU KAPITEL 2 UND 3

1. Aguilera FJ et al. (2009) Immediate effect of ultrasound and ischemic compression techniques for the treatment of trapezius latent myofascial trigger points in healthy subjects: a randomized controlled study. J Manip Physiol Therapeut 32: 515–520
2. ÄMM Ad (2000) Theoretische Grundlagen der Manuellen Medizin. Berlin, 25–35
3. Arendt-Nielsen L et al. (2003) [Assessment of muscle pain and hyperalgesia. Experimental and clinical findings]. Schmerz 17: 445–449
4. Arroyo P Jr. (1966) Electromyography in the evaluation of reflex muscle spasm. Simplified method for direct evaluation of muscle-relaxant drugs. J Florida Med Assoc 53: 29–31
5. Assche Rv (2001) AORT. Autonome Osteopathische Repositionstechnik. Haug, Heidelberg
6. Audette JF et al. (2004) Bilateral activation of motor unit potentials with unilateral needle stimulation of active myofascial trigger points. Am J Phys Med Rehabil 83: 368–374, quiz 375–367, 389
7. Awad EA (1973) Interstitial myofibrositis: hypothesis of the mechanism. Arch Physical Med Rehab 54: 449–453
8. Axelson HW (2005) Signs of muscle thixotropy during human ballistic wrist joint movements. J Appl Physiol 99: 1922–1929
9. Baumgartner H, Dvorak J, Graf-Baumann T, Terrier B (1993) Grundbegriffe der Manuellen Medizin. Springer, Berlin
10. Behmand RA et al. (2003) Single-site botulinum toxin type a injection for elimination of migraine trigger points. Headache 43: 1085–1089
11. Bengtsson A et al. (1986) Muscle biopsy in primary fibromyalgia. Lightmicroscopical and histochemical findings. Scand J Rheumatol 15: 1–6
12. Beyer L (2003) Theoretische Grundlagen der Verkettung von Symptomen in der Manuellen Medizin. Manuelle Med 41: 268–271
13. Biggar WD et al. (2001) Deflazacort treatment of Duchenne muscular dystrophy. J Pediatr 138: 45–50
14. Bonifati MD et al. (2000) A multicenter, double-blind, randomized trial of deflazacort versus prednisone in Duchenne muscular dystrophy. Muscle Nerve 23: 1344–1347
15. Borg-Stein J, Stein J (1996) Trigger points and tender points: one and the same? Does injection treatment help? Rheum Dis Clin North Am 22: 305–322
16. Brendstrup P et al. (1957) Morphological and chemical connective tissue changes in fibrositic muscles. Ann Rheumatic Dis 16: 438–440
17. Brezinschek HP (2008) [Mechanisms of muscle pain: significance of trigger points and tender points]. Z Rheumatol 67: 653–654, 656–657
18. Bron C et al. (2007) Interrater reliability of palpation of myofascial trigger points in three shoulder muscles. J Manual Manip Ther 15: 203–215
19. Brook JD et al. (1992) Molecular basis of myotonic dystrophy: expansion of a trinucleotide (CTG) repeat at the 3' end of a transcript encoding a protein kinase family member. Cell 68: 799–808
20. Bruckle W et al. (1990) [Tissue pO2 measurement in taut back musculature (M. erector spinae)]. Z Rheumatol 49: 208–216
21. Buchmann J et al. (2010) Differenzialdiagnostik manualmedizinischer Syndrome der oberen Extremität („Arm- und Handschmerz") unter Einbeziehung osteopathischer Verfahren. Phys Rehab Kur Med 20: 97–116
22. Buchmann J et al. (2007) Manualmedizinische Differenzialdiagnose der Kopf- und Gesichtsschmerzsyndrome. Phys Rehab Kur Med 17: 334–347
23. Buchmann J et al. (2009) Differenzialdiagnostik manualmedizinischer Syndrome der oberen Thoraxapertur („Schulter-Arm-Schmerz"). Manuelle Med 47: 403–417
24. Buchmann J et al. (2008) Kopf- und Gesichtsschmerzsyndrome. Manualmedizinische Differenzialdiagnose unter Einbeziehung osteopathischer Anschauungen – Teil I Manuelle Med 46: 82–92
25. Buchmann J et al. (2008) Kopf- und Gesichtsschmerzsyndrome. Manualmedizinische Differenzialdiagnose unter Einbeziehung osteopathischer Anschauungen – Teil II. Manuelle Med 46: 145–154
26. Buchmann J (2008) Kopf- und Gesichtsschmerzsyndrome. Manualmedizinische Differenzialdiagnose unter Einbeziehung osteopathischer Anschauungen – Teil III. Manuelle Med 46: 155–162
27. Buchmann J et al. (1998) Gezielte manualmedizinische Untersuchung der Kopfgelenke vor, während und nach einer Intubationsnarkose mit vollständiger neuromuskulärer Blockade. Manuelle Med 36: 32–36
28. Buchmann J et al. (2005) Manual treatment effects to the upper cervical apophysial joints before, during, and after endotracheal anesthesia: a placebo-controlled comparison. Am J Phys Med Rehabil 84: 251–257
29. Campbell KP (1995) Three muscular dystrophies: loss of cytoskeletonextracellular matrix linkage. Cell 80: 675–679
30. Chen Q et al. (2008) Ability of magnetic resonance elastography to assess taut bands. Clin Biomech (Bristol, Avon) 23: 623–629

31. Chen Q et al. (2007) Identification and quantification of myofascial taut bands with magnetic resonance elastography. Arch Physical Med Rehab 88: 1658–1661
32. Cherraf-Schweyer C et al. (2007) An experimental and theoretical approach of elasticity and viscoelasticity of compact and spongy bone with periodic homogenization. Comput Methods Biomechan Biomed Engin 10: 195–207
33. Chou LW et al. (2009) Remote influences of acupuncture on the pain intensity and the amplitude changes of endplate noise in the myofascial trigger point of the upper trapezius muscle. Arch Physical Med Rehab 90: 905–912
34. Croft P et al. (1996) More pain, more tender points: is fibromyalgia just one end of a continuous spectrum? Ann Rheumatic Dis 55: 482–485
35. De Stefano R et al. (2000) Image analysis quantification of substance P immunoreactivity in the trapezius muscle of patients with fibromyalgia and myofascial pain syndrome. J Rheumatol 27: 2906–2910
36. Dexter JR, Simons DS (1981) Twitch response in human muscle evoked by palpation and needle penetration of a trigger point. Arch Physical Med Rehab 62: 521
37. Durette MR et al. (1991) Needle electromyographic evaluation of patients with myofascial or fibromyalgic pain. Am J Phys Med Rehabil 70: 154–156
38. Einat R, Yoram L (2009) Recruitment viscoelasticity of the tendon. J Biomech Engin 131: 111008
39. Elert JE et al. (1992) Muscle performance, electromyography and fibre type composition in fibromyalgia and work-related myalgia. Scand J Rheumatol 21: 28–34
40. Emre M (1988) Symptomatology of muscle spasm. In: Emre M, Mathies H (eds.) Muscle Spasm and Pain. Parthenon, Carnforth, 27–32
41. Engel AG, Franzini-Armstrong C (1994) Myology. Churchill Livingstone, New York
42. Farasyn A (2007) Referred muscle pain is primarily peripheral in origin: the "barrier-dam" theory. Med Hypotheses 68: 144–150
43. Farran AJ et al. (2010) Effects of matrix composition, microstructure, and viscoelasticity on the behaviors of vocal fold fibroblasts cultured in three-dimensional hydrogel networks. Tissue Engin 16: 1247–1261
44. Fassbender HG, Wegner K (1972) Morphologie und Pathogenese des Weichteilrheumatismus. Z Rheumaforschg 32: 355–374
45. Felber S et al. (2000) Oral creatine supplementation in Duchenne muscular dystrophy: a clinical and 31P magnetic resonance spectroscopy study. Neurol Res 22: 145–150
46. Fernandez-Carnero J et al. (2010) Increased spontaneous electrical activity at a latent myofascial trigger point after nociceptive stimulation of another latent trigger point. Clin J Pain 26: 138–143
47. Ge HY et al. (2006) Sympathetic facilitation of hyperalgesia evoked from myofascial tender and trigger points in patients with unilateral shoulder pain. Clin Neurophysiol 117: 1545–1550
48. Ge HY et al. (2010) The predetermined sites of examination for tender points in fibromyalgia syndrome are frequently associated with myofascial trigger points. J Pain 11: 644–651
49. Geertsen SS et al. (2010) Voluntary activation of ankle muscles is accompanied by subcortical facilitation of their antagonists. J Physiol 588: 2391–2402
50. Gerwin R, Shannon S (2000) Interexaminer reliability and myofascial trigger points. Arch Physical Med Rehab 81: 1257–1258
51. Gerwin RD et al. (1997) Interrater reliability in myofascial trigger point examination. Pain 69: 65–73
52. Glogowski G, Wallraff J (1951) [Clinical and histologic aspects of myogelosis.] Z Orthopädie Grenzgebiete 80: 237–268
53. Gozal D, Thiriet P (1999) Respiratory muscle training in neuromuscular disease: long-term effects on strength and load perception. Med Sci Sports Exerc 31: 1522–1527
54. Greenman PE (1998) Lehrbuch der Osteopathischen Medizin. Haug, Heidelberg
55. Hains G et al. (2010) Chronic shoulder pain of myofascial origin: a randomized clinical trial using ischemic compression therapy. J Manip Physiol Ther 33: 362–369
56. Hanten WP et al. (2000) Effectiveness of a home program of ischemic pressure followed by sustained stretch for treatment of myofascial trigger points. Phys Ther 80: 997–1003
57. Harden RN et al. (2009) Botulinum toxin a in the treatment of chronic tension-type headache with cervical myofascial trigger points: a randomized, double-blind, placebo-controlled pilot study. Headache 49: 732–743
58. Harden RN et al. (2007) A critical analysis of the tender points in fibromyalgia. Pain Med 8: 147–156
59. Harth M, Nielson WR (2007) The fibromyalgia tender points: use them or lose them? A brief review of the controversy. J Rheumatol 34: 914–922
60. Henriksson KG et al. (1982) Muscle biopsy findings of possible diagnostic importance in primary fibromyalgia (fibrositis, myofascial syndrome). Lancet 2: 1395
61. Hidalgo-Lozano A et al. (2010) Muscle trigger points and pressure pain hyperalgesia in the shoulder muscles in patients with unilateral shoulder impingement: a blinded, controlled study. Exp Brain Res 202: 915–925
62. Hoffman EP et al. (1987) Dystrophin: the protein product of the Duchenne muscular dystrophy locus. Cell 51: 919–928
63. Hoheisel U, Mense S (1990) Response behaviour of cat dorsal horn neurones receiving input from skeletal muscle and other deep somatic tissues. J Physiol 426: 265–280
64. Hong C-Z et al. (1996) Histological findings of responsive loci in a myofascial trigger point of rabbit skeletal muscle from where localized twitch response could be elicited. Arch Physical Med Rehab 77: 961
65. Hong CZ (1996) Pathophysiology of myofascial trigger point. J Formos Med Assoc 95: 93–104
66. Hong CZ, Simons DG (1998) Pathophysiologic and electrophysiologic mechanisms of myofascial trigger points. Arch Physical Med Rehab 79: 863–872
67. Hou CR et al. (2002) Immediate effects of various physical therapeutic modalities on cervical myofascial pain and trigger-point sensitivity. Arch Physical Med Rehab 83: 1406–1414
68. Hubbard DR, Berkoff GM (1993) Myofascial trigger points show spontaneous needle EMG activity. Spine 18: 1803–1807
69. Inman VT, Saunders JB (1944) Referred pain from skeletal structures. J Nerv Ment Dis 99: 660–667
70. Janda V (2000) Manuelle Muskelfunktionsdiagnostik. Urban & Fischer, München
71. Janda V (1991) Muscle spasm – a proposed procedure for differential diagnosis. J Manual Med 6: 136–139
72. Janda V (1968) [The significance of muscular faulty posture as pathogenetic factor of vertebral disorders]. Arch Phys Ther (Leipzig) 20: 113–116
73. Jones LH (2005) Strain- Counterstrain. Urban & Fischer, München
74. Kalyan-Raman UP et al. (1984) Muscle pathology in primary fibromyalgia syndrome: a light microscopic, histochemical and ultrastructural study. J Rheumatol 11: 808–813
75. Kamanli A et al. (2005) Comparison of lidocaine injection, botulinum toxin injection, and dry needling to trigger points in myofascial pain syndrome. Rheumatol Int 25: 604–611
76. Kellgren JH (1938) Observations of referred pain arising from muscle. Clin Sci 3: 175–190
77. Kellgren JH (1938) A Preliminary Account of Referred Pains Arising from Muscle. Brit Med J 12: 325–327
78. Kimura Y et al. (2009) Evaluation of sympathetic vasoconstrictor response following nociceptive stimulation of latent myofascial trigger points in humans. Acta physiol (Oxford, England) 196: 411–417
79. Klett (1999) Szintigraphischer Nachweis von Triggerpunkten. Manuelle Med 37: 121–123

80. Korr IM (1975) Proprioceptors and somatic dysfunction. J Am Osteopath Assoc 74: 638–650
81. Kuan TS et al. (2007) The myofascial trigger point region: correlation between the degree of irritability and the prevalence of endplate noise. Am J Phys Med Rehabil 86: 183–189
82. Kuncewicz E, Samborski W (2009) [Tender points and trigger points – differences and similarities]. Chirurgia Narzadow Ruchu i Ortopedia Polska 74: 367–371
83. Laekeman M, Kreutzer R (2009) Großer Bildatlas der Palpation. Springer, Heidelberg
84. Lancaster GI, Febbraio MA (2009) Skeletal muscle: not simply an organ for locomotion and energy storage. J Physiol 587: 509–510
85. Langberg H et al. (2002) Exercise-induced increase in interstitial bradykinin and adenosine concentrations in skeletal muscle and peritendinous tissue in humans. J Physiol 542: 977–983
86. Larsson SE et al. (1990) Chronic trapezius myalgia. Morphology and blood flow studied in 17 patients. Acta Orthop Scand 61: 394–398
87. Lewit K (1987) [Chain reactions in functional disorders of the locomotor system]. Cas Lek Cesk 126: 1310–1312
88. Lewit K (1997) Manuelle Medizin. Barth, Leipzig
89. Lewit K (1992) Manuelle Medizin. Barth, Leipzig
90. Lewit K (2007) Manuelle Medizin bei Funktionsstörungen des Bewegungsapparates. Urban & Fischer, München
91. Lewit K (1999) Motion palpation: it's time to accept the evidence. J Manip Physiol Ther 22: 260–261
92. Lewit K (1978) [Pathomechanism of cervico-cranial headache]. Ceskoslovenska Neurologie a Neurochirurgie 41: 26–34
93. Lewit K (1977) [Pathomechanisms of cervical headaches]. Psychiatrie, Neurologie, und medizinische Psychologie 29: 661–671
94. Lewit K (1980) [Postisometric relaxation (author's transl)]. Cas Lek Cesk 119: 450–455
95. Lewit K (1980) Relation of faulty respiration to posture, with clinical implications. J Am Osteopath Assoc 79: 525–529
96. Lewit K, Gaymans P (1980) Muskelfazilitations- und Inhibitionstechniken in der Manuellen Medizin. Manuelle Med 18: 19–22
97. Lewit K, Liebenson C (1993) Palpation – problems and implications. J Manip Physiol Ther 16: 586–590
98. Lewit K, Simons DG (1984) Myofascial pain: relief by post-isometric relaxation. Arch Physical Med Rehab 65: 452–456
99. Lindman R et al. (1991) Changes in muscle morphology in chronic trapezius myalgia. Scand J Work Environ Health 17: 347–355
100. Lindman R et al. (1995) Capillary structure and mitochondrial volume density in the trapezius muscle of chronic trapezius myalgia, fibromyalgia and healthy subjects. J Musculoskelet Pain 3: 5–23
101. Loughlin M (1993) Muscle biopsy: A laboratory investigation. Butterworth-Heinemann, Oxford
102. Lund N et al. (1986) Muscle tissue oxygen pressure in primary fibromyalgia. Scand J Rheumatol 15: 165–173
103. Macdonald AJ (1980) Abnormally tender muscle regions and associated painful movements. Pain 8: 197–205
104. McNulty WH et al. (1994) Needle electromyographic evaluation of trigger point response to a psychological stressor. Psychophysiology 31: 313–316
105. Mehrholz J et al. (2003) Tonus, Muskeltonus und spastisches Syndrom: Begriffschaos und der Verushc einer Neuordnung. Z Physiother 55: 26–31
106. Mense S (1991) Considerations concerning the neurobiological basis of muscle pain. Canad J Physiol Pharmacol 69: 610–616
107. Mense S (1977) Muscular nociceptors. J Physiol 73: 233–240
108. Mense S (2004) Neurobiological basis for the use of botulinum toxin in pain therapy. J Neurol 251 Suppl 1: I1–7
109. Mense S (1999) [Neurobiological basis of muscle pain]. Schmerz 13: 3–17
110. Mense S (1993) [Neurobiological mechanisms of muscle pain referral.]. Schmerz 7: 241–249
111. Mense S (1993) Nociception from skeletal muscle in relation to clinical muscle pain. Pain 54: 241–289
112. Mense S (2003) The pathogenesis of muscle pain. Curr Pain Headache Reports 7: 419–425
113. Mense S (2006) Triggerpunkte und Tender Points: Dasselbe Phänomen oder unterschiedliche Genese? Phys Med Rehab Kuror 15: 212–218
114. Myburgh C et al. (2008) A systematic, critical review of manual palpation for identifying myofascial trigger points: evidence and clinical significance. Arch Physical Med Rehab 89: 1169–1176
115. Myers TW (2004) Anatomy Trains. Urban & Fischer, München
116. Nastuk WL et al. (1960) Changes in serum complement activity in patients with myasthenia gravis. Proc Soc Exp Biol Med 105: 177–184
117. Neumann HD (2003) Therapie. In: Neumann HD (Hrsg.) Manuelle Medizin. Springer, Berlin, 73–83
118. Noth J, Schwarz M (1999) Muskeltonus: Neurophysiologische Grundlagen und pathologische Abweichungen. Klin Neurophysiol 30: 69–80
119. Paoletti S (1998) Faszien. Urban & Fischer, München
120. Perle SM (1996) Tender points/fibromyalgia vs. trigger points/myofascial pain syndrome: a need for clarity in terminology and differential diagnosis. J Manip Physiol Ther 19: 146–147
121. Peusquens (1912) Massage, Gymnastik und Uebungstherapie. Z Innere Med Klin Prax 1: 22–23
122. Pinniger GJ et al. (2000) Tension regulation during lengthening and shortening actions of the human soleus muscle. Eur J Appl Physiol 81: 375–383
123. Reilich P et al. (2004) Consensus statement: botulinum toxin in myofascial [corrected] pain. J Neurol 251 Suppl 1: I36–38
124. Reitinger A et al. (1996) Morphologische Untersuchung an Triggerpunkten. Manuelle Med 34: 256–262
125. Ricker K (1999) Myotonic dystrophy and proximal myotonic myopathy. J Neurol 246: 334–338
126. Ricker K et al. (1999) Linkage of proximal myotonic myopathy to chromosome 3q. Neurology 52: 170–171
127. Ricker K et al. (1994) Proximal myotonic myopathy: a new dominant disorder with myotonia, muscle weakness, and cataracts. Neurology 44: 1448–1452
128. Ringleb SI et al. (2007) Applications of magnetic resonance elastography to healthy and pathologic skeletal muscle. J Magn Reson Imaging 25: 301–309
129. Rohde J (1985) Das „Muskelmuster". Z Physiother 37: 43–49
130. Rohde J (1984) Die Selbstbehandlung von Muskeldysbalancen. Z Physiother 36: 305–309
131. Sachse J (2001) Extremitätengelenke. Manuelle Untersuchung und Mobilisationsbehandlung für Ärzte und Physiotherapeuten. Urban & Fischer, München
132. Schade H (1921) Über den Rheumatismus, insbesondere den Muskelrheumatismus (Myogelose). MMW 68: 95–99
133. Schildt-Rudloff K (1995) Der Thoraxschmerz. Ullstein Mosby, Berlin
134. Schildt-Rudloff K, Sachse J (2008) Wirbelsäule. Manuelle Untersuchung und Mobilisationsbehandlung für Ärzte und Physiotherapeuten. Urban & Fischer, München
135. Schleip R et al. (2005) Active fascial contractility: Fascia may be able to contract in a smooth muscle-like manner and thereby influence musculoskeletal dynamics. Med Hypotheses 65: 273–277
136. Schmalbruch H (1973) Contracture knots in normal and diseased muscle fibres. Brain 96: 637–640
137. Schmidt A (1916) Zur Pathologie und Therapie des Muskelrheumatismus. MMW 63: 593–595
138. Schneider MJ (1995) Tender points/fibromyalgia vs. trigger points/myofascial pain syndrome: a need for clarity in terminology and differential diagnosis. J Manip Physiol Ther 18: 398–406
139. Schnitzler A, Benecke R (1994) The silent period after transcranial magnetic stimulation is of exclusive cortical origin: evidence from isolated cortical ischemic lesions in man. Neurosci Lett 180: 41–45
140. Schulze B (2003) Formen der Muskelspannungsänderung und adäquate Therapieformen. Manuelle Med 41

141. Senior K (1999) Duchenne muscular dystrophy improved by gentamicin. Mol Med Today 5: 461
142. Shah JP (2008) Uncovering the biochemical milieu of myofascial trigger points using in vivo microdialysis. J Musculoskelet Pain 16: 17–20
143. Shah JP, Gilliams EA (2008) Uncovering the biochemical milieu of myofascial trigger points using in vivo microdialysis: an application of muscle pain concepts to myofascial pain syndrome. J Bodywork Movement Ther 12: 371–384
144. Shah JP et al. (2007) Re: the myofascial trigger point region: correlation between the degree of irritability and the prevalence of endplate noise. Am J Phys Med Rehabil 86: 1033–1034; author reply 1034
145. Sherrington CS (1913) Further observations on the production of reflex stepping by combination of reflex excitation with reflex inhibition. J Physiol 47: 196–214
146. Sherrington CS, Laslett EE (1903) Observations on some spinal reflexes and the interconnection of spinal segments. J Physiol 29: 58–96
147. Shultz SP et al. (2007) The evaluation of electrodermal properties in the identification of myofascial trigger points. Arch Physical Med Rehab 88: 780–784
148. Sikdar S et al. (2009) Novel applications of ultrasound technology to visualize and characterize myofascial trigger points and surrounding soft tissue. Arch Physical Med Rehab 90: 1829–1838
149. Sikdar S et al. (2008) Assessment of myofascial trigger points (MTrPs): a new application of ultrasound imaging and vibration sonoelastography. Conf Proc IEEE Eng Med Biol Soc 2008: 5585–5588
150. Simons DG (1996) Clinical and Ethiological Update of Myofascial Pain from Trigger Points. In: Russell IJ (ed.) Clinical Overview and Pathogenesis of the Fibromyalgia Syndrome, Myofascial Pain Syndrome, and Other Pain Syndromes. Hayworths Medical Press, 93–121
151. Simons DG (2001) Do endplate noise and spikes arise from normal motor endplates? Am J Phys Med Rehabil 80: 134–140
152. Simons DG (2008) New views of myofascial trigger points: etiology and diagnosis. Arch Physical Med Rehab 89: 157–159
153. Simons DG (1994) Symptomatologie und klinische Pathologie des myofaszialen Schmerzes. Manuelle Medizin 32: 47–56
154. Simons DG (2000) Trigger points and limited motion. J Orthop Sports Phys Ther 30: 706–708
155. Simons DG et al. (2002) Endplate potentials are common to midfiber myofacial trigger points. Am J Phys Med Rehabil 81: 212–222
156. Simons DG, Mense S (2003) [Diagnosis and therapy of myofascial trigger points]. Schmerz 17: 419–424
157. Simons DG, Mense S (1998) Understanding and measurement of muscle tone as related to clinical muscle pain. Pain 75: 1–17
158. Sola AE, Kuitert JH (1955) Myofascial trigger point pain in the neck and shoulder girdle; report of 100 cases treated by injection of normal saline. Northwest Med 54: 980–984
159. Sola AE, Kuitert JH (1954) Quadratus lumborum myofasciitis. Northwest Med 53: 1003–1005
160. Sola AE, Rodenberger ML, Gettys BB (1955) Incidence of hypersensitive areas in posterior shoulder muscles; a survey of two hundred young adults. Am J Physical Med 34: 585–590
161. Stadler E (1915) Die Versorgung der Verwundeten und Erkrankten im Kriege. Z Innere Med Klin Prax 5: 121–124
162. Struyff-Denys G (1979) Les chaines musculaires et articulaires. ICTGDS, Paris
163. Taguchi T et al. (2007) Neuroanatomical pathway of nociception originating in a low back muscle (multifidus) in the rat. Neurosci Lett 427: 22–27
164. Tarnopolsky M, Martin J (1999) Creatine monohydrate increases strength in patients with neuromuscular disease. Neurology 52: 854–857
165. Taverner D (1954) Muscle spasm as a cause of somatic pain. Ann Rheumatic Dis 13: 331–335
166. Thomsen J (1876) Tonische Krämpfe in willkürlich beweglichen Muskeln in Folge von ererbter psychischer Disposition (ataxia muscularis?). Arch Psychiatr Nervenkr 6: 702–718
167. Travell J (1949) Basis for the multiple uses of local block of somatic trigger areas (procaine infiltration and ethyl chloride spray). Miss Valley Med J 71: 13–22
168. Travell J et al. (1944) Effects of reffered somatic pain on structures in the reference zone. Federation Proc 3: 49
169. Travell JG, Simons DG (1998) Handbuch der Muskel-Triggerpunkte. Obere Extremität, Kopf und Thorax. G. Fischer, Lübeck
170. Travell JG, Simons DG (2000) Handbuch der Muskel-Triggerpunkte. Untere Extremität. G. Fischer, Lübeck
171. Travell JK, Simons DG (1983) Myofascial Pain and Dysfunction – The Trigger Point Manual. Williams & Wilkins, Baltimore
172. Vignos PJ, Jr., Archibald KC (1960) Maintenance of ambulation in childhood muscular dystrophy. J Chronic Dis 12: 273–290
173. Walter MC et al. (2000) Creatine monohydrate in muscular dystrophies: A double-blind, placebo-controlled clinical study. Neurology 54: 1848–1850
174. Windisch A et al. (1999) Morphology and histochemistry of myogelosis. Clin Anat 12: 266–271
175. Winkler G et al. (2000) Dose-dependent effects of inspiratory muscle training in neuromuscular disorders. Muscle Nerve 23: 1257–1260
176. Wolfe F (1997) The relation between tender points and fibromyalgia symptom variables: evidence that fibromyalgia is not a discrete disorder in the clinic. Ann Rheumatic Dis 56: 268–271
177. Wolfe F et al. (1992) The fibromyalgia and myofascial pain syndromes: a preliminary study of tender points and trigger points in persons with fibromyalgia, myofascial pain syndrome and no disease. J Rheumatol 19: 944–951
178. Wolfe F et al. (1990) The American College of Rheumatology 1990 Criteria for the Classification of Fibromyalgia. Report of the Multicenter Criteria Committee. Arthritis Rheum 33: 160–172
179. Younger JW et al. (2010) Chronic myofascial temporomandibular pain is associated with neural abnormalities in the trigeminal and limbic systems. Pain 149: 222–228
180. Yunus M et al. (1981) Primary fibromyalgia (fibrositis): clinical study of 50 patients with matched normal controls. Semin Arthritis Rheum 11: 151–171
181. Yunus M et al. (1982) Primary fibromyalgia. Am Fam Physician 25: 115–121
182. Yunus MB (1983) Fibromyalgia syndrome: a need for uniform classification. J Rheumatol 10: 841–844
183. Yunus MB (1989) Primary fibromyalgia syndrome: a critical evaluation of recent criteria developments. Z Rheumatol 48: 217–222
184. Yunus MB (1984) Primary fibromyalgia syndrome: current concepts. Compr Ther 10: 21–28
185. Yunus MB, Kalyan-Raman UP (1989) Muscle biopsy findings in primary fibromyalgia and other forms of nonarticular rheumatism. Rheum Dis Clin North Am 15: 115–134
186. Yunus MB et al. (1988) Primary fibromyalgia syndrome and myofascial pain syndrome: clinical features and muscle pathology. Arch Physical Med Rehab 69: 451–454
187. Zhang Y et al. (2009) Attenuated skin blood flow response to nociceptive stimulation of latent myofascial trigger points. Arch Physical Med Rehab 90: 325–332
188. Zierz S, Jerusalem F (2003) Muskelerkrankungen. Thieme, Stuttgart

KAPITEL

4 Muskelfunktionstest – Testung der Kraft

U. C. Smolenski

4.1 Einführung

Einteilung der Muskeln und Muskelgruppen

In Bezug auf die einzelnen Bewegungen werden folgende Muskeln oder Muskelgruppen unterschieden:

- **Hauptmuskeln (Agonisten):** Muskeln, die während eines bestimmten Bewegungsablaufs fast oder ganz allein für die Bewegungen verantwortlich sind.
- **Hilfsmuskeln (Synergisten):** Muskeln, die die Bewegung zwar nicht ausführen, aber den Hauptmuskel während eines bestimmten Bewegungsablaufs unterstützen und teilweise ersetzen können.
- **Antagonisten:** Muskeln, die eine entgegengesetzte Bewegung ausführen und deshalb während der bestimmten Bewegung gedehnt werden. Normalerweise schränkt diese Dehnung das Ausmaß der geforderten Bewegung nicht ein. Im pathologischen Fall ist allerdings die *Verkürzung* der Antagonisten von großer Bedeutung.
- **Stabilisationsmuskeln (Fixationsmuskeln):** Muskeln, die an der betreffenden Bewegung nicht selbst beteiligt sind, den zu testenden Teil des Körpers aber in einer Lage fixieren, in der die Bewegung gut ausgeführt werden kann.
- **Neutralisationsmuskeln:** Muskelgruppe, die die zweite Richtungskomponente des Hauptmuskels aufhebt. Jeder Muskel führt seiner anatomischen Lage entsprechend grundsätzlich Bewegungen in mindestens zwei Richtungen aus. Führt ein Muskel z. B. eine Flexion und Supination aus, so muss für eine reine Flexion notwendigerweise noch eine weitere Muskelgruppe aktiviert werden. In diesem Fall sind die Pronatoren, die der Supinationskomponente des Hauptmuskels entgegenwirken, also neutralisiert.

Ein Muskel kann gleichzeitig Hilfs- und Neutralisationsmuskel sein. Beispiel Flexion im Ellenbogengelenk: Hauptflexor ist hier der M. biceps brachii, der allerdings noch eine Supinationskomponente hat. Demgegenüber ist der M. pronator teres, der die Pronation des Unterarms vornehmen kann, gleichzeitig auch ein schwacher Flexor im Ellenbogengelenk. Wird lediglich eine reine Flexion im Ellenbogengelenk verlangt, so addieren sich die Flexionskomponenten beider Muskeln, während sich die gegensätzlichen Rotationskomponenten aufheben, also neutralisieren.

Fixation

Unter Fixation verstehen wir die Kraft, die zur Stabilisierung eines Knochens oder eines ganzen Körperteils erforderlich ist, damit eine bestimmte Bewegung ausgeführt werden kann. Eine schlechte Fixation ist oft Ursache für eine manchmal beträchtliche Bewegungsstörung. Daher ist bei der Untersuchung auf eine möglichst **standardisierte äußere Fixation** zu achten. Wo es möglich ist, wird eigenhändig fixiert, um die Fixationsmuskeln auszuschalten. Deshalb ist so großer Wert auf die richtige Ausgangsstellung zu legen.

Regeln zur Fixation:

- Bei Bewegungen durch mehrgelenkige Muskeln muss fixiert werden.
- Bei Kindern und Kranken, die schlecht mitarbeiten, inkoordiniert sind oder schwache Muskeln haben, muss zuverlässig fixiert werden.
- Je besser und großflächiger eine Extremität abgestützt wird, d. h., je mehr Unterstützungspunkte sie hat, umso weniger Stabilisationsmuskeln müssen betätigt werden und umso zuverlässiger und genauer wird das Ergebnis des Muskelfunktionstests sein.

Bei **ungenügender Fixation** kann der Hauptmuskel seine Kraft nicht voll einsetzen. Er scheint in diesem Fall schwächer zu sein, als er tatsächlich ist. Bessert sich die Funktion der Stabilisationsmuskeln, erfüllen sie ihre Aufgabe wirkungsvoller. Bei Kontrolle des Tests wird die Bewegung dadurch präziser und es resultiert eine höhere Einstufung des Hauptmuskels. In Wirklichkeit muss der Hauptmuskel nicht besser sein, sondern die günstigeren Umstände steigern seinen Krafteinsatz.

Neutralisationsmuskeln sind bei Alltagstätigkeiten von großer Bedeutung, im Muskelfunktionstest jedoch hinderlich. Deshalb versuchen wir, sie durch geeignete Lagerung der Gliedmaßen, durch exakt eingesetzten Widerstand und eine sorgfältige Fixation möglichst auszuschalten.

Bewegungsausmaßes

Einer der wichtigsten Grundsätze lautet: Vor dem Muskelfunktionstest wird die Bewegung *im vollen möglichen passiven Ausmaß* ausgeführt.

Aus verschiedenen Gründen kann das Bewegungsausmaß eingeschränkt bzw. unvollständig sein. Grundsätzliche **Ursachen von Einschränkungen des Bewegungsausmaßes:**

- *Kontraktur, Dehnbarkeit oder Hartspann* des Antagonisten. Dessen Widerstand vermag der Agonist nicht zu überwinden.
- Weiche und harte *Gelenkanteile* anatomisch verändert.
- *Schmerz* bei Bewegungsausführung.

Bei der Untersuchung ist es immer nötig, die Ursachen der Bewegungseinschränkung sorgfältig zu analysieren. Daraus ergibt sich die Forderung, vor dem Muskelfunktionstest zunächst die passive Beweglichkeit der einzelnen Gelenke zu prüfen. Klagt der Patient jedoch über Schmerzen bei der Bewegung, werden wir selbstverständlich weder verlangen, dass er die Bewegung gewaltsam ausführt, noch werden wir sie passiv bis zur äußersten Grenze erzwingen.

Substitution und Inkoordination

Diese Begriffe haben sich in der letzten Zeit besonders unter dem Einfluss der Komplexbewegungen in der Reedukationsbehandlung gewandelt. Es gibt im Körper keinen einzigen isoliert tätigen Muskel und keine Bewegung, an der sich nicht gleichzeitig mehrere Muskeln beteiligen.

- **Substitution (Ersatzfunktion):** Art der Durchführung einer Bewegung, bei der der Kranke die Funktion des geschwächten Agonisten durch Hilfsmuskeln (Synergisten) zu ersetzen versucht. Zu Beginn der Erkrankung versuchen wir dieses Bestreben meistens zu verhindern. Denn es besteht die Gefahr, dass der Kranke ungünstige motorische Stereotypen einschleift, die später nur schwer wieder umzubauen sind. Substitution kann also zweckmäßig sein, wenn sie eine ausgefallene Funktion ersetzt.
- **Inkoordination:** Störung der motorischen Steuerung, d. h. in der Stärke und/oder im zeitlichen Ablauf der Aktivierung aller beteiligten Muskelgruppen. Sie tritt bei einem bestimmten motorischen Stereotyp, d. h. bei der Ausführung einer bestimmten Bewegung, *immer wieder in gleicher Weise* auf und beeinflusst den Ablauf der Bewegung ungünstig. Das führt z. B. zu fehlerhafter Belastung von Gelenkstrukturen, herabgesetzter Leistungsfähigkeit und vorzeitiger Ermüdung. Ihre Entstehung wird heute weniger mechanisch erklärt als früher; die folgende alte Einteilung wird nur noch aus didaktischen Gründen benutzt:
  - Inkoordination innerhalb des Einzelmuskels
  - Inkoordination innerhalb einer synergistischen Muskelgruppe
  - Inkoordination antagonistischer Muskelgruppen
  - Inkoordination zwischen Muskelgruppen ohne funktionellen Zusammenhang

Muskelfunktionstest – Rahmenbedingungen und Regeln

Überblick

Technische Grundsätze der optimalen Testdurchführung

- Bewegung – von wenigen Ausnahmen abgesehen – in ihrem ganzen Ausmaß untersuchen (keinesfalls allein Beginn und Ende der Bewegung).
- Testbewegung in ihrem ganzen Verlauf gleichmäßig langsam ausführen, jeglichen Schwung vermeiden.
- So fest wie möglich fixieren.
- Bei der Fixation weder die Sehne noch den Bauch des Hauptmuskels drücken.
- Widerstand während der gesamten Bewegung ausüben.
- Widerstand mit stets gleicher und im Verlauf der Bewegung gleich bleibender Kraft ausüben.
- Widerstand immer genau entgegengesetzt zur Bewegungsrichtung.
- Widerstand soll möglichst nicht über zwei Gelenke einwirken.
- Der Patient führt die Bewegung zunächst so aus, wie er es gewöhnt ist. Erst nach Feststellung seiner Ausführungsweise wird die richtige Bewegung genau erklärt und ggf. eingeübt.

Für die Untersuchung benötigen wir einen warmen und ruhigen Raum ohne Ablenkungsmöglichkeiten. Die Untersuchungsbank hat eine feste Auflagefläche, ist genügend lang und breit, weist keine Unebenheiten auf und keinen abgerundeten Rand.

Der Untersuchende kommt dem Patienten freundlich entgegen, besonders wenn er ihn zum ersten Mal sieht und nur wenig von ihm weiß. Die Untersuchung soll *in aller Ruhe* geschehen; nur so kann sie sorgfältig und genau sein. Der Untersuchende erklärt dem Patienten beruhigend den Zweck der Untersuchung und deren Schmerzlosigkeit. Während der Untersuchung spricht er mit dem Patienten, erklärt ihm die einzelnen Bewegungen, beschränkt sich aber auf rein sachbezogene Themen.

Ein Einwirken über das zweite Signalsystem ist hier ausgesprochen wertvoll. Durch das Wort kann man eine bessere Mitarbeit des Patienten erreichen.

Der Untersuchende erzielt unter diesen Umständen brauchbare, genauere und zuverlässigere Ergebnisse, seine Arbeit geht rascher vonstatten und wird erfreulicher. In regelmäßigen Abständen wiederholt, nimmt die Qualität des Muskelfunktionstests zu. Dabei ist es zweckmäßig, dass der Test *jedes Mal vom selben Untersucher* vorgenommen wird. Wiederholte Untersuchungen lassen Besserungen oder Verschlechterungen des Zustands ebenso erkennen wie richtiges oder fehlerhaftes therapeutisches Vorgehen.

Die Untersuchungstechnik des Muskelfunktionstests wird peinlich genau eingehalten. Abweichungen führen zu unterschiedlichen Bewertungen, und es wird dann unmöglich, die Ergebnisse verschiedener Untersucher miteinander zu vergleichen.

Die Ergebnisse mitsamt allen Anmerkungen werden in den für den Muskelfunktionstest bestimmten Vordruck eingetragen. Wichtig: Abweichungen festhalten, die das Ergebnis verzerren könnten! Wird der Muskelfunktionstest aus irgendeinem Grund nicht lege artis durchgeführt, so ist dies zu vermerken. Hilfreich ist es, die Werte der einzelnen Muskeln in das Schema der ➤ Abb. 4.1 übersichtlich einzutragen.

4.2 Gesicht

Die Muskulatur des Gesichts teilen wir in 3 Gruppen ein (➤ Abb. 4.2):

- **Kaumuskeln,** innerviert vom N. trigeminus (N. V): M. masseter, M. temporalis, Mm. pterygoidei. Sie bewegen den Unterkiefer nach vorn, rückwärts sowie seitwärts und adduzieren die Kiefer, d. h., sie schließen den Mund.

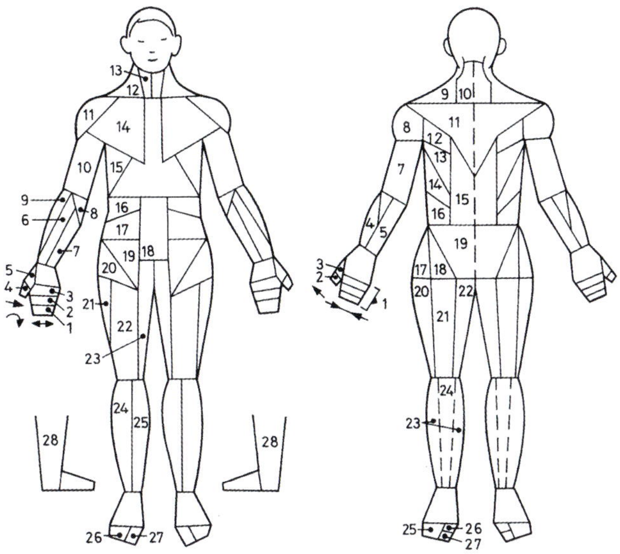

Abb. 4.1 Hauptmuskelgruppen, Ventralseite (*links*) und Dorsalseite (*rechts*).
Links: ↔ Mm. interossei palmares, → M. adductor pollicis, M. opponens pollicis
1 M. flexor digitorum profundus
2 M. flexor digitorum superficialis
3 Mm. lumbricales
4 M. flexor pollicis longus
5 M. flexor pollicis brevis
6 M. flexor carpi radialis
7 M. flexor carpi ulnaris
8 M. pronator teres
9 M. brachioradialis
10 M. biceps brachii
11 M. deltoideus
12 M. trapezius
13 M. sternocleidomastoideus
14 M. pectoralis
15 M. serratus anterior
16 Mm. obliqui externi abdominis
17 M. transversus abdominis
18 M. rectus abdominis
19 M. iliopsoas
20 M. sartorius
21 M. tensor fasciae latae
22 M. quadriceps femoris
23 Mm. adductores
24 M. tibialis posterior
25 M. tibialis anterior
26 M. extensor digitorum
27 M. extensor hallucis
28 Mm. peronei
Rechts: →← Mm. interossei dorsales, Mm. adductores pollicis
1 M. extensor digitorum
2 M. extensor pollicis longus
3 M. extensor pollicis brevis
4 Mm. extensores carpi radiales
5 M. extensor carpi ulnaris
6 M. supinator
7 M. triceps brachii
8 M. deltoideus
9 M. trapezius (oberer Anteil)
10 M. erector spinae
11 M. trapezius (mittlerer u. unterer Anteil)
12 M. infraspinatus
13 M. teres major
14 M. latissimus dorsi
15 M. erector spinae
16 M. quadratus lumborum
17 M. glutaeus medius
18 Außenrotatoren der Hüfte
19 M. glutaeus maximus
20 M. tensor fasciae latae
21 M. biceps femoris
22 Mm. semitendineus und semimembranosus
23 M. gastrocnemius
24 M. soleus
25 Mm. lumbricales
26 M. flexor hallucis brevis
27 M. flexor hallucis longus

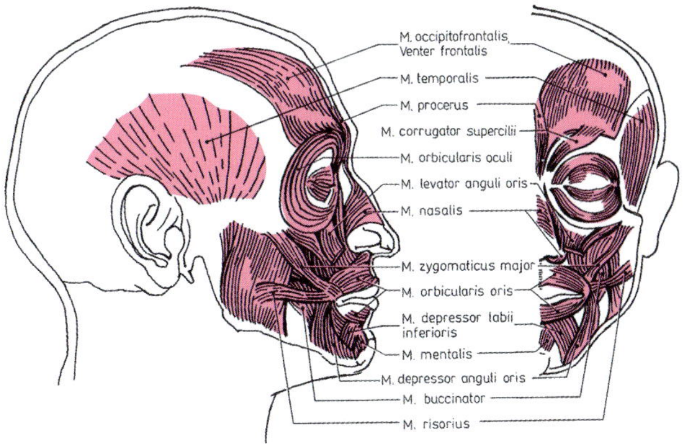

Abb. 4.2 Gesichtsmuskulatur.

- **Mimische Muskeln,** innerviert vom N. facialis (N. VII), typische Hautmuskeln ohne Faszie. Wenigstens eines ihrer beiden Enden setzt immer in Haut oder Schleimhaut an.
- **Augenmuskeln.** (Zungen- und Mundbodenmuskulatur werden hier nicht besprochen.)

Für die klinische Prüfung der Muskelfunktion ist die Kaumuskulatur relevant. Die Bewegung des Unterkiefers erfolgt im Kiefergelenk. Der Bewegungsmechanismus im Mandibulagelenk ist sehr kompliziert: Bewegungen finden zwischen Mandibulaköpfchen und Diskus statt, aber auch der Diskus selbst verschiebt sich:

- Bei gleichsinniger Bewegung in beiden Gelenken ist eine Protraktion der Mandibula (Vorverschiebung des Unterkiefers), aber auch eine Retraktion (Rückverschiebung) möglich. Gerade bei diesen Translationsbewegungen verschiebt sich der Diskus.
- Bei der Kombination mit einer Rotations- und Translationsbewegung des Köpfchens im Gelenk kommt es zur Depression der Mandibula (Abduktion, Öffnen des Mundes) oder zur Elevation (Adduktion, Schließen des Mundes).
- Eine Seitenbewegung erfordert gleichzeitig auf der einen Seite Protraktion und auf der anderen Retraktion. Dabei bewegt sich das Kinn zur retrahierten Seite.

M. masseter

Ursprung: Arcus zygomaticus.

Ansatz: Tuberositas masseterica an der lateralen Seite des Unterkiefers.

Funktion: Anziehen des Unterkiefers bis zum Zähnezusammenbeißen.

M. temporalis
Ursprung: Fossa temporalis.
Ansatz: Processus coronoideus (muscularis) mandibulae.
Funktion: Anziehen und Rückwärtsziehen des Unterkiefers.
M. pterygoideus lateralis (externus)
Ursprung: Doppelter, an der Lamina lateralis processus pterygoidei und an der Facies infratemporalis des großen Keilbeinflügels (Os sphenoidale).
Ansatz: Fovea pterygoidea des Unterkieferhalses.
Funktion: Zieht Kieferköpfchen nach vorn und hilft dadurch beim Öffnen des Mundes.
M. pterygoideus medialis (internus)
Ursprung: Einerseits in der Fossa pterygoidea, andererseits am Tuber maxillae.
Ansatz: Tuberositas pterygoidea.
Funktion: Anziehen des Unterkiefers.

4.3 Hals und Körperstamm

Die Testung der einzelnen Muskeln erfolgt durch die Vorgabe der von ihnen realisierbaren Bewegungsumsetzung.

4.3.1 Nerven

Die **Halsgegend** wird vom Plexus cervicalis versorgt. Er erhält seine Nervenfasern aus der 1.–4. Zervikalwurzel und gibt sensible und motorische Nerven ab. Der wichtigste Nerv ist der motorische N. phrenicus, er innerviert das Zwerchfell. Die übrigen motorischen Nerven versorgen die prävertebralen Muskeln, die Skalenusgruppe, die intervertebralen Muskeln und teilweise auch M. sternocleidomastoideus und M. trapezius. Die beiden letztgenannten Muskeln nehmen außerdem noch Nervenfasern aus dem N. accessorius (XI. Hirnnerv) auf.

Die Nervenversorgung des **Körperstammes** ist relativ einfach angeordnet. Die Nn. thoracales bilden keine Nervengeflechte, sondern zeigen die typische segmentale Anordnung. Es sind gemischte Nerven: Sie versorgen sowohl Haut als auch Muskulatur.

- Die vorderen Äste der thorakalen Nerven, Nn. intercostales genannt, verlaufen in den Zwischenrippenräumen und versorgen die Mm. intercostales, M. transversus thoracis, M. serratus posterior inferior, M. serratus superior und die Bauchmuskeln. Die Bauchmuskulatur erhält außerdem noch Nervenfasern aus dem Plexus lumbalis.
- Die hinteren Fasern der Thorakal- und Lumbalnerven innervieren außer der Haut noch einen Teil der Rückenmuskulatur.

4.3.2 Muskulatur

Je nach ihrer Lagebeziehung zur Wirbelsäule kann man sie in die dorsale (Nacken-, Rückenmuskulatur) und die ventrale (Bauch-, Brust-, Hals-, Beckenboden- und Steißbeinmuskulatur) unterteilen.

Schließlich gehören hierher auch die Muskeln des Kopfes. Sie werden jedoch an anderer Stelle behandelt.

Rückenmuskulatur

Die Rückenmuskulatur ist in 3 Schichten angeordnet:

- Oberflächlichste Schicht, spinohumerale Muskulatur
- Mittlere Schicht, Mm. spinocostales
- Gruppe der eigentlichen Rückenmuskeln

Oberflächlichste Schicht, spinohumerale Muskulatur

Dies sind flache Muskeln, die ontogenetisch zur oberen Extremität gehören.

Mittlere Schicht, Mm. spinocostales

Sie haben ihre Bezeichnung von ihren Beziehungen zu den Rippen und umfassen:

- *M. serratus posterior superior (dorsalis cranialis):*
  Beginnt an den Dornfortsätzen C_{VI} bis Th_{II} und setzt mit seinen 4 Zacken an der 2.–5. Rippe an.
  Funktion: Hebt die Rippe und unterstützt die Einatmung.
- *M. serratus posterior inferior (dorsalis caudalis):*
  Beginnt an den Dornfortsätzen Th_{XI} bis L_{III} und setzt an den letzten 4 Rippen an.
  Funktion: Senkt die Rippen und unterstützt die Ausatmung.

Beide Muskeln werden von Rr. ventrales innerviert; der erste aus Th_1–Th_4, der zweite aus Th_9–Th_{12}.

Gruppe der eigentlichen Rückenmuskeln

Zu ihnen gehören die Gruppe der kurzen und der langen Rückenmuskeln.

Gruppe der kurzen Rückenmuskeln
Liegen direkt an der Wirbelsäule und verbinden benachbarte Wirbel. Genaue kinesiologische Funktion ist noch unklar.

- *Mm. interspinales:* Verbinden die Dornfortsätze benachbarter Halswirbel.
  Funktion: Kippen die Wirbel.
- *Mm. intertransversarii:* Funktion: Kippen die Wirbel.
- *Mm. nuchae profundi:* Wirken auf die Verbindungen zwischen Kopf und Wirbelsäule. Zu ihnen zählen 4 kurze Muskeln:
  - *M. rectus capitis posterior (dorsalis) minor:*
    Bei einseitiger Kontraktion Neigung des Kopfes zur Seite des kontrahierten Muskels,
    bei beidseitiger Betätigung Rückbeuge des Kopfes.
  - *M. rectus capitis posterior (dorsalis) major:*
    Synergist des vorher genannten Muskels,
    unterstützt zudem die Drehung des Kopfes zu seiner Seite.
  - *M. obliquus capitis superior:* Synergist der beiden vorgenannten.
  - *M. obliquus capitis inferior (atlantis):* Dreht den Atlas und somit den Kopf nach seiner Seite.

- *Mm. rotatores:* 11 kleine Muskeln im BWS-Bereich, Funktion: Entspricht ihrem Namen.
- *M. coccygeus:* Verbindet Steißbein mit Kreuzbeinspitze. Kinesiologisch belanglos.

Gruppe der langen Rückenmuskeln
Verbinden entfernte Wirbel. Nicht genau differenzierte, umfangreiche Muskelmasse aus einer größeren Zahl geschichteter Muskeln. Fast alle haben die gleiche Funktion:

Bei *einseitiger* Betätigung neigen und drehen sie die Wirbelsäule, bei *beidseitiger* Betätigung beugen sie diese nach hinten. Deshalb auch als *Rumpfstrecker* (Mm. erectores spinae) bezeichnet. Zu ihnen gehören:

- M. iliocostalis lumbalis, M. iliocostalis thoracis und M. iliocostalis cervicis
- M. longissimus thoracis, M. longissimus cervicis und M. longissimus capitis
- M. spinalis thoracis, M. spinalis cervicis und M. spinalis capitis
- M. transversospinalis ist die neue Sammelbezeichnung für die nach der Zahl der überbrückten Segmente unterschiedenen M. semispinalis, M. multifidus und Mm. rotatores.

Ventrale Muskulatur des Körperstammes

Die Muskeln des Steißbeines und des Beckenbodens kann man nicht testen, daher werden wir sie nicht näher beschreiben. Die Muskeln des Gesichts wurden in ➤ Abschn. 4.2 behandelt. Daher bleibt nun noch die Besprechung der Muskeln des Halses, des Brustkorbes und des Bauches übrig.

Muskulatur des Halses

Die Halsmuskeln liegen zwischen Schädel, Wirbelsäule und Brustkorb. Zu ihnen zählt auch der Hautmuskel M. platysma, der seiner Funktion nach zur mimischen Muskulatur gehört, ferner der M. sternocleidomastoideus, über dessen Funktion beim entsprechenden Muskeltest gesprochen wird (➤ Abschn. 4.3.3), und die Muskeln ober- und unterhalb des Zungenbeines.

Besonders wichtig ist die Gruppe der Mm. scaleni. Sie heben die Rippen und unterstützen die forcierte Einatmung bei fixiertem Kopf. Bei fixierten Rippen beugen sie die HWS bei doppelseitiger Tätigkeit nach vorn, bei einseitiger Tätigkeit beugen sie die HWS zur Seite und drehen sie in entgegengesetzter Richtung.

Direkt an der Vorderseite der Wirbelsäule liegen die beiden Mm. longus capitis und longus colli. Diese Muskeln beugen bei doppelseitiger Kontraktion den Kopf nach vorn und neigen ihn bei einseitiger Tätigkeit zu ihrer Seite. Die schrägen Muskelbündel des M. longus colli beteiligen sich auch an der Rotation der Wirbelsäule. Seitlich der HWS befinden sich die kurzen Mm. intertransversarii anteriores cervicis und der M. rectus capitis lateralis. Sie ermöglichen das Neigen der Wirbel und des Kopfes zu ihrer Seite hin.

Muskulatur des Brustkorbes

Die Muskeln des Brustkorbes bilden 3 Gruppen:

- Eigentliche Thoraxwandmuskeln
- Sog. Gliedmaßenmuskeln des Brustkorbes (Näheres in ➤ Abschn. 4.4 zur Muskulatur der oberen Gliedmaßen)
- Zwerchfell

Die eigentlichen **Thoraxwandmuskeln** sind eng mit dem knöchernen Brustkorb verbunden. Sie liegen zwischen den Rippen, füllen elastisch die Zwischenrippenräume aus und beteiligen sich wesentlich an der Atmung. Im Einzelnen sind dies:

- *Mm. intercostales externi:*
  Verlaufen zwischen den Rippen von hinten oben nach unten und vorn.
  Heben als Inspirationsmuskeln die Rippen.
  Entwicklungsgeschichtlich und funktionell identisch: Mm. levatores costarum breves und longi.
- *Mm. intercostales interni:*
  Verlaufen von vorn oben nach hinten unten.
  Senken als typische Exspirationsmuskeln die Rippen.
  Entwicklungsgeschichtlich identisch: Mm. subcostales.
- *M. transversus thoracis:* Hilfsmuskel für die Exspiration, funktionell von geringer Bedeutung.

Das **Zwerchfell (Diaphragma)** ist ein spezieller flacher Muskel. Es spannt sich quer in der unteren Thoraxapertur aus und bildet dort ein Gewölbe, dessen Konvexität zur Brusthöhle gerichtet ist. Die Muskelfasern, die nach ihren Ursprungsstellen in eine Pars lumbalis, costalis und sternalis unterteilt werden, vereinigen sich im sehnigen Centrum tendineum. Das Zwerchfell ist der wichtigste Atemmuskel. Seine Kontraktion vergrößert den intrathorakalen Raum, senkt den Druck im Thorax, entfaltet die Lungen, unterstützt die Blutfüllung des Herzens und erleichtert den Rückfluss des venösen Blutes. Gemeinsam mit den Bauchmuskeln ist es für den Druck in der Bauchhöhle verantwortlich.

Zusammenfassung Atemmuskulatur

- **Hauptmuskeln der Inspiration:**
  Mm. intercostales externi, Zwerchfell (Diaphragma), Mm. levatores costarum breves, Mm. levatores costarum longi.
- **Hilfsmuskeln für die Inspiration:**
  Mm. scaleni, M. sternocleidomastoideus, Mm. rhomboidei, M. serratus anterior (lateralis), M. serratus posterior superior, M. trapezius, M. pectoralis major, M. pectoralis minor, M. latissimus dorsi, M. subclavius.
- **Hauptmuskeln der Exspiration:**
  Mm. intercostales interni, Mm. subcostales, M. transversus thoracis.
- **Hilfsmuskeln für die Exspiration:**
  Muskeln der vorderen Bauchdecke, M. iliocostalis und M. longissimus thoracis, M. serratus posterior inferior, M. quadratus lumborum.

Im Allgemeinen können die Muskeln des Brustkorbes nicht so getestet werden wie die übrige Skelettmuskulatur. Nur durch eingehende Beobachtung des Atemtypus kann der Anteil der einzelnen Muskelgruppen an der Atemleistung bestimmt werden.

Bauchmuskulatur

Die Bauchwand wird von einer Gruppe von 5 flachen Muskeln gebildet, die funktionell und anatomisch zusammenhängen. Sie wird durch zahlreiche Faszien und Aponeurosen verstärkt.

Ursprung und Ansatz der Bauchmuskeln sind gewöhnlich mehrteilig. Daraus ergibt sich ein unterschiedlicher Verlauf ihrer Muskelfasern. Einige Bauchmuskeln setzen sich sogar aus mehreren funktionellen Gruppen zusammen. Manche Bauchmuskeln setzen nicht an Knochen, sondern an Bändern und Aponeurosen anderer Muskeln an.

Die Bauchmuskeln arbeiten immer als Ganzes. Sie beteiligen sich an allen Rumpfbewegungen, jedoch nicht immer im gleichen Verhältnis. Sie wirken alle als Exspirationsmuskeln und halten im Ruhetonus die Organe der Bauchhöhle in richtiger Lage und unter beständigem Druck. Außerdem unterstützen sie die regelrechte Darmfunktion und sind die helfende Austreibungskraft bei der Entleerung des Enddarmes, der Harnblase und der Gebärmutter (Bauchpresse). Sie beteiligen sich hauptsächlich an Flexion, Rotation und Seitwärtsneigung des Rumpfes und werden bei allen Bewegungen maximal aktiviert, bei denen sich das Sternum der Symphyse nähert, also bei der Kyphosierung der unteren thorakalen und der lumbalen Wirbelsäulenabschnitte. In letzter Zeit ist die Einzelfunktion der Bauchmuskeln besonders in Bezug auf die Rotation infrage gestellt worden.

M. rectus abdominis, gerader Bauchmuskel

Er hat seinen Ursprung an den Knorpeln der 5.–7. Rippe und am Processus xiphoideus des Brustbeines. Seine Fasern verlaufen in gerader Richtung abwärts und enden am Schambein. Sie führen Anteflexion der Lenden- und der unteren BWS aus, was nicht mit einer Rumpfbeuge zu verwechseln ist.

M. obliquus externus abdominis, äußerer schräger Bauchmuskel

Er ist von den seitlichen Bauchmuskeln der kräftigste, entspringt mit 8 Zacken an der Außenfläche der 8 letzten Rippen und zieht zu Darmbeinkamm, Leistenband und Rektusscheide. Seine Fasern verlaufen absteigend schräg nach vorn, also ventrokaudal. Die am weitesten kaudal liegenden Fasern verlaufen am steilsten.

- Der *kraniale* Teil, der von der 5.–7. Rippe beginnt, bewirkt vor allem eine Kompression des Brustkorbes und soll die Anteflexion am Beginn unterstützen.
- Der *mittlere* Teil, der von der 7.–9. Rippe kommt, ist in beträchtlichem Maße vom mittleren Teil des inneren schrägen Bauchmuskels abhängig. Einseitig aktiviert, ist er Hauptrotator zur Gegenseite, bei beidseitiger Betätigung unterstützt er die Anteflexion.
- Der *kaudale* Teil des Muskels enthält Fasern, die von den letzten 3 Rippen zum Darmbein ziehen. Er ist der einzige Teil, der sowohl Ursprung als auch Ansatz am Knochen hat. Da seine Fasern ziemlich steil verlaufen, kann er neben der Rotation auch Seitenbeugungen des Rumpfes ausführen. Bei beidseitiger Aktivierung hilft er bei der allmählich zunehmenden Flexion des Rumpfes.

Zusammenfassung Der M. obliquus externus abdominis dreht den Thorax bei einseitiger Aktion und fixiertem Becken auf die Gegenseite, bei beidseitiger Tätigkeit zieht er die Rippen abwärts und unterstützt die Flexion des Rumpfes, außerdem ist er an der Seitenneigung des Rumpfes beteiligt.

M. obliquus internus abdominis, innerer schräger Bauchmuskel

Er beginnt an Lumbalfaszie, Darmbeinkamm und Leistenband. Von dort laufen seine Muskelfasern fächerförmig auseinander.

- Der *kraniale* Teil setzt an den letzten 3 Rippen an. Seine Fasern verlaufen schräg nach oben und vorn. Er wirkt ähnlich wie der kaudale Teil des äußeren schrägen Bauchmuskels, also bei einseitiger Tätigkeit als kräftiger Rotator, allerdings zur gleichen Seite. Bei beidseitiger Aktivierung beteiligt er sich an der Rückbeugung des Rumpfes.
- Der *mittlere* Teil endet in der Aponeurose und Scheide des geraden Bauchmuskels. Seine Fasern sind nach oben und vorn gerichtet, verlaufen jedoch flacher als die des kranialen Anteils. Die Funktion dieses Teiles entspricht der des mittleren Teiles des äußeren schrägen Bauchmuskels. Er unterstützt also die Rotation und Flexion des Rumpfes.
- Der *kaudale* Teil enthält Bündel, die quer nach vorn und eher schräg nach vorn abwärts verlaufen. Sie setzen an Os pubis und Linea alba an. Wegen dieses Faserverlaufs sind sie weder an der Rotation noch an der Flexion des Rumpfes beteiligt und unterstützen nur den M. transversus abdominis bei der Kompression der Bauchwand.

Zusammenfassung Der innere schräge Bauchmuskel beteiligt sich bei einseitiger Tätigkeit an der Rotation des Rumpfes zur gleichen Seite und an der Seitenneigung. Bei doppelseitiger Tätigkeit unterstützt er in geringem Maße die Vorbeugung des Rumpfes.

M. transversus abdominis, querer Bauchmuskel

Er beginnt an den Knorpeln der 7.–12. Rippe, Lumbalfaszie, Darmbeinkamm und am äußeren Drittel des Lig. inguinale. Er setzt an der Aponeurose des inneren schrägen Bauchmuskels an. Seine Muskelfasern verlaufen quer. Dieser Muskel bildet also einen Gürtel, der auf das Bauchinnere drückt. Er kann sich wahrscheinlich an den Bewegungen des Rumpfes nicht direkt beteiligen, schafft aber günstigere Bedingungen für die Funktion der übrigen Muskeln. Bei seiner Erschlaffung entsteht eine unechte Bauchwandhernie.

M. quadratus lumborum, viereckiger Lendenmuskel

Er entspringt an der letzten Rippe, setzt an den Processus costarii aller Lendenwirbel und am hinteren Teil des Darmbeinkammes an. Bei fixiertem Becken neigt er die Wirbelsäule zur gleichen Seite. Bei fixiertem Thorax zieht er die Beckenseite kranialwärts und bei beidseitiger Aktivierung ist er an der Fixation der Wirbelsäule beteiligt.

4.3.3 Muskelfunktionstests des Halses

Flexion des Halses

Übersicht (➤ Tab. 4.1)

Grundbewegungen:
- Flexion des Halses durch Vorschieben des Kopfes (Vorwärtsverschiebung)
- Flexion des Halses durch bogenförmige Bewegung des Kopfes gegen das Brustbein (Vorbeugung)
- Flexion des Halses mit gleichzeitiger Rotation des Kopfes

Die *Stufen 5, 4, 3, 1, 0* testen wir in Rückenlage, *Stufe 2* in Seitenlage. Gewöhnlich werden die Muskeln der rechten und linken Halsseite gleichzeitig untersucht. Man kann jedoch die *Stufen 5, 4, 3* einseitig prüfen, was besonders bei asymmetrischen Läsionen wichtig ist. Leider kann die Tätigkeit der kontralateralen Muskeln nicht vollständig ausgeschlossen werden. Eine Fixation des Brustkorbes ist besonders bei schwacher Bauchmuskulatur und bei Kindern notwendig.

Bei der Flexion des Halses mit gleichzeitiger Rotation des Kopfes zur rechten Schulter hin ist hauptsächlich der linke M. sternocleidomastoideus tätig und umgekehrt. Während der Flexion wird die Bewegung des Kinns verfolgt, weil dessen Seitenabweichung immer auf eine asymmetrische Schädigung hinweist. Die Kinnspitze weist dann zur Seite der schwächeren Flexoren.

Die **Flexion des Kopfes** kann auf zweierlei Art geschehen:
- Durch *Vorwärtsverschiebung:* Die maximale Flexion spielt sich im unteren Hals- und oberen Brustabschnitt ab. Dabei bewegt sich das Kinn linear nach vorn. Der oberste HWS-Abschnitt wird sogar retroflektiert. Diese Bewegung wird hauptsächlich von den Mm. sternocleidomastoidei ausgeführt.
- Durch gleichmäßige bogenförmige *Flexion der gesamten HWS:* Dabei beschreibt das Kinn einen Bogen und gelangt in die Fossa jugularis. An dieser Bewegung sind alle Halsmuskeln beteiligt, die Mm. sternocleidomastoidei jedoch relativ wenig.

Das Bewegungsausmaß wird begrenzt durch die Berührung von Kinn und Brustkorb, die Dehnbarkeit der dorsalen Halsmuskeln und die Anspannung der Wirbelsäulenbänder.

Tab. 4.1

Hauptmuskeln	Ursprung	Ansatz	Innervation
M. scalenus anterior (ventralis)	Tubercula anteriora der 3.–6. Halswirbel-Querfortsätze	1. Rippe	Plexus cervicalis: C_5–C_7
M. scalenus medius	Zwischen vorderen und hinteren Höckern der Querfortsätze des 2.–7. Halswirbels	1. Rippe, manchmal auch 2. Rippe	Plexus cervicalis: (C_2), C_3–C_8
M. scalenus posterior	Tubercula posteriora der Querfortsätze des 5.–7. Halswirbels	2. Rippe	Plexus cervicalis: C_6–C_8
M. longus colli	*Pars recta:* 2.–4. Halswirbelkörper	5.–7. Halswirbelkörper und 1.–3. Brustwirbelkörper	Plexus cervicalis: C_2–C_6, (C_7)
	Pars obliqua superior: Tuberculum anterius des Atlas	Ventrale Höcker der Querfortsätze des 3.–5. Halswirbels	
	Pars obliqua inferior: Tubercula anteriores der Querfortsätze des 5.–6. Halswirbels	1.–3. Brustwirbelkörper	
M. longus capitis	Basis des Os occipitale	Vordere Höcker der Querfortsätze des 3.–6. Halswirbels	Plexus cervicalis: C_1–C_3
M. sternocleidomastoideus	• *Pars sternalis:* Rand des Manubrium sterni • *Pars clavicularis:* Sternales Ende des Schlüsselbeines	Processus mastoideus, äußerer Rand der Linea nuchalis terminalis	N. accessorius, Plexus cervicalis: (C_1), C_2, C_3

Hilfsmuskeln:	*Neutralisationsmuskeln:*	*Stabilisationsmuskeln:*
M. rectus capitis anterior, Zungenbeinmuskulatur	Die Muskeln beider Seiten heben gegenseitig die Bewegungen zur Seite auf.	Mm. pectoralis major (Pars clavicularis), M. subclavius, untere Hals- und obere Rumpfextensoren, M. rectus abdominis

Teststufen für die Vorbeugung (➤ Abb. 4.3a–g)

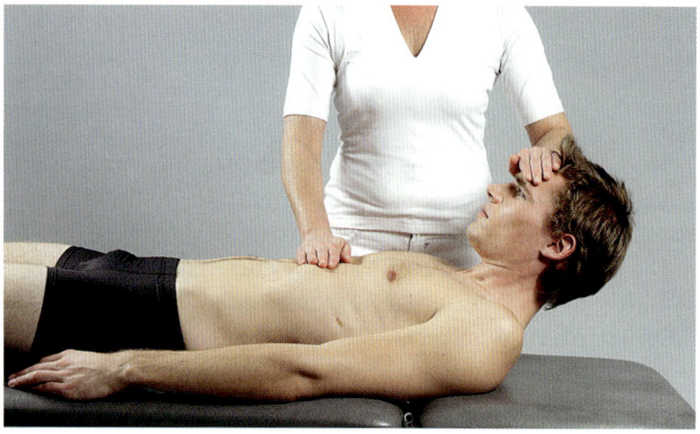

Abb. 4.3a *Stufen 5, 4*
Ausgangsstellung: Rückenlage, untere Extremitäten leicht gebeugt.
Fixation: Durch leichten Druck mit der Hand auf die untere Hälfte des Brustkorbes.
Bewegung: HWS-Flexion nach vorn, d. h. bogenförmige Bewegung des Kinns zur Fossa jugularis.
Widerstand: Hand auf Stirnmitte, bogenförmig gegen die Bewegungsrichtung.

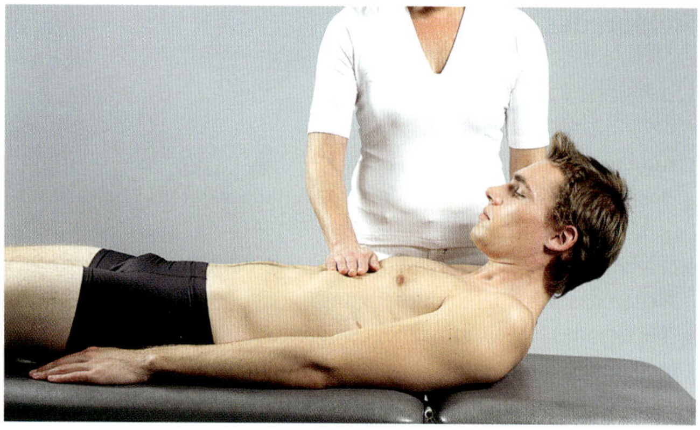

Abb. 4.3b *Stufe 3*
Ausgangsstellung: Rückenlage, untere Extremitäten leicht gebeugt.
Fixation: Auf die untere Hälfte des Brustkorbes.
Bewegung: Vollständige Flexion durch Heranführen des Kinns bis ans Sternum.

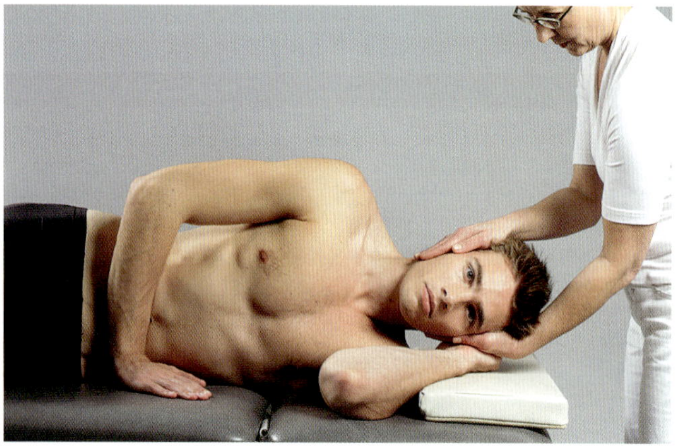

Abb. 4.3c *Stufe 2*
Ausgangsstellung: Seitenlage, unten liegender Arm entspannt in 90°-Beugung im Schultergelenk. Hand unter dem Kopf, oberer Arm vor dem Rumpf.
Fixation: Kopf von beiden Seiten in Schläfengegend gestützt, Kopf und Wirbelsäule in einer Ebene. Kopf darf nicht gedreht werden.
Bewegung: Bogenförmige Beugung des Kopfes nach vorn.

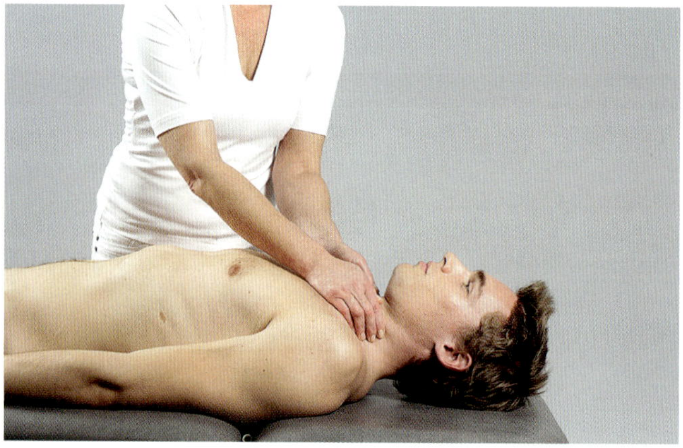

Abb. 4.3d *Stufen 1, 0*
Ausgangsstellung: Rückenlage, untere Extremitäten leicht gebeugt.
Bewegungsversuch: Mm. scaleni in der Tiefe der supraklavikularen Fossa lateral des M. sternocleidomastoideus palpieren.

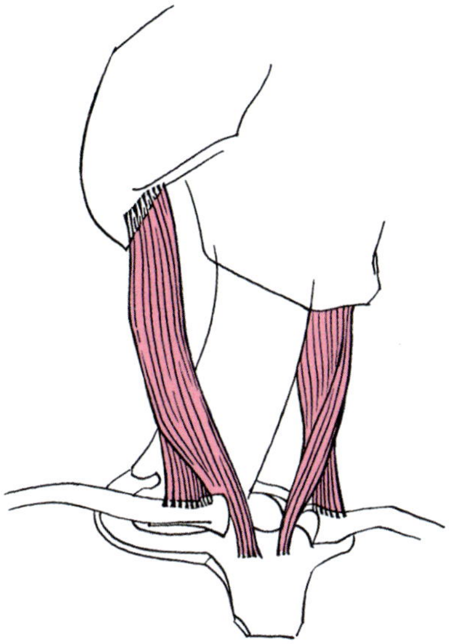

Abb. 4.3e M. sternocleidomastoideus.

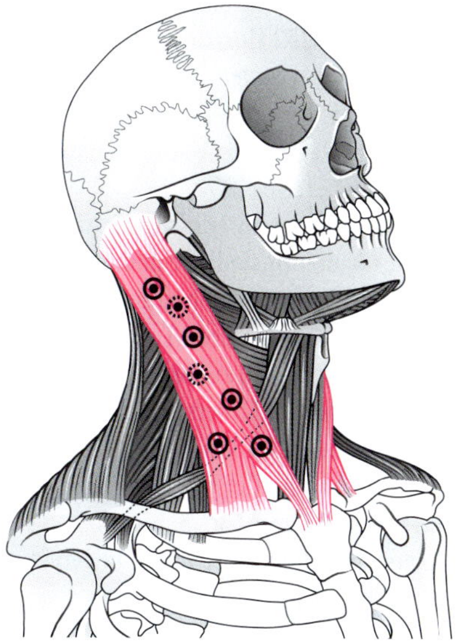

Abb. 4.3f M. sternocleidomastoideus – Triggerpunkte.

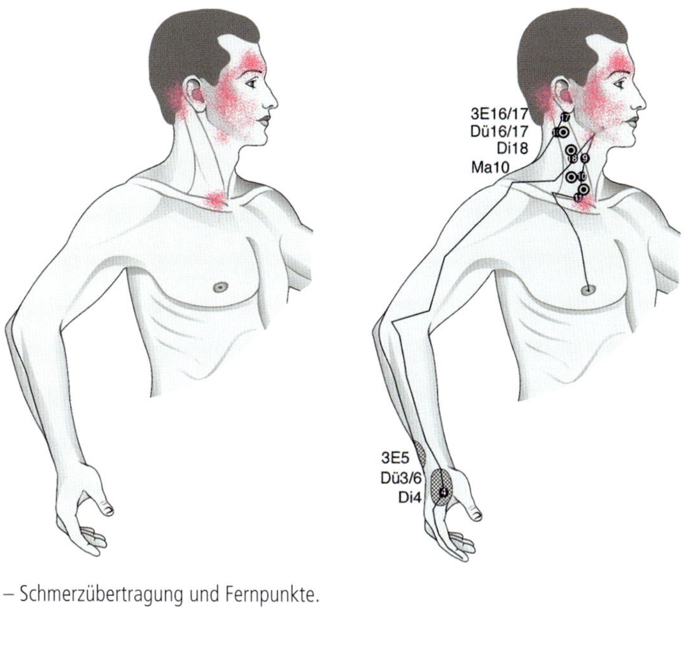

Abb. 4.3g M. sternocleidomastoideus – Schmerzübertragung und Fernpunkte.

Fehler und Hinweise

- Bei einseitiger Testung Flexion und Rotation nacheinander als getrennte Bewegung durchführen.
- Bei der Bewegung in *Stufe 2* Horizontalebene einhalten.
- Bei der Untersuchung der *Stufen 0, 1* darauf achten, dass die Pulsation der A. carotis keine Muskelzuckung vortäuscht.
- Häufig werden die Bewegungen (Vorbeugen und Vorschieben) ungenügend differenziert.
- Fixation des Rumpfes nicht unterlassen, namentlich bei Patienten mit schwacher Bauchmuskulatur und bei Kindern. Die Notwendigkeit der Fixation zeigt sich besonders, wenn der Patient dazu neigt, gleichzeitig den unteren Teil des Brustkorbes von der Unterlage abzuheben, d. h. zu lordosieren.
- Der Patient darf sich bei der Untersuchung der *Stufen 5, 4, 3* nicht auf die Arme stützen und nicht die Schultern heben. Die Arme bleiben entspannt auf der Bank liegen.
- Beim Widerstandgeben darauf achten, dass man den Kopf im zervikokranialen Übergang während der bogenförmigen Flexion nicht in eine Rückbeuge drückt.

Kontraktur

Die Kontraktur des M. sternocleidomastoideus kommt ziemlich häufig vor, entweder als angeborener oder erworbener Tortikollis, bei peripheren und spastischen Lähmungen oder als reflektorischer Tortikollis nach Verletzungen oder HWS-Blockierungen. Die Kontraktur äußert sich in einer Drehung des Kopfes zur kontralateralen Seite und seiner Neigung zur gleichseitigen Schulter.

Die Kontraktur oder strukturelle Verkürzung der tief liegenden Flexoren kommt kaum vor. Allerdings ist die Verspannung (Hartspann, „Spasmus") der Scaleni sehr häufig. Sie darf aber nicht mit einer Kontraktur bzw. strukturellen Verkürzung verwechselt werden.

Bemerkung

Für die Beurteilung nur leicht abgeschwächter Halsbeuger, wie z. B. bei Fehlhaltungen, sind die eben beschriebenen dynamischen Teste nicht empfindlich genug. Als normal kräftig betrachten wir die Muskulatur, wenn der auf dem Rücken liegende Patient wenigstens 20 s lang mühelos und ohne Zittern den Kopf angehoben (flektiert) halten kann. Dieser Test eignet sich besonders gut für Kinder. Er erfordert dann aber exakte Thoraxfixation.

Retroflexion des Halses (Extension)

Übersicht (➤ Tab. 4.2)

Grundbewegung: HWS-Retroflexion in einem Ausmaß bis zu 130°.

Die *Stufen 5, 4, 3* werden in Bauchlage getestet, dabei muss der Kopf außerhalb der Unterlage bleiben. *Stufe 2* wird in Seitenlage, die *Stufen 1, 0* werden dagegen in Bauchlage mit abgestütztem Kopf geprüft. Gewöhnlich werden beide Seiten gleichzeitig untersucht, obwohl die *Stufen 5, 4, 3* auch einseitig geprüft werden können. Die Bewegung beginnt immer aus der maximalen HWS-Flexion. Die Wirbelsäule wird bei der Bewegung in einem fast gleichmäßigen Bogen retroflektiert.

Eine Fixation des Brustkorbs ist praktisch immer notwendig, ganz besonders bei Kindern und Kranken mit geschwächter Muskulatur des Schultergürtels und Rückens.

Bei der Bewegung beobachten wir immer das Relief des oberen Teils des M. trapezius und beurteilen seine Symmetrie. Ferner beachten wir etwaige Mitbewegungen der Schultern und die BWS-Extension; diese beiden Mitbewegungen sind beim Test auszuschalten, vor allem müssen die Zwischenschultermuskeln während der Bewegung vollkommen entspannt sein.

Das Bewegungsausmaß ist durch Aneinanderdrücken der dorsalen Hals- und der Rückenmuskeln sowie durch die Berührung der Halswirbeldornen begrenzt.

4

Tab. 4.2

Hauptmuskeln	Ursprung	Ansatz	Innervation
M. trapezius (nur oberer Teil)	Bindegewebig vom inneren Teil der Linea nuchae superior, Lig. nuchae, Protuberantia occipitalis	Extremitas acromialis claviculae, Akromion, Spina scapulae	N. accessorius, Plexus cervicalis: C_2–C_4
M. erector spinae:			
• M. iliocostalis cervicis	Angulus der 3., 4., 5. und 6. Rippe	Querfortsätze des 4.–6. (und 7.) Halswirbels	Rr. dorsales: C_8, Th_1, Th_2
• M. longissimus capitis	Querfortsätze der oberen Brust- und der unteren Halswirbel	Dorsale Seite des Processus mastoideus	C_1–C_3, (C_4)
• M. longissimus cervicis	Querfortsätze der oberen Brustwirbel	Hintere Höcker der Querfortsätze des 2.–5. (–7.) Halswirbels	C_1–Th_1
• M. spinalis cervicis	Dornfortsätze der letzten 2 Hals- und der ersten 2 Brustwirbel	Dornfortsätze des 2.–4. Halswirbels	Rr. dorsales: C_2–Th_1
• M. spinalis capitis	Dornfortsätze der oberen Brust- und der unteren Halswirbel	Os occipitale	

Hilfsmuskeln	Neutralisationsmuskeln	Stabilisationsmuskeln
Mm. splenius capitis, splenius cervicis, semispinalis cervicis und capitis, multifidus, rectus capitis posterior major und minor, obliquus capitis superior, interspinales	Die Muskeln beider Seiten neutralisieren gegenseitig die seitlichen Bewegungen.	BWS- und LWS-Extensoren, Mm. rhomboidei, M. trapezius (unterer Teil)

Teststufen doppelseitig (➤ Abb. 4.4a–g)

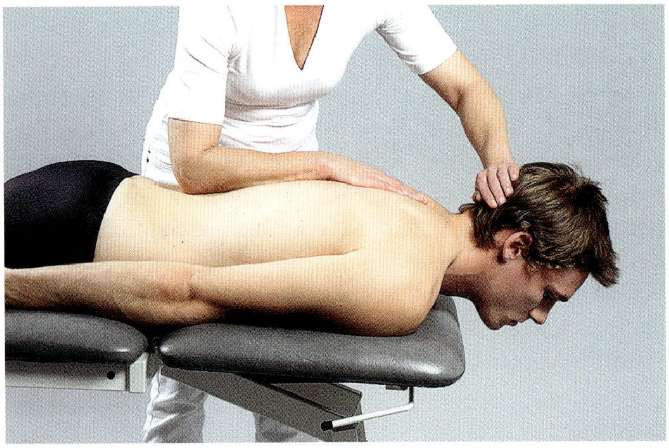

Abb. 4.4a *Stufen 5, 4*
Ausgangsstellung: Bauchlage, Arme neben Körper, Kopf hängt über den Bankrand hinaus, HWS maximal flektiert.
Fixation: Druck der Handfläche zwischen den Schultern, auf die Schulterblätter, mit dem Unterarm über dem Brustkorb.
Bewegung: Gleichmäßige Retroflexion in vollem Ausmaß der Bewegung.
Widerstand: Mit ganzer Handfläche gegen den Hinterkopf. Druck wird im Bogen in Medianebene geführt.

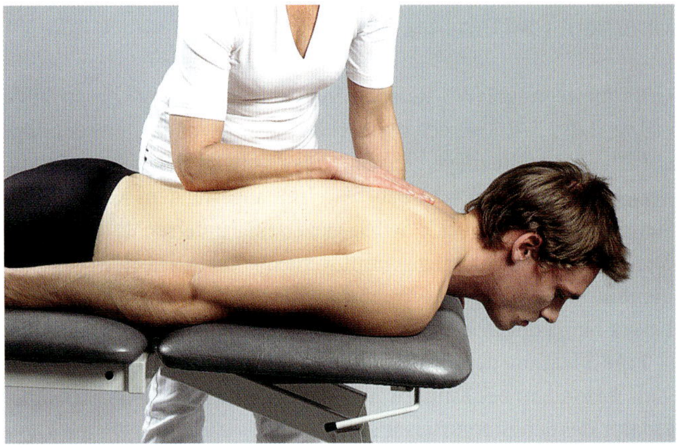

Abb. 4.4b *Stufe 3*
Ausgangsstellung: Bauchlage, Arme neben dem Körper, Kopf hängt über den Bankrand hinaus, HWS maximal flektiert.
Fixation: Zwischen den Schultern und in der Mitte des gesamten Brustkorbes.
Bewegung: Retroflexion in vollem Ausmaß.

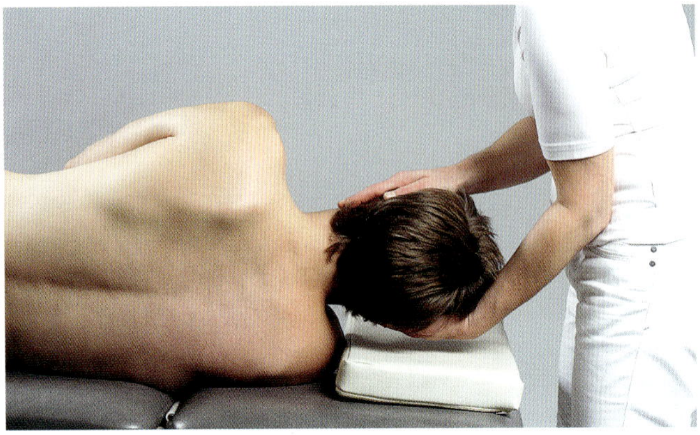

Abb. 4.4c *Stufe 2*
Ausgangsstellung: Seitenlage, oberer Arm hält sich am Bankrand fest, unterer Arm entspannt vorgeschoben in 90°-Beugung im Schultergelenk, Hand unter dem Kopf. HWS maximal flektiert.
Fixation: Untersucher stützt Kopf des Patienten von unten, damit Wirbelsäule nicht seitlich ausweicht.
Bewegung: Bei ständig unterstütztem Kopf maximale Retroflexion der HWS ausführen.

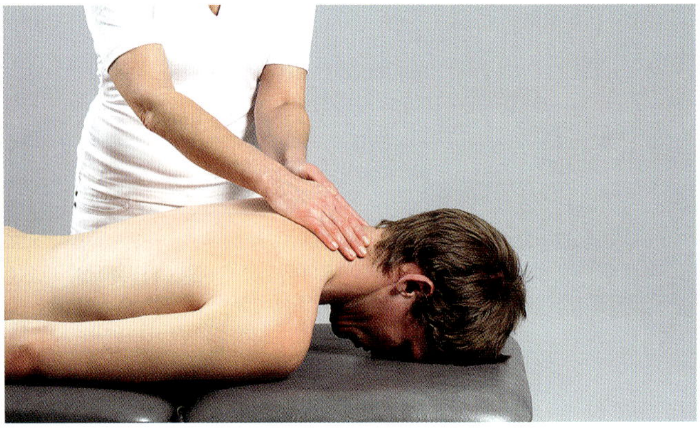

Abb. 4.4d *Stufen 1, 0*
Ausgangsstellung: Bauchlage, Kopf abgestützt mit der Stirn.
Bewegung: Beim Bewegungsversuch Anspannung der beiden Trapezmuskeln in der Nähe ihrer Ansätze und längs der oberen Muskelfasern palpieren.

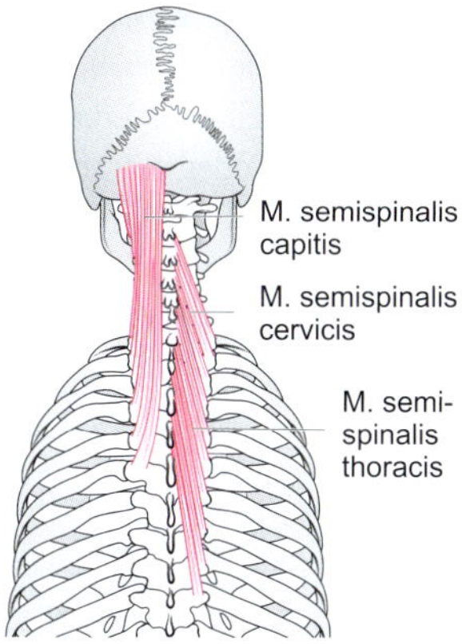

Abb. 4.4e Strecker.

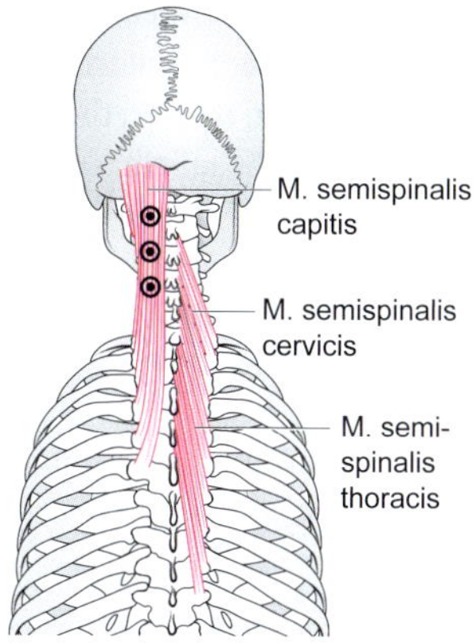

Abb. 4.4f Nackenextensoren – Triggerpunkte.

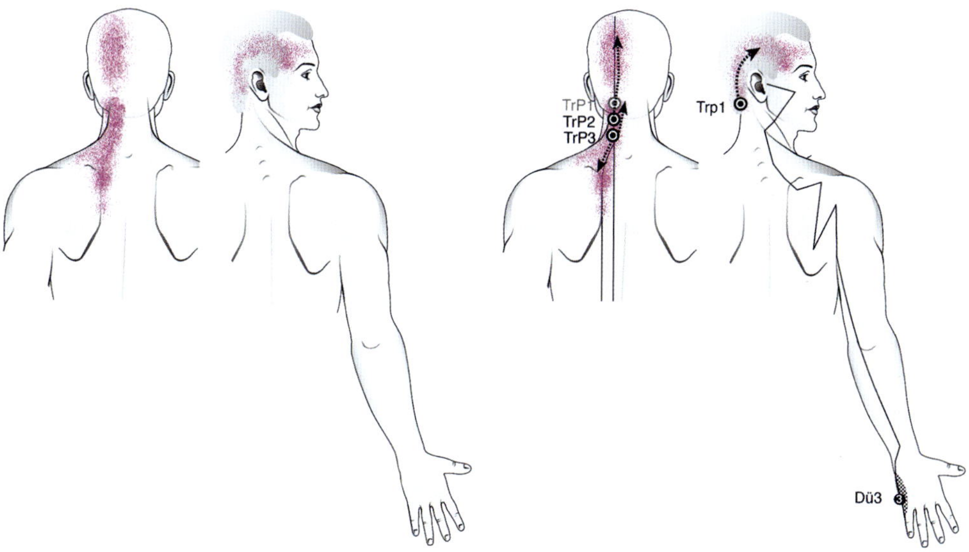

Abb. 4.4g Nackenextensoren – Schmerzübertragung und Fernpunkte.

Fehler und Hinweise

- Pathologische Mitbewegungen sind häufig. Eine Bewegung kann vorgetäuscht werden, wenn der Patient die Muskeln des Rumpfes, der Schulterblätter und der Schultern spannt und dadurch den Rumpf anhebt. Deswegen müssen die Arme entspannt liegen, der Patient darf sich nicht aufstützen.
- Bei schlecht ausgearbeiteten Stereotypen kommt es gewöhnlich zum Hochziehen der Schultern. Diese Substitution entwertet den Test beträchtlich, namentlich bei den *Stufen 0, 1, 2, 3.* Manchmal wird dadurch eine genaue Bewertung sogar unmöglich.
- Bei einseitiger Testung Retroflexion und Rotation nacheinander als getrennte Bewegung durchführen.

Kontraktur

Bei Kontraktur der Nackenstrecker ist die Flexion des Halses eingeschränkt und nicht im vollen Ausmaß möglich. Die Kontraktur kommt nur selten isoliert vor, bei einer Reihe von Erkrankungen ist sie mit einer Kontraktur der Rückenstrecker oder mit einem Schiefhals vergesellschaftet, z. B. beim Zustand nach Poliomyelitis, spastischen Lähmungen und einigen Myopathien, oder sie ist bei Störungen der HWS-Dynamik reflektorisch bedingt. Eine reine Verkürzung ist jedoch häufig.

4.3.4 Muskelfunktionstests des Rumpfes

Flexion des Rumpfes

Übersicht (➤ Tab. 4.3)

Grundbewegung: Bogenförmige Flexion des Rumpfes aus der Rückenlage zum Sitz bis zu dem Augenblick, in dem sich der obere Rand des Beckens von der Unterlage abzuheben beginnt. Die Bewegung wird also nicht im vollen Ausmaß durchgeführt.

Alle Stufen werden in Rückenlage getestet. Hauptsächlich bei den *Stufen 5, 4, 3* ist es erforderlich, die Knie leicht zu unterlagern, um die Lendenlordose auszugleichen. Diese Lage (leichte Beugung in den Hüft- und Kniegelenken) wird auch gewählt, um die Aktivierung des M. iliopsoas auszuschalten. Dieser Muskel kann, falls er kräftig genug ist, mit einem Ersatzmechanismus allein das Aufsetzen ermöglichen. Die Bewegung besteht dann hauptsächlich aus einer Flexion in den Hüftgelenken und im Vorkippen des Beckens. Darum ist zu beachten, dass sich der Rumpf von der Unterlage abrollt, d. h., allmählich und nacheinander heben sich zuerst der Hals-, dann der Brust- und schließlich der Lendenabschnitt der Wirbelsäule ab. Die Bewegung wird in dem Augenblick beendet, in dem sich der obere Rand des Beckens von der Unterlage abzuheben beginnt.

Die bogenförmige Flexion des Rumpfes ist sehr anstrengend. Darum wird bei den *Stufen 5, 4* kein Widerstand gegeben. Durch Änderung der Armlage ändern wir die Verteilung der Hebelkräfte. Die *Stufe 2* wird in Seitenlage nicht getestet, da es wegen der starken Reibung des Rumpfes auf der Unterlage praktisch unmöglich ist. Dadurch würde das Ergebnis verfälscht.

Bei der Auswertung der *Stufen 5, 4, 3* orientieren wir uns am Anheben der Verbindungslinie zwischen den unteren Schulterblattwinkeln, die vorher im Stehen markiert wurden. Die Bewegung des Nabels ist stets zu beachten, da er während der Bewegung in Richtung des kräftigsten Quadranten gezogen wird.

Tab. 4.3

<table>
<tr><th>Hauptmuskeln</th><th>Ursprung</th><th>Ansatz</th><th>Innervation</th></tr>
<tr><td colspan="4">Reine Flexion</td></tr>
<tr><td>M. rectus abdominis (symmetrische Aktivierung)</td><td>5.–7. Rippenknorpel; Processus xiphoideus</td><td>Zwischen dem Rand des Schambeins und Tuberculum pubicum</td><td>Nn. intercostales V–XII</td></tr>
<tr><td colspan="2">Hilfsmuskeln:
Mm. obliquus internus und externus, Mm. psoas major, Mm. pyramidalis bei beidseitiger Tätigkeit</td><td>Neutralisationsmuskeln:
Die Muskeln beider Seiten heben gegenseitig die Tendenz zur Rotation oder lateralen Duktion auf.</td><td>Stabilisationsmuskeln:
Flexoren der Hüften</td></tr>
<tr><td colspan="4">Flexion mit Rotation</td></tr>
<tr><td>M. obliquus abdominis internus</td><td>Vom Rand des tiefen Blattes der Fascia lumbalis; von der Linea interna cristae iliacae; laterale Hälfte des Leistenbandes</td><td>Ventrales Ende der letzten 3 Rippen; an der Aponeurose, die sich am Rand des M. rectus abdominis in 2 Blätter spaltet</td><td>Nn. intercostales VII–XII, Nn. iliohypogastricus, ilioinguinalis, genitofemoralis: (Th$_{12}$, L$_1$)</td></tr>
<tr><td>M. obliquus abdominis externus</td><td>8 Zacken auf den äußeren Flächen der 8 letzten Rippen</td><td>Labium externum cristae iliacae, Lig. inguinale, vorderes Blatt der Scheide des M. rectus abdominis</td><td>Nn. intercostales V–XI (XII)</td></tr>
<tr><td colspan="2">Hilfsmuskeln:
M. rectus abdominis bei gleichzeitigem Aufsetzen, rotationsseitiger M. iliocostalis, rotationsgegenseitige Mm. semispinalis, multifidus, rotatores, latissimus dorsi</td><td>Neutralisationsmuskeln:
Ventrale und dorsale Muskeln heben gegenseitig Tendenz zur Flexion und Extension auf. Muskeln entgegengesetzter Seiten heben Tendenz zur Lateroflexion gegenseitig auf.</td><td>Stabilisationsmuskeln:
Mm. obliqui, erector spinae, intercostales interni</td></tr>
</table>

Teststufen (> Abb. 4.5a–h)

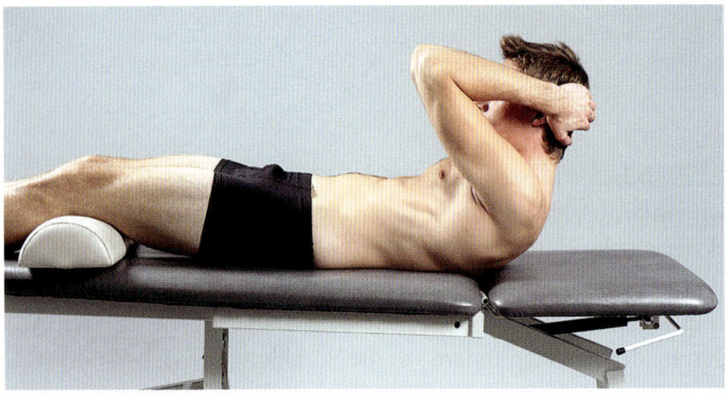

Abb. 4.5a *Stufe 5*
Ausgangsstellung: Rückenlage, Knie leicht unterlagert und gebeugt, Lendenlordose ausgeglichen, Füße entspannt, Arme hinter dem Nacken, Ellenbogen nach vorn gerichtet.
Fixation: Nicht erforderlich.
Bewegung: Gleichmäßige bogenförmige Rumpfbeugung ohne Vorkippen des Beckens, sodass die senkrechte Distanz zwischen Unterlage und Markierung mindestens 5 cm beträgt.
Widerstand: Unterbleibt.

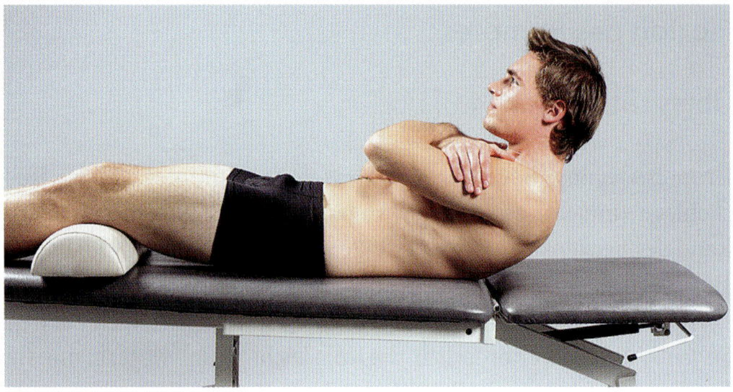

Abb. 4.5b *Stufe 4*
Ausgangsstellung: Rückenlage, Knie leicht unterlagert und gebeugt, Lendenlordose ausgeglichen, Füße entspannt. Arme gekreuzt vor der Brust, Hände an den Oberarmen.
Fixation: Nicht erforderlich.
Bewegung: Gleichmäßige bogenförmige Rumpfbeugung ohne Vorkippen des Beckens, sodass die senkrechte Distanz zwischen Unterlage und Markierung mindestens 5 cm beträgt.
Widerstand: Unterbleibt.

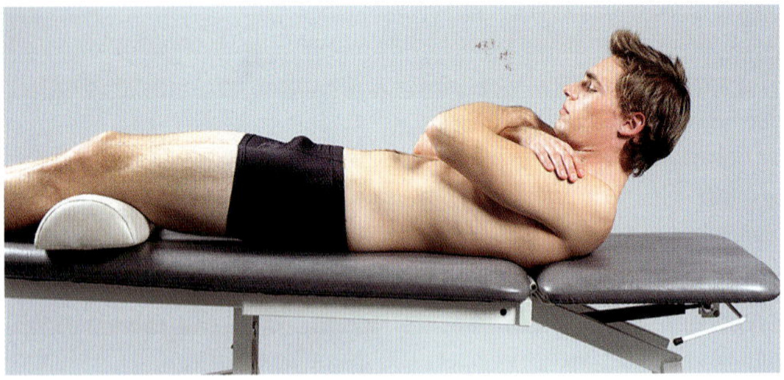

Abb. 4.5c *Stufe 3*
Ausgangsstellung: Rückenlage, Knie leicht unterlagert und gebeugt, Lendenlordose ausgeglichen, Füße entspannt, Arme gekreuzt vor der Brust, Hände an den Oberarmen.
Fixation: Nicht erforderlich.
Bewegung: Gleichmäßige bogenförmige Rumpfbeugung ohne Vorkippen des Beckens, sodass sich die Markierung von der Unterlage gerade entfernt.
Widerstand: Unterbleibt.

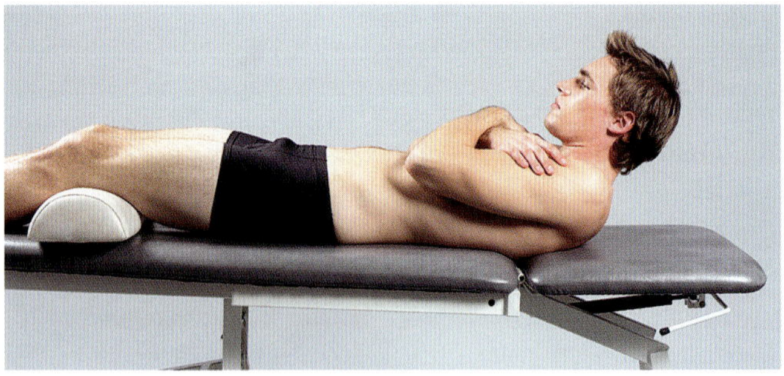

Abb. 4.5d *Stufe 2*
Ausgangsstellung: Rückenlage, Knie leicht unterlagert und gebeugt, Lendenlordose ausgeglichen, Füße entspannt, Arme gekreuzt auf der Brust, Hände an den Oberarmen.
Fixation: Nicht erforderlich.
Bewegung: Gleichmäßige Flexion der HWS im vollen Ausmaß der Bewegung und Anheben des oberen Schulterblattrandes von der Unterlage. Gleichzeitig untere Hälfte des Brustkorbes abwärts ziehen und LWS gegen Unterlage drücken.
Widerstand: Unterbleibt.

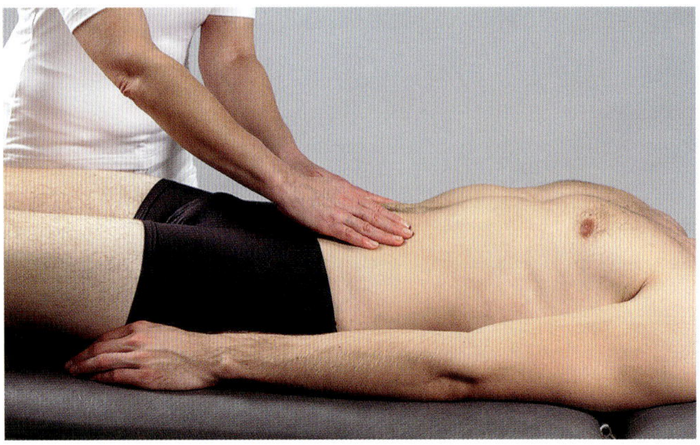

Abb. 4.5e *Stufen 1, 0*
Ausgangsstellung: Rückenlage, Knie leicht unterlagert und gebeugt, Arme längs des Körpers. Muskelspannung mit Handfläche und Fingern beim Husten, bei maximaler Ausatmung, beim Zischen usw. an Bauchwand palpieren. Gleichzeitig Nabel beobachten. Beim Ausatmen ist dieser zur Seite der stärkeren Muskelfasern gezogen.

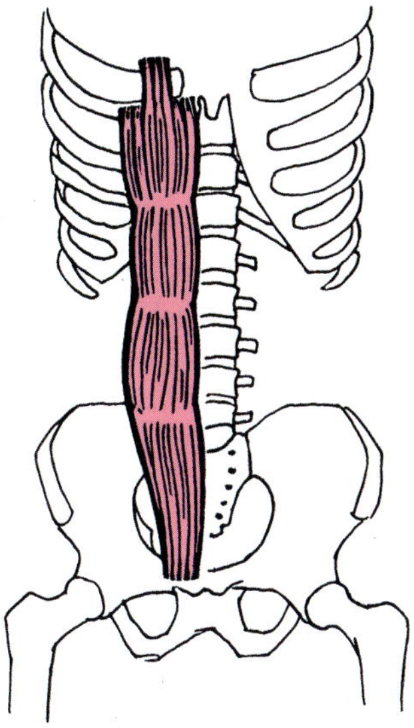

Abb. 4.5f M. rectus abdominis.

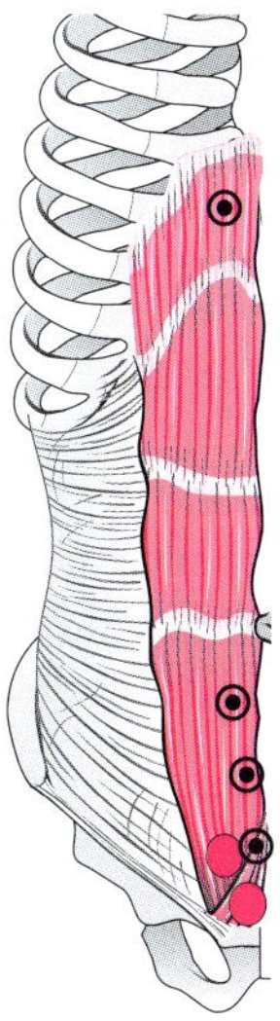

Abb. 4.5g M. rectus abdominis – Triggerpunkte.

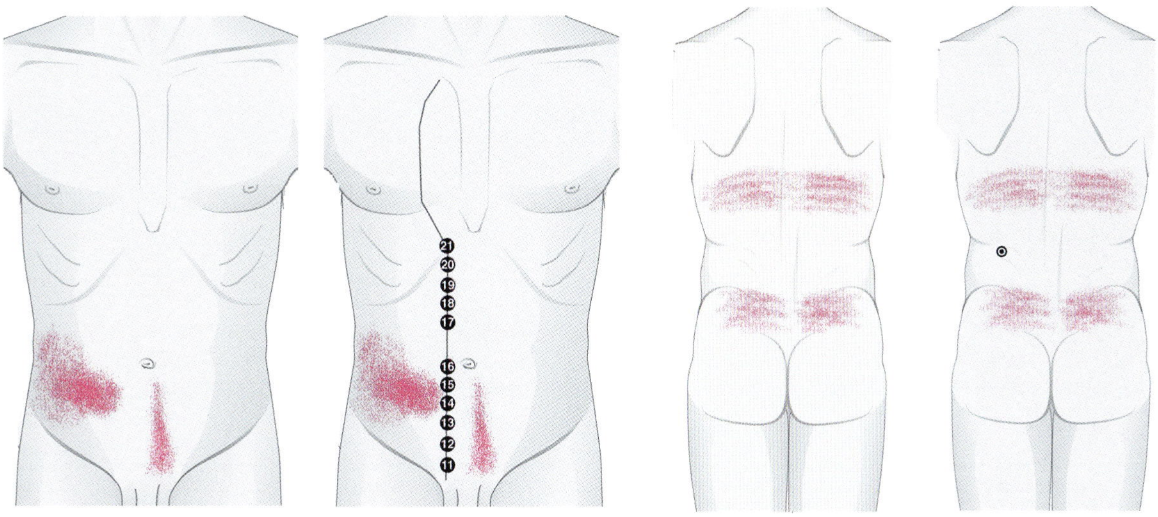

Abb. 4.5h M. rectus abdominis – Schmerzübertragung und Fernpunkte.

Fehler und Hinweise

- Die Bewegung wird nicht fließend und nicht gleichmäßig langsam durchgeführt, sondern mit Schwung begonnen, bei dem sich der Rumpf hebt.
- Zu Beginn werden verschiedene Drehungen der Schultern zugelassen und es wird nicht auf die genaue Symmetrie der Bewegung geachtet.
- Der Grundsatz, dass die Bewegung langsam erfolgen muss und der Rumpf sich von der Unterlage „abrollen" soll, wird nicht beachtet. Ein starres Anheben „en bloc", wie ein Brett, mit lordosierter LWS wird zugelassen.
- Die nötige Unterstützung unter den Knien wird nicht beachtet.
- Bei *Stufe 5* darf eine anfängliche heftige Vorwärtsbewegung der Ellenbogen nicht zugelassen werden. Die Ellenbogen bleiben stets in derselben Lage.
- Das Anheben der Beine wird erlaubt und dadurch auch der Iliopsoas aktiviert.
- Ein größeres Bewegungsausmaß wird gefordert und ein Vorkippen des Beckens erlaubt.

Kontraktur

Sie ist selten, jedoch kommt die Verkürzung besonders der lateralen Fasern des M. obliquus externus abdominis häufig vor, besonders bei denen, die die schrägen Bauchmuskeln für alle Bewegungsstereotype des Rumpfes benutzen.

Retroflexion (Extension) des Rumpfes

Übersicht (➤ Tab. 4.4)

Grundbewegung: Rückbeuge (Streckung) des Rumpfes im Ausmaß von 40–50°.

Alle Teste werden in Bauchlage ausgeführt. Bei den *Stufen 5, 4, 3* befindet sich der Brustkorb oberhalb des Bankrandes, bei den *Stufen 2, 1, 0* liegen Körper und Kopf auf der Unterlage. Die Bewegung ist in 2 Phasen zu bewerten: Bei der Bewegung aus der Flexion in die Horizontallage wird die Muskulatur der thorakalen Segmente bewertet, aus der Horizontalebene in die maximale Retroflexion dann vorwiegend die Muskulatur der Lumbalsegmente. Während der gesamten Bewegung muss die HWS in gerader Verlängerung der BWS liegen. Die Retroflexion der Wirbelsäule ist besonders im Hals- und Lendenbereich ausgiebig, dagegen ist die Bewegung im Brustabschnitt nur gering.

Bei *Stufe 2* prüfen wir nur einen Teil der Bewegung. Eine Testung in Seitenlage ist nicht geeignet, da die Reibung des Rumpfes auf der Unterlage die Bewegung hemmt. Die Fixation muss sehr fest und sicher sein.

Bei Untersuchung der *Stufen 1, 0* muss man sehr sorgfältig längs der gesamten Wirbelsäule palpieren, um keine Spuren einer Muskelanspannung zu übersehen.

Das Ausmaß der Bewegung ist vor allem durch die Berührung der Dornfortsätze und Facettenschluss der Gelenke begrenzt, ferner durch Zusammendrücken der Zwischenwirbelscheiben und Zug der vorderen Wirbelsäulenbänder.

Da Patienten oft an Schwindel leiden, einen Stuhl vor die Untersuchungsbank stellen, auf den sie sich stützen können, um sich sicherer zu fühlen.

Tab. 4.4

Hauptmuskeln	Ursprung	Ansatz	Innervation
M. erector spinae:			
• M. longissimus	Ligg. sacroiliaca dorsales, hinterer Teil der Crista iliaca, Dornfortsätze der Lenden- und Brustwirbel; Querfortsätze der Brust- und unteren Halswirbel	Querfortsätze der Lenden- und Brustwirbel, Rippen, hintere Höcker der Querfortsätze der Halswirbel von C_5–C_2, dorsale Seite des Processus mastoideus	Rr. dorsales: L_4–C_3
• M. iliocostalis	Crista iliaca; kraniale Bänder der 12.–3. Rippe	Fortlaufend an den Rippen, an den Querfortsätzen der Halswirbel kranial bis zu C_2	Rr. dorsales: L_1–Th_1
• M. spinalis	Dornfortsätze von der Lendengegend bis zum Hals	Überspringt stets einige Dornfortsätze und setzt fortlaufend bis zur HWS an	Rr. dorsales: L_2–C_2
• M. quadratus lumborum	*Ventrale Schicht:* Letzte Rippe *Dorsale Schicht:* Querfortsätze der oberen Lendenwirbel; letzte Rippe	Querfortsätze der 3–4 unteren Lendenwirbel, Crista iliaca, Lig. iliolumbale	N. subcostalis: Th_{12} Plexus lumbalis: L_1, L_2, (L_3)

Hilfsmuskeln:	*Neutralisationsmuskeln:*	*Stabilisationsmuskeln:*
Mm. semispinalis, interspinalis, rotatores, multifidus	Die Muskeln beider Seiten neutralisieren gegenseitig die Tendenz zur Seitenbewegung.	Extensoren der Hüfte, besonders in Bauchlage

Teststufen (➤ Abb. 4.6a–h)

Abb. 4.6a, b *Stufe 5, 4*

Ausgangsstellung: Bauchlage, Brustkorb oberhalb des abgesenkten Kopfteils, Rumpf ca. 30° vorgebeugt, Arme längs des Körpers.

Fixation: Gesäß, Becken und LWS.

Bewegung: Retroflexion (Extension) aus der Rumpfvorbeuge bis zur Horizontale für den Brustabschnitt, dann stetig fortlaufend bis zur maximalen Retroflexion des Lendenabschnitts.

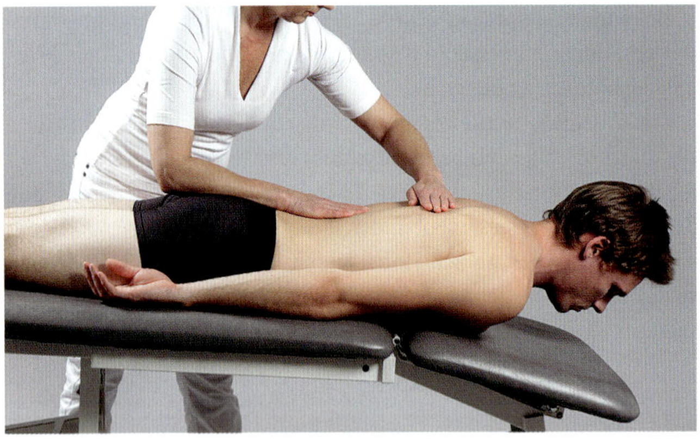

Abb. 4.6a Widerstand: Während erster Phase mit Handfläche zwischen Schulterblättern.

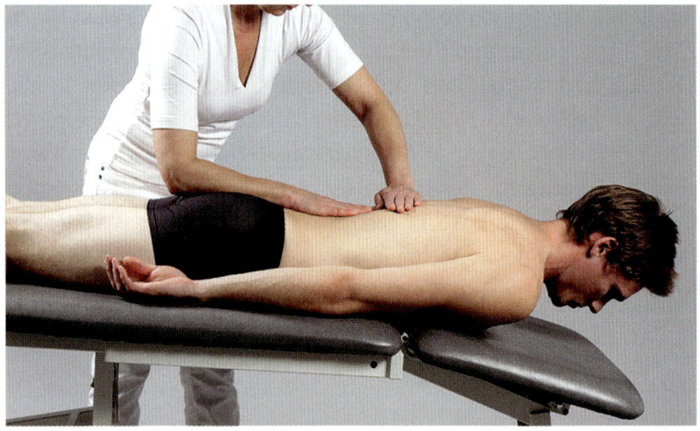

Abb. 4.6b Während zweiter Phase Widerstand gegen untere Rippen, Endstellung noch nicht erreicht.

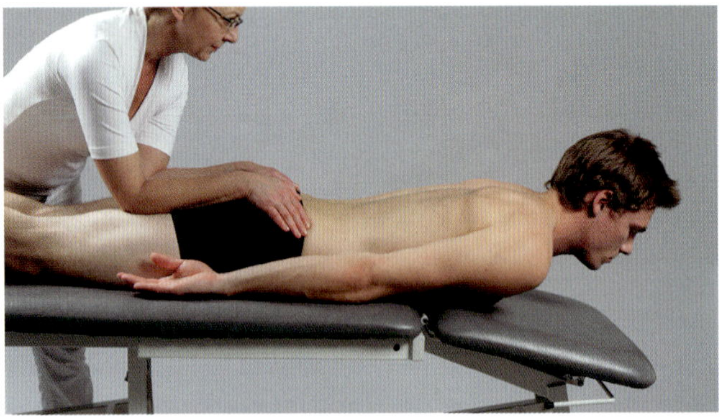

Abb. 4.6c *Stufe 3*
Ausgangsstellung: Bauchlage, Brustkorb oberhalb des abgesenkten Kopfteils, Rumpf etwa 30° vorgebeugt, Arme längs des Körpers.
Fixation: Gesäß und Becken fest mit beiden Händen.
Bewegung: Fließende Rückbeuge in vollem Bewegungsausmaß.

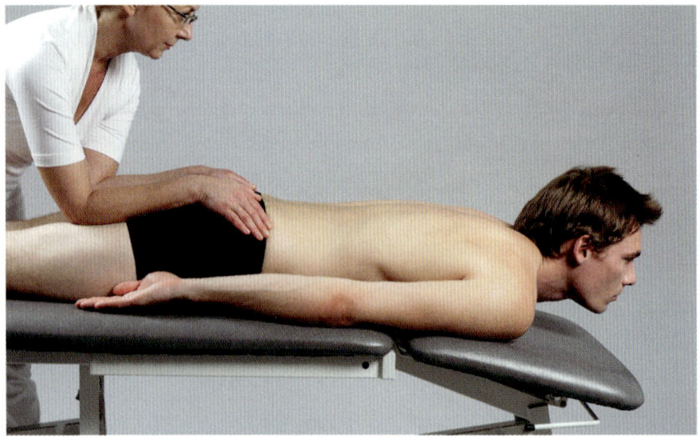

Abb. 4.6d *Stufe 2*
Ausgangsstellung: Bauchlage, Arme längs des Körpers.
Fixation: Gesäß und Becken mit beiden Händen.
Bewegung: Aufrichten des Rumpfes, sodass sich Kopf und entspannte Schultern abheben.

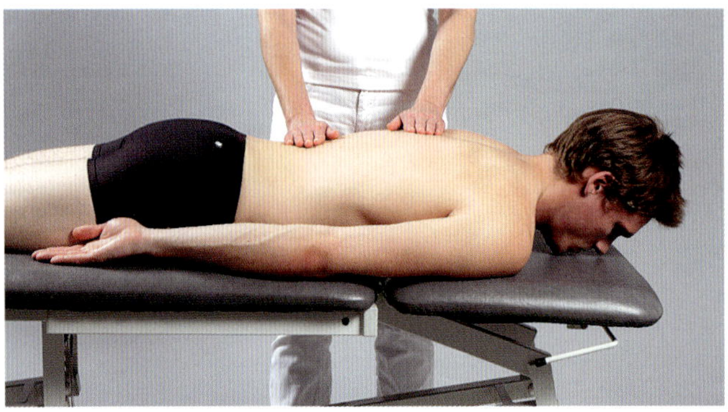

Abb. 4.6e *Stufen 1, 0*
Ausgangsstellung: Bauchlage, Kinn auf Untersuchungsbank abgelegt.
Patient versucht eine Bewegung, um wenigstens den Kopf zu heben, Muskelanspannung der Rumpfstrecker zart mit den Fingern entlang der gesamten Wirbelsäule palpieren.

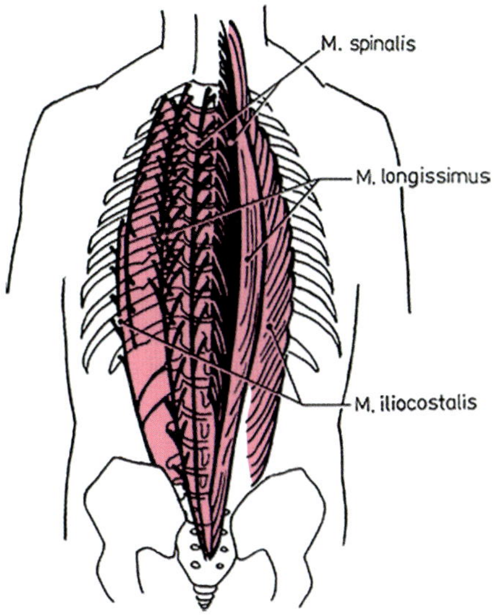

Abb. 4.6f Rückenstrecker.

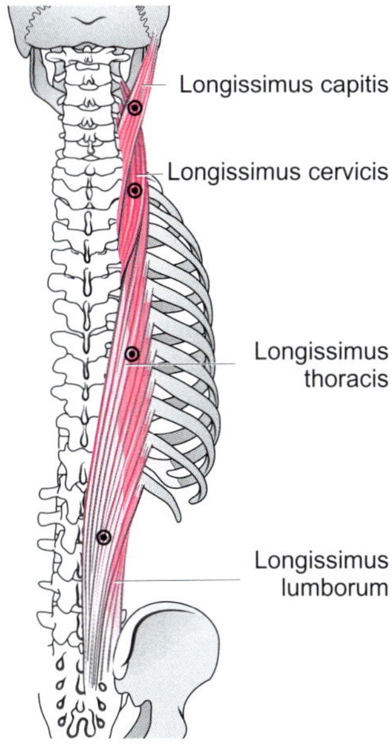

Abb. 4.6g Rückenstrecker – Triggerpunkte.

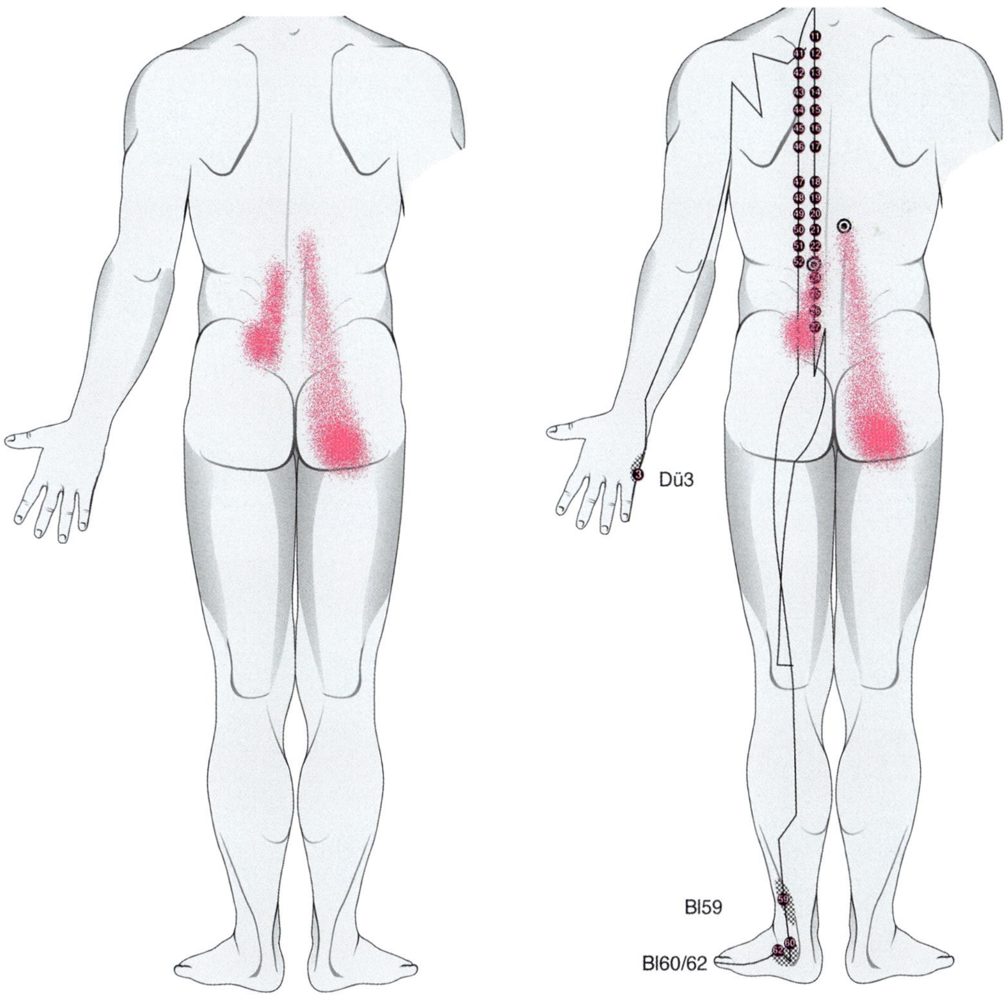

Abb. 4.6h Rückenstrecker – Schmerzübertragung und Fernpunkte.

Fehler und Hinweise

- Häufig wird der anfänglichen Vorbeugehaltung der Wirbelsäule nicht genügend Bedeutung beigemessen, dadurch verkleinert sich das Bewegungsausmaß und der Test für den Brustabschnitt unterbleibt.
- Werden gleichzeitig Adduktion der Schulterblätter und Heben der Schulter gestattet, stört das die Palpation bei den *Stufen 1, 0* und kann eine Spur vortäuschen.
- Es wird die Forderung nicht eingehalten, dass die HWS gerade und in Verlängerung der BWS bleiben muss. Der Patient darf sich nicht mit einer Retroflexion des Halses mit gleichzeitiger Trapeziusspannung aushelfen.
- Man darf auf keinen Fall anstatt einer Rumpfbewegung eine Hyperextension beider Beine in den Hüftgelenken mit Abheben des Beckens von der Unterlage zulassen.
- Inkoordinationen sind sehr häufig. Daher muss man auch mit den Augen sorgfältig verfolgen, ob der Patient die Muskeln wirklich nacheinander aktiviert und ob die Kontraktionswelle symmetrisch und ohne Unterbrechung verläuft.

Kontraktur

Eine Kontraktur ist sehr häufig. Sie äußert sich in einer veränderten Statik der Wirbelsäule; bei symmetrischer oder asymmetrischer beiderseitiger Verkürzung kommt jeweils eine Lordose zustande, bei asymmetrischer einseitiger Verkürzung eine Skoliose und Drehung. Die Skoliose ist nach der Seite der Kontraktur konkav. Die Verkürzung muss die Muskeln nicht immer in ihrem gesamten Verlauf betreffen, sondern kann auf einige Segmente beschränkt bleiben. Das äußert sich dann in einer Abflachung des entsprechenden Wirbelsäulenabschnitts mit einer bei der Flexion ungenügenden Entfaltung dieser Segmente.

Rumpfseitenneigung durch Elevation (Hochziehen) einer Beckenseite

Übersicht (➤ Tab. 4.5)

Grundbewegung: Hochziehen einer Beckenseite. Das Bein auf der Seite der Elevation verschiebt sich so weit kranialwärts, bis der Darmbeinkamm fast den Brustkorb berührt.

Die Bewegung erfolgt in Richtung der Muskelfasern, daher muss das zu testende Bein leicht, etwa um 20–30°, abduziert sein.

Die Prüfung der *Stufen 1, 0* ist recht schwierig, da der M. quadratus lumborum sehr tief liegt und von oberflächlichen Muskeln überdeckt wird. Deshalb muss bei der Palpation die oberflächlich liegende Muskelschicht möglichst entspannt sein.

Das Bewegungsausmaß ist durch die Berührung der Rippen mit dem Darmbeinkamm begrenzt, ferner durch den Zug der Wirbelsäulenbänder der gegenüberliegenden Seite und die Dehnbarkeit des gegenseitigen M. quadratus lumborum.

Tab. 4.5

Hauptmuskeln	Ursprung	Ansatz	Innervation
M. quadratus lumborum	*Ventrale Schicht:* Letzte Rippe *Dorsale Schicht:* 3–4 obere Lendenwirbel; letzte Rippe	Querfortsätze der 3–4 letzten unteren Lendenwirbel, Crista iliaca, Lig. iliolumbale	N. subcostalis: Th_{12} Plexus lumbalis: L_1–L_3

Hilfsmuskeln:	*Neutralisationsmuskeln:*	*Stabilisationsmuskeln:*
Mm. latissimus dorsi, iliocostalis lumborum, obliquus externus und internus abdominis	Im Stehen Rücken- und Bauchmuskeln, im Liegen hauptsächlich Rückenmuskeln	Bauch-, Rücken- und Interkostalmuskeln

4

Teststufen (➤ Abb. 4.7a–f)

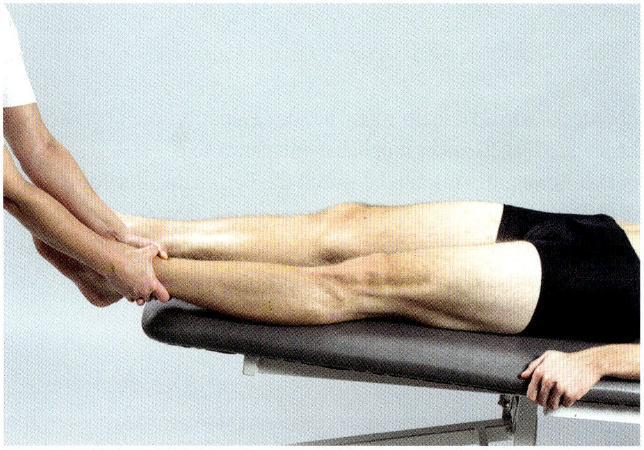

Abb. 4.7a *Stufen 5, 4, 3*
Ausgangsstellung: Rückenlage, Beine gestreckt und jede in 20–30°-Abduktion.
Fixation: Patient hält sich am Bankrand fest oder Thorax wird, wenn nötig, durch Hilfsperson stabilisiert.
Bewegung: Heraufziehen einer Beckenhälfte an den Brustkorb.
Widerstand: Zu testendes Bein wird oberhalb des Sprunggelenks festgehalten und gegen die Bewegungsrichtung distalwärts gezogen. Einzelne Stufen werden durch Stärke des Widerstandes unterschieden.

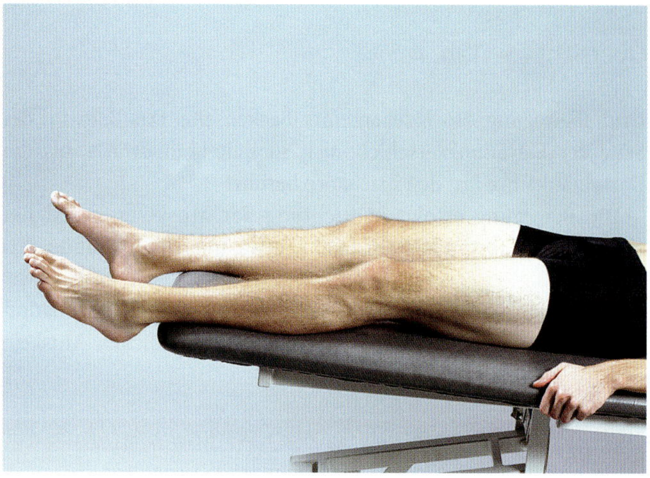

Abb. 4.7b *Stufe 2*
Ausgangsstellung: Rückenlage, Beine gestreckt und leicht abduziert (20–30°).
Fixation: Patient hält sich selbst an der Bank fest oder Hilfsperson fixiert seinen Brustkorb.
Bewegung: Anziehen einer Beckenhälfte so weit wie möglich kranialwärts zum Brustkorb.

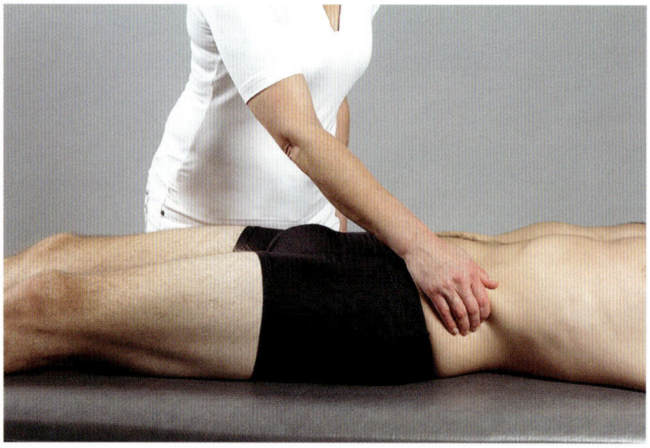

Abb. 4.7c *Stufen 1, 0*
Ausgangsstellung: Rückenlage, Beine gestreckt und leicht abduziert.
Fixation: Leichte Unterstützung des zu testenden Beines unterhalb des Knies.
Beim Bewegungsversuch Muskelanspannung des M. quadratus lumborum in seinem Verlauf in der Tiefe neben dem äußeren Rand des M. erector spinae tasten.

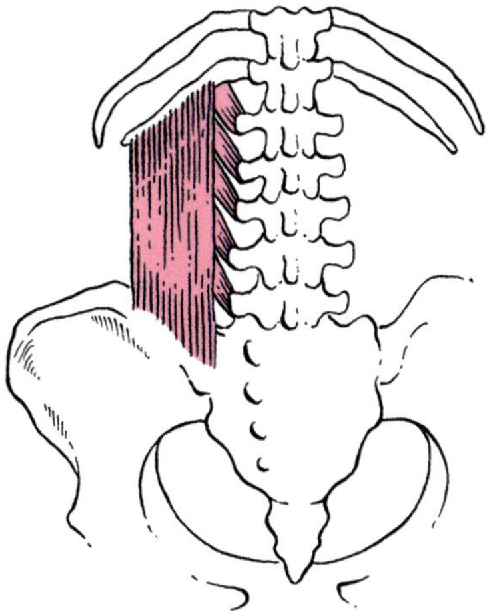

Abb. 4.7d M. quadratus lumborum.

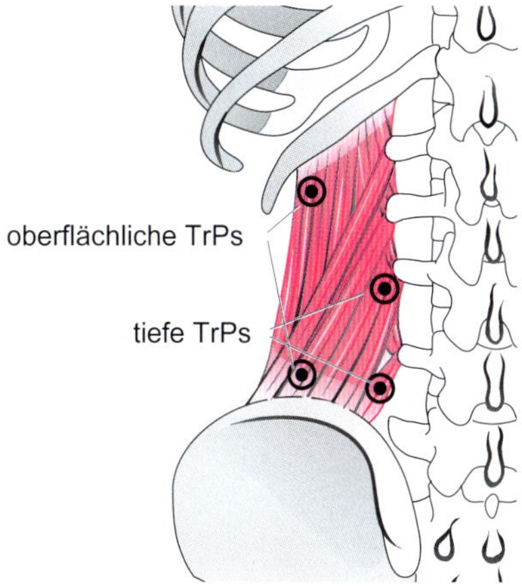

Abb. 4.7e M. quadratus lumborum – Triggerpunkte.

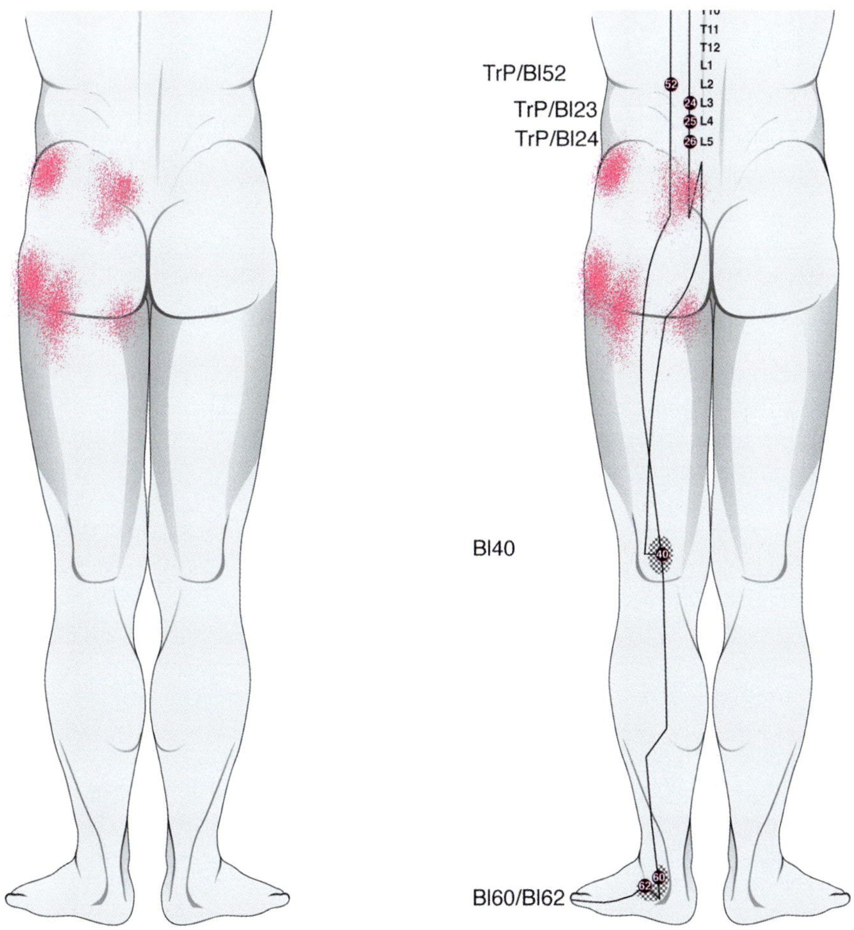

Abb. 4.7f M. quadratus lumborum – Schmerzübertragung und Fernpunkte.

Fehler und Hinweise
- Die Abduktion der Beine darf nicht unterlassen werden.
- Manchmal wird zu wenig auf die Stabilisierung des Brustkorbes geachtet und so fälschlich gleichzeitig mit der Bewegung eine unerwünschte Rumpfseitenneigung ermöglicht.

Kontraktur

Es kommt zur Elevation der Beckenseite und Skoliose mit Rotation. Die Skoliose ist nach der Seite der Kontraktur konkav. Die Seitenneigung zur Gegenseite ist behindert, vor allem die Entfaltung des Lumbalbereichs.

4.4 Obere Extremität

Übersicht

Die obere Extremität, namentlich die Hand, ist ein sehr differenziertes und in seiner Anordnung – hinsichtlich seiner Gegenüberstellung von Daumen und Kleinfinger – spezialisiertes, phylogenetisch sehr junges Organ. Die Hand ist vor allem ein Greiforgan und als solches zu vielen sehr feinen Bewegungen befähigt. Ermöglicht werden diese durch einen Komplex komplizierter funktioneller Einheiten, die alle in gewisser Abhängigkeit voneinander arbeiten. Fällt eine von ihnen aus, ist das Zusammenspiel der ganzen Extremität gestört.

Schultergürtel

Die große Beweglichkeit bei gleichzeitiger funktionsentsprechender Stabilität ist nur möglich durch die Verbindung der oberen Extremität mit dem Rumpf. Sie besteht aus einem sehr komplizierten Apparat, dem **Schultergürtel.** Zu diesem gehören Schulterblatt, Schlüsselbein und Oberarmknochen. Diese Knochen und der Thorax bilden untereinander einen Komplex von Verbindungen, die stets in gegenseitiger Abhängigkeit zusammenarbeiten. Dazu gehören Sternoklavikulargelenk, skapulothorakale und -klavikulare Verbindungen, Humeroskapulargelenk und eine Vielzahl Schleimbeutel, Bänder und Muskelgruppen.

- Das **Sternoklavikulargelenk** ist mechanisch als Kugelgelenk aufzufassen, obwohl seine Rotationsbwegung um die Längsachse nur unbedeutend ist und die Bewegungen in allen Richtungen nur ein geringes Ausmaß haben. Isolierte Schlüsselbeinbewegungen kommen kaum vor. Sie sind aber sehr wichtig als Bestandteil der Bewegungen des Schultergelenks und des Schulterblattes. Die Hauptbewegungen im Sternoklavikulargelenk sind Neigungen des Schlüsselbeines nach vorn (etwa 30°), rückwärts (etwa 30°), kranialwärts (etwa 50°) und distalwärts (etwa 5°).
- Die **skapuloklavikulare Verbindung** besteht aus Akromioklavikulargelenk und korakoklavikularer Verbindung:
  - Das Akromioklavikulargelenk ist ähnlich gebaut wie das bereits genannte Sternoklavikulargelenk. Es ermöglicht ebenfalls 3 Grundbewegungen, die wichtigste davon ist die Rotation.
  - Die korakoklavikulare Verbindung ist eine Syndesmose.
- Die **skapulothorakale Verbindung:** Das *Schulterblatt* besitzt zu seiner Befestigung am Brustkorb keinen selbstständigen Bandapparat, es wird lediglich durch Muskeln an der Brustwand fixiert. Selbstständige Bewegungen des Schulterblattes gibt es nicht, immer bewegt sich das Schlüsselbein mit und umgekehrt. Das Schulterblatt liegt dem Brustkorb nicht in der Frontalebene an, sondern bildet mit ihr einen Winkel von etwa 30°. Es kann sich etwa 50° um eine senkrechte Achse drehen, wobei sich der Medialrand vom Thorax abhebt und sich auch der Winkel zwischen Schlüsselbein und Schulterblatt ändert. Vom Ausmaß dieser Drehung hängt die Stellung der Schultergelenkpfanne ab. Mit der Vergrößerung dieses Winkels dreht sich die Pfanne mehr nach vorn und umgekehrt. Das Schulterblatt kann also Bewegungen nach seitlich vorn (*Abduktion*) und nach hinten medial (*Adduktion*) ausführen, es kann gehoben werden im Sinne einer *Elevation* und gesenkt im Sinne einer *Depression.* Dazu kommt die Rotation um die sagittale Achse.
- Das **Humeroskapulargelenk** ist eigentlich ein doppeltes Gelenk: einerseits das eigentliche Schultergelenk, andererseits die akromiohumerale Verbindung. Es wirkt aber stets als funktionelle Einheit.
- Das **Schultergelenk** ist ein Kugelgelenk mit einer kleinen, flachen Pfanne. Dadurch sind viele Bewegungsrichtungen und ein großes Bewegungsausmaß möglich. Die Bewegungspaare im Schultergelenk sind *Abduktion* (Seitwärtsheben) und *Adduktion* (Heranziehen des Armes), *Anteversion* (Flexion, Vorheben des Armes) und *Retroversion* (Extension, Rückwärtsheben des Armes) sowie *Außen-* und *Innenrotation.* Durch Kombination dieser Grundbewegungen ergeben sich verschiedenartigste Bewegungsrichtungen. Die Elevation des Armes ist aber nicht zusammengesetzt aus einer anfangs reinen Schultergelenkbewegung bis zu 90° und oberhalb davon einer Bewegung in der skapulothorakalen Verbindung. Vielmehr sie ist das Resultat eines gleichzeitigen Zusammenspieles aller Komponenten des Schultergürtels.

Für die Bewegungen im Schultergürtel sind nicht allein die eben genannten Mechanismen bedeutungsvoll, sondern auch noch eine Reihe anderer Faktoren, z. B. die Körperhaltung, der Bau des Brustkorbes, der Tonus von Haut und Unterhautgewebe usw.

Ellenbogengelenk und Hand

Das **Ellenbogengelenk** ist ein zusammengesetztes Gelenk. An ihm sind 3 Knochen beteiligt: Humerus, Ulna und Radius. Wegen der größeren Zahl der Gelenkflächen, die durch diese Verbindung entstehen, wird das Ellenbogengelenk in 3 Teile geteilt: das humeroradiale, das humeroulnare und das radioulnare Teilgelenk.

Die wichtigsten Bewegungspaare im Ellenbogengelenk sind *Flexion* (Beugung) und *Extension* (Streckung) im Gesamtausmaß von 140° sowie *Pronation* (Innenrotation) und *Supination* (Außenrotation) im Ausmaß von 160°. Durch Zusammensetzung dieser Grundbewegungen entstehen wieder kombinierte Bewegungen. Da die Ulna nicht rotiert werden kann, kommen Pronation und Supination ausschließlich durch Drehung des Radius zustande.

Der Bau der **Hand** ist sehr kompliziert. Insgesamt sind daran 29 Knochen beteiligt, und zwar Ulna, Radius, 8 Handwurzelknochen, 5 Metakarpalia (Mittelhandknochen) und 14 Fingerglieder. Daraus ergibt sich die Möglichkeit zu verschiedenartigsten Bewegungen.

- Das **Handgelenk** besteht aus 3 Hauptteilen: dem (proximalen) Radiokarpalgelenk, dem (distalen) Mediokarpalgelenk und dem Karpometakarpalgelenk. Alle bilden eine funktionelle Einheit und sind nie isoliert tätig. Die Grundbewegungen sind *Flexion* (Beugung) 70°, *Extension* (Streckung) 60–70°, *ulnare Duktion* (Deviation, Adduktion) 35° und *radiale Duktion* (Deviation, Abduktion) 30–35°. Aus der Kombination dieser Bewegungen ergibt sich die Zirkumduktion.
- Die **Metakarpophalangealgelenke** (Fingergrundgelenke) verbinden die Metakarpalen mit den proximalen Fingergliedern. Die grundlegenden Bewegungspaare in den Grundgelenken der dreigliedrigen Finger sind *Flexion* und *Extension* im Ausmaß

von 70–90° sowie *Adduktion* (Finger zusammenschließen) und *Abduktion* (Fingerspreizen) im Ausmaß von 20–25°.

- Die **Interphalangealgelenke** werden in proximale und distale unterteilt. Der Daumen hat nur ein Interphalangealgelenk. Es sind Scharniergelenke, die nur Extension und Flexion ermöglichen. In den proximalen Gelenken beträgt das volle Bewegungsausmaß 110–130°, in den distalen dagegen etwas weniger (etwa 70–100°).
- Das **Karpometakarpalgelenk des Daumens** ist ein typisches Sattelgelenk. Die grundlegenden Bewegungspaare sind *Abduktion* und *Adduktion* sowie *Opposition* (Gegenüberstellung des Daumens zu den anderen Fingern) und von dort aus zurück in die Ausgangsstellung. Sie sind für die Greiffähigkeit der Hand von entscheidender Bedeutung.

4

Nerven der oberen Extremität

Die obere Extremität erhält ihre Innervation aus den Wurzeln C_5–C_3 mit kleinen Verbindungen zu Th_1 und C_4. Diese Wurzeln bilden 3 Bündel: Fasciculus lateralis (radialis), Fasciculus posterior (dorsalis) den Fasciculus medialis (ulnaris). Sie verlaufen gemeinsam in einem Gefecht. Das Schlüsselbein teilt den Plexus brachialis in 2 Abschnitte:

- Pars supraclavicularis und
- Pars infraclavicularis.

Pars supraclavicularis plexus brachialis

Die Pars supraclavicularis plexus brachialis gibt folgende Nerven ab: Rr. musculares, N. thoracicus longus, Nn. pectorales, N. dorsalis scapulae, N. suprascapularis, N. thoracodorsalis, N. subclavius und N. subscapularis:

- Die **Rr. musculares** versorgen die Mm. scaleni und den M. longus colli.
- Der **N. subclavius** (C_5, C_1), ein sehr zarter Nerv, innerviert den M. subclavius.
- Der **N. thoracicus longus** (C_5–C_2) versorgt den M. serratus anterior. Sein Funktionsausfall ist auf den ersten Blick an der Stellung des Schulterblattes erkennbar, das dann mit seinem Medialrand vom Brustkorb absteht. Man spricht von der „Scapula alata".
- Die **Nn. pectorales** (C_5–Th_1) versorgen den M. pectoralis major und den M. pectoralis minor.
- Der **N. dorsalis scapulae** (C_5) innerviert beide Mm. rhomboidei und teilweise auch den M. levator scapulae. Dieser Muskel wird jedoch noch von Ästen aus dem Plexus cervicalis innerviert. Seine Bewegungsstörung ist aus dem Muskelfunktionstest erkennbar.
- Der **N. suprascapularis** (C_4–C_1) versorgt den M. supraspinatus, den M. infraspinatus und oft den M. teres minor. Seine isolierte Schädigung ist sehr selten, die daraus resultierende Bewegungsstörung nur gering. Der M. supraspinatus abduziert den Oberarm und unterstützt die Abduktionswirkung des M. deltoideus als Fixationsmuskel. An der Außenrotation beteiligt sich außer dem M. infraspinatus noch der M. teres minor.
- Der **N. thoracodorsalis** (C_7, C_8, manchmal auch C_6) versorgt den M. latissimus dorsi und manchmal den M. teres major. Deren leichte Schwächung erkennt man am besten, wenn der Patient in Bauchlage gegen Widerstand gleichzeitig beide Arme innenrotiert nach rückwärts hebt.
- Der **N. subscapularis** (C_5, C_1) versorgt den M. subscapularis und den M. teres major. Seine Läsion äußert sich klinisch nur in einer Schwächung der Innenrotation.

Pars infraclavicularis plexus brachialis

Die Pars infraclavicularis plexus brachialis bildet Bündel, aus denen die Nerven für Arm und Hand hervorgehen. Es sind gemischte Nerven: N. musculocutaneus, N. axillaris, N. medianus, N. ulnaris, N. radialis und die sensiblen Nn. cutaneus antebrachii medialis und cutaneus brachii medialis:

Der **N. musculocutaneus** (C_4–C_1) innerviert mit seinen motorischen Ästen die Mm. biceps brachii, coracobrachialis und brachialis. Der Funktionsausfall des M. brachialis und M. biceps ist normalerweise leicht zu erkennen. Eine Schädigung des M. coracobrachialis, der normalerweise bei der Adduktion und Flexion im Schultergelenk mitwirkt, ist nur schwer feststellbar. Der Nerv geht, nachdem er seine motorischen Äste abgegeben hat, als *N. cutaneus antebrachii lateralis (radialis)* ins Unterhautgewebe des Unterarmes und versorgt dessen radiale Fläche.

Der **N. axillaris** (C_5, C_1), ein kurzer und kräftiger Nerv, versorgt motorisch 2 Muskeln, den M. deltoideus und den M. teres minor. Seine Läsion ist hauptsächlich am Ausfall des M. deltoideus zu erkennen, ein Ausfall des M. teres minor ist nicht von Bedeutung.

Der sensible Ast wird als **N. cutaneus brachii lateralis (radialis)** bezeichnet. Er innerviert die laterale Seite der Schulter und des Armes.

N. medianus

Der N. medianus (C_1–Th_1, manchmal auch C_5) ist ein sehr langer Nerv, seine Äste reichen bis zum Unterarm und zur Hand. Er innerviert alle Muskeln der Palmarseite des Unterarmes mit Ausnahme des M. flexor carpi ulnaris und des ulnaren Anteils des M. flexor digitorum profundus, ferner alle Muskeln des Thenars mit Ausnahme des M. adductor pollicis und des inneren, tiefliegenden Kopfes des kurzen Daumenbeugers. Schließlich innerviert er auch die ersten Mm. lumbricales.

Der N. medianus innerviert im Einzelnen folgende Muskeln: M. pronator teres, M. flexor carpi radialis, M. palmaris longus, M. flexor digitorum superficialis, M. flexor digitorum profundus (caput laterale), M. flexor pollicis longus, M. pronator quadratus, M. abductor pollicis brevis, M. opponens pollicis, M. flexor pollicis brevis (caput superficiale) und schließlich den 1. und 2. M. lumbricalis.

Bewegungsstörungen. Sie sind bei Schädigung des N. medianus daher eindeutig. Doch eine ganze Reihe von Bewegungsausfällen werden durch die vom N. radialis und N. ulnaris innervierte Muskulatur erheblich kompensiert, sodass der funktionelle Ausfall auf den ersten Blick geringer erscheint, als man es aufgrund des ausgedehnten Innervationsgebietes erwarten würde.

Eine Läsion des N. medianus kann bei klinischer Untersuchung durch eine ganze Reihe von **Prüfungen** und **Symptomen** erkannt werden. Dies sind hauptsächlich:

- *Handstellung:* Durch den unversehrten langen Extensor und den Adduktor wird der Daumen an die übrigen Finger herangezogen: „Affenhand".
- *Prüfung der isolierten Flexion des Endglieds des Zeigefingers:* Das Mittelglied wird in Extension fixiert. Bei Läsion des N. medianus ist eine Flexion des Endglieds wegen Lähmung des M. flexor digitorum profundus nicht möglich.
- *Daumenmühlentest.* Die Finger beider Hände werden ineinandergeschoben und beide Daumen umeinander gedreht. Auf der Seite der Parese unterbleibt die Bewegung des Daumens.
- *Zirkeltest:* Die Daumenspitze wird entlang der Metakarpalköpfchen bewegt. Auf der Seite der Läsion ist die Bewegung nicht in vollem Ausmaß (bis zum Metakarpale V) möglich, sondern bloß in der 1. Hälfte, soweit sie der M. adductor pollicis ermöglicht. Die 2. Phase – Opposition – kann der Daumen nicht ausführen.
- *Symptom der gefalteten Hände:* Der Patient soll die Hände mit flektierten Fingern wie beim Gebet falten. Auf der Seite der Läsion ist die Flexion der ersten 3 Finger nicht möglich, sie bleiben gestreckt.
- Opposition und Abduktion des Daumens sind nicht möglich.
- *Flaschenzeichen:* Beim Umfassen einer Flasche (oder eines Bechers) ist auf der Seite der Parese der auf die Flasche ausgeübte Druck schwächer und die Hautfalte zwischen Daumen und Zeigefinger liegt infolge Schwächung der Abduktion und Opposition des Daumens der Flasche nicht fest an.
- *Faustprobe:* Auf der Seite der Lähmung kann der Patient die Faust nicht ballen, da die Flexion der ersten 3 Finger behindert ist.
- Bei einer Läsion des N. medianus oberhalb des Abzweigens der für die Pronatoren bestimmten Äste ist außerdem die Pronation unmöglich.

Muskel	Abzweig
M. pronator teres	dicht proximal oberhalb des Ellenbogengelenks
M. flexor carpi radialis	dicht proximal oberhalb des Ellenbogengelenks
M. palmaris longus	dicht distal unterhalb des Ellenbogengelenks
M. flexor digitorum superficialis	dicht distal unterhalb des Ellenbogengelenks
M. flexor pollicis longus	im proximalen Drittel des Unterarms
M. flexor digitorum profundus (der radiale Kopf)	in Mitte des Unterarms
M. pronator quadratus	im distalen Drittel des Unterarms
M. abductor pollicis brevis	in Hohlhand
M. opponens pollicis	in Hohlhand
M. flexor pollicis brevis	in Hohlhand
Mm. lumbricales 1. und 2.	in Hohlhand

Sensibilitätsstörungen Die Sensibilität ist im Gebiet des Thenars und der Daumenbeugeseite, im mittleren Teil der Handfläche, am 2., 3. und teilweise 4. Finger und schließlich auf der Dorsalseite in der distalen Hälfte des 2. und 3. Fingers betroffen. Im Allgemeinen sind die Sensibilitätsstörungen weniger ausgedehnt. Man beobachtet jedoch häufiger erhebliche vegetative Störungen und Kausalgien.

N. ulnaris

Der N. ulnaris ist ein langer, kräftiger Nerv; seine Fasern bezieht er aus den Wurzeln C_8–Th_1. Die ersten Äste gibt er am Unterarm ab, seine Hauptverzweigung erfolgte aber erst in der Hohlhand. Seine *sensiblen* Hautäste versorgen das Gebiet der dorsalen und palmaren Seite des ulnaren Handrandes, den 5. Finger und die ulnare Hälfte des 4. Fingers, inkonstant den ganzen 4. und die ulnare Seite des 3. Fingers. *Motorisch* versorgt der N. ulnaris hauptsächlich die kleinen Handmuskeln mit Ausnahme der Mm. opponens, flexor pollicis brevis (superficiale), abductor pollicis sowie des 1. und 2. M. lumbricalis. Er innerviert also folgende Muskeln: am Unterarm den M. flexor carpi ulnaris und den inneren (medialen) Kopf des M. flexor digitorum profundus; an der Hand den M. adductor pollicis, die Mm. interossei (palmares und dorsales), den 3. und 4. M. lumbricalis, vom M. flexor pollicis brevis den inneren, tiefliegenden Kopf, ferner M. palmaris brevis, M. abductor digiti minimi, M. opponens digiti minimi und M. flexor digiti minimi brevis.

Bewegungsstörungen sowie **klinische Symptome** und **Tests** einer Läsion des N. ulnaris:

- *Stellung der Hand:* Der Daumen ist im Interphalangealgelenk flektiert, der 4. und 5. Finger sind in den Metakarpophalangealgelenken überstreckt, in den übrigen Gelenken flektiert. Der 2. und 3. Finger sind wegen des gut erhaltenen 2. und 3. M. lumbricalis weniger betroffen. Der Kleinfinger ist infolge des Überwiegens des M. extensor digitorum dauernd leicht abgespreizt: „unvollständige Krallenhand".
- *Prüfung der isolierten Adduktion und Abduktion des Kleinfingers:* Auf der betroffenen Seite kann der Kranke den Kleinfinger weder anziehen noch spreizen.
- *Froment-Test* (für den Adduktor des Daumens): Der Patient fasst ein Blatt Papier beiderseits zwischen gestreckten Daumen und Zeigefinger und versucht es durch Zug zu zerreißen. Auf der Seite der Läsion flektiert er das distale Daumenglied und kann deshalb das Papier nicht festhalten, sodass es von der gesunden Hand weggezogen wird.

Muskel	Abzweig
M. flexor carpi ulnaris	im proximalen Drittel des Unterarms
M. flexor digitorum profundus 4. und 5.	im proximalen Drittel des Unterarms
M. palmaris brevis	in Hohlhand
M. abductor digiti minimi	in Hohlhand
M. opponens digiti minimi	in Hohlhand
M. flexor digiti minimi brevis	in Hohlhand
Mm. lumbricales 3. und 4.	in Hohlhand
Mm. interossei palmares	in Hohlhand
Mm. interossei dorsales	in Hohlhand
M. adductor pollicis	in Hohlhand
M. flexor pollicis brevis (caput profundum)	in Hohlhand

- *Steuerruderzeichen:* Beim Versuch einer isolierten Beugung in den Grundgelenken wird die Streckung des 2. und 3. Fingers beibehalten, der 4. und 5. Finger werden angebeugt (Lähmung des 3. und 4. M. lumbricalis).
- *Prüfung der Beweglichkeit des Mittelfingers:* Auf der Seite der Läsion ist die Lateralduktion des Mittelfingers nicht möglich.

Die **Sensibilität** ist an der ulnaren Hälfte des Handrückens, ebenso an Antithenar, Kleinfinger und der ulnaren Seite des 4. Fingers gestört.

N. radialis

Wurzelversorgung aus C_5–C_3. Der N. radialis gibt in seinem Verlauf am Oberarm 2 *sensible* Äste ab: den N. cutaneus brachii posterior und weiter distal den N. cutaneus antebrachii posterior. Nach Abspaltung der motorischen Äste zieht er in die Haut des Handrückens. Der N. radialis versorgt also die Haut des Armes in einem großen Bereich sensibel, und zwar über den N. cutaneus brachii posterior (dorsalis) die Dorsalfläche des Oberarmes und über den N. cutaneus antebrachii posterior (dorsalis) die Dorsalfläche des Unterarmes. Die Endverzweigungen der Nerven versorgen die äußere (radiale) Hälfte des Handrückens.

Der N. radialis versorgt *motorisch* die gesamte Muskulatur der Dorsalseite des Oberarmes und der dorsalen und radialen Seite des Unterarmes. Er innerviert also M. triceps brachii, M. anconeus, M. brachioradialis, M. extensor carpi radialis longus und brevis, M. supinator, M. extensor digitorum, M. extensor digiti minimi, M. extensor pollicis longus und brevis und M. extensor indicis.

Bewegungsstörungen sowie Symptome einer Läsion:

- *Stellung der Hand:* Der Unterarm ist proniert, dauernde Flexion im Radiokarpalgelenk und den proximalen Fingergelenken. Der Daumen hängt schlaff herunter. Man spricht von einer Fallhand.
- *Versuch des Fingerfaltens:* Der Patient vermag die Finger nicht gestreckt zu falten, da die Hand ständig nach palmar umkippt.
- *Test für die Extensoren:* Eine Streckung der Hand und der Fingergrundgelenke ist unmöglich. Der Versuch, die Finger zu strecken, gelingt nur in den Interphalangealgelenken durch die unversehrten Mm. lumbricales.
- Bei einer Läsion oberhalb der Mitte des Humerus ist auch der M. brachioradialis, d. h. die Flexion und vor allem die Supination (Auswärtswendung) im Ellenbogen, betroffen und bei einer Läsion des Nerven in der Achselhöhle oder noch höher außerdem der M. triceps brachii und M. anconeus, also die Streckung im Ellenbogen.

Die **Sensibilitätsstörungen** sind, wie bereits erwähnt, abhängig vom Ort der Läsion.

N. cutaneus

- Der **N. cutaneus antebrachii medialis (ulnaris)** ist ein langer, dünner Nerv. Von ihm wird die Haut der palmaren und ulnaren Fläche des Unterarmes sensibel versorgt.
- Der **N. cutaneus brachii medialis (ulnaris)** ist ein ganz zarter Nerv, der die Haut der ulnaren Seite des Oberarmes innerviert.

Muskel	Abzweig
M. triceps brachii	im proximalen Drittel des Unterarms
M. anconeus	im proximalen Drittel des Unterarms
M. brachialis (inkonstante Innervation des kleinen Anteiles)	in Mitte des Oberarmes
M. brachioradialis	im proximalen Drittel des Oberarmes
Mm. extensor carpi radialis longus und brevis	im proximalen Drittel des Oberarmes
M. supinator	im proximalen Drittel des Unterarmes
M. extensor digitorum	im proximalen Drittel des Unterarmes
M. extensor digiti minimi	in Mitte des Unterarmes
M. extensor carpi ulnaris	in Mitte des Unterarmes
M. abductor pollicis longus	im distal Drittel des Unterarmes
M. extensor pollicis longus	im distal Drittel des Unterarmes
M. extensor pollicis brevis	im distal Drittel des Unterarmes
M. extensor indicis proprius	im distal Drittel des Unterarmes dicht oberhalb der Hand

Muskulatur der oberen Extremität

Die wesentlichen Muskeln, die die Verbindung zwischen Rumpf und oberer Extremität herstellen, sind in der Mehrzahl flache Muskeln. Sie entspringen an der ventralen und dorsalen Thoraxwand und enden in der Umgebung des Humeroskapulargelenks. Von besonderer Bedeutung sind dabei die dorsalen, von der Wirbelsäule entspringenden Muskeln, die sog. *spinohumeralen Muskeln.* Sie bilden die oberflächliche Schicht der Rückenmuskulatur.

Muskeln des Schultergürtels

Grobanatomisch lassen sie sich einteilen in Muskeln,

- die zu ihrem Ansatz am Schultergürtel herabziehen, also abwärts verlaufen und an denen der Schultergürtel im gewissen Maße aufgehängt ist: obere Fasern des M. trapezius, M. levator scapulae, Mm. rhomboidei, obere Fasern des M. serratus anterior;
- die horizontal verlaufen: mittlere Fasern des M. trapezius, M. serratus anterior, teilweise M. pectoralis major;
- die zur Schulter aufsteigen: unterer Teil des M. serratus anterior, unterer Teil des M. trapezius, M. latissimus dorsi, M. pectoralis minor, untere Fasern des M. pectoralis major.

Die letzte Gruppe ist die stärkste, denn auf den niedrigeren Stufen der phylogenetischen Entwicklung war sie für das Gehen von besonderer Bedeutung.

Auch **funktionell** lassen sich die Muskeln des Schultergürtels in 3 Gruppen einteilen:

- *Verbindung mit dem Rumpf:* M. trapezius, Mm. rhomboidei, M. levator scapulae, M. serratus anterior, M. pectoralis minor und M. subclavius
- *Verbindung mit dem Oberarm:* M. supraspinatus, M. infraspinatus, M. teres major, M. teres minor, M. subscapularis, M. deltoideus, M. coracobrachialis; sie alle entspringen am Schulterblatt. Ferner M. pectoralis major, der teilweise am Schlüsselbein be-

ginnt, und M. latissimus dorsi, der mit einem Bündel am Schulterblatt entspringt.
- *Verbindung mit dem Unterarm:* M. biceps brachii und M. triceps brachii.

Muskeln des Unterarmes

Die Muskeln des Unterarmes sind überwiegend mehrgelenkige Muskeln. Die meisten von ihnen entspringen an den beiden Epikondylen des Humerus. Von der medialen Seite kommen hauptsächlich die *Flexoren,* von der lateralen die *Extensoren.* Sie setzen entweder direkt an Radius oder Handwurzel, Mittelhand oder Fingergliedern an. Ihr Muskelbauch liegt meistens in der Nähe ihres Ursprungs, distal verschmälern sie sich immer mehr, sodass nur noch ihre Sehnen auf Handgelenk und Finger übergehen. Der Daumen nimmt wieder eine Sonderstellung ein. Dies wird an späterer Stelle zusammenfassend besprochen.

Die Unterarmmuskeln wirken also auf Ellenbogengelenk, Handgelenk und Finger. Die Stellung des Ellenbogens ist daher für die Bewertung der Funktion der Unterarmmuskulatur sowohl hinsichtlich Kraft als auch Bewegungsausmaß von grundlegender Bedeutung. Alle Einzelheiten dazu sind bei dem entsprechenden Test zu finden.

Die für die **Bewegungen des Handgelenks** wichtigsten Muskeln sind 2 Mm. extensores carpi radiales und je ein M. extensor carpi ulnaris, M. flexor carpi radialis und M. flexor carpi ulnaris:
- Einziger reiner *Flexor* ist der inkonstante und weniger wichtige M. palmaris longus. Der wichtigste ist der M. flexor carpi ulnaris, denn sein Funktionsausfall bedeutet für die Flexion der Hand den schwersten Verlust. Außerdem können an der Flexion noch die langen Flexoren der Finger beteiligt sein, wenn die Finger fixiert sind.
- Eine alleinige *Extension* im Handgelenk gelingt nur durch das Zusammenspiel beider Extensorengruppen. Es gibt keinen einzigen Muskel, der allein eine reine Extension ausführen könnte. Auch bei der Extension können die langen Fingerextensoren mitwirken, wenn die Finger fixiert sind.

Muskeln der Finger

Die Motorik der Finger wird von 2 Muskeltypen beherrscht:
- *Lange Muskeln* beginnen schon an Oberarm und den beiden Unterarmknochen; nur ihre Sehnen verlaufen zur Hand.
- *Kurze Muskeln,* die sog. innere Muskulatur der Hand. Die Funktion dieser Muskeln ist vom Zustand der langen Muskeln direkt abhängig. Der Daumen nimmt eine Sonderstellung ein.

Die **Grundbewegungen der Finger** (mit Ausnahme des Daumens) sind Flexion, Extension und Duktion:
- Die *Flexion* der Finger ist mehrfach gesichert, denn jedes Fingerglied hat seine eigenen Muskeln. Auf das distale Glied wirkt der tiefe Flexor, auf das mittlere der oberflächliche Beuger und auf die proximalen Glieder hauptsächlich die Mm. interossei und Mm. lumbricales. Die langen Muskeln wirken begreiflicherweise auf alle Gelenke, über die sie hinwegziehen. Sie kommen jedoch nur unter gewissen Bedingungen zur Wirkung. So können alle Muskeln nur dann die Fingergrundgelenke mit maximaler Kraft beugen, wenn die Finger in den übrigen Gelenken gestreckt sind und auch das Handgelenk in Extensionsstellung gehalten wird. Umgekehrt führt eine Flexion sowohl in den Interphalangealgelenken als auch im Handgelenk zur Funktionsinsuffizienz der langen Flexoren und hebt ihre Tätigkeit praktisch auf.
- Die *Extension* der Finger ist weniger gut gesichert. Sie wird nur von einem einzigen langen Muskel besorgt, dem M. extensor digitorum. Nur Kleinfinger und Zeigefinger haben zusätzlich eigene Extensoren. Eine Extension in den Interphalangealgelenken bewirken auch die Mm. lumbricales, doch ist ihre Tätigkeit in erheblichem Grade von der Stellung der Grundgelenke abhängig. Die Funktion der Mm. interossei und lumbricales ist bisher noch nicht in allen Einzelheiten bekannt. Sicher ist, dass die Mm. interossei eine größere Kraft entfalten können, jedoch rascher ermüdbar sind. Demgegenüber sind die Mm. lumbricales schwächer, aber ausdauernder und ermüden auch bei maximaler Flexion der Finger nicht so schnell. Ihre Ursprünge verschieben sich nämlich mit der Sehne des tiefen Fingerbeugers, wodurch stets eine günstige Ausgangsspannung erhalten bleibt.
- Die *Adduktion* der Finger besorgen hauptsächlich die Mm. interossei palmares, die *Abduktion* die Mm. interossei dorsales und der M. abductor digiti minimi.

Neutralisations- und Stabilisationsaufgaben der Muskeln vermischen sich an Hand und Fingern in beträchtlichem Maße. Bei den im Alltag häufigsten Willkürbewegungen manifestiert sich die Aktivität in praktisch allen kurzen und in den meisten langen Muskeln der Hand und der Finger. Das gegenseitige Kräfteverhältnis und das Überwiegen der Tätigkeit des einen oder anderen Muskels hängen von der Lage des Armes im Raum und von der für die Bewegung erforderlichen Kraft ab. Durch geeignete Lagerung der Hand und eine sorgfältige und regelrechte Fixation kann man die meisten Muskeln weitgehend differenzieren.

Der **Daumen** hat wegen seiner Fähigkeit zur Opposition eine Sonderstellung. Seine außergewöhnlich große Bewegungsfreiheit wird durch insgesamt 10 Muskeln gesichert. Sie bewirken im Einzelnen:
- Flexion im Interphalangealgelenk – M. flexor pollicis longus
- Extension im Interphalangealgelenk – M. extensor pollicis longus
- Flexion im Grundgelenk – M. abductor pollicis brevis, M. flexor pollicis brevis, M. adductor pollicis, unter Mithilfe des M. flexor pollicis longus nach der Flexion im Interphalangealgelenk
- Extension im Grundgelenk – M. extensor pollicis longus und M. extensor pollicis brevis
- Abduktion (in der Ebene der Handfläche) – M. abductor pollicis longus, M. extensor brevis
- Adduktion (in der Ebene der Handfläche) – M. adductor pollicis, unterstützt von M. extensor pollicis longus und M. flexor pollicis longus
- Sog. palmare Abduktion (d. h. im rechten Winkel von der Hohlhand weg) – M. abductor pollicis brevis, M. flexor pollicis brevis unter Mithilfe des M. abductor pollicis longus und wahrscheinlich auch des M. opponens
- Sog. palmare Adduktion (rechtwinklig zur Hohlhand hin) – durch 1. dorsalen M. interosseus
- Opposition – diese kombinierte Bewegung beginnt mit einer Palmarabduktion und geht dann in die sog. ulnare Adduktion über.

Dann folgt eine leichte Flexion im Grundgelenk. Dabei kommt es hauptsächlich durch den M. opponens pollicis zur umschwenkenden Innenrotation des Daumens. Ihr Ausmaß beträgt 60°.

Ergänzende Hinweise

- Muskeln, die das Schulterblatt am Brustkorb befestigen, sind gleichzeitig Fixationsmuskeln für die meisten Bewegungen des Armes. Die Zahl der dabei beteiligten Muskeln und ihr erforderlicher Kraftaufwand sind natürlich von der Lage des Armes im Raum direkt abhängig. Um festzustellen, wie weit die Muskelkraft an Unterarm und Hand geschwächt ist, muss man deshalb immer den Muskelfunktionstest *für die gesamte obere Extremität* durchführen. Dabei muss vor allem der jeweils proximale Teil des Armes fixiert sein.
- Die langen Muskeln der Hand dienen der Kraftentfaltung, die kurzen dagegen den Feinbewegungen. Der Daumen ist dabei der funktionell wichtigste Teil. Sein Verlust wird daher versicherungsrechtlich besonders hoch bewertet, mit bis zu 40 % des Funktionsverlusts der Hand.

4.4.1 Muskelfunktionstests des Schulterblattes

Adduktion des Schulterblattes

Übersicht (➤ Tab. 4.6)

Grundbewegung: Adduktion, Heranziehen an die Wirbelsäule.

Die *Stufen 5, 4, 3* werden gewöhnlich auf beiden Seiten gleichzeitig in Bauchlage geprüft, mit den Armen neben dem Körper; der Kopf ruht dabei auf dem Kinn, um die Fasern des oberen M. trapezius zu entspannen. Die *Stufen 2, 1, 0* werden einseitig und im Sitzen geprüft; dabei liegt der zu testende Arm nach vorn gestreckt locker auf der Untersuchungsbank. Die Untersuchungsbank soll so hoch sein, dass der zu testende Arm mit dem Brustkorb einen rechten Winkel bildet.

Die *Stufen 1, 0* können auch in Bauchlage untersucht werden. Eine Fixation des Brustkorbes ist besonders bei *Stufe 2* notwendig. Die Bewegung wird nur vom Schulterblatt ohne Mitbewegung im Schultergelenk ausgeführt. Theoretisch bewirken allein die mittleren Fasern des M. trapezius eine reine Adduktion, während die Mm. rhomboidei außer der Adduktion noch eine Rotation hervorrufen, d. h., sie ziehen den unteren Winkel des Schulterblattes stärker an die Wirbelsäule heran. In der Praxis ist allerdings eine Unterscheidung beider Muskelgruppen nicht möglich. Nur bei schwerer, isolierter Schädigung des M. trapezius gelingt es, den Verlauf der Fasern der Mm. rhomboidei abzutasten.

Wichtig ist, den Widerstand richtig zu geben, um ihn während der ganzen Bewegung in derselben Richtung beibehalten zu können.

Da das Schulterblatt unter dem Zeigefinger als alleinigen Widerhalt leicht weggleiten kann, setzen wir als Widerstand die ganze Handfläche ein und drücken je nach Grad des Heruntergleitens des Schulterblattes zusätzlich mit dem Zeigefinger und dann mit den übrigen Fingern dagegen.

Die Bewegung wird durch das Andrücken des Schulterblattes an die Rückenmuskulatur begrenzt.

Tab. 4.6

Hauptmuskeln	Ursprung	Ansatz	Innervation
M. trapezius (mittlere Fasern)	Lig. nuchae, Dornfortsätze der Hals- und kranialen Brustwirbel	Akromion, Spina scapulae	N. accessorius, Plexus cervicalis: C_2–C_4
M. rhomboideus minor	Processus spinales des 6. und 7. Halswirbels	Oberes Viertel des medialen Schulterblattrandes	N. dorsalis scapulae: C_4, C_5
M. rhomboideus major	Processus spinales des 1.–4. Brustwirbels	Margo medialis scapulae – kaudal vom M. rhomboideus minor	

Hilfsmuskeln:	*Neutralisationsmuskeln:*	*Stabilisationsmuskeln:*
Obere und untere Fasern des M. trapezius	Mm. rhomboidei und unterer Teil des M. trapezius heben gegenseitig die vertikalen Verschiebungen sowie die Rotation auf.	Bauchmuskeln und M. erector spinae

Teststufen (➤ Abb. 4.8a–j)

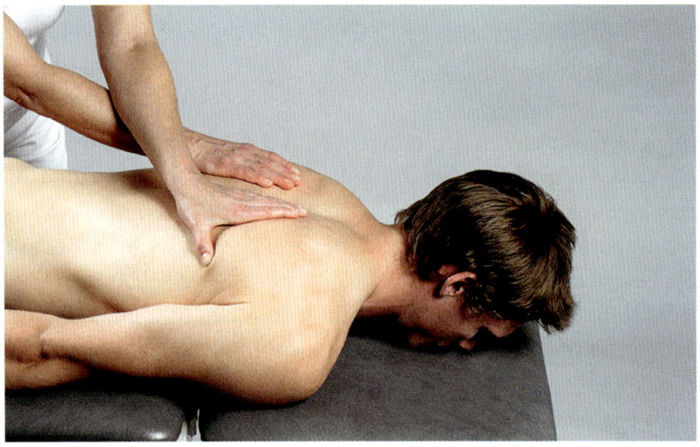

Abb. 4.8a *Stufen 5, 4*
Ausgangsstellung: Bauchlage, Kopf ruht in Mittelstellung mit dem Kinn auf der Unterlage abgestützt, Arme neben dem Körper in Mittelstellung, Schultern entspannt.
Fixation: Nicht erforderlich.
Bewegung: Patient hebt Arm etwas von der Unterlage, zieht Schulterblätter zueinander und dreht kaudale Schulterblattwinkel nach innen.
Widerstand: Vertebraler Rand und unterer Winkel des Schulterblattes zwischen Zeigefinger und Daumen erfassen, der ganze Zeigefinger drückt gegen die Bewegungsrichtung.

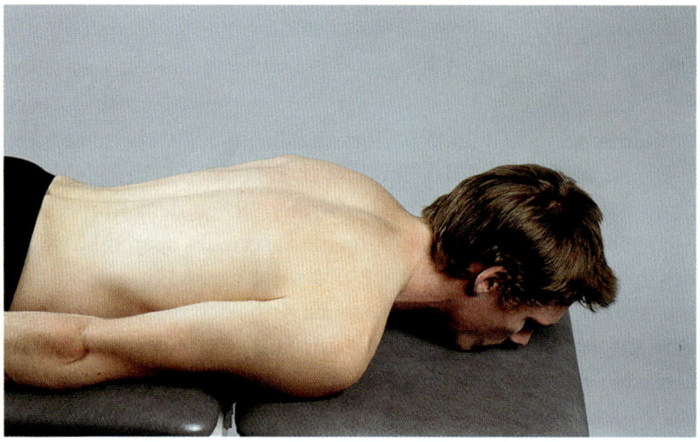

Abb. 4.8b *Stufe 3*
Ausgangsstellung: Bauchlage, Kopf ruht in Mittelstellung, Arme neben dem Körper, Schultern entspannt.
Fixation: Unterer Brustkorbbereich kann fixiert werden, das ist aber nicht erforderlich.
Bewegung: Patient verschiebt die Schulterblätter nach medial zur Wirbelsäule hin.

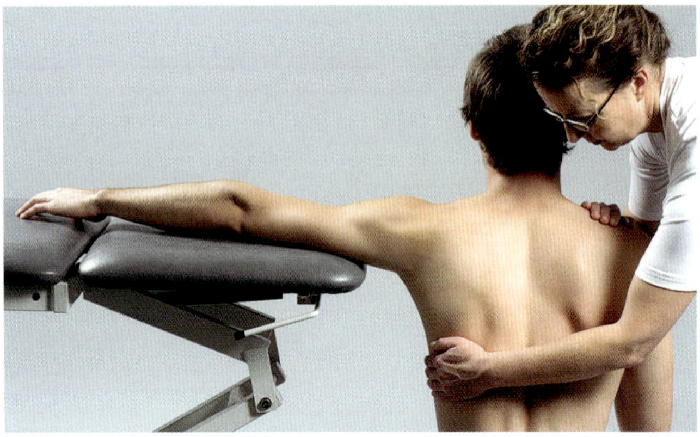

Abb. 4.8c *Stufe 2*
Ausgangsstellung: Auf einem Stuhl sitzend, zu testende Seite der Bank zugewandt. Dieser Arm horizontal auf Unterlage in einer Stellung zwischen Anteversion und Abduktion im Schultergelenk, Ellenbogen gestreckt, Unterarm proniert.
Fixation: Mit einer Hand Schulter der Gegenseite festhalten, mit anderer Brustkorb auf Testseite stabilisieren.
Bewegung: Patient führt Adduktion des Schulterblattes aus, indem er den Arm auf Unterlage heranzieht.

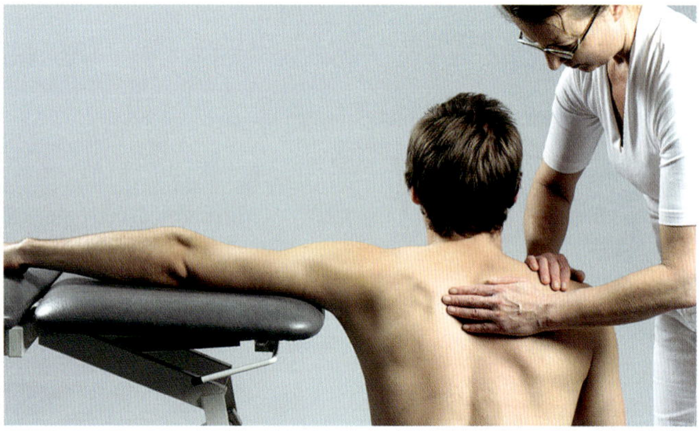

Abb. 4.8d *Stufen 1, 0*
Ausgangsstellung: Auf einem Stuhl sitzend, Seite des zu testenden Armes der Bank zugewandt, Schultergelenk zwischen Anteversion, Ellenbogengelenk in Extension, Unterarm in Pronation; Oberarm liegt horizontal.
Fixation: Mit einer Hand an gegenüberliegender Schulter, mit der anderen Muskelkontraktion im mittleren Teil des M. trapezius zwischen medialem Rand des Schulterblattes und Wirbelsäule tasten.

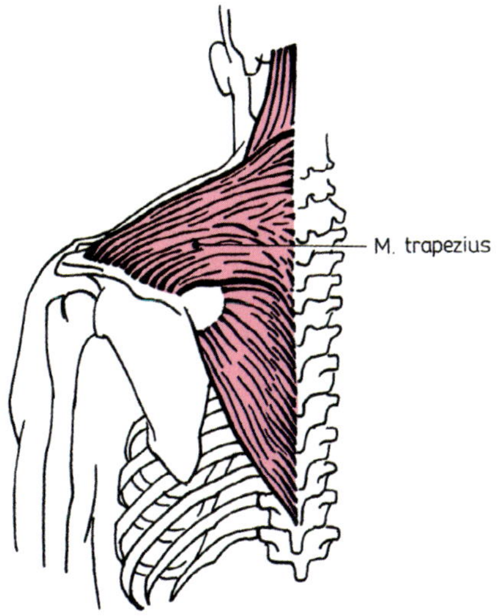

Abb. 4.8e M. trapezius.

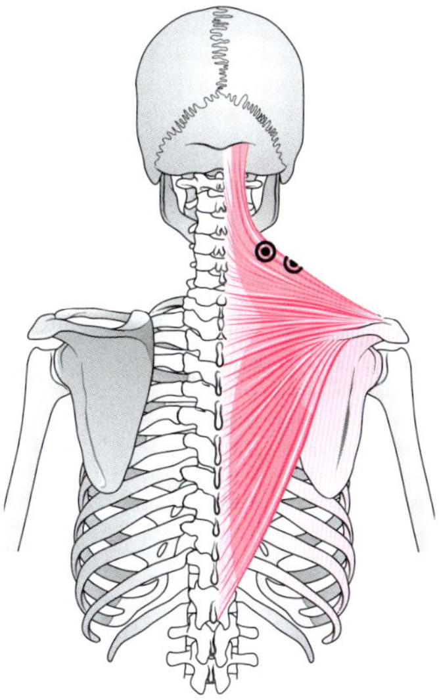

Abb. 4.8f M. trapezius – Triggerpunkte.

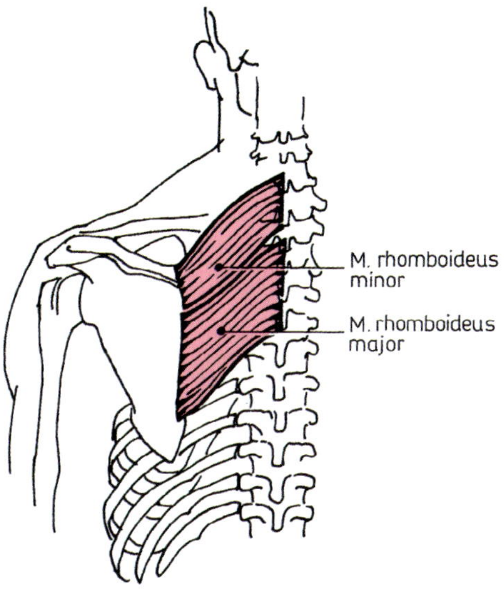

Abb. 4.8g Mm. rhomboidei.

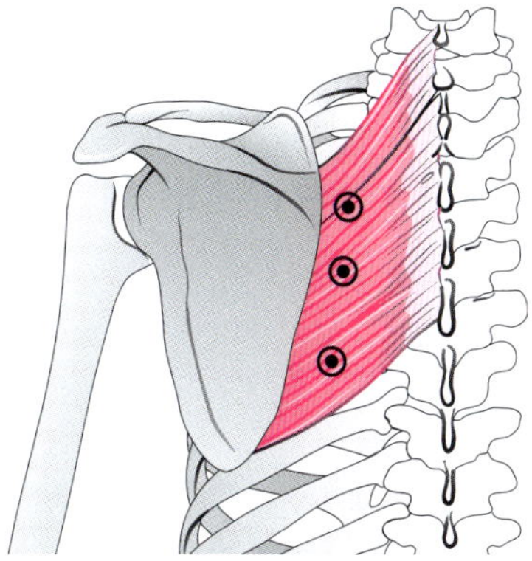

Abb. 4.8h Mm. rhomboidei – Schmerzübertragung und Fernpunkte.

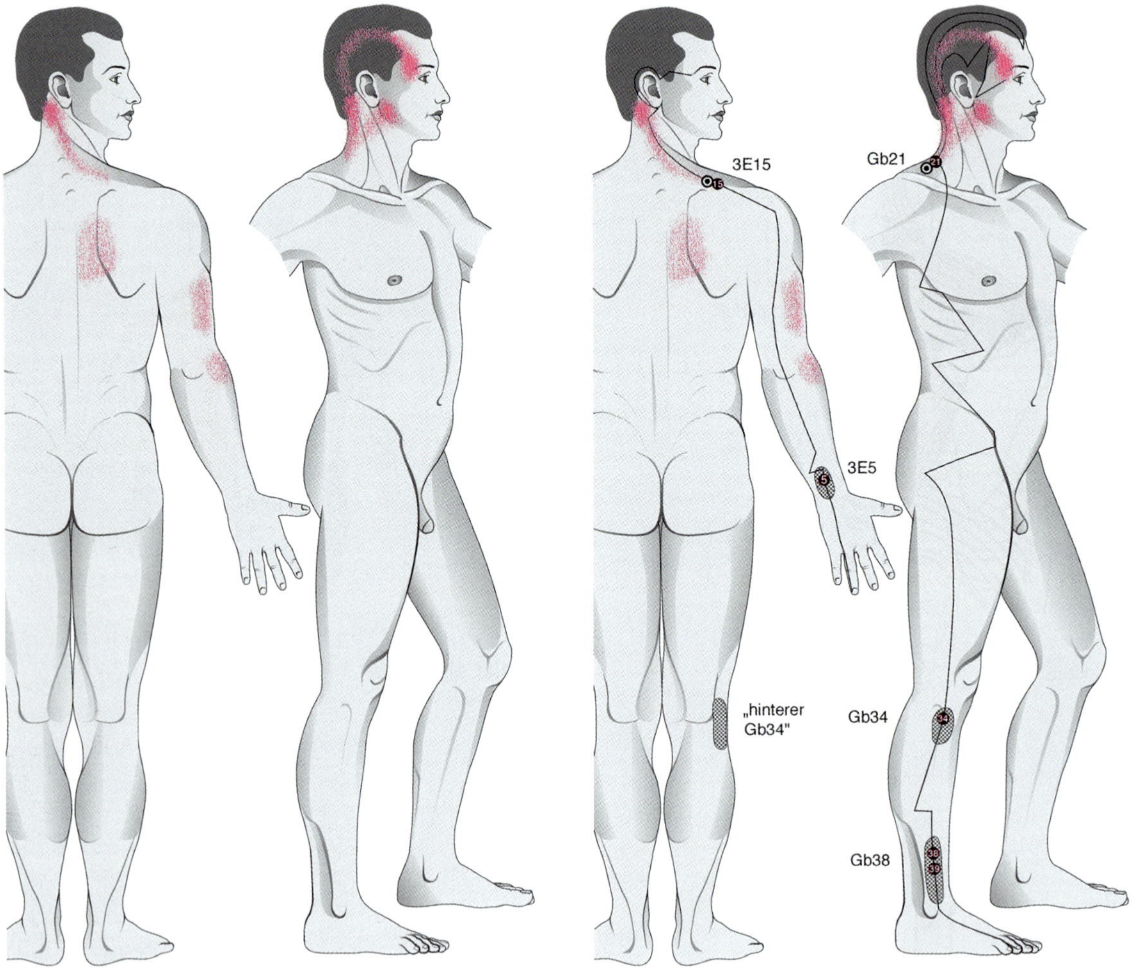

Abb. 4.8i Mm. rhomboidei – Triggerpunkte.

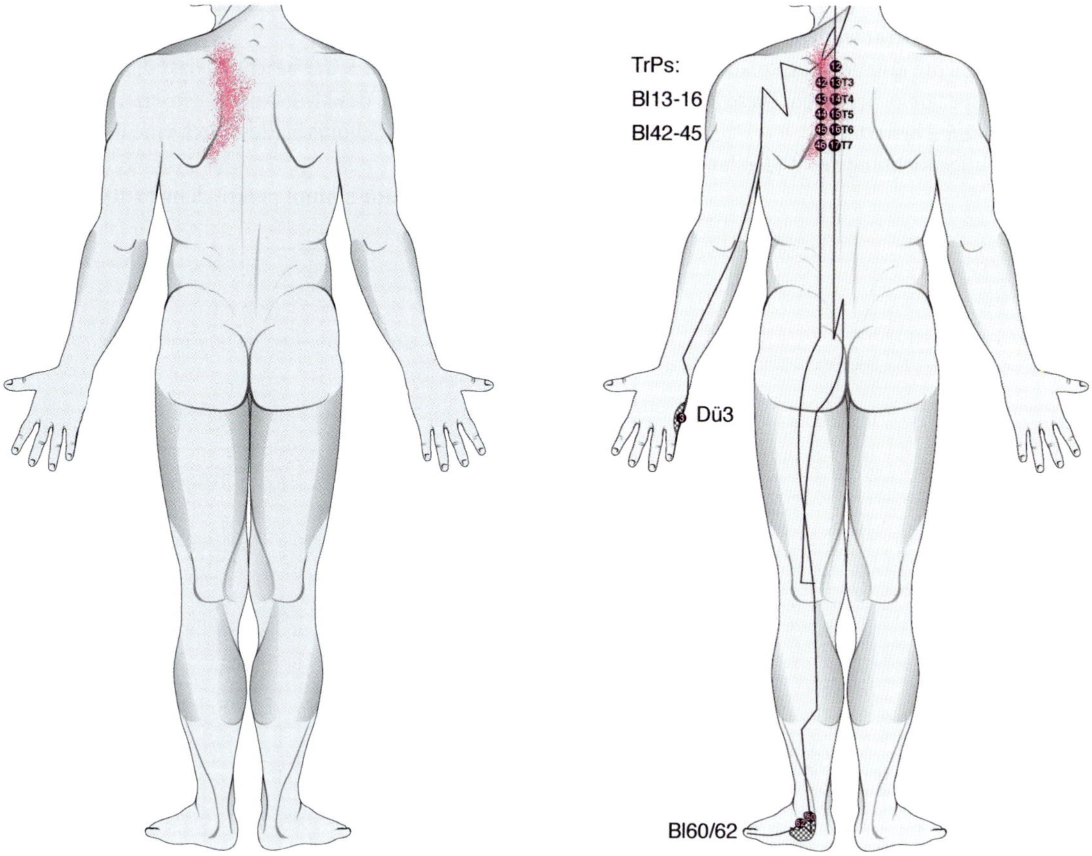

Abb.4.8j Mm. rhomboidei – Schmerzübertragung und Fernpunkte.

Fehler und Hinweise

- Der Brustkorb darf nicht gedreht werden. Es kommt oft vor, dass der Patient eine leichte Rotation des Brustkorbes ausführt, ohne dabei den M. trapezius zu betätigen. Diese Bewegung wird dann irrtümlich als *Stufe 2* bewertet.
- Es wird nicht die richtige Richtung des Widerstandes eingehalten.
- Der Widerstand bleibt während der ganzen Bewegung nicht gleich groß.
- Bei den *Stufen 5, 4, 3* beachten, dass der Patient nicht den Schulterblattanteil des M. deltoideus einsetzt, sonst ersetzt er die Bewegung des Schulterblattes durch eine Bewegung im Schultergelenk.

Eine **Kontraktur** kommt praktisch nicht vor.

Kaudalverschiebung und Adduktion des Schulterblattes

Übersicht (➤ Tab. 4.7)

Grundbewegung: Adduktion und Kaudalverschiebung des Schulterblattes (Adduktion mit Depression).

Alle Stufen werden in Bauchlage getestet. Der zu testende Arm ist schräg nach außen hochgestreckt und ein wenig nach vorn gerichtet. Diese Haltung bringt den Arm in die Richtung der getesteten unteren Fasern des M. trapezius. Es ist vorteilhaft, den Arm abzustützen, auch wenn die Schultermuskeln stark genug sind. Bei *Stufe 3* geben wir leichten Widerstand, und zwar in der gleichen Richtung wie bei *Stufe 5, 4.* Wegen der Lage des Patienten ist nämlich eine Bewegung gegen das Eigengewicht des Armes nicht möglich.

Das Ausmaß der Bewegung ist begrenzt durch die Dehnbarkeit der oberen Anteile des M. trapezius, des M. levator scapulae und des Lig. interclaviculare. Es kann wegen einer Kontraktur des M. pectoralis major verringert sein. Bei stark verkürztem M. pectoralis major muss der Arm unter dem Niveau der Unterlage unterstützt werden, sonst kommt es passiv zur Abduktion des Schulterblattes.

Tab. 4.7

Hauptmuskeln	Ursprung	Ansatz	Innervation
M. trapezius (untere Fasern)	Dornfortsätze der kaudalen Brustwirbel	Medialer Rand der Spina scapulae	N. accessorius, Plexus cervicalis: C_2–C_4

Hilfsmuskeln:	*Neutralisationsmuskeln:*	*Stabilisationsmuskeln:*
M. trapezius, mittlere Fasern, Mm. rhomboidei – Adduktion	M. pectoralis major hebt Adduktionskomponente der Bewegung auf.	M. erector spinae und Bauchmuskeln stabilisieren die Wirbelsäule, Mm. intercostales interni und Bauchmuskeln die Rippen (besonders gegen Widerstand).

Teststufen (➤ Abb. 4.9a–c)

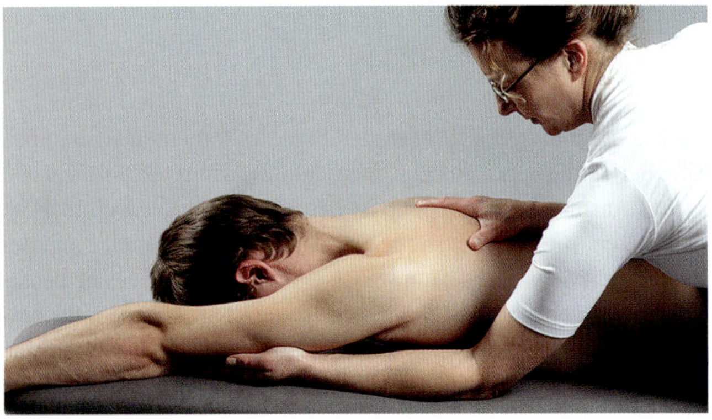

Abb. 4.9a *Stufen 5, 4, 3*
Ausgangsstellung: Bauchlage, Stirn auf Unterlage, nicht getesteter Arm neben dem Körper, zu testender Arm nach oben gestreckt und innenrotiert; Extension im Ellenbogen, Handrücken weist nach oben.
Fixation: Oberarm im unteren Drittel unterstützt.
Bewegung: Gleichzeitige Adduktion und Kaudalverschiebung des Schulterblattes.
Widerstand: Hand fasst unteren Schulterblattwinkel zwischen Zeigefinger und Daumen, drückt ihn proximalwärts und nach außen. Die Stufen werden nach der Stärke des gegebenen Widerstandes unterschieden.

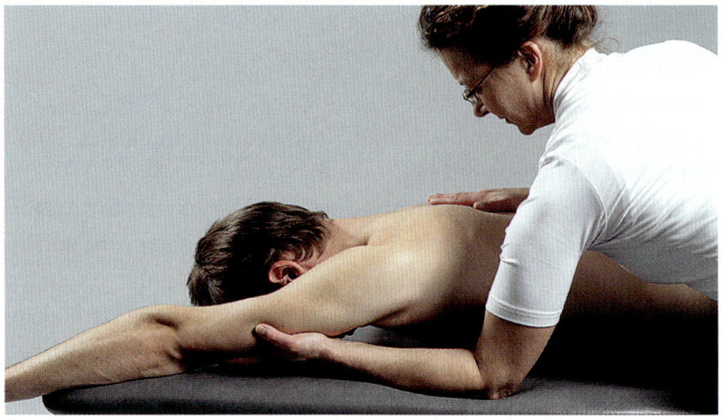

Abb. 4.9b *Stufe 2*
Ausgangsstellung: Bauchlage, Stirn auf Unterlage, zu testender Arm neben dem Kopf nach oben gestreckt, Handrücken weit nach oben.
Fixation: Rumpf und Unterstützung des Oberarmes.
Bewegung: Patient verschiebt Schulterblatt kaudalwärts und adduziert.

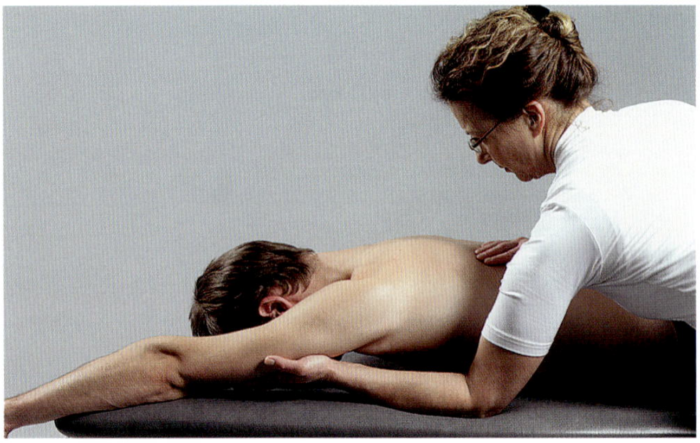

Abb. 4.9c *Stufen 1, 0*
Ausgangsstellung: Bauchlage, Stirn auf Unterlage, zu testender Arm neben dem Kopf nach oben gestreckt und einwärtsgedreht.
Beim Bewegungsversuch Muskelfasern zwischen letzten Brustwirbeln und Schulterblatt tasten.

Fehler und Hinweise
Fast immer wird vergessen, den Arm in die richtige Lage zu bringen. Ein zum Rumpf paralleles Hochstrecken des Armes ist nicht richtig, denn dabei kann sich der untere Teil des M. trapezius nicht in Richtung seiner Fasern kontrahieren.

Eine **Kontraktur** ist sehr selten.

Elevation des Schulterblattes

Übersicht (➤ Tab. 4.8)

Grundbewegung: Heraufziehen des Schulterblattes.

Die *Stufen 5, 4, 3* werden im Sitzen, die *Stufen 2, 1, 0* dagegen in Bauchlage geprüft. Meistens werden die Muskeln beider Seiten gleichzeitig untersucht. So lässt sich bei asymmetrischer Läsion der Kraftunterschied besser erkennen. Gleichzeitig auf den Kopf achten, der bei symmetrischer Läsion ruhig in Mittelstellung bleibt, ohne sich zur Seite zu neigen.

Das Bewegungsausmaß wird hauptsächlich durch das Anpressen der Muskelbündel des M. trapezius an die Nackenmuskulatur eingeschränkt.

Tab. 4.8

Hauptmuskeln	Ursprung	Ansatz	Innervation
M. trapezius (oberer Teil)	Bindegewebig vom inneren Teil der Linea nuchae; Protuberantia occipitalis externa; Lig. nuchae	Extremitas acromialis claviculae	N. accessorius; Plexus cervicalis: C_2–C_4
M. levator scapulae	Processus transversi der 4 ersten Halswirbel	Angulus superior scapulae	N. dorsalis scapulae: C_2–C_5

Hilfsmuskeln:	*Neutralisationsmuskeln:*	*Stabilisationsmuskeln:*
Mm. rhomboidei major und minor, M. sternocleidomastoideus (Pars clavicularis) bei den Stufen 4 und 5	M. serratus anterior hebt die Adduktionskomponente auf, Mm. rhomboidei und M. trapezius mit seinen übrigen Teilen heben die Rotation auf.	Bei einseitiger Betätigung stabilisieren die lateralen Halsflexoren der Gegenseite die HWS und verhindern ihre Retroflexion.

Teststufen (> Abb. 4.10a–g)

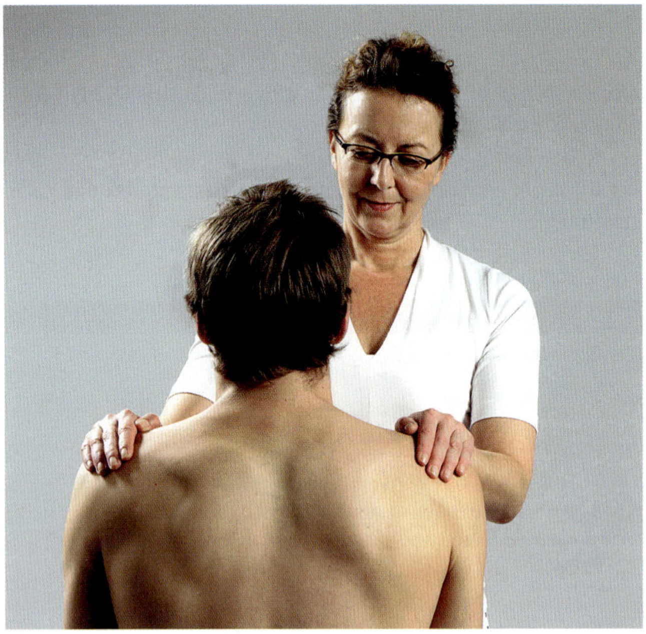

Abb. 4.10a *Stufen 5, 4*
Ausgangsstellung: Auf einem Stuhl (ohne Armstützen) sitzend, Arme neben dem Körper hängend.
Fixation: Nicht erforderlich.
Bewegung: Patient zieht beide Schultern so hoch wie möglich.
Widerstand: Handflächen auf Schultern legen, Druck vor allem gegen den Schultergürtel.
Untersucher steht *hinter* dem Patienten (im Bild aus rein fotografischen Gründen vor ihm).

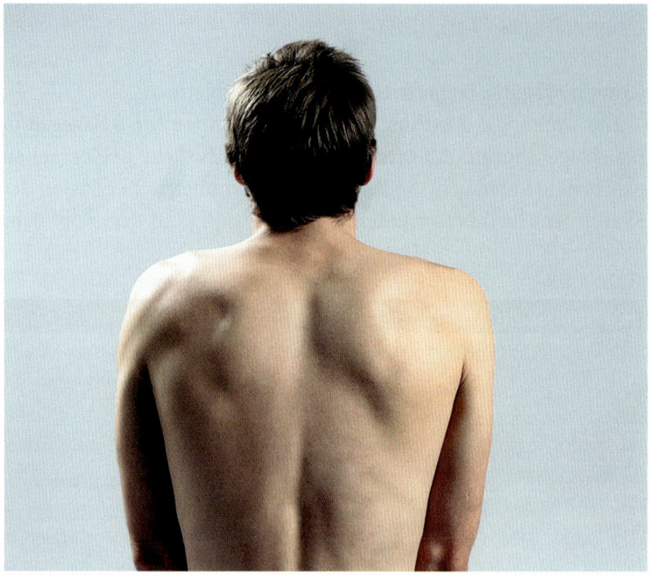

Abb. 4.10b *Stufe 3*
Ausgangsstellung: Sitzend, Arme neben dem Körper hängend.
Fixation: Nicht erforderlich.
Bewegung: Beide Schultern in vollem Ausmaß hochziehen.

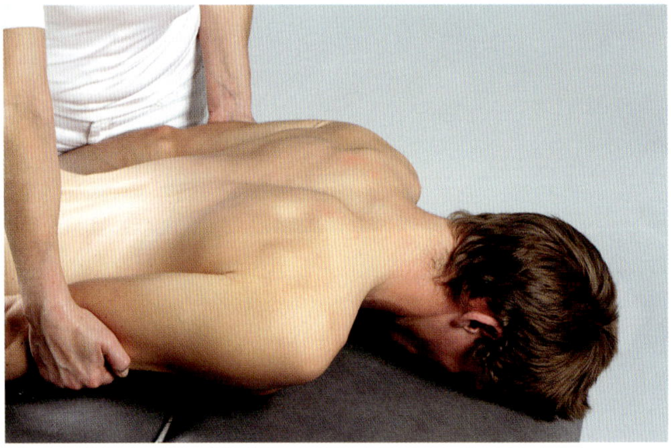

Abb. 4.10c *Stufe 2*
Ausgangsstellung: Bauchlage, Stirn auf die Unterlage gestützt, Arme neben dem Körper.
Fixation: Praktisch keine. Untersucher stützt Arme (Schultern) des Patienten von unten und von beiden Seiten ab.
Bewegung: Patient zieht Schultern so hoch wie möglich.

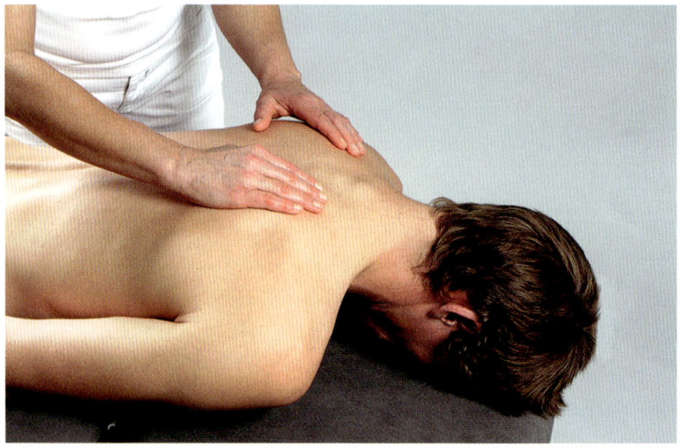

Abb. 4.10d *Stufen 1, 0*
Ausgangsstellung: Bauchlage, Kopf mit Stirn auf der Unterlage, Arme neben dem Körper.
Anspannung der Muskelfasern auf dorsaler Halsseite entlang der Wirbelsäule palpieren. Pars clavicularis des M. trapezius an ihrem Ansatz am Schlüsselbein tasten, den M. levator scapulae in der Tiefe zwischen den Bündeln des M. trapezius.

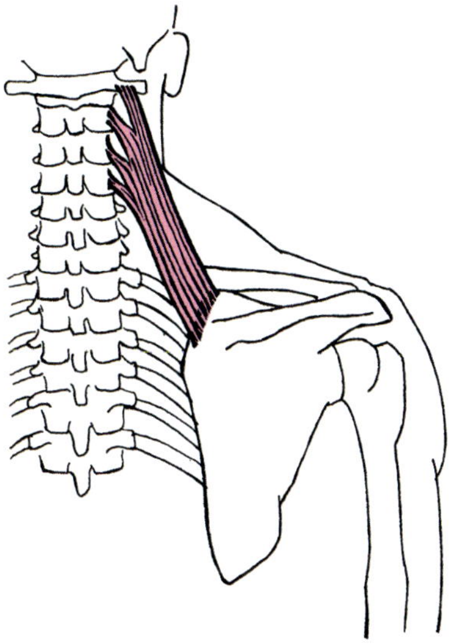

Abb. 4.10e M. levator scapulae.

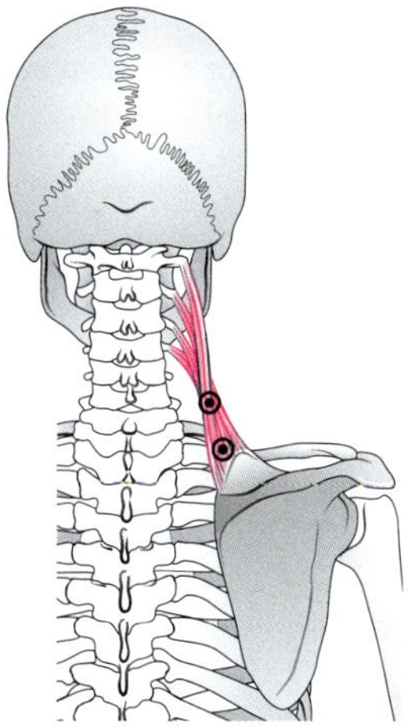

Abb. 4.10f M. levator scapulae – Triggerpunkte.

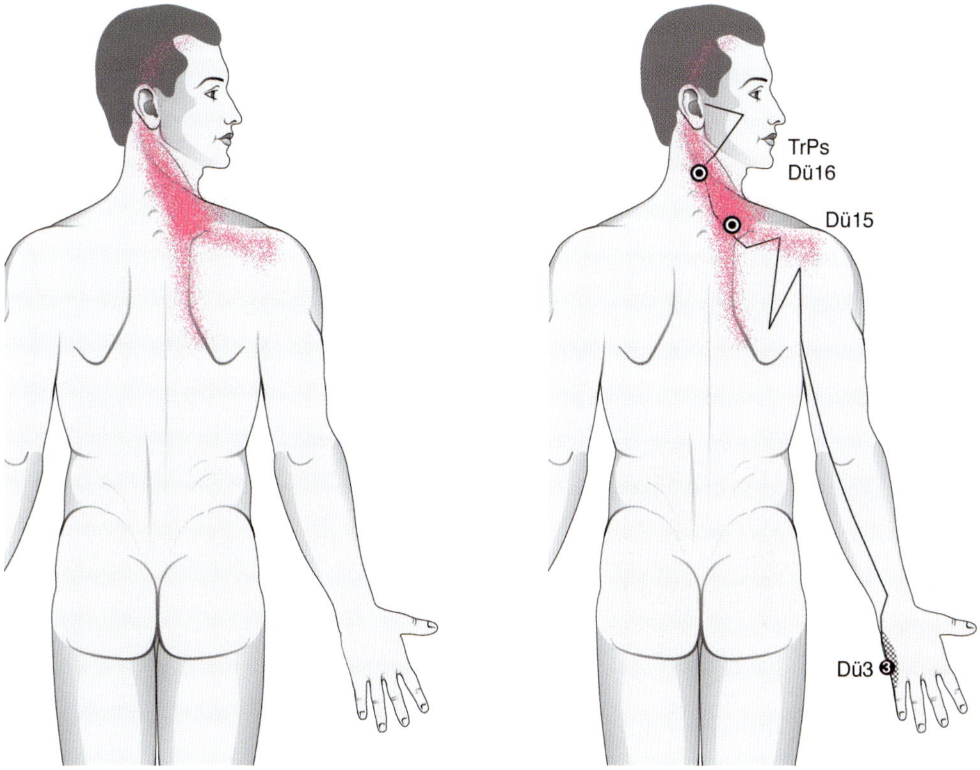

Abb. 4.10g M. levator scapulae – Schmerzübertragung und Fernpunkte.

Fehler

- Im Allgemeinen werden keine Fehler gemacht. Nur bei *Stufe 2* wird manchmal vergessen, die Schultern zu unterstützen; denn sie dürfen während der Bewegung nicht auf die Unterlage sinken.

Kontraktur

Sie besteht meistens bei gleichzeitiger Kontraktur des M. sternocleidomastoideus. Sie äußert sich in einer Elevation des Schulterblattes und einer Neigung des Kopfes nach der Seite der Kontraktur.

Abduktion mit Rotation des Schulterblattes

Übersicht (➤ Tab. 4.9)

Grundbewegung: Abduktion des Schulterblattes mit leichter Rotation. (Dabei entfernt sich der untere Schulterblattwinkel von der Wirbelsäule.)

Die *Stufen 5, 4, 3* werden in Rückenlage, die *Stufen 2, 1, 0* sitzend mit unterstütztem Oberarm getestet.

Der M. serratus anterior (lateralis) ist ein besonders wichtiger Muskel des Schultergürtels. Deshalb ist seine exakte Bewertung von großer Bedeutung. Eine Läsion lässt sich sofort an der Stellung des Schulterblattes erkennen. Dieses steht dann auf der betroffenen Seite mit dem Innenrand von der Thoraxwand ab: „Scapula alata".

Der M. serratus anterior gehört zu der Muskelgruppe, die wir als **untere Fixatoren des Schulterblattes** bezeichnen. Daher ist ihre Untersuchung so wichtig. Leider versagt der Muskelfunktionstest in den Grenzfällen einer leichten Abschwächung. Geeigneter ist hier die Untersuchung des Liegestützes.

Der Brustkorb muss bei den *Stufen 5, 4, 3* fixiert werden. Bei allen Stufen muss der nach vorn gehobene Arm mit dem Rumpf einen rechten oder eher noch etwas größeren Winkel bilden.

Das Ausmaß der Bewegung wird durch die Dehnbarkeit der Mm. rhomboidei und die Pars trapezoideus des Lig. coracoclavicularis begrenzt.

Tab. 4.9

Hauptmuskeln	Ursprung	Ansatz	Innervation
M. serratus anterior (lateralis)	Mit 8–9 Zacken an lateraler Wand der ersten 8–9 Rippen	Margo medialis scapulae (Innenfläche)	N. thoracicus longus: C_5–C_7, (C_8)

Hilfsmuskeln:	*Neutralisationsmuskeln:*	*Stabilisationsmuskeln:*
M. pectoralis major und minor	M. serratus anterior und M. pectoralis minor begrenzen gegenseitig ihre Rotationskomponenten	Bauchmuskeln, Mm. intercostales interni, M. levator scapulae

Teststufen (➤ Abb. 4.11a–g)

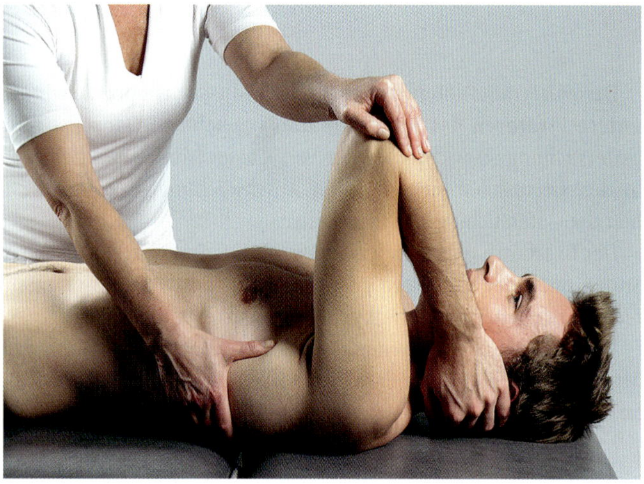

Abb. 4.11a *Stufen 5, 4*
Ausgangsstellung: Rückenlage, Beine gebeugt, zu testender Arm im Ellenbogengelenk voll gebeugt, im Schultergelenk 90°-Beugung. Unterarm in Mittelstellung, Schulterblatt ruht auf Unterlage.
Fixation: Mit Handfläche Lateralseite des Rumpfes unter unterem Schulterblattwinkel fixieren.
Bewegung: Patient schiebt Arm nach vorn, dabei wird das Schulterblatt abduziert und gleichzeitig rotiert.
Widerstand: Mit Handfläche am Ellenbogen gegen die Bewegungsrichtung.

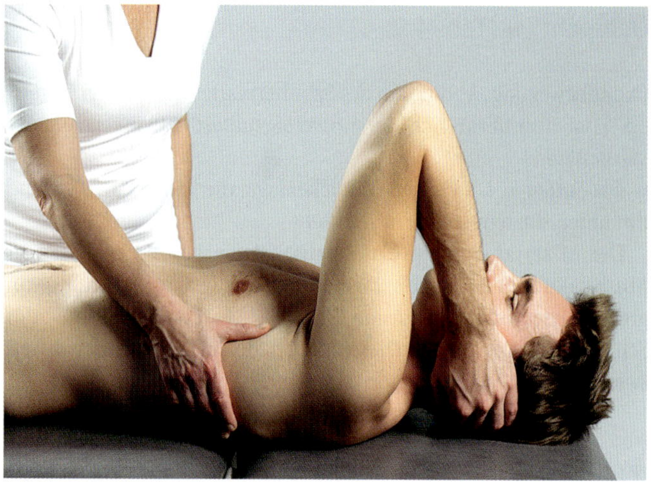

Abb. 4.11b *Stufe 3*
Ausgangsstellung: Rückenlage, Beine gebeugt, zu testender Arm im Ellenbogengelenk voll gebeugt. Im Schultergelenk 90°-Beugung. Unterarm in Mittelstellung, Schulterblatt ruht auf Unterlage.
Fixation: Mit Handfläche Lateralseite des Rumpfes unter unterem Schulterblattwinkel fixieren.
Bewegung: Patient schiebt Arm nach vorn, dabei wird das Schulterblatt abduziert und gleichzeitig rotiert.

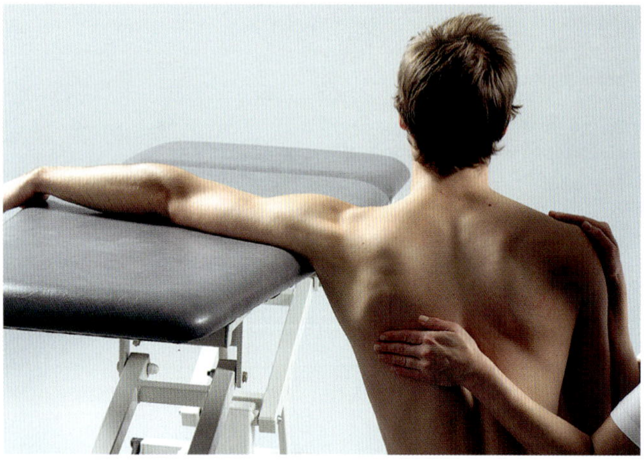

Abb. 4.11c *Stufe 2*
Ausgangsstellung: Sitzend, zu testender Arm liegt in 90°-Beugung nach vorn gestreckt auf der Unterlage, Unterarm in Mittelstellung.
Fixation: Laterale Thoraxwand und gegenseitige Schulter.
Bewegung: Patient schiebt Arm vorwärts, dabei führt das Schulterblatt eine Abduktion und leichte Rotation aus.

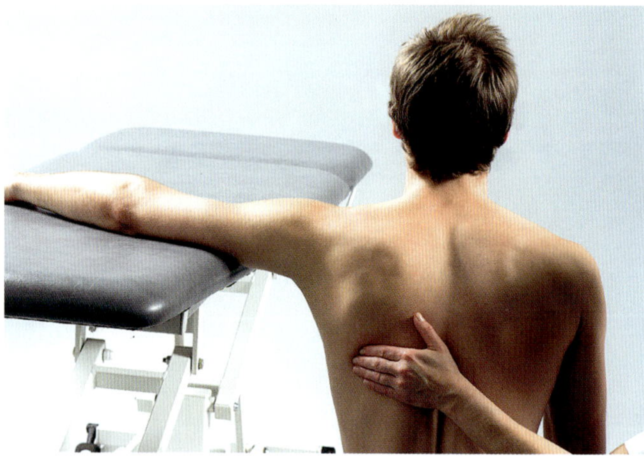

Abb. 4.11d *Stufen 1, 0*
Ausgangsstellung: Sitzend, zu testender Arm liegt in 90°-Beugung gestreckt auf der Unterlage (ruht an der radialen Seite).
Fixation: Brustkorb, wenn nötig.
Beim Bewegungsversuch Verschiebung des Schulterblattes bzw. Muskelanspannung am vertebralen Rand des (abstehenden) Schulterblattes palpieren.

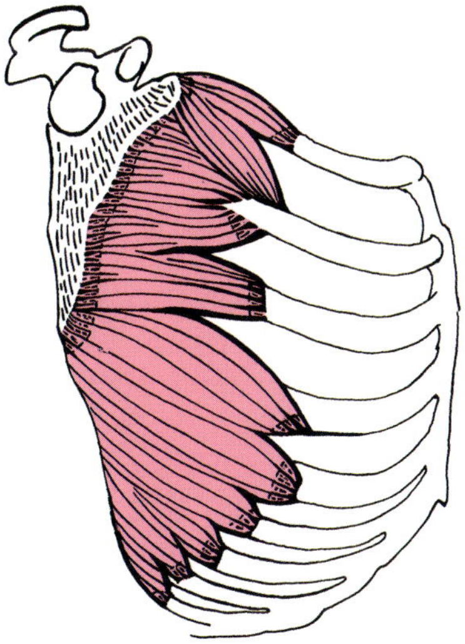

Abb. 4.11e M. serratus anterior.

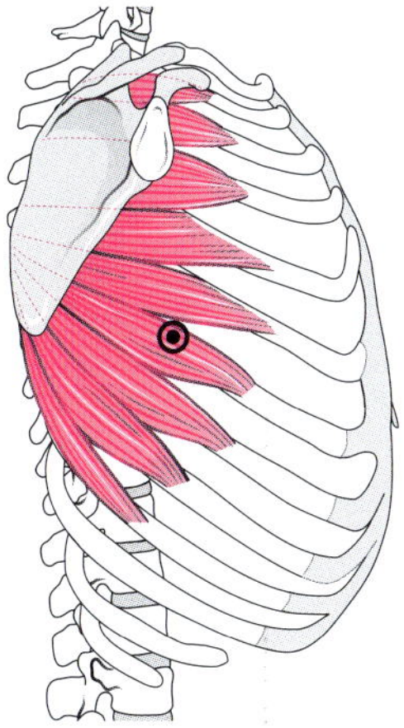

Abb. 4.11f M. serratus anterior – Triggerpunkte.

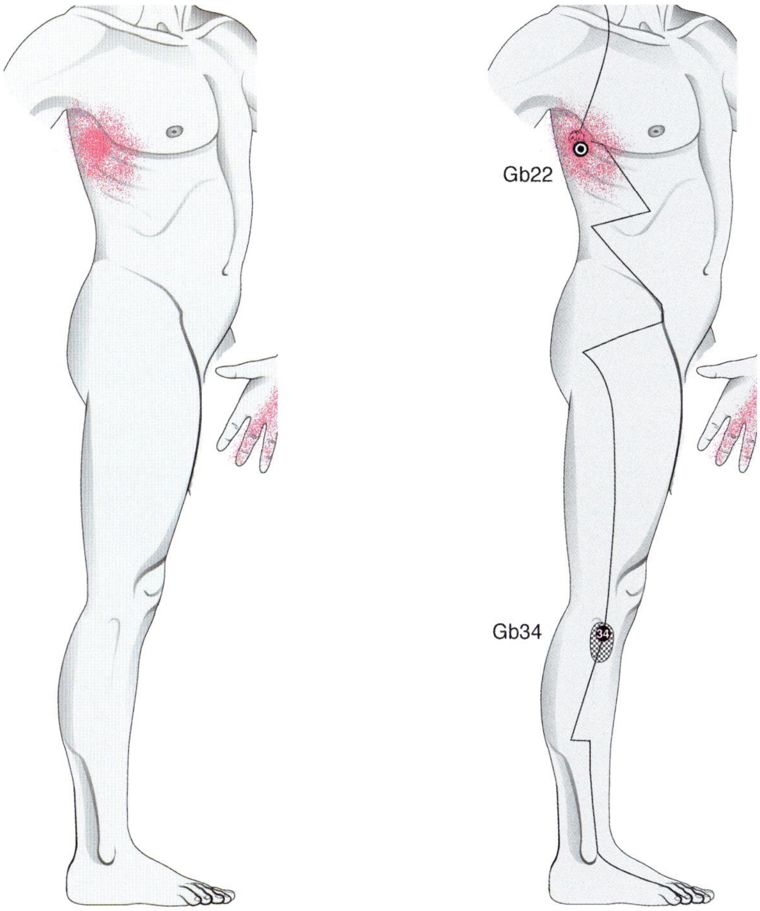

Abb. 4.11g M. serratus anterior – Schmerzübertragung und Fernpunkte.

Fehler und Hinweise

- Es wird nicht genügend Wert auf die richtige Durchführung der Schulterblattbewegung gelegt; oft begnügt sich der Untersuchende mit alleiniger Abduktion.
- Es wird vergessen, dass der Rumpf nicht rotiert werden darf. (Gilt besonders für die *Stufen 3, 2.*)
- Bei *Stufe 1* sehr sorgfältig palpieren, denn ein Teil der Muskelfasern ist vom M. trapezius überdeckt. Die Spur einer Anpassung kann leicht unbemerkt bleiben.
- Die Elevation des Schultergürtels wird fälschlich erlaubt.

Eine **Kontraktur** kommt praktisch nicht vor.

4.4.2 Muskelfunktionstests des Schultergelenks

Anteversion (Flexion) im Schultergelenk

Übersicht (> Tab. 4.10)

Grundbewegung: Vorwärtsheben des Armes im Schultergelenk *bis 90°.*

Stufen 5, 4, 3 im Sitzen, *Stufe 2* auf der Seite des nicht getesteten Armes liegend, *Stufen 1, 0* in Rückenlage untersuchen. Die Bewegung geht vom Schultergelenk aus, das Schulterblatt darf unter keinen Umständen bewegt werden, deshalb muss man es fixieren. Der zu testende Arm muss innenrotiert sein. Daher ist es günstig, ihn im Ellenbogengelenk leicht zu beugen. Der Unterarm zeigt dann jede Rotationsabweichung an. Die Anteversion im Schultergelenk gehört zu den Bewegungen, bei denen es oft zu Mitbewegungen (Synkinesen) kommt, sie müssen beim Test sorgfältig ausgeschaltet werden.

Die Bewegung ist nicht begrenzt, da sie nicht bis in die mögliche Endstellung ausgeführt wird.

Tab. 4.10

Hauptmuskeln	Ursprung	Ansatz	Innervation
M. deltoideus (klavikulärer Teil)	Äußeres Drittel der Klavikula	Tuberositas deltoidea humeri	N. axillaris: (C_4), C_5, (C_6)
M. coracobrachialis	Processus coracoideus scapulae	Ulnare Seite der Humerusmitte	N. musculocutaneus: (C_6), C_7

Hilfsmuskeln	Neutralisationsmuskeln	Stabilisationsmuskeln
M. deltoideus – mittlere Portion, M. pectoralis major – Pars clavicularis, M. biceps brachii	M. infraspinatus, M. teres minor	M. trapezius, M. subclavius, untere Schulterblattfixatoren

4

Teststufen (➤ Abb. 4.12a–h)

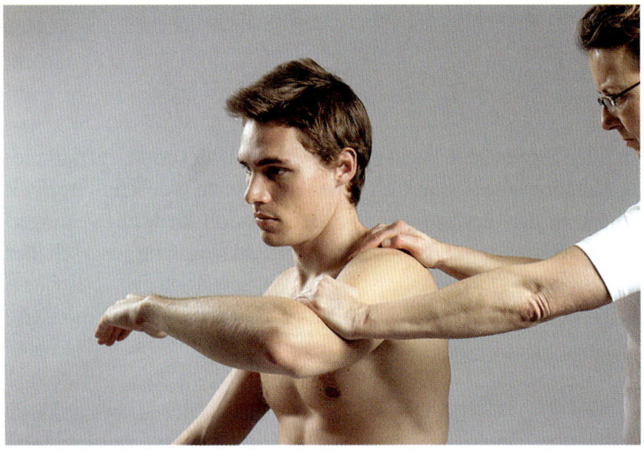

Abb. 4.12a *Stufen 5, 4*
Ausgangsstellung: Sitzend, Arm neben dem Körper, innenrotiert (Hohlhand nach hinten gerichtet), Ellenbogen gebeugt in 90°-Stellung.
Fixation des Schulterblattes von oben. Untersucher steht hinter Patienten.
Bewegung: Vorheben des Armes bis 90°.
Widerstand: Mit Handfläche über unterem Oberarmdrittel oberhalb des Ellenbogengelenks im Bogen gegen die Bewegungsrichtung.

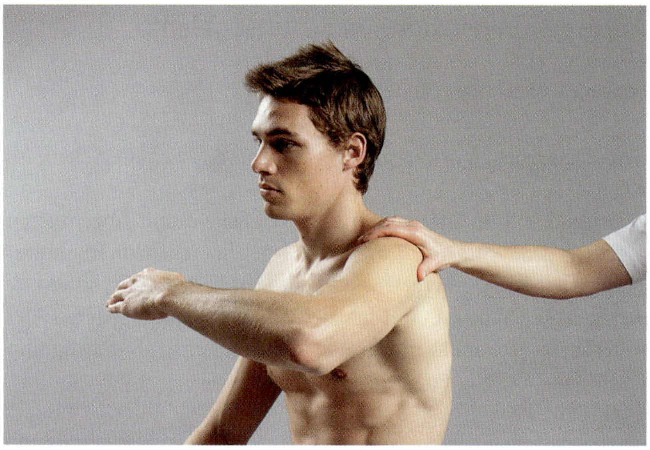

Abb. 4.12b *Stufe 3*
Ausgangsstellung: Sitzend, Arme neben dem Körper, innenrotiert, im Ellenbogen flektiert in 90°-Stellung.
Fixation des Schulterblattes von oben.
Bewegung: Anteversion im Schultergelenk bis zu 90°.

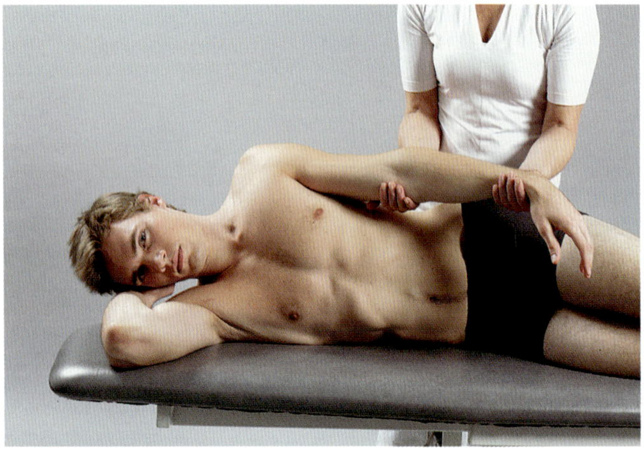

Abb. 4.12c *Stufe 2*
Ausgangsstellung: In Seitenlage auf nicht getesteter Seite, leicht nach hinten gedreht. Zu testender Arm ist innenrotiert und ruht im Schultergelenk. Behandler hält den Patientenarm.
Bewegung: Anteversion im Schultergelenk bis zu 90°.

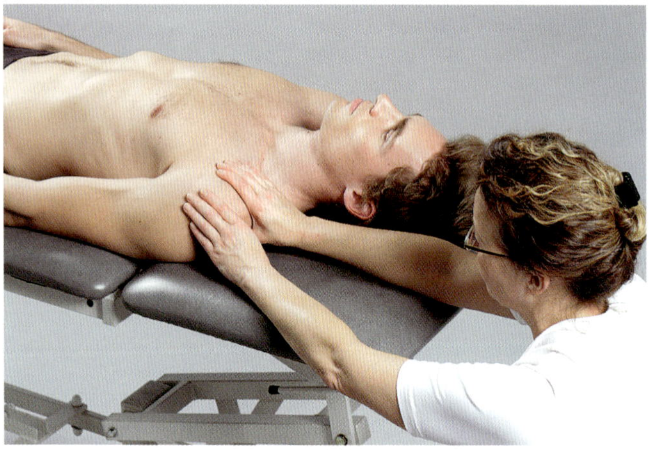

Abb. 4.12d *Stufen 1, 0*
Ausgangsstellung: Rückenlage, zu testender Arm liegt innenrotiert neben dem Körper.
Beim Bewegungsversuch des Patienten Muskelfasern der Pars clavicularis des M. deltoideus auf der Vorderfläche des Schultergelenks tasten.

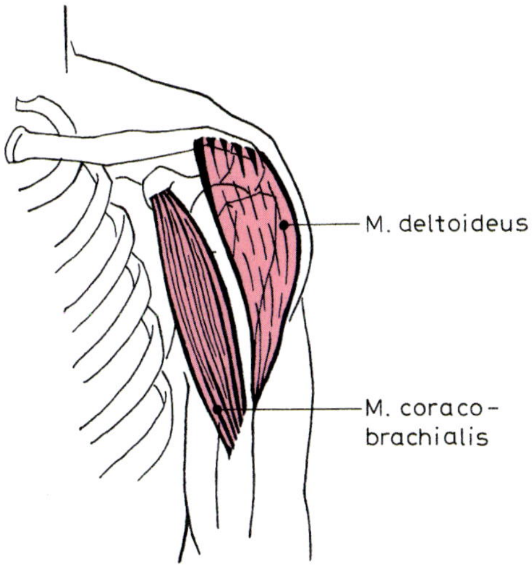

Abb. 4.12e M. deltoideus und M. coracobrachialis.

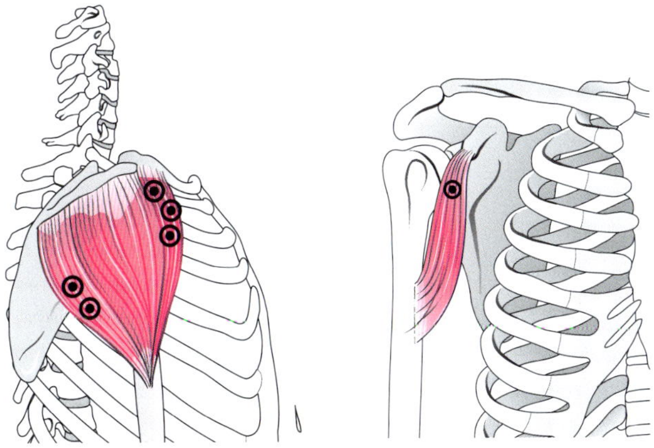

Abb. 4.12f M. deltoideus und M. coracobrachialis – Triggerpunkte.

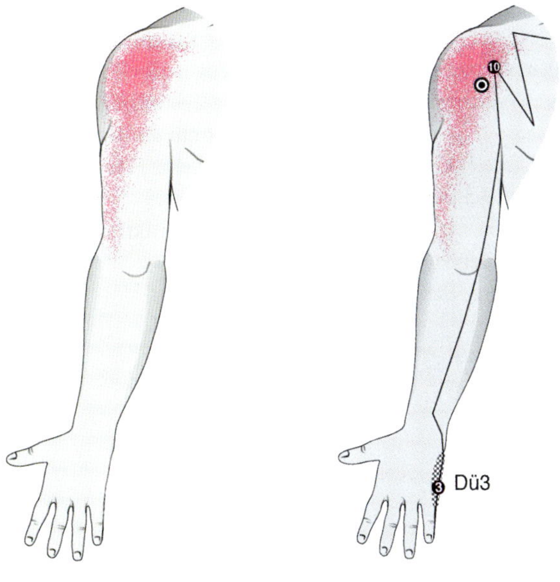

Abb. 4.12g M. deltoideus – Schmerzübertragung und Fernpunkte.

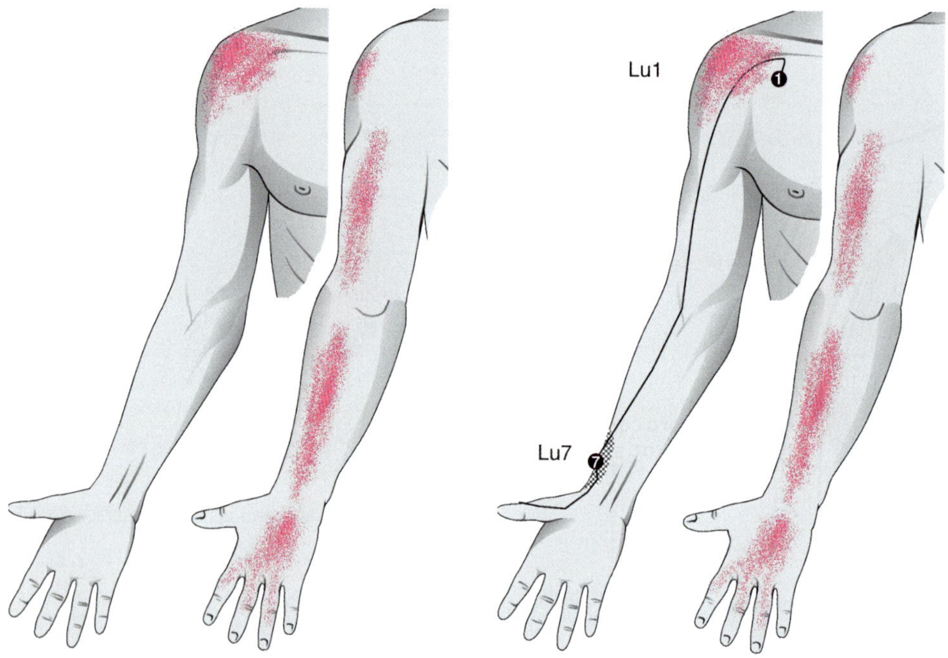

Abb. 4.12h M. coracobrachialis – Schmerzübertragung und Fernpunkte.

Fehler und Hinweise

- Wird eine Außenrotation im Schultergelenk zugelassen, kann der M. biceps brachii die Bewegung bis zu einem gewissen Grad substituieren.
- Die Bewegung wird nicht allein im Schultergelenk ausgeführt, sondern es wird auch eine Mitbewegung des Schulterblattes und des Sternoklavikulargelenks gestattet.
- Der Arm weicht während der Bewegung aus der Sagittalebene ab und führt eine Abduktionsmitbewegung aus. Das geschieht meistens am Ende der Bewegung.
- Der Patient versucht manchmal, die Armhebung durch Rückbeugen des Rumpfes zu unterstützen.
- Bei Testung nach *Stufe 2* wird die Platte vergessen und der Arm nur mit der Hand unterstützt. Das ist unzulässig, denn dadurch wird eine Fixation der Schulter und eine genaue Bewertung unmöglich.

Eine **Kontraktur** kommt selten vor.

Retroversion (Extension) im Schultergelenk

Übersicht (➤ Tab. 4.11)

Grundbewegung: Retroversion im Schultergelenk hinter die Frontalebene im Ausmaß von 30–40°.

Stufe 2 wird in Seitenlage auf der nicht getesteten Seite untersucht, alle übrigen Stufen in Bauchlage. Der Arm muss innenrotiert sein. Die Bewegung geht nur im Schultergelenk vor sich, das Schulterblatt selbst bleibt unbewegt.

Der M. latissimus dorsi ist ein sehr starker Muskel. Dieser Test bewertet vor allem seine Funktion. Die übrigen Muskeln haben nur untergeordnete Bedeutung.

Das Bewegungsausmaß wird einesteils durch die Dehnbarkeit der an der Anteversion im Schultergelenk beteiligten Muskeln begrenzt, andererseits durch Anstoßen des Tuberculum majus humeri an Lig. coracoacromiale und Akromion.

Tab. 4.11

Hauptmuskeln	Ursprung	Ansatz	Innervation
M. latissimus dorsi	*Wirbelsäulenanteil:* Dornfortsätze von Th_7 bis zum Os sacrum; von der festen Aponeurose der lumbodorsalen Faszie *Rippenanteil:* Mit 3–4 Zacken von den letzten 3–4 Rippen *Hüftanteil:* Labium externum cristae iliacae	Crista tuberculi minoris	N. thoracodorsalis: C_6–C_8
M. teres major	Kaudales Viertel des axillaren Schulterblattrandes; dorsale Fläche des kaudalen Winkels des Schulterblattes	Crista tuberculi minoris	N. subscapularis: (C_5), C_6, (C_7)
M. deltoideus (Schulterblattanteil)	Spina scapulae	Tuberositas deltoidea humeri	N. axillaris: (C_4), C_5, (C_6)

Hilfsmuskeln:	*Neutralisationsmuskeln:*	*Stabilisationsmuskeln:*
M. triceps brachii (Caput longum), M. teres minor, M. subscapularis, M. pectoralis major (Pars sternalis)	M. deltoideus (Pars scapularis), M. infraspinatus, M. teres minor; verhindern alle vor allem die Innenrotation	M. triceps und M. coracobrachialis fixieren die Schulter, die Mm. rhomboidei Schulterblatt, Bauchmuskeln, die Mm. intercostales interni stabilisieren die Rippen, M. erector spinae die Wirbelsäule

4

Teststufen (➤ Abb. 4.13a–h)

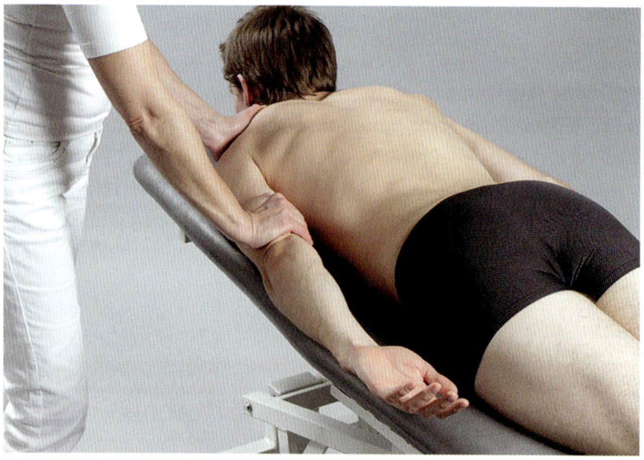

Abb. 4.13a *Stufen 5, 4*
Ausgangsstellung: Bauchlage, Kopf in Mittellage, zu testender Arm innenrotiert (mit Hohlhand nach oben) neben dem Körper.
Fixation des Schultergürtels.
Bewegung: Retroversion im Schultergelenk hinter Frontalebene um etwa 30–40°.
Widerstand: Mit Hand am unteren Drittel des Oberarmes, dicht oberhalb des Ellenbogens, gegen die Bewegungsrichtung.

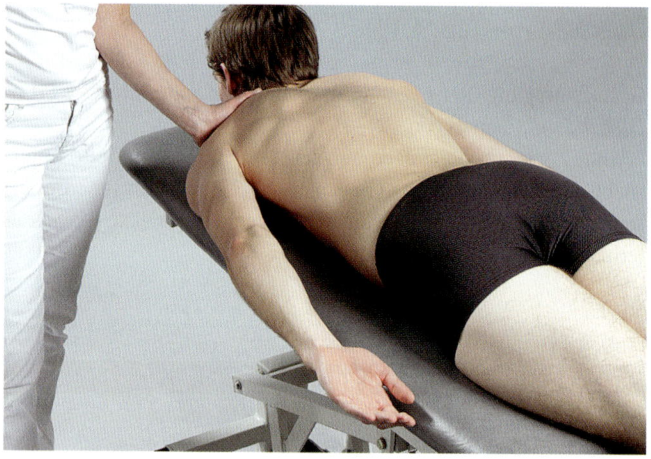

Abb. 4.13b *Stufe 3*
Ausgangsstellung: Bauchlage, Kopf in Mittellage, zu testender Arm innenrotiert neben dem Körper.
Fixation des Schultergürtels.
Bewegung: Retroversion (Extension) im Schultergelenk hinter die Frontalebene im Ausmaß von 30–40°.

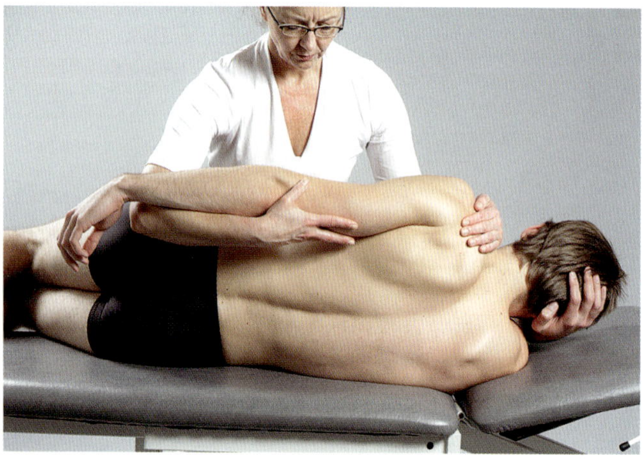

Abb. 4.13c *Stufe 2*
Ausgangsstellung: Seitenlage auf nicht getesteter Seite, zu testender Arm ruht gestreckt und innenrotiert auf Untersucherarm, im Schultergelenk leicht antevertiert, unterer Arm liegt unter dem Kopf.
Fixation des Schultergürtels.
Bewegung: Patient führt Arm aus Anfangslage im Schultergelenk in Retroversion hinter Frontalebene.

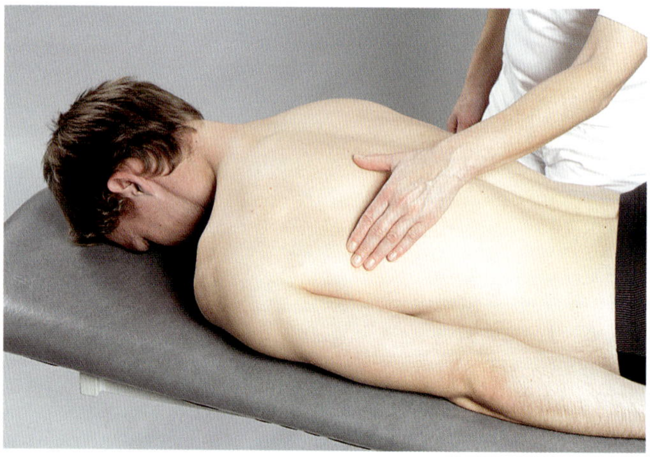

Abb. 4.13d *Stufen 1, 0*
Ausgangsstellung: Bauchlage, Kopf liegt auf der Stirn auf, Arm innenrotiert neben dem Körper.
Beim Bewegungsversuch des Patienten Muskelanspannung kaudal am axillaren Rand des Schulterblattes palpieren. Der M. teres major liegt kranial vom M. latissimus dorsi.

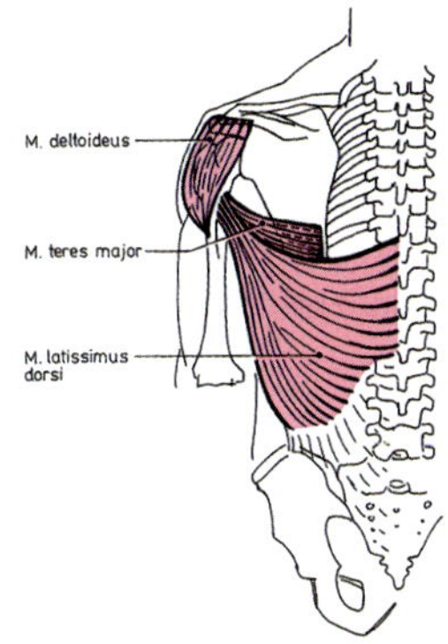

Abb. 4.13e Mm. deltoideus, teres major und latissimus dorsi.

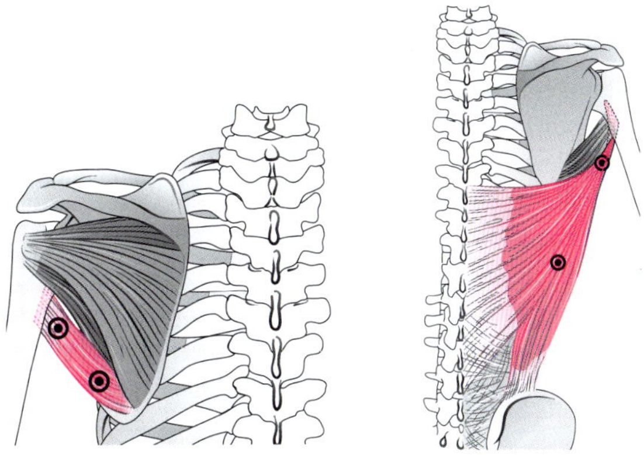

Abb. 4.13f M. teres major und latissimus dorsi – Triggerpunkte.

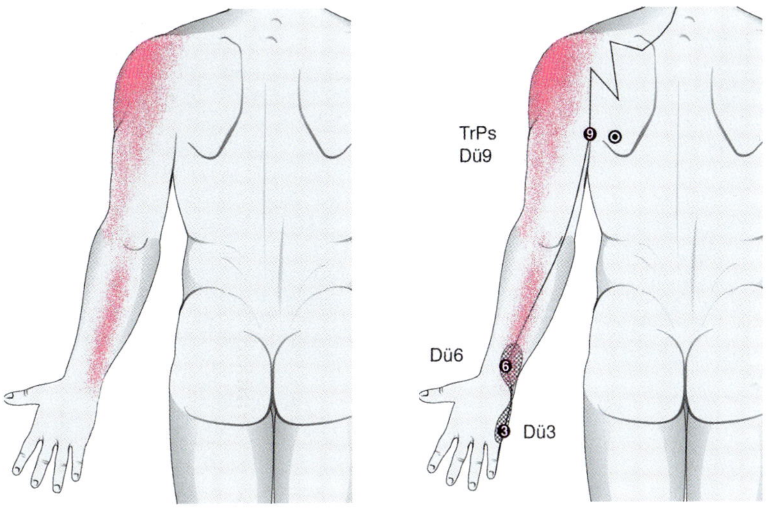

Abb. 4.13g M. teres major – Schmerzübertragung und Fernpunkte.

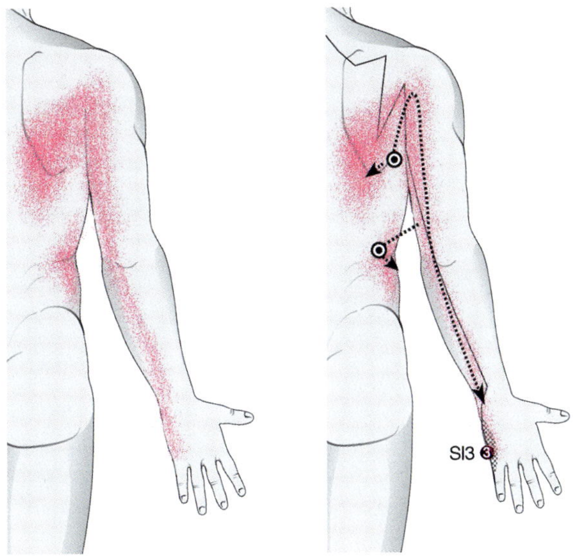

Abb. 4.13h M. latissimus dorsi – Schmerzübertragung und Fernpunkte.

Fehler und Hinweise

- Oft wird vergessen, dass der zu testende Arm während der Bewegung innenrotiert bleiben muss.
- Aus Bequemlichkeit wird bei der Prüfung der *Stufe 2* der Arm nicht mit einer glatten Platte abgestützt, sondern der Untersuchende stützt den Arm selbst. Dies ist unzulässig, weil dann eine richtige Bewertung nicht möglich ist. Außerdem können dann die Schultern nicht fixiert werden, und es sind Substitutionsbewegungen möglich.
- Die Bewegung darf nur im Schultergelenk ablaufen. Das Schulterblatt muss unbewegt bleiben und darf vor allem nicht zur Vergrößerung des Bewegungsausmaßes nach ventral gekippt werden (wobei die Schulter nach ventrokranial gezogen würde).
- Sind die Hauptmuskeln schwach, kann es vorkommen, dass die Bewegung vorwiegend im Sternoklavikulargelenk ausgeführt wird. Dabei zieht der M. pectoralis (hauptsächlich minor) das Schulterblatt in die Abduktion.
- Die Schulterblattadduktion wird gestattet.

Kontraktur

Das Anheben und die Außenrotation im Schultergelenk sind eingeschränkt.

Abduktion im Schultergelenk

Übersicht (➤ Tab. 4.12)

Grundbewegung: Seitliches Anheben des Armes im Schultergelenk bis 90°.

Die *Stufen 5, 4, 3* werden sitzend, die *Stufen 2, 1, 0* in Rückenlage getestet. Für die Untersuchung ist besonders die richtige Ausgangsstellung der Arme wichtig. Es ist vorteilhaft, wenn auch nicht unbedingt erforderlich, bei gebeugtem Ellenbogen zu testen. Der Unterarm zeigt dann jede Abweichung der Rotationsstellung an.

Eine Fixation ist auch bei ausreichend kräftiger Muskulatur des Schulterblattes erforderlich. Die wichtigsten Abduktoren im Schultergelenk sind die Mm. deltoideus und supraspinatus. Der M. supraspinatus fixiert den Humeruskopf in der Gelenkpfanne und ermöglicht dem M. deltoideus, mit der Bewegung zu beginnen. Daher dürfen wir beim Testen den M. supraspinatus nicht übersehen, auch seine geringfügigste Anpassung versuchen wir mit tiefer Palpation unter den Fasern des M. trapezius zu tasten.

Die Abduktion im Schultergelenk ist eine jener Bewegungen im Bereich des Schultergürtels, die von zahlreichen Substitutionsbewegungen begleitet werden. Daher achten wir auf eine möglichst reine Bewegung und vor allem, so weit wie möglich, auf die Ausschaltung des M. trapezius. Die Bewegung wird erleichtert, wenn der Patient vorher das Schulterblatt etwas abwärts zieht und den Kopf zur getesteten Seite neigt.

Im getesteten Bewegungsraum von 90° ist die Bewegung unter der Voraussetzung frei, dass Muskeln und Schultergelenkkapsel nicht pathologisch verkürzt sind.

Die aktive Abduktion des Schultergelenks wird automatisch von einer leichten Rotationsmitbewegung des Schulterblattes begleitet. Unterhalb von 90° Abduktion kann man auf 10° Abduktion jeweils mindestens 1° Schulterblattrotation rechnen.

Tab. 4.12

Hauptmuskeln	Ursprung	Ansatz	Innervation
M. deltoideus (akromialer Teil)	Akromion	Tuberositas deltoidea humeri	N. axillaris: (C_4), C_5, (C_6)
M. supraspinatus	Fossa supraspinata scapulae, Fascia supraspinata	Kraniale Fläche des Tuberculum majus	N. suprascapularis: (C_4), C_5, (C_6)

Hilfsmuskeln:	*Neutralisationsmuskeln:*	*Stabilisationsmuskeln:*
M. deltoideus (klavikuläre und skapuläre Portion), M. serratus anterior, M. infraspinatus, M. pectoralis major (Pars clavicularis), M. biceps brachii (Caput longum)	M. infraspinatus, M. teres minor	M. trapezius, M. subclavius, M. serratus anterior

Teststufen (➤ Abb. 4.14a–g)

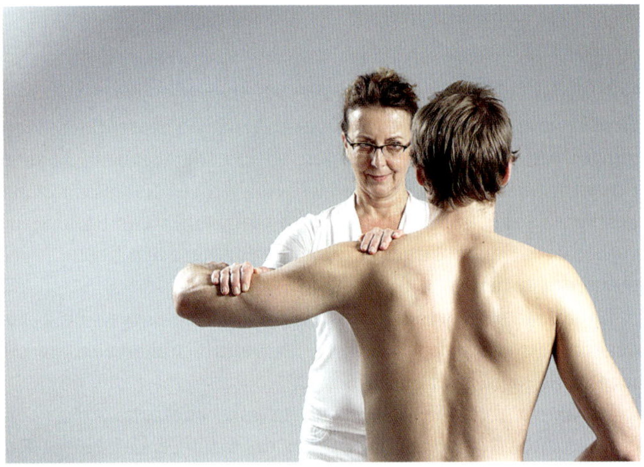

Abb. 4.14a *Stufen 5, 4*
Ausgangsstellung: Sitzend, Arm im Ellenbogen 90° gebeugt, Unterarm weist nach vorn.
Fixation: Von oben auf Akromion, Schulterblattgräte und Schlüsselbein.
Untersucher verhindert mit ganzer Hand Elevation von Schulterblatt und Schulter des getesteten Armes. Geringe Rotation des Schulterblattes bei Abduktion in der Schulter gilt als physiologisch.
Bewegung: Abduktion im Schultergelenk bis zu 90°.
Widerstand: Mit Handfläche gegen unteres Oberarmdrittel dicht oberhalb des Ellenbogens. Untersucher steht *hinter* dem Patienten (im Bild aus rein fotografischen Gründen vor ihm).

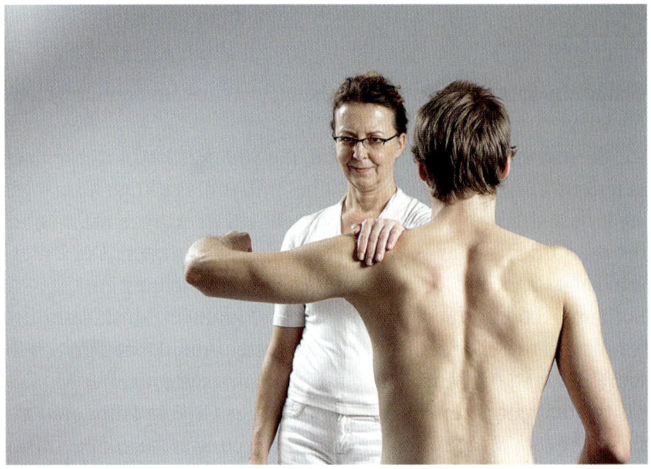

Abb. 4.14b *Stufe 3*
Ausgangsstellung: Sitzend, Ellenbogen rechtwinklig gebeugt, Unterarm weist nach vorn.
Fixation: Schulterblattgräte, Akromion und Schlüsselbein.
Bewegung: Abduktion im Schultergelenk bis zu 90°.

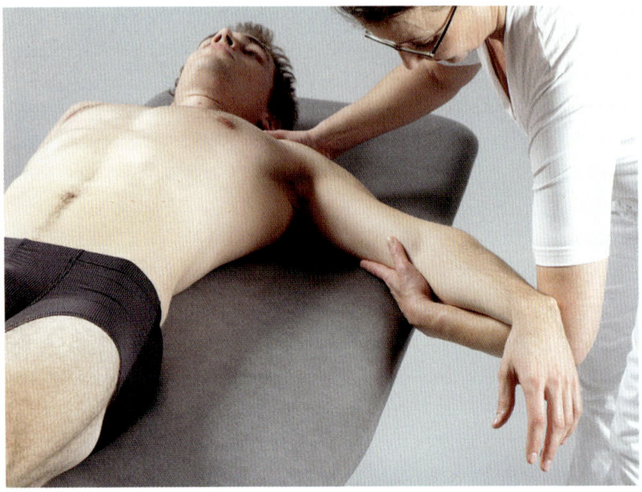

Abb. 4.14c *Stufe 2*
Ausgangsstellung: Rückenlage, Arme und Hände liegen dem Körper an.
Fixation: Mit Fingern und Handfläche an Schlüsselbein, Akromion und Schulterblattgräte. Unterarm durch Behandler getragen.
Bewegung: Abduktion bis zu 90° durch Verschieben des Armes auf der Unterlage.

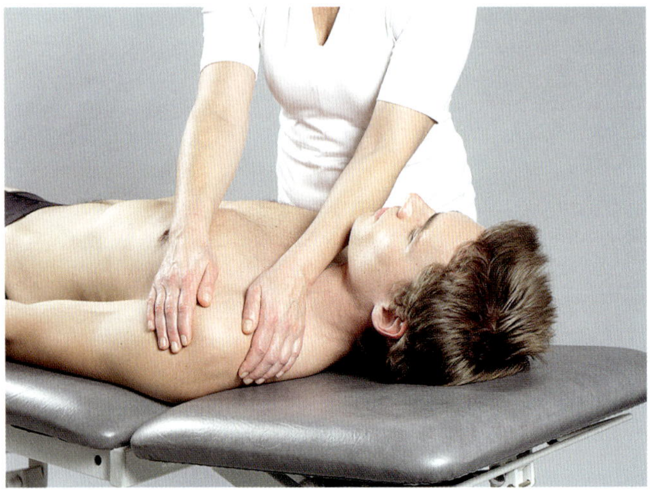

Abb. 4.14d *Stufen 1, 0*
Ausgangsstellung: Rückenlage, Arme und Handflächen liegen dem Körper an. Muskelzuckung des akromialen Teiles des M. deltoideus ist an seinem Ansatz an der Außenfläche des proximalen Oberarmdrittels tastbar. M. supraspinatus ist durch die Fasern des M. trapezius hindurch palpierbar.

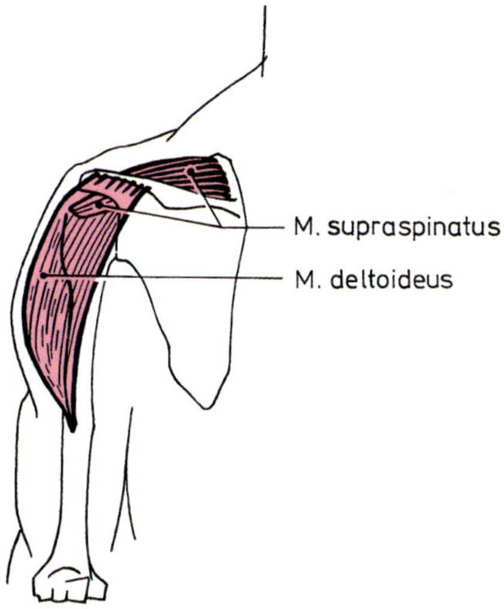

Abb. 4.14e Mm. supraspinatus und deltoideus.

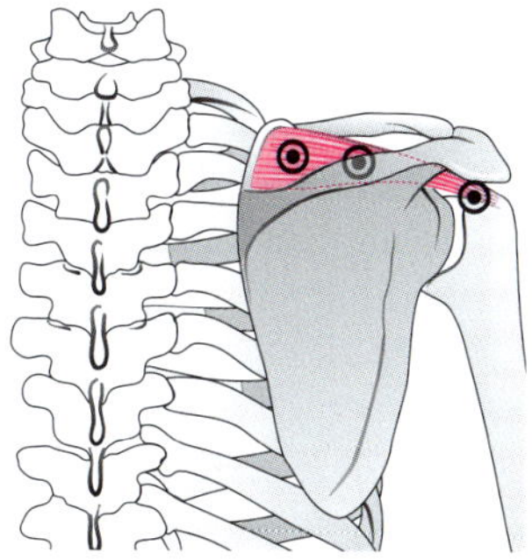

Abb. 4.14f M. supraspinatus – Triggerpunkte.

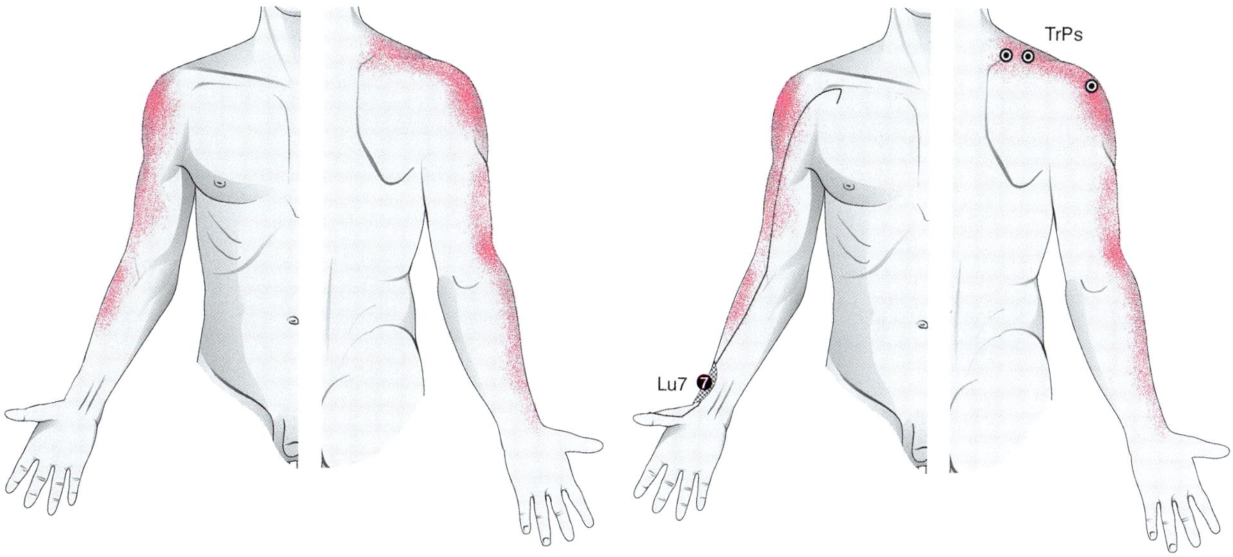

Abb. 4.14g M. supraspinatus – Schmerzübertragung und Fernpunkte.

Fehler und Hinweise

- Der Patient darf die Bewegung nicht, auch nicht teilweise, durch Hochziehen (Elevation) des Schultergürtels ersetzen (insbesondere bei *Stufe 2*).
- Der Patient darf während der Bewegung bei *Stufe 2* keine Außenrotation des Armes ausführen. Dadurch kommt der Unterarm in Supinationsstellung und der lange Kopf des M. biceps brachii sowie die vorderen Fasern des M. deltoideus können aktiv werden.
- Der Patient darf den Rumpf nicht zur nicht getesteten Seite neigen.
- Der Patient muss die Elevation des Schultergürtels vermeiden.

Eine **Kontraktur** kommt praktisch nicht vor, höchstens nach lang dauernder Fixation des Armes in Abduktionsstellung.

Horinzontale Retroversion aus Abduktionsstellung im Schultergelenk

Übersicht (➤ Tab. 4.13)

Grundbewegung: aus 90°-Anteversion als Ausgangsstellung in der Horizontalebene Bewegung des Oberarmes zur Seite über die Nullstellung (in Frontalebene) hinaus nach hinten. Das Ausmaß der ganzen Bewegung beträgt 120°, aber bei den *Stufen 5, 4, 3* werden nur die letzten 20–30° getestet.

Das Bewegungsausmaß wird hauptsächlich durch die Anspannung der vorderen Fasern der Schultergelenkkapsel beschränkt.

Tab. 4.13

Hauptmuskeln	Ursprung	Ansatz	Innervation
M. deltoideus (Schulterblattanteil)	Spina scapulae	Tuberositas deltoidea humeri	N. axillaris: (C_4), C_5, (C_6)

Hilfsmuskeln: M. infraspinatus, M. teres minor, M. latissimus dorsi	*Neutralisationsmuskeln:* M. deltoideus (Pars acromialis) und M. supraspinatus heben die Adduktionskomponente von M. latissimus dorsi und M. teres minor auf; Mm. infraspinatus und teres minor heben Rotationskomponente auf.	*Stabilisationsmuskeln:* M. trapezius und Mm. rhomboidei stabilisieren das Schulterblatt.

Teststufen (➤ Abb. 4.15a–g)

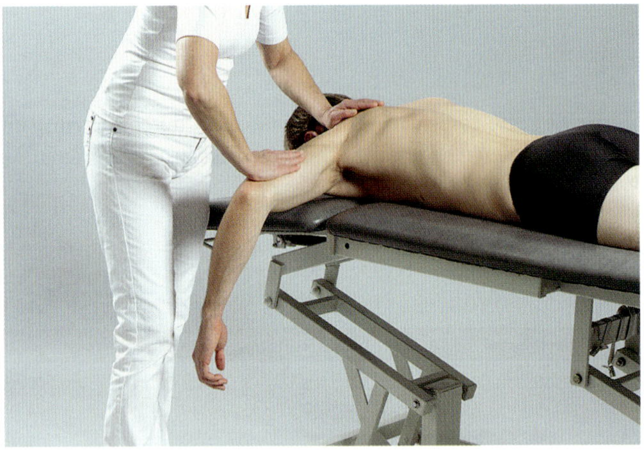

Abb. 4.15a *Stufen 5, 4*
Ausgangsstellung: Bauchlage, Kopf mit Stirn auf Bank gestützt, zu testender Arm im Schultergelenk 90° abduziert, im Ellenbogengelenk 90° gebeugt.
Fixation: Schulterblatt über seiner Spina fixieren.
Bewegung: Retroversion aus dieser Ausgangsstellung.
Widerstand: Entgegen der Bewegungsrichtung, am unteren Oberarmdrittel, dicht über dem Ellenbogengelenk.

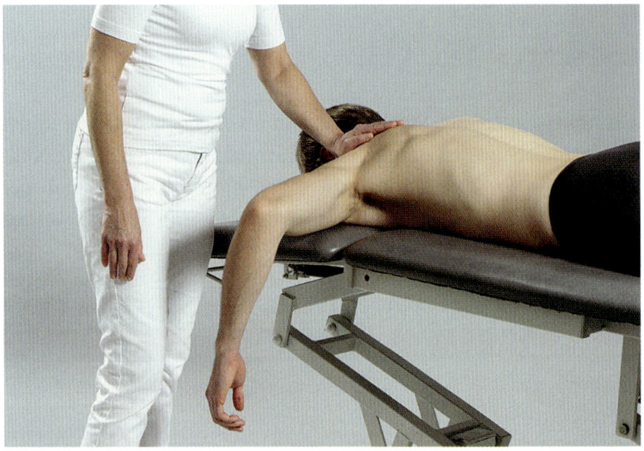

Abb. 4.15b *Stufe 3*
Ausgangsstellung: Bauchlage, Kopf mit Stirn auf Bank gestützt, zu testender Arm ist im Schultergelenk 90° abduziert und im Ellenbogengelenk 90° gebeugt.
Fixation des Schultergürtels.
Bewegung: Retroversion des Oberarmes aus beschriebener Ausgangsstellung.

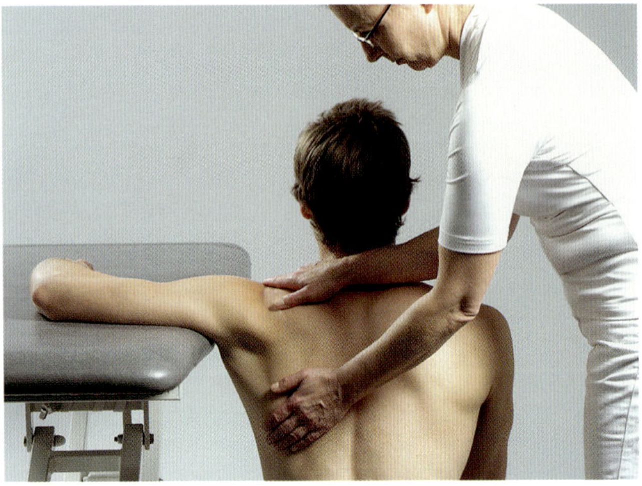

Abb. 4.15c *Stufe 2*
Ausgangsstellung: Auf Stuhl sitzend, zu prüfende Seite zur Unterlage gewendet, zu testender Arm liegt horizontal auf der Bank. Er ist im Schultergelenk 90° antevertiert (flektiert) und nur leicht abduziert. Ellenbogengelenk rechtwinklig gebeugt.
Fixation: Schultergürtel und Thoraxwand.
Bewegung: Patient führt aus beschriebener Anfangsstellung Bewegung so weit wie möglich durch.

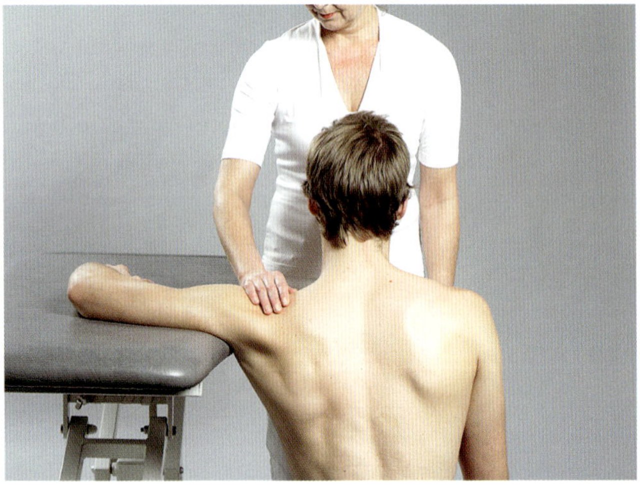

Abb. 4.15d *Stufen 1, 0*
Ausgangsstellung: Sitzend, zu testender Arm auf Bank gelegt, Schultergelenk zwischen rechtwinkliger Anteversions- und Abduktionsstellung, Ellenbogen flektiert.
Beim Bewegungsversuch Fasern des akrominalen Teiles des M. deltoideus auf der Rückseite der Schulter palpieren.

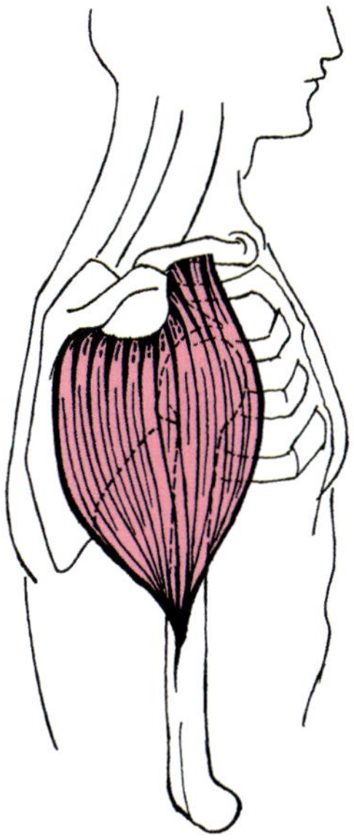

Abb. 4.15e M. deltoideus.

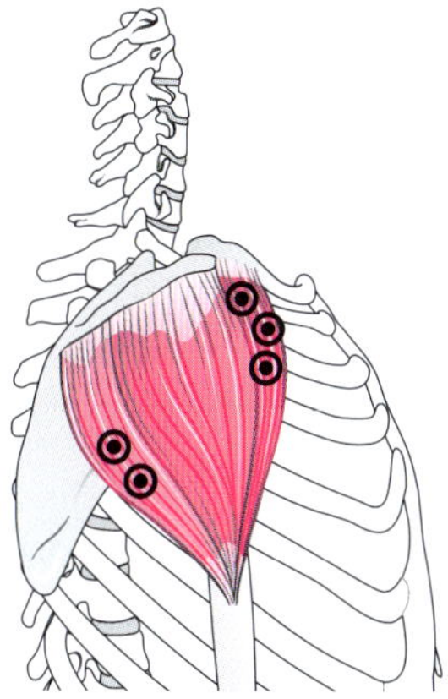

Abb. 4.15f M. deltoideus – Triggerpunkte.

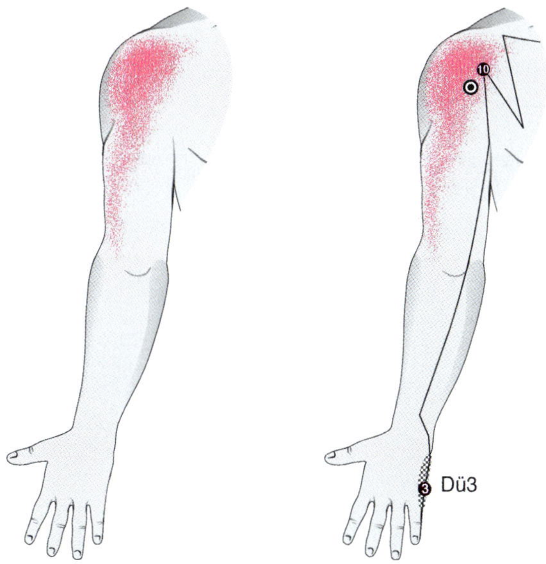

Abb. 4.15g M. deltoideus – Schmerzübertragung und Fernpunkte.

Fehler und Hinweise

- Die Bewegung muss vorwiegend vom Schultergelenk ausgehen. Der Patient darf die Bewegung nicht durch Adduktion des Schulterblattes oder Drehung des Rumpfes ersetzen oder unterstützen.
- Beim Versuch einer Substitution durch den M. triceps brachii wird der Ellenbogen gestreckt.

Eine **Kontraktur** kommt praktisch nicht vor.

Horizontale Anteversion aus Abduktionsnullstellung des Schultergelenks

Übersicht (➤ Tab. 4.14)

Grundbewegung: Vorwärtsführung des Oberarmes im Schultergelenk in der horizontalen Ebene aus der Abduktion (Seithalte) in die reine Horizontalflexion (Vorhalte); Ausmaß der Bewegung 120–130°. (➤ Abb. 4.16b–d zeigt die erreichte Endstellung.)

Die *Stufen 5, 4, 3* werden in Rückenlage untersucht, die *Stufen 2, 1, 0* sitzend, wobei der zu testende Arm auf der Unterlage abgestützt ist. Dazu muss die Untersuchungsbank so hoch sein, dass der auf ihm liegende Arm mit dem Rumpf einen rechten Winkel bildet.

Bei der Aktivierung des ganzen M. pectoralis major kommt eine reine Adduktion zustande. Für die *Stufen 3, 4, 5* kann bis zu einem gewissen Grad ein klavikulärer und sternokostaler Anteil unterschieden werden, und zwar durch Änderung der Ausgangsstellung des Armes und Änderung der Richtung des Widerstandes. Der Arm wird so gelagert und der Widerstand so gegeben, wie es dem Verlauf der Muskelfasern entspricht, die maximal aktiviert werden sollen. Die Muskelfasern des klavikulären Anteils verlaufen absteigend, daher muss der Arm mit dem Rumpf einen spitzen Winkel, am besten um 70°, bilden.

Die Fasern der sternokostalen Muskelportion verlaufen dagegen horizontal und aufsteigend. Für diese Fasern müssen Rumpf und Arm einen stumpfen Winkel, am besten um 110°, bilden. Die einzelnen Gruppen werden aber normalerweise nicht getestet. Sie sind nur dann wichtig, wenn es sich um eine genaue Indikationsstellung für Übungen handelt.

Das Bewegungsausmaß wird im zu testenden Bereich von der Berührung des Oberarmes mit der Thoraxwand begrenzt.

Tab. 4.14

Hauptmuskeln	Ursprung	Ansatz	Innervation
M. pectoralis major	*Pars clavicularis:* Ventraler Rand des medialen Drittels der Klavikula *Pars sternocostalis:* Lateraler Rand des Sternums, Knorpel der echten Rippen *Pars abdominalis:* Scheide des M. rectus abdominis	Crista tuberculi majoris	Nn. thoracici ventrales: *P. clavicularis:* C_5, C_6 *P. sternocostalis:* C_6, C_7 *P. abdominalis:* C_8, Th_1

Hilfsmuskeln:	*Neutralisationsmuskeln:*	*Stabilisationsmuskeln:*
M. deltoideus (Pars clavicularis), M. coracobrachialis, M. trapezius (mittlerer Teil)	Keine	M. trapezius (oberer Teil) und evtl. M. subclavius stabilisieren die Klavikula, M. serratus anterior und M. trapezius (mittlerer Teil) die Skapula

Teststufen (➤ Abb. 4.16a–h)

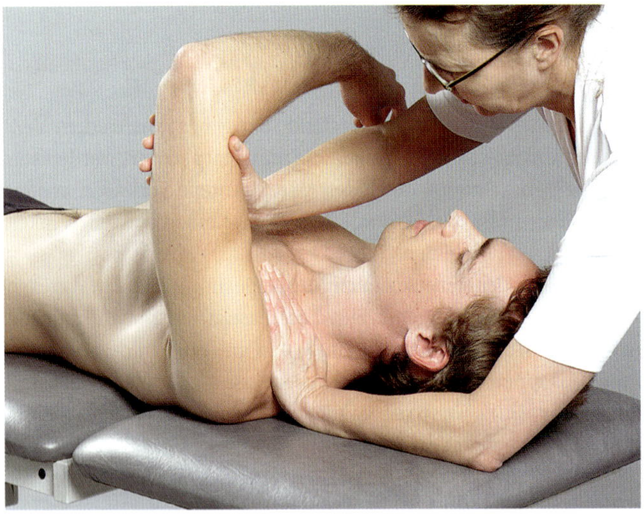

Abb. 4.16a *Stufen 5, 4*
Ausgangsstellung: Rückenlage, zu testender Arm im Schultergelenk abduziert, im Ellenbogengelenk flektiert.
Fixation: Schultergürtel.
Bewegung: Patient führt den Arm aus der Ausgangsstellung in die Vorhalte (90°, im Bild erreicht).
Widerstand: Gegen die Bewegungsrichtung am unteren Drittel des Oberarmes, oberhalb der Ellenbeuge.

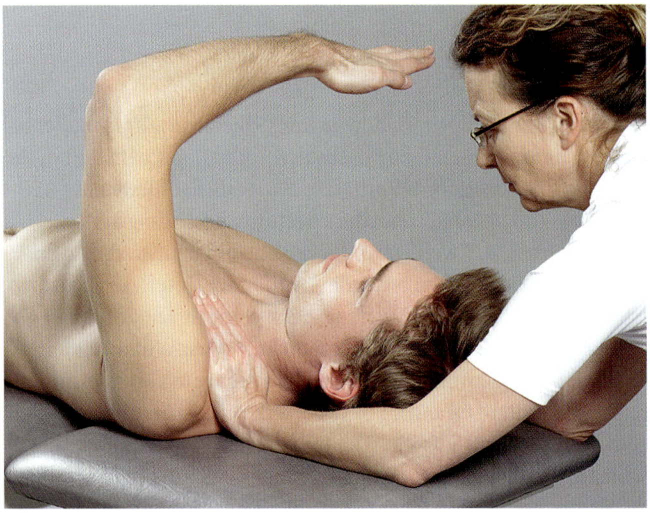

Abb. 4.16b *Stufe 3*
Ausgangsstellung: Rückenlage, zu testender Arm abduziert und im Ellenbogen gebeugt.
Fixation: Schultergürtel.
Bewegung: Aus der Ausgangsstellung in die Anteversion (Vorhalte) im Schultergelenk (im Bild erreicht).

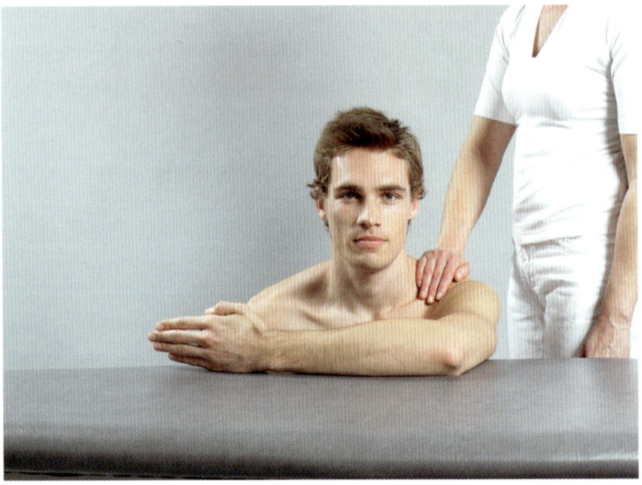

Abb. 4.16c *Stufe 2*
Ausgangsstellung: Sitzend, zu testender Arm gebeugt in Abduktion auf der Bank.
Fixation: Schulterblatt auf getesteter Seite.
Bewegung: Arm gleitet auf Unterlage so weit wie möglich nach vorn in die Anteversion (im Bild erreicht).

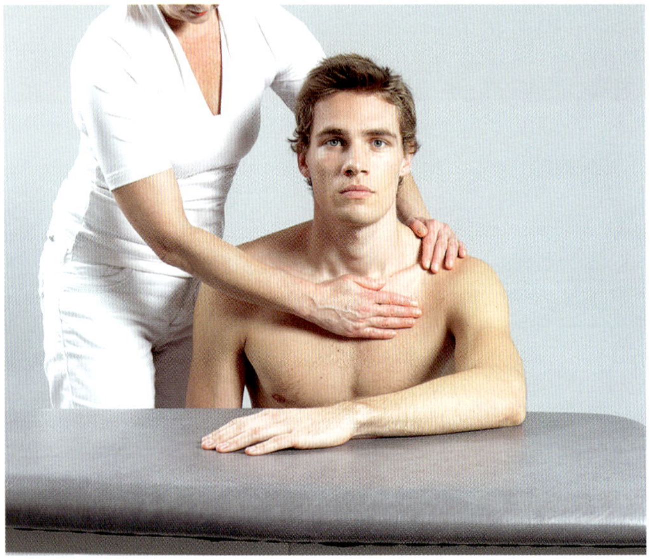

Abb. 4.16d *Stufen 1, 0*
Ausgangsstellung: Sitzend, die Seite des zu testenden Armes zur Bank gewendet. Zu untersuchender Arm ist abduziert, im Ellenbogen gebeugt, die Hohlhand zur Unterlage gerichtet.
Beim Bewegungsversuch Muskelfasern des M. pectoralis major sowohl nahe am Ansatz an der Crista tuberculi majoris als auch in ihrem Verlauf an vorderer Brustwand und in vorderer Achselfalte palpieren.

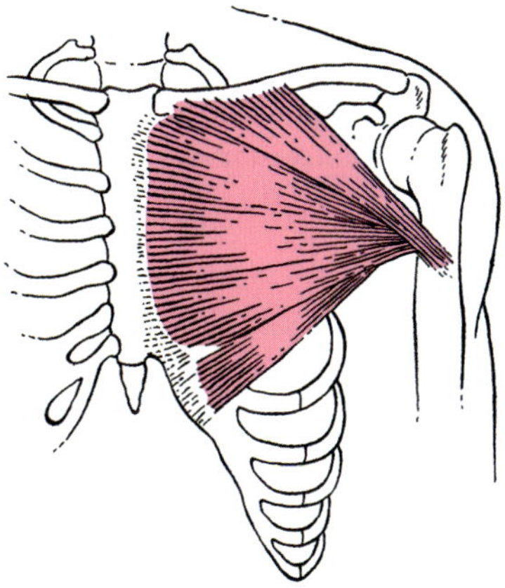

Abb. 4.16e M. pectoralis major.

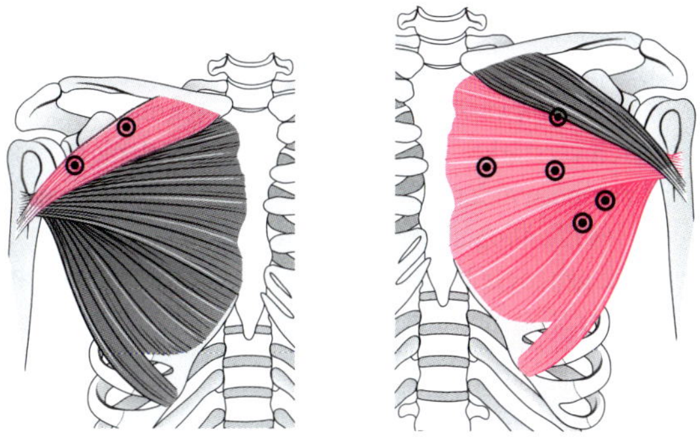

Abb. 4.16f M. pectoralis major – Triggerpunkte.

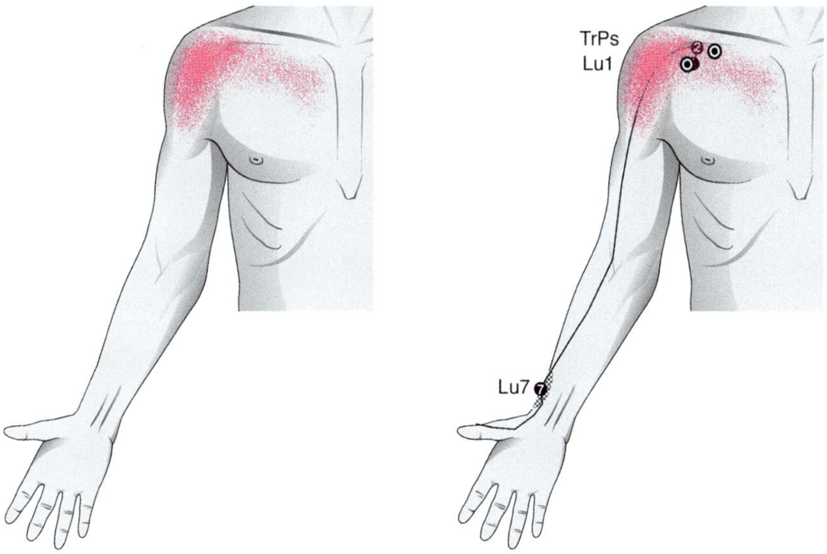

Abb. 4.16g M. pectoralis major pars clavicularis – Schmerzübertragung und Fernpunkte.

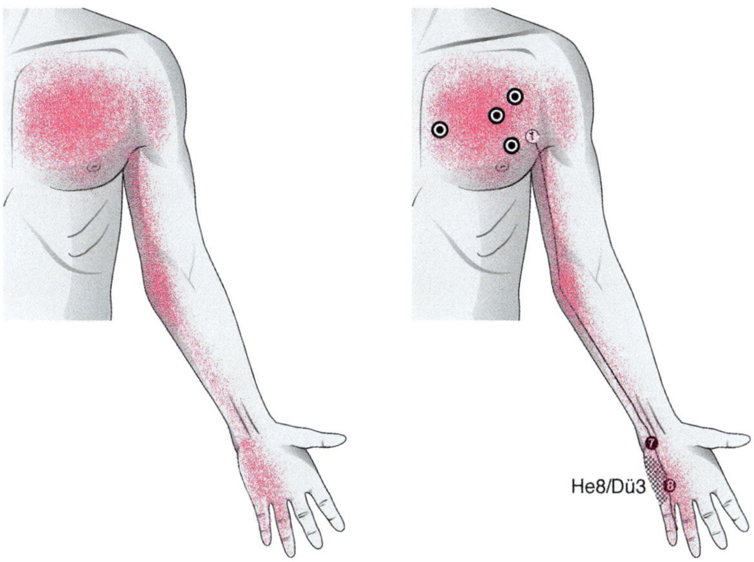

Abb. 4.16h M. pectoralis major pars abdominalis/sternocostalis – Schmerzübertragung und Fernpunkte.

Fehler und Hinweise

- Der Patient versucht oft, die Bewegung mithilfe des oberen Anteils des Trapezmuskels oder auch unter Anspannung der gesamten Schultergürtelmuskeln auszuführen.
- Bei den *Stufen 5, 4* versucht der Patient manchmal, den Widerstand durch verstärkte Flexion im Ellenbogengelenk (M. biceps brachii) zu überwinden. Deshalb ist es nötig, stets die gleiche Stellung des Ellenbogens beizubehalten, d. h. bei den *Stufen 5, 4* eine leichte gebeugte Haltung, bei den übrigen Stufen sogar besser eine gestreckte Haltung.

Kontraktur

Das Ausmaß der Retroversion aus der Abduktion im Schultergelenk ist verringert. Die Schulter ist nach vorn gezogen, das Schulterblatt abduziert.

Außenrotation im Schultergelenk

Übersicht (➤ Tab. 4.15)

Grundbewegung: Außenrotation im Schultergelenk. Getestet wird im Ausmaß von 80–90°.

Alle Stufen werden in Bauchlage untersucht. Bei den *Stufen 5, 4, 3* ist der Arm im Schultergelenk um 90° abduziert (Abduktionsnullstellung), der Oberarm liegt auf, der Unterarm hängt über den Rand der Untersuchungsbank herab. Bei den *Stufen 2, 1, 0* hängt der ganze Arm herab und ist daher im Schultergelenk antevertiert (90°).

Bei der Bewegung beteiligt sich der akromiale Teil des M. deltoideus oft als Hilfsmuskel. Bei den *Stufen 5, 4, 3* wird der M. trapezius als Fixationsmuskel aktiviert. Kann der Patient den M. deltoideus nicht ausschalten und entspannt er den M. trapezius trotz richtiger Kopfhaltung nicht, dann ist es besser, in Rückenlage zu untersuchen. Dabei müssen der Arm im Schultergelenk leicht abduziert und das Ellenbogengelenk flektiert sein. Meistens ist diese Umlagerung nicht nötig. Wird nach dieser zweiten Untersuchungsart getestet, muss dies *im Untersuchungsprotokoll vermerkt* werden. Es ist zu empfehlen, den Arm an der Bankkante mit der Hohlhand oder einem kleinen Kissen zu unterpolstern. Denn die Patienten klagen manchmal über den schmerzhaften Druck der harten Bankkante.

Eine Fixation des Schulterblattes ist bei Kindern und Patienten mit geschwächtem M. deltoideus notwendig. Das Bewegungsausmaß ist durch die Dehnbarkeit der an der Innenrotation im Schultergelenk beteiligten Muskeln und durch die Anspannung des Lig. coracohumerale und der Gelenkkapsel begrenzt.

Tab. 4.15

Hauptmuskeln	Ursprung	Ansatz	Innervation
M. infraspinatus	Mediale drei Viertel der Fossa infraspinata, Fascia infraspinata	Mittlere Fläche des Tuberculum majus	N. suprascapularis: (C_4), C_5, (C_6)
M. teres minor	Mittlere zwei Drittel des lateralen Skapularandes auf der dorsalen Fläche	Kaudale Fläche des Tuberculum majus	N. axillaris: C_5, oft auch noch Äste des N. suprascapularis: (C_4), C_5, (C_6)

Hilfsmuskeln:	Neutralisationsmuskeln:	Stabilisationsmuskeln:
M. deltoideus (Pars scapularis)	Keine	M. trapezius (mittlere Fasern) und Mm. rhomboidei stabilisieren das Schulterblatt.

Teststufen (➤ Abb. 4.17a–g)

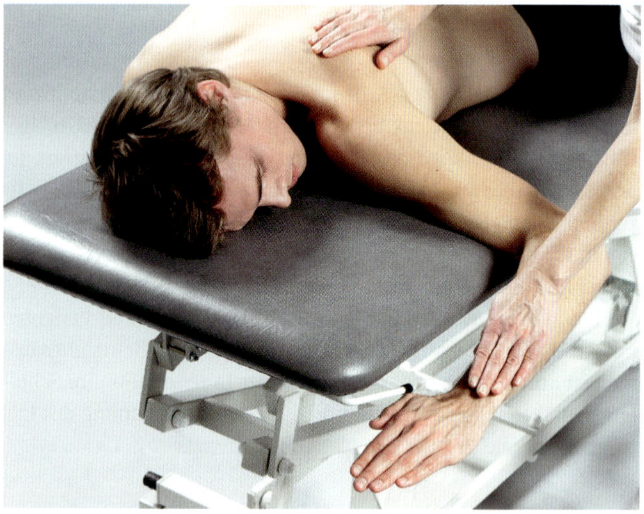

Abb. 4.17a *Stufen 5, 4*
Ausgangsstellung: Bauchlage, Kopf mit Gesicht zur Testseite gewendet. Arm auf Unterlage, im Schultergelenk um 90° abduziert, im Ellenbogengelenk um 90° flektiert. Unterarm hängt über den Beckenrand herunter.
Fixation: Schulterblatt.
Bewegung: Patient macht im Schultergelenk eine Außenrotation in vollem Ausmaß, Unterarm bewegt sich dabei nach vorn und oben. Am Ende der Bewegung ist Hohlhand dem Boden zugewandt, Unterarm wird waagerecht gehalten.
Widerstand: Mit Handfläche gegen unteres Drittel des Unterarmes oberhalb des Handgelenks.

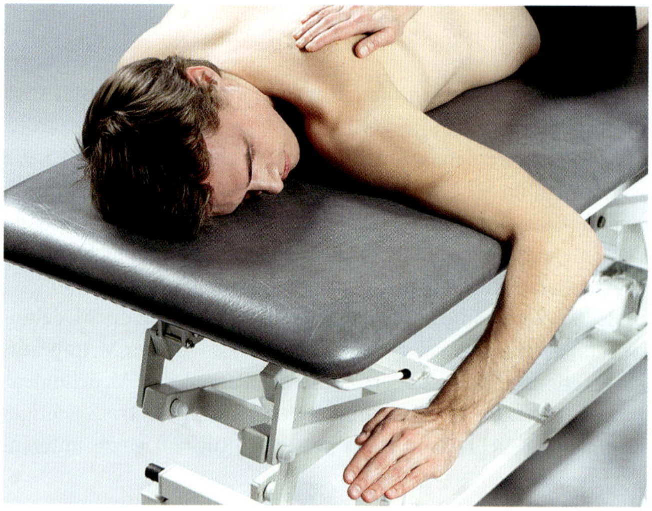

Abb. 4.17b *Stufe 3*
Ausgangsstellung: Bauchlage, Gesicht zur Testseite gewendet. Oberarm ruht auf Unterlage, im Schultergelenk 90° abduziert, Unterarm hängt über Bankrand herunter.
Fixation: Schulterblatt.
Bewegung: Patient macht im Schultergelenk die volle Außenrotation. Dabei kommt Unterarm aus der vertikalen Lage in die horizontale, am Ende der Bewegung weist Handfläche nach unten.

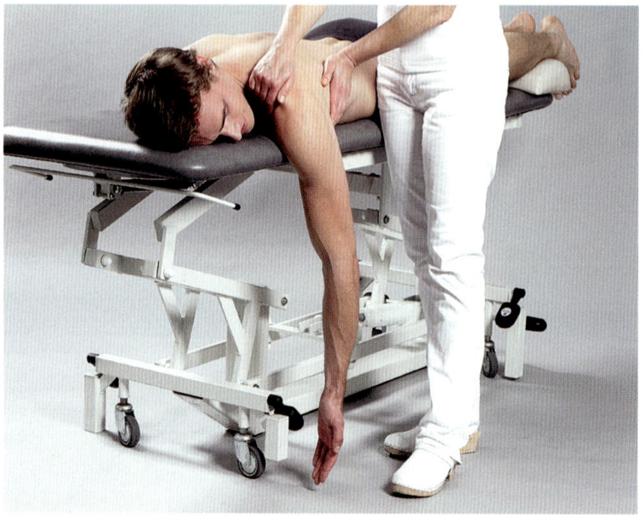

Abb. 4.17c *Stufe 2*
Ausgangsstellung: Bauchlage, dicht am Bankrand, Gesicht zur Testseite gewendet. Arm hängt frei von der Bank herab und ist im Schultergelenk nach innen rotiert.
Fixation: Schulterblatt mit einer Hand über der Spina, mit der anderen am axillaren Rand festhalten.
Bewegung: Patient vollzieht eine volle Außenrotation im Schultergelenk, die an der Stellung der Ellenbeuge ablesbar ist.

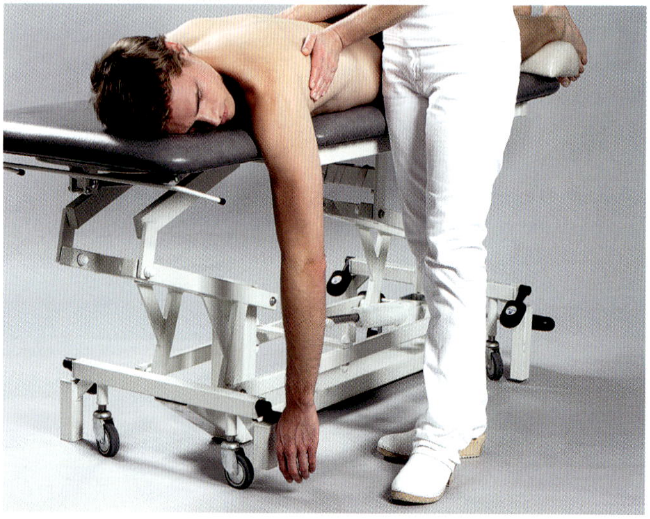

Abb. 4.17d *Stufen 1, 0*
Ausgangsstellung: Bauchlage, mit Gesicht zur Testseite gewendet.
Arm ist im Schultergelenk nach innen gedreht und hängt frei vom Bankrand herunter.
Beim Bewegungsversuch vorsichtig den M. teres minor über der kranialen Hälfte des lateralen Schulterblattrandes und den M. infraspinatus unmittelbar kranial davon palpieren.

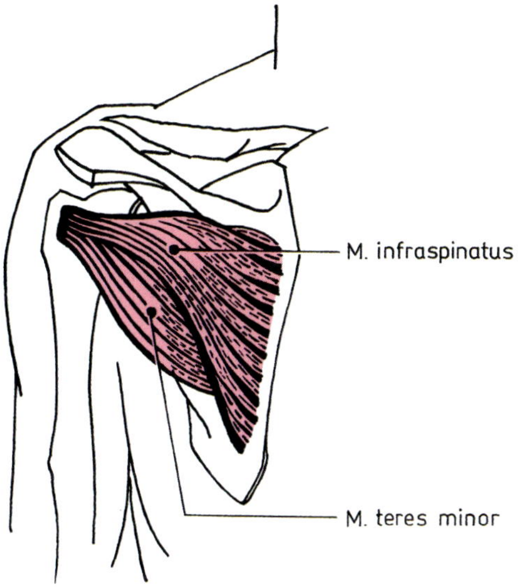

Abb. 4.17e M. infraspinatus und M. teres minor.

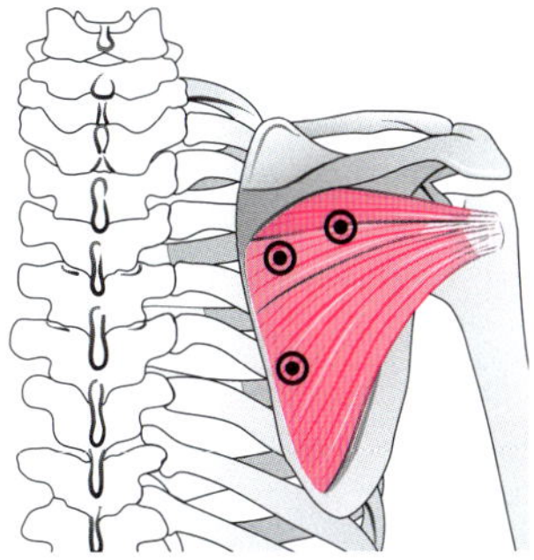

Abb. 4.17f M. infraspinatus – Triggerpunkte.

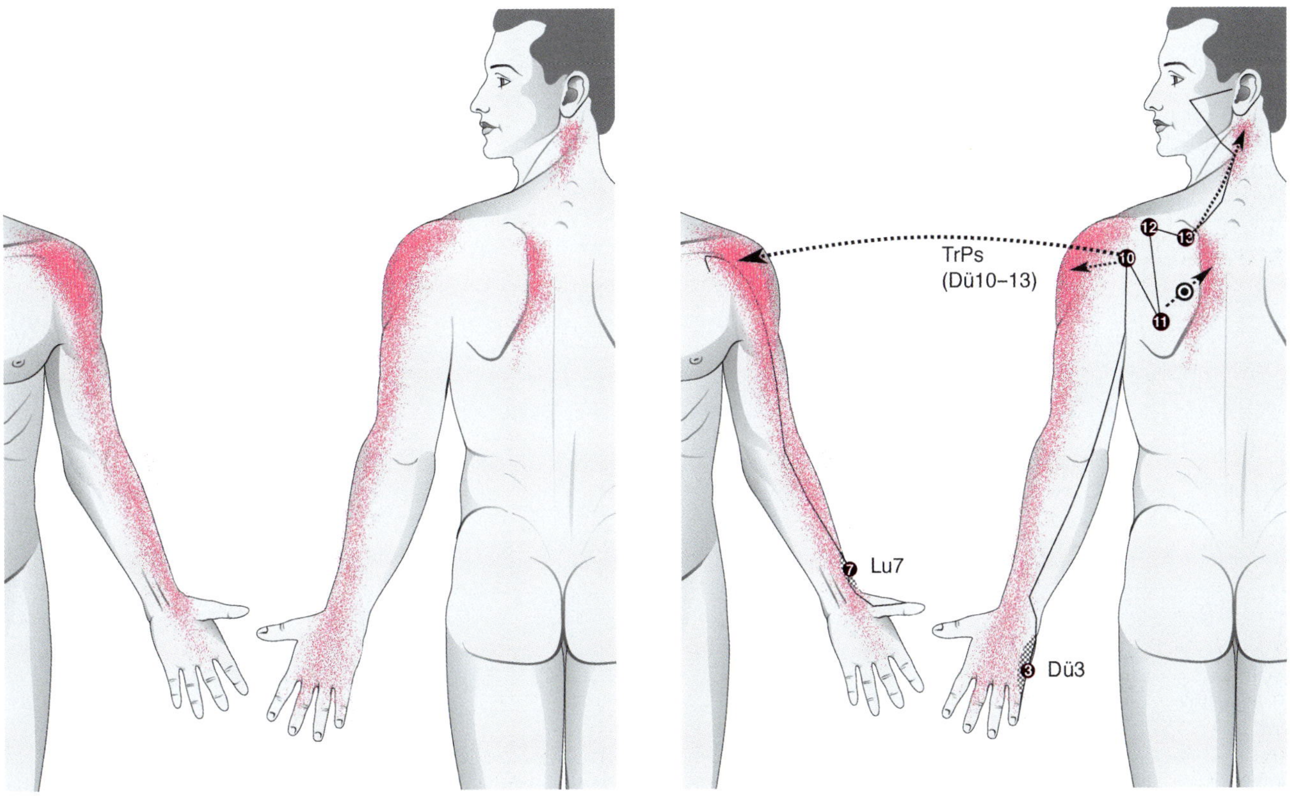

Abb. 4.17g M. infraspinatus – Schmerzübertragung und Fernpunkte.

Fehler und Hinweise

- Darauf achten, dass bei der Untersuchung der *Stufen 5, 4, 3* die Muskulatur des Unterarmes, des Handgelenks und der Hand entspannt bleibt.
- Bei den *Stufen 5, 4* kommt es vor, dass der Patient versucht, bei großem Widerstand gleichzeitig Ellenbogen- und Handgelenk zu strecken.
- Bei *Stufe 2* darauf achten, dass die Bewegung tatsächlich vom Schultergelenk ausgeht und nicht vom Unterarm.

Eine **Kontraktur** kommt selten vor. Der Oberarm ist dann außenrotiert.

Innenrotation im Schultergelenk

Übersicht (➤ Tab. 4.16)

Grundbewegung: Innenrotation im Schultergelenk. Getestet wird in einem Bewegungsausmaß von 80–90°.

Alle Stufen werden in Bauchlage getestet. Bei den *Stufen 5, 4, 3* ist der Arm im Schultergelenk 90° abduziert (Abduktionsnullstellung), der Unterarm hängt frei über den Bankrand herab. Bei den *Stufen 2, 1, 0* hängt der ganze Arm außenrotiert von der Untersuchungsbank herab.

Die Notwendigkeit einer Fixation hängt vom Zustand der Muskulatur des Schultergürtels und ihrer Fähigkeit zur Fixation ab.

Ähnlich wie bei der Untersuchung der Außenrotation ist es auch hier vorteilhaft, am Bankrand mit der Hand oder einem kleinen Kissen zu unterpolstern.

Das Ausmaß der Bewegung wird durch die Anspannung der Gelenkkapsel sowie durch die Dehnbarkeit der Muskeln begrenzt, die sich an der Außenrotation im Schultergelenk beteiligen.

Tab. 4.16

Hauptmuskeln	Ursprung	Ansatz	Innervation
M. subscapularis	Innenfläche der Skapula	Tuberculum minus humeri	N. subscapularis: C_5, C_6, (C_7, C_8)
M. pectoralis major	*Pars clavicularis:* Innerer Rand des medialen Drittels der Klavikula	Crista tuberculi majoris	Nn. thoracici ventrales: *P. clavicularis:* C_5, C_6
	Pars sternocostalis: Lateraler Rand des Sternums; Knorpel der echten Rippen		*P. sternocostalis:* C_6, C_7
	Pars abdominalis: Scheide des M. rectus abdominis		*P. abdominalis:* C_8, Th_1
M. latissimus dorsi	*Wirbelsäulenportion:* Dornfortsätze von Th_7 bis zum Os sacrum; von LWS und Kreuzbein an der festen Aponeurose der Lumbalfaszie	Crista tuberculi minoris	N. thoracodorsalis: C_6–C_8
	Rippenportion: Von den letzten 3–4 Rippen		
	Beckenportion: Labium externum cristae iliacae		
M. teres major	Kaudales Viertel des lateralen Skapularandes; dorsale Fläche des kaudalen Skapulawinkels	Crista tuberculi minoris	N. subscapularis: (C_5), C_6, (C_7)

Hilfsmuskeln:	*Neutralisationsmuskeln:*	*Stabilisationsmuskeln:*
M. deltoideus (Pars clavicularis), M. biceps brachii, M. coracobrachialis	M. deltoideus (Pars clavicularis), M. coracobrachialis und M. pectoralis major (Pars clavicularis) verhindern Retroversionszug des M. latissimus und des M. teres major	M. pectoralis major und M. serratus anterior stabilisieren die Skapula

Teststufen (➤ Abb. 4.18a–g)

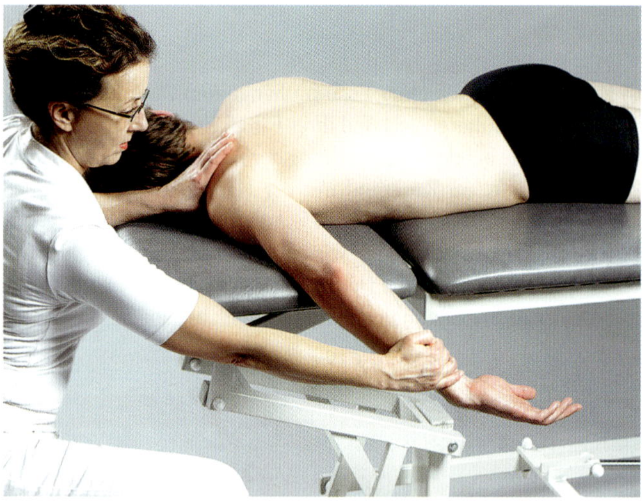

Abb. 4.18a *Stufen 5, 4*
Ausgangsstellung: Bauchlage, Arm im Schultergelenk 90° abduziert, im Ellenbogengelenk 90° flektiert, Unterarm hängt herunter.
Fixation: Über Schulterblattgräte fixieren.
Bewegung: Patient führt eine volle Innenrotation im Schultergelenk durch. Unterarm beschreibt dabei Viertelkreis nach hinten und oben (in der Endphase Hohlhand nach oben gerichtet).
Widerstand: Mit Handfläche gegen unteres Drittel des Unterarmes oberhalb des Handgelenks.

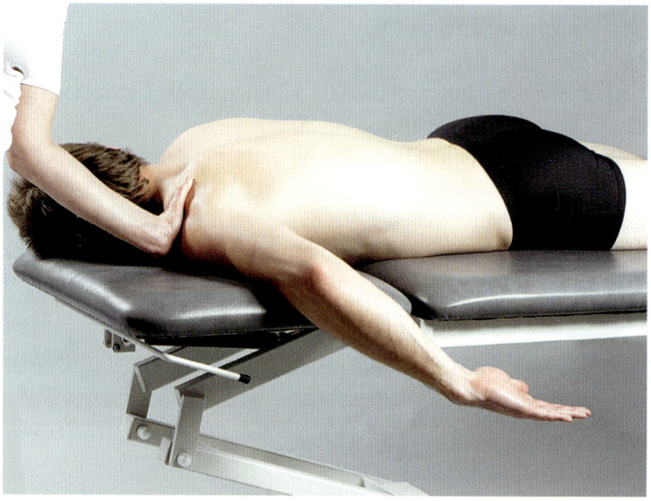

Abb. 4.18b *Stufe 3*
Ausgangsstellung: Bauchlage, Kopf zur getesteten Seite rotiert, Arm im Schultergelenk 90° abduziert, Unterarm hängt herunter.
Fixation: Am Schulterblatt.
Bewegung: Innenrotation im Schultergelenk in vollem Ausmaß.

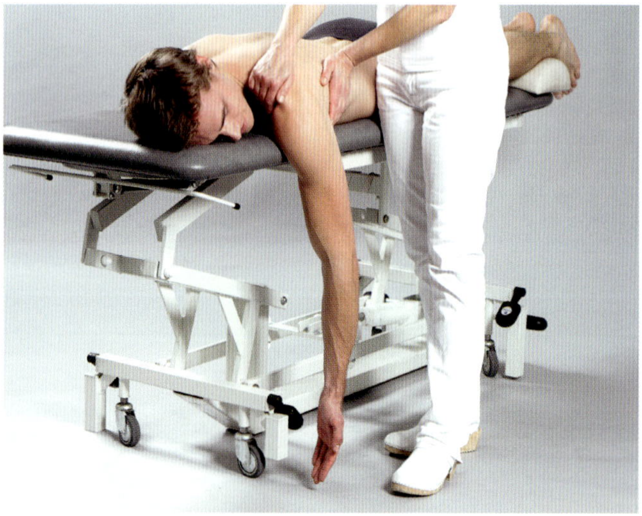

Abb. 4.18c *Stufe 2*
Ausgangsstellung: Bauchlage, dicht am Bankrand. Arm hängt ausgestreckt frei über den Bankrand herab, ist im Schultergelenk außenrotiert.
Fixation: Schulterblatt und Schlüsselbein.
Bewegung: Innenrotation im Schultergelenk im ganzen möglichen Ausmaß.

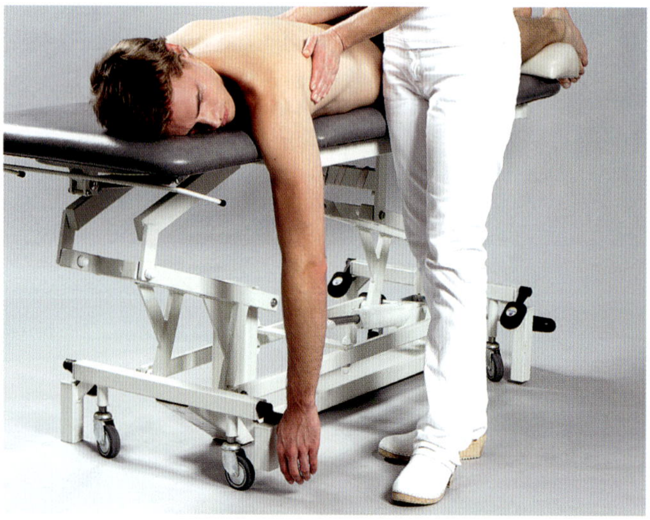

Abb. 4.18d *Stufen 1, 0*
Ausgangsstellung: Bauchlage, dicht am Bankrand. Arm hängt in Außenrotation herunter.
M. subscapularis tief in der Achselhöhle in der Nähe seines Ansatzes palpieren. Wegen der tiefen Lage des Muskels ist es schwierig, seine Anspannung festzustellen. M. latissimus dorsi und M. teres major an der hinteren, M. pectoralis major an der vorderen Achselfalte palpieren.

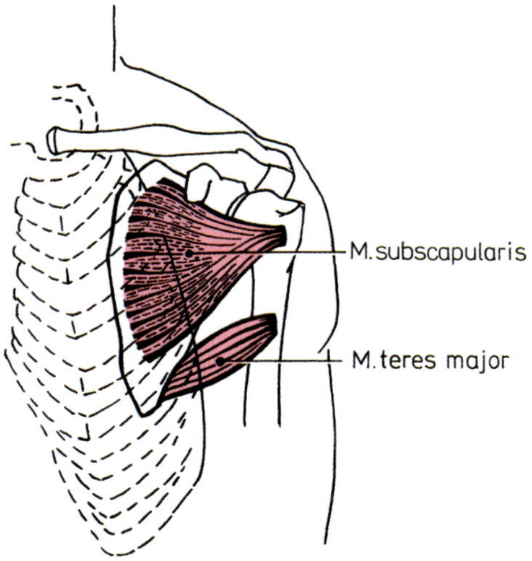

Abb. 4.18e M. subscapularis und M. teres major.

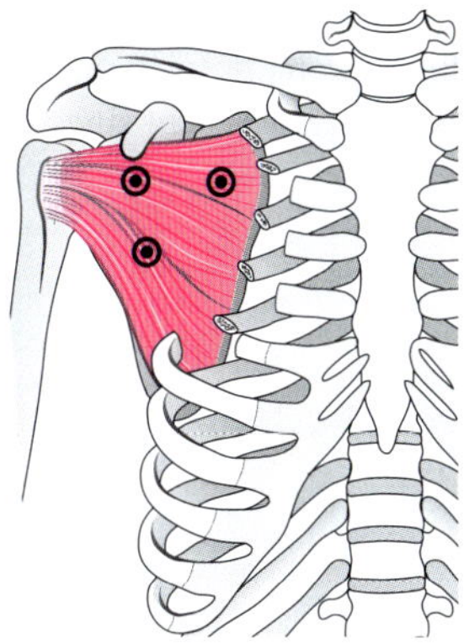

Abb. 4.18f M. subscapularis – Triggerpunkte.

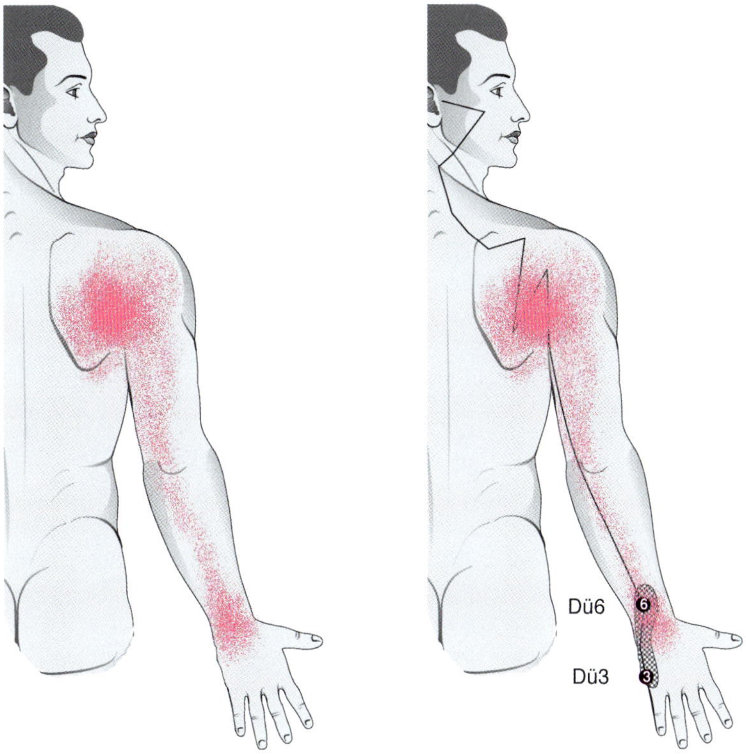

Abb. 4.18g M. subscapularis – Schmerzübertragung und Fernpunkte.

Fehler und Hinweise

Fehler kommen praktisch nicht vor, nur müssen bei den *Stufen 5, 4, 3* die Muskeln des Handgelenks und der Finger entspannt sein, die Flexion im Ellenbogengelenk muss immer 90° betragen. Überwiegt der M. pectoralis major, so besteht eine Tendenz zur Adduktion.

Kontraktur

Der Arm ist nach innen rotiert. In Rückenlage ist der Patient nicht imstande, den Arm frei ausgestreckt neben dem Kopf auf die Unterlage zu legen.

4.4.3 Muskelfunktionstests des Ellenbogengelenks

Flexion des Ellenbogengelenks

Übersicht (➤ Tab. 4.17)

Grundbewegung: Flexion im Ellenbogengelenk in einem Ausmaß von 150°.

Die *Stufen 5, 4, 3* werden im Sitzen, die *Stufe 2* liegend oder sitzend und die *Stufen 1, 0* in Rückenlage geprüft. Beim Testen dieser Bewegung ist die Stellung von Unterarm und Hand besonders wichtig. Für den Menschen ist die Flexion im Ellenbogengelenk eine Bewegung von größter Wichtigkeit; deswegen ist sie von einer ganzen Gruppe Muskeln gesichert, die in den verschiedenen Drehstellungen des Unterarmes mit unterschiedlicher Kraft zur Geltung kommen:

- Für den *M. biceps brachii* ist die Supination des Unterarmes die günstigste Stellung. Sie wird als Ausgangsstellung angesehen, und die Untersuchung der Flexion im Ellenbogengelenk geht von ihr aus.
- Der *M. brachioradialis* macht sich mit der größten Kraft geltend, wenn sich der Unterarm in Mittelstellung, d. h. zwischen Supination und Pronation, befindet.
- Der *M. brachialis* beteiligt sich an der Bewegung am stärksten, wenn der Unterarm proniert ist. In dieser Stellung ist an der Bewegung auch der M. pronator teres beteiligt. Allerdings zeigt sich eine Aktivierung des M. brachialis bei der Ellenbogenflexion in jeder Rotationsstellung des Unterarmes.

Der M. brachioradialis stellt eine gewisse Reserve dar, die hauptsächlich bei der Bewegung gegen Widerstand eingesetzt wird. Andere an der Flexion im Ellenbogengelenk mitbeteiligte Muskeln sind die langen Muskeln der Hand und der Finger, die an den Epikondylen des Humerus entspringen. Dazu gehören vor allem M. flexor carpi radialis und M. flexor carpi ulnaris, M. extensor carpi radialis longus und brevis, M. palmaris longus und M. flexor digitorum superficialis. Bei ihrem Einsatz ändert sich beim Versuch einer Ellenbogenflexion zwangsläufig auch die Stellung des Handgelenks und der Finger. Bei der Flexion, insbesondere gegen Widerstand, zeigt sich eine Tendenz leichter Extension (Retroversion) in der Schulter. Um dies zu verhindern, muss der Ellenbogen etwas fixiert werden, ohne jedoch seine Bewegung zu behindern.

Bei der Bewertung dieser Bewegung darf nicht vergessen werden, dass trotz des vorher Gesagten der wichtigste Beuger der M. biceps brachii ist. Er beteiligt sich an der Beugung in allen Positionen, obwohl nicht immer mit maximaler Leistung. Eine Differenzierung ist also begründet und äußerst wichtig, denn danach wird das weitere therapeutische Vorgehen festgelegt. Therapeutisch bemühen wir uns immer, den M. biceps brachii so zu kräftigen, dass er seine Rolle als Hauptmuskel spielen kann. Erst wenn das nicht gelingt, gehen wir dazu über, den M. brachioradialis bzw. den M. brachialis zum Hauptbeuger zu trainieren. Daher müssen wir bei der Untersuchung die einzelnen Flexoren unterscheiden und die diesbezüglichen Befunde dokumentieren.

Eine *geringgradige Abschwächung des M. biceps brachii* kann man im Muskelfunktionstest nicht erkennen, wenn man mit der Beugung nicht am Anschlag der vollen Extension beginnt. Daher ist es erforderlich, beim Test auf jeden Fall von der maximalen Streckung im Ellenbogen auszugehen. Eine leichte Muskelschwächung kann am besten erkannt werden, wenn man darauf achtet, ob die Bewegung (namentlich gegen Widerstand) aus der Hyperextension und in den ersten 4° der Beugung normal kräftig ist. Dieser Bewegungsbeginn ist für die Funktion des Muskels eine sehr ungünstige Stellung und erfordert daher vollen Krafteinsatz.

Das Bewegungsausmaß wird durch das Einstemmen des Processus coronoideus ulnae in die Fossa coronoidea humeri und durch das Zusammendrücken der Muskeln an der ventralen Seite von Unter- und Oberarm begrenzt.

Tab. 4.17

Hauptmuskeln	Ursprung	Ansatz	Innervation
M. biceps brachii	*Caput longum:* Tuberculum supraglenoidale oberhalb der Schultergelenkpfanne *Caput breve:* Processus coracoideus	Tuberculum radii, Fasern zur Ulnarseite in die Fascia antebrachii (Lacertus fibrosus)	N. musculocutaneus: C_5, C_6
M. brachialis	Vorderfläche der distalen Hälfte des Humerus vom M. deltoideus bis zur Ellenbogengelenkkapsel, teilweise auch vom Septum intermuskulare brachii mediale und laterale	Unterhalb des Processus coronoideus an der Tuberositas ulnae	N. musculocutaneus: C_5, C_6; Hilfsfasern aus dem N. radialis
M. brachioradialis	Margo radialis humeri	Processus styloideus radii	N. radialis: C_5, C_6

Hilfsmuskeln:	*Neutralisationsmuskeln:*	*Stabilisationsmuskeln:*
M. flexor carpi radialis, M. flexor carpi ulnaris, M. extensor carpi ulnaris, M. extensor carpi radialis longus, M. palmaris longus, M. pronator teres	M. pronator teres und M. biceps brachii heben gegenseitig ihre Rotationskomponenten auf.	M. pectoralis major, vorderer Teil des M. deltoideus und M. coracobrachialis halten den Humerus in vertikaler Stellung

Teststufen (➤ Abb. 4.19a–g)

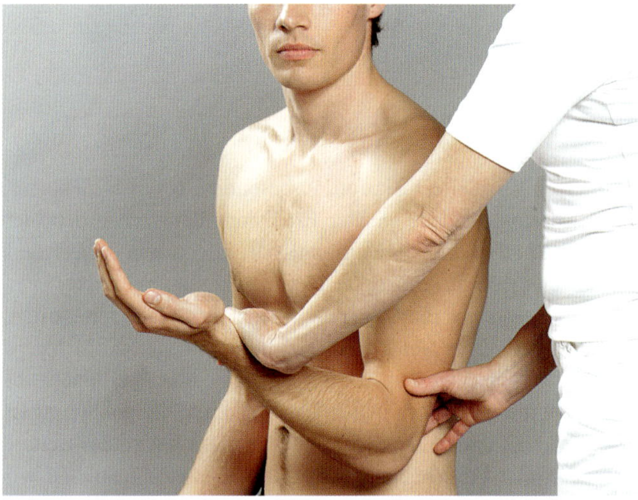

Abb. 4.19a *Stufen 5, 4*
Ausgangsstellung: Sitzend, zu testender Arm gestreckt neben dem Körper. Unterarm in Supination (M. biceps brachii).
Fixation: Dorsale Fläche des Oberarmes oberhalb vom Ellenbogen. Das Gelenk bleibt frei.
Bewegung: Flexion im Ellenbogengelenk in vollem Ausmaß.
Widerstand: Gegen die untere Hälfte des Unterarmes im Bogen gegen die Bewegungsrichtung geben. Der Unterarm bleibt während der ganzen Bewegung in unveränderter Einstellung zur Längsachse (Supination).

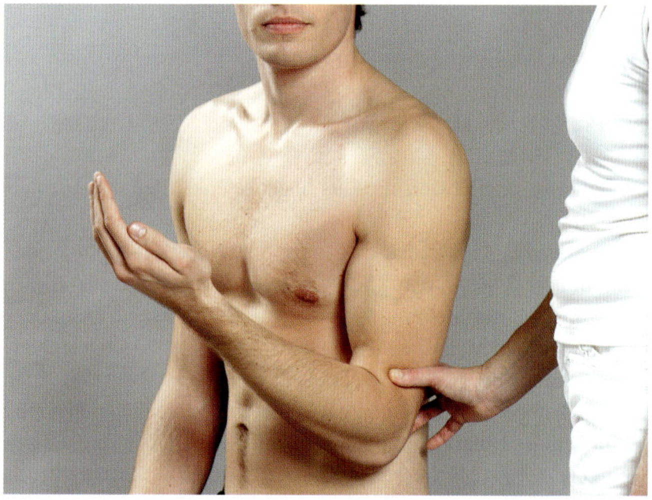

Abb. 4.19b *Stufe 3*
Ausgangsstellung: Sitzend, Arm hängt gestreckt neben dem Körper. Unterarm in Supination (M. biceps brachii).
Fixation: Eine Hand umfasst oberhalb der Humeruskondylen von hinten den distalen Oberarm.
Bewegung: Volle Flexion im Ellenbogengelenk. Der Unterarm bleibt während der ganzen Bewegung in unveränderter Einstellung zur Längsachse.

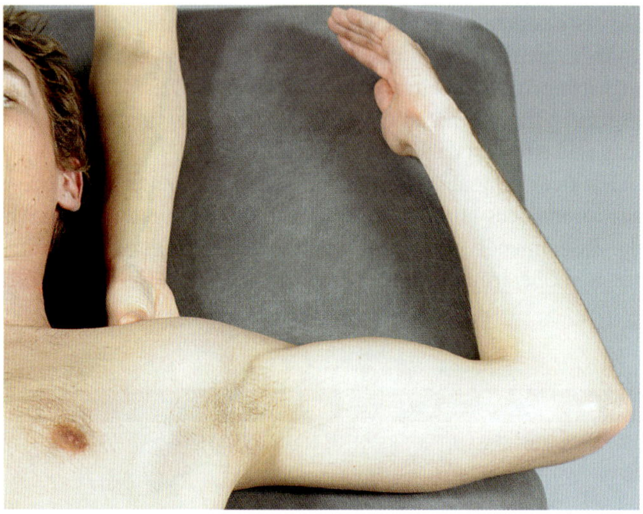

Abb. 4.19c *Stufe 2*
Ausgangsstellung: Rückenlage, Oberarm 90° abduziert und außenrotiert, im Ellenbogengelenk extendiert.
Der Unterarm ruht auf der Unterlage mit seiner radialen Kante (M. biceps brachii).
Fixation: Schultergegend und je nach Bedarf noch Oberarmkondylen.
Bewegung: Volle Beugung im Ellenbogen durch Verschieben des Unterarmes auf der Unterlage. Der Unterarm bleibt während der Bewegung in unveränderter Einstellung zur Längsachse.

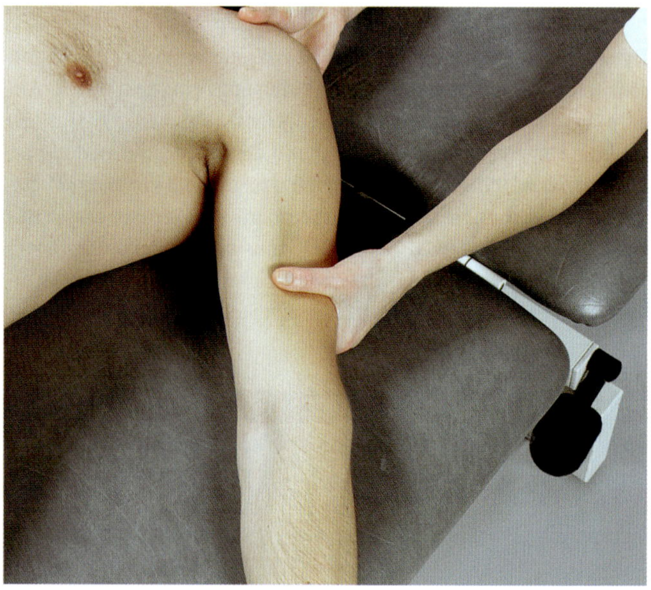

Abb. 4.19d *Stufen 1, 0*
Ausgangsstellung: Rückenlage, zu testender Arm im Schultergelenk leicht abduziert, Ellenbogen leicht flektiert.
Unterarm in Mittelstellung.
Die Sehne des M. biceps brachii ist in der Ellenbeuge nahe dem Muskelansatz palpierbar, seine Muskelfasern an der Ventralseite des Oberarmes. Der M. brachioradialis ist in der Nähe seines Ursprungs und entlang der Muskelfasern palpierbar. Den M. brachialis oberhalb des Olekranons und im Verlauf der Muskelfasern über der äußeren Fläche des unteren Oberarmdrittels aufsuchen.

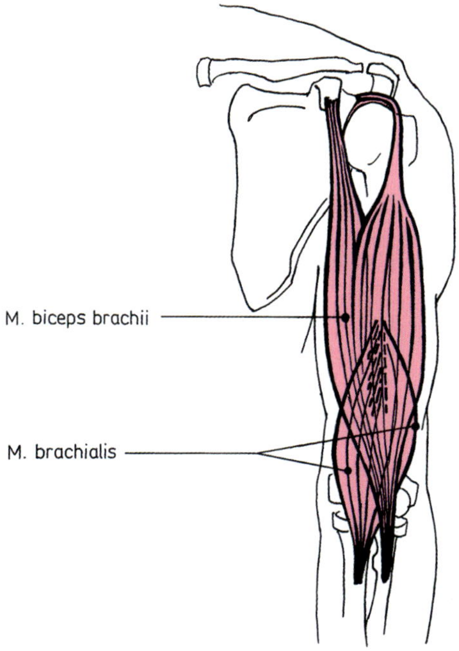

Abb. 4.19e M. biceps brachii und M. brachialis.

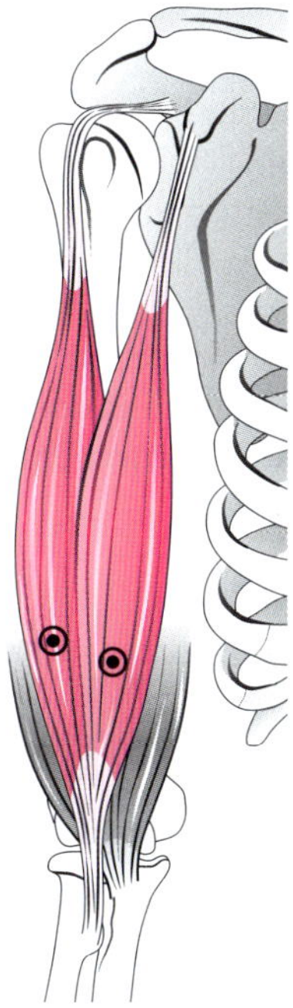

Abb. 4.19f M. biceps brachii – Triggerpunkte.

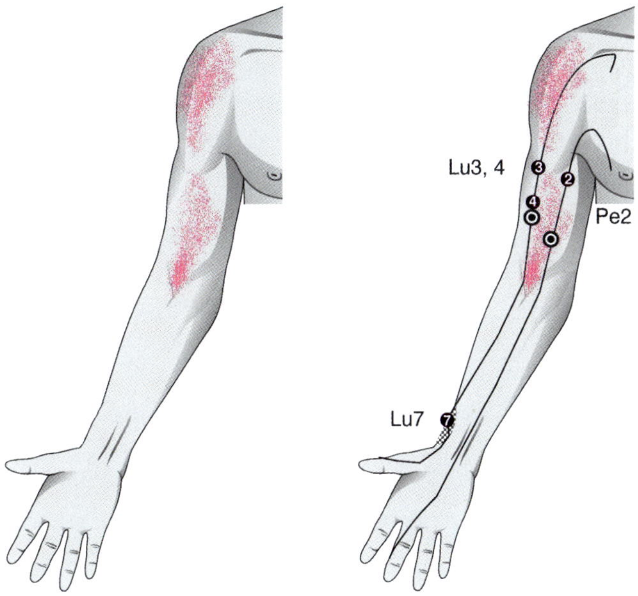

Abb. 4.19g M. biceps brachii – Schmerzübertragung und Fernpunkte.

Fehler und Hinweise

Nach dem Gesagten ist verständlich, dass folgende Fehler oft vorkommen:

- Die einzelnen Ausgangslagen werden nicht genau differenziert und die Bewegungen nur als Ganzes bewertet.
- Die Aktivierung der Handflexoren wird häufig übersehen. Unterstützen sie bei supiniertem Unterarm die Bewegung, kommt es während der Flexion des Ellenbogens gleichzeitig zur Flexion im Handgelenk.
- Ebenso wird die Funktion der Handgelenkextensoren außer Acht gelassen. Beteiligen sie sich an der Substitution der Flexion im Ellenbogengelenk bei proniertem Unterarm, kommt es gleichzeitig zu einer Extension im Handgelenk. Bei Substitution der Ellenbogenflexion in Mittelstellung des Unterarmes wird die Hand im Handgelenk in Radialduktion und Extension gezogen.
- Man beachtet zu wenig die richtige Fixation des Humerusendes, das unbewegt bleiben muss.
- Man geht nicht von der vollen Extension im Ellenbogen aus.

Kontraktur

Eine Kontraktur äußert sich als unterschiedlich ausgeprägte Flexionsstellung des Ellenbogengelenks je nach Grad der Verkürzung.

Extension des Ellenbogengelenks

Übersicht (➤ Tab. 4.18)

Grundbewegung: Extension im Ellenbogengelenk im Ausmaß von 90°.

Die *Stufen 5, 4, 3* werden in Bauchlage untersucht, das Schultergelenk ist 90° abduziert, der Unterarm hängt frei über den Bankrand herab. *Stufe 2* wird in Rückenlage oder sitzend untersucht, die *Stufen 1, 0* in Bauchlage. Unter der Ellenbeuge, dort wo der Arm auf der Bankkante liegt, polstern wir mit einem kleinen Kissen oder unserer Hand, mit der wir auch den Arm des Patienten leicht stabilisieren.

Die Extension im Ellenbogengelenk wird vorwiegend vom M. triceps brachii besorgt. Die Funktion des M. anconeus wird meistens übersehen, obwohl sich durch seine isolierte Schädigung die Kraft der Extension um etwa 20 % vermindern kann. In Zweifelsfällen ist es darum wertvoll, die Anspannung (*Stufe 1*) dieses Muskels zu palpieren, und zwar hinter dem lateralen Epikondylus.

Das Ausmaß der Bewegung wird durch den Anschlag des Olecranon ulnae in der Fossa olecrani begrenzt.

Tab. 4.18

Hauptmuskeln	Ursprung	Ansatz	Innervation
M. triceps brachii	*Caput longum:* Oberes Viertel des lateralen Skapularandes und Tuberculum infraglenoidale	Olecranon ulnae	N. radialis: *Caput longum:* C_6, C_7, C_8
	Caput laterale: Äußere hintere Fläche des Humerus vom Tuberculum majus bis zum Sulcus n. radialis		*Caput laterale:* C_6, C_7
	Caput mediale: Hintere Fläche des Humerus vom Sulcus n. radialis bis zur Ellenbogengelenkkapsel		*Caput mediale:* C_7, C_8
M. anconeus	Epicondylus lateralis humeri, Lig. collaterale radiale	Olecranon ulnae, die anliegende Seite der Ulna	N. radialis: C_7, C_8

Hilfsmuskeln:	*Neutralisationsmuskeln:*	*Stabilisationsmuskeln:*
Extensoren des Unterarmes	Keine	M. pectoralis major (sternaler Teil), M. latissimus dorsi, M. teres major

Teststufen (➤ Abb. 4.20a–g)

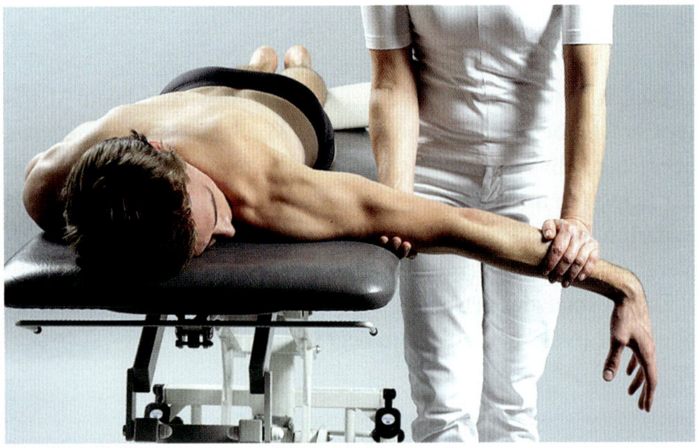

Abb. 4.20a *Stufen 5, 4*
Ausgangsstellung: Bauchlage, zu testender Arm im Schultergelenk 90° abduziert. Unterarm hängt von der Untersuchungsbank herunter.
Fixation: Mit Handfläche an ventraler Seite des unteren Oberarmdrittels.
Bewegung: Extension im Ellenbogengelenk bis zum Anschlag.
Widerstand: Mit Hand an der Dorsalfläche des distalen Unterarmdrittels dicht oberhalb des Handgelenks.

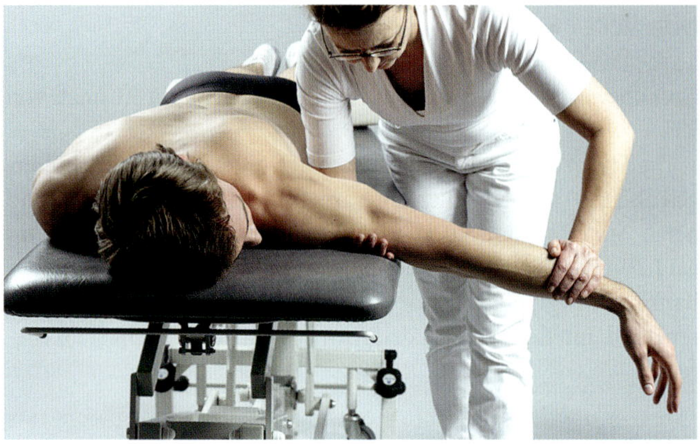

Abb. 4.20b *Stufe 3*
Ausgangsstellung: Bauchlage, zu testender Arm im Schultergelenk 90° abduziert. Unterarm hängt rechtwinklig gebeugt frei von der Untersuchungsbank herunter.
Fixation: Mit der Hand an der ventralen Seite des unteren Oberarmdrittels.
Bewegung: Extension im Ellenbogengelenk.

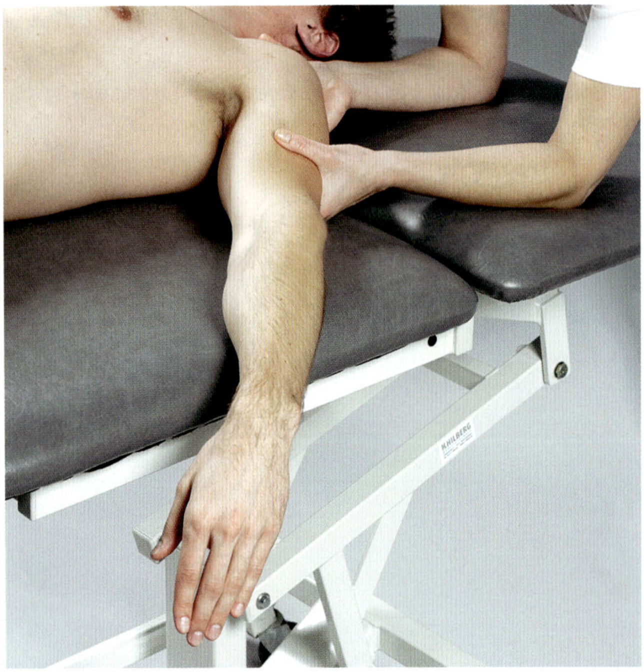

Abb. 4.20c *Stufe 2*
Ausgangsstellung: Rückenlage, zu testender Arm liegt auf der Untersuchungsbank im Schultergelenk abduziert.
Fixation: Oberarm und Schultergürtel.
Bewegung: Extension im Ellenbogengelenk. Unterarm verschiebt sich auf Unterlage.

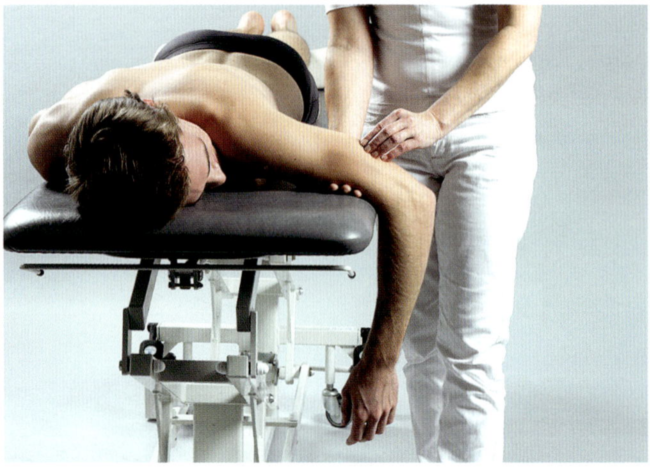

Abb. 4.20d *Stufen 1, 0*
Ausgangsstellung: Bauchlage, zu testender Arm ist im Schultergelenk abduziert. Unterarm hängt über den Bankrand herunter.
Die Sehne des M. triceps brachii palpiert man an ihrem Ansatz auf der Dorsalseite des Ellenbogens, Muskelfasern sind in ihrem Verlauf am Oberarm tastbar. M. anconeus hinter dem lateralen Epikondylus palpieren.

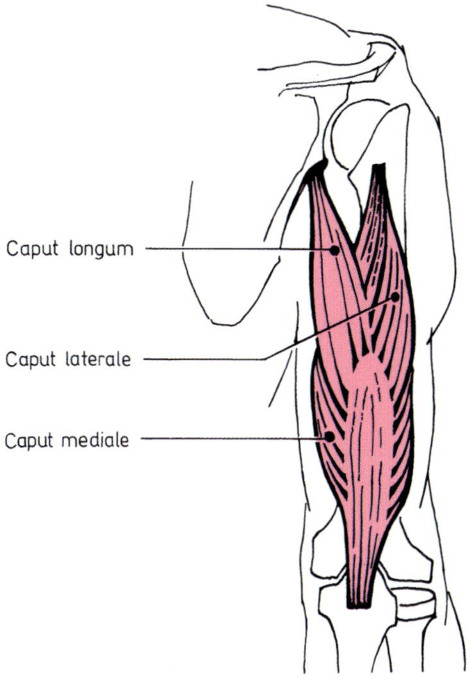

Abb. 4.20e M. triceps brachii.

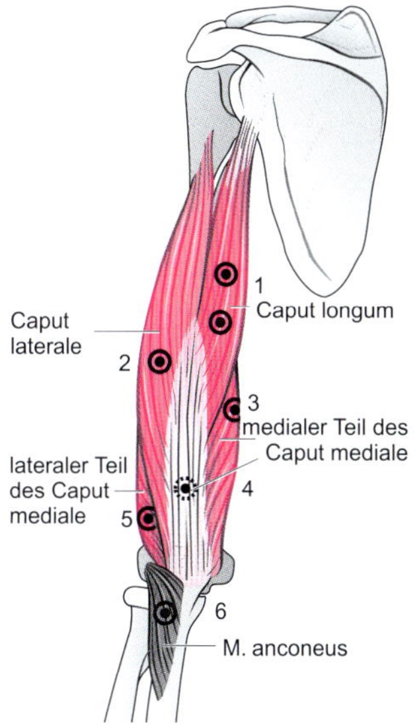

Abb. 4.20f M. triceps brachii – Triggerpunkte.

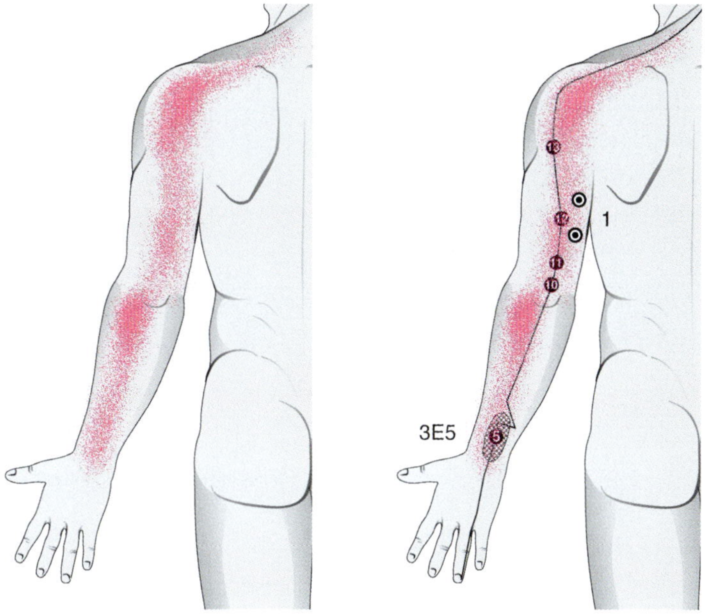

Abb. 4.20g M. triceps brachii – Schmerzübertragung und Fernpunkte.

Fehler kommen kaum vor.

Kontraktur

Eine Kontraktur äußert sich in einer erschwerten Flexion im Ellenbogengelenk und einer Verringerung des Flexionsausmaßes.

4.4.4 Muskelfunktionstests des Unterarms

Supination des Unterarmes

Übersicht (➤ Tab. 4.19)

Grundbewegung: Supination (Auswärtsdrehung) des Unterarmes.

Ausgangsstellung: Pronation. Das Ausmaß der Bewegung beträgt 180°.

Die *Stufen 5, 4, 3* werden im Sitzen, die Stufe 2 in Rückenlage und die *Stufen 1, 0* in Bauchlage mit abduziertem Oberarm und über den Bankrand herabhängendem Unterarm getestet, die Ellenbeuge wird mit der Hand oder einem kleinen Kissen unterpolstert.

Bei den *Stufen 5, 4* ist auch bei gutem Zustand der Muskeln des Schultergürtels eine Fixation des Oberarmes erforderlich; bei schlaffer Muskulatur muss bei *Stufe 3* hauptsächlich der Unterarm gestützt werden. Der M. supinator liegt in der Tiefe und ist nur bei gleichzeitiger völliger Entspannung der oberflächlichen Unterarmextensoren palpierbar. Auch dann ist die Palpation schwierig und die Bewertung ungenau.

Das Ausmaß der Bewegung wird durch die Anspannung der Ligamente und den distalen Teil der Membrana interossea und die Dehnbarkeit der Pronatoren des Unterarmes begrenzt.

4

Tab. 4.19

Hauptmuskeln	Ursprung	Ansatz	Innervation
M. biceps brachii	*Caput longum:* Tuberculum supraglenoidale oberhalb der Schultergelenkpfanne *Caput breve:* Processus coracoideus	Tuberculum radii, Fasern zur medialen Seite in die Fascia antebrachii	N. musculocutaneus: C_5, C_6
M. supinator	*Oberflächlichere Muskelbündel:* Epicondylus lateralis humeri, Lig. collaterale radiale und Lig. annulare radii *Tiefe Muskelbündel:* Crista m. supinatoris ulnae	Umschlingt den Radiushals und setzt am proximalen Drittel der lateralen und dorsalen Seite des Radius an	N. radialis: (C_5), C_6, (C_7)

Hilfsmuskeln:	*Neutralisationsmuskeln:*	*Stabilisationsmuskeln:*
M. brachioradialis – aus der Pronation bis zur Mittelstellung	M. triceps brachii und M. anconeus heben die Flexionskomponente des M. biceps brachii auf	M. triceps brachii, M. anconeus und M. biceps brachii fixieren das Humeroulnargelenk (Flexion – Extension)

Teststufen (➤ Abb. 4.21a–g)

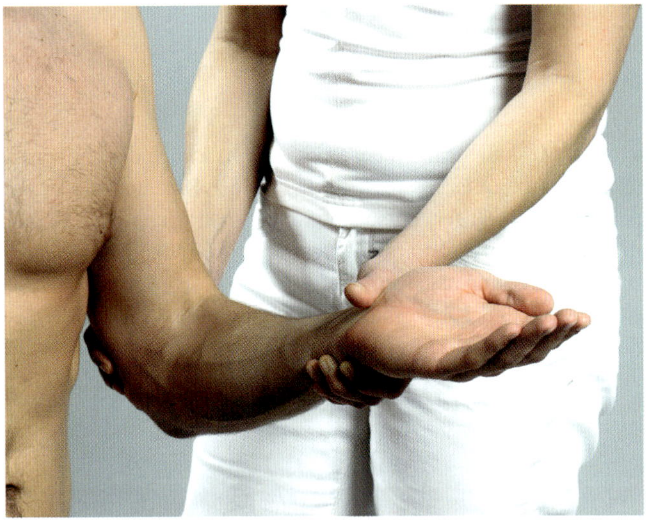

Abb. 4.21a *Stufen 5, 4*
Ausgangsstellung: Sitzend, Oberarm neben dem Körper, Ellenbogengelenk in 90°-Flexion, Unterarm in Pronation, Muskeln des Handgelenks und der Finger entspannt.
Fixation: Unteres Drittel vom Oberarm knapp über dem Ellenbogengelenk.
Bewegung: Patient führt aus Pronationsstellung des Unterarmes die volle Supination durch.
Widerstand: Am unteren Ende der Palmarfläche vom Unterarm mit maximalem Druck gegen den Processus styloideus ulnae gegen die Bewegungsrichtung, mit Zeigefinger palmar auf dem Ulnaköpfchen. Widerstand mit ganzer Hand, am stärksten mit dem Zeigefinger, Gegenhalt mit dem Daumen, von dorsal.

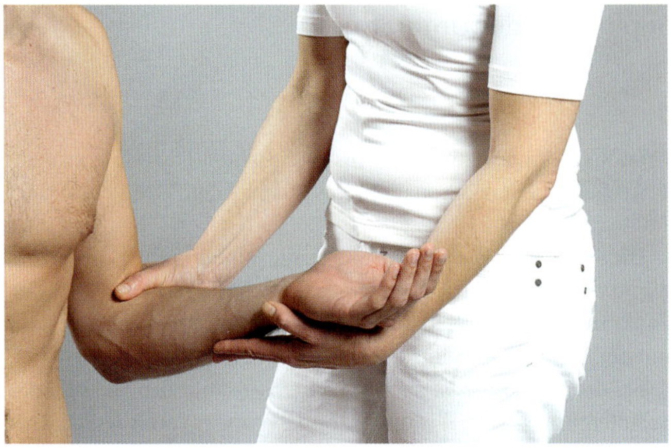

Abb. 4.21b *Stufe 3*
Ausgangsstellung: Sitzend, Oberarm neben dem Körper, Ellenbogengelenk in 90°-Flexion, Unterarm in Pronationsstellung, Muskeln des Handgelenks und der Finger entspannt.
Fixation: Unteres Drittel des Oberarmes nahe am Ellenbogengelenk. Mit der anderen Hand unterstützt der Untersuchende den Unterarm des Patienten.
Bewegung: Volle Supination des Unterarmes.

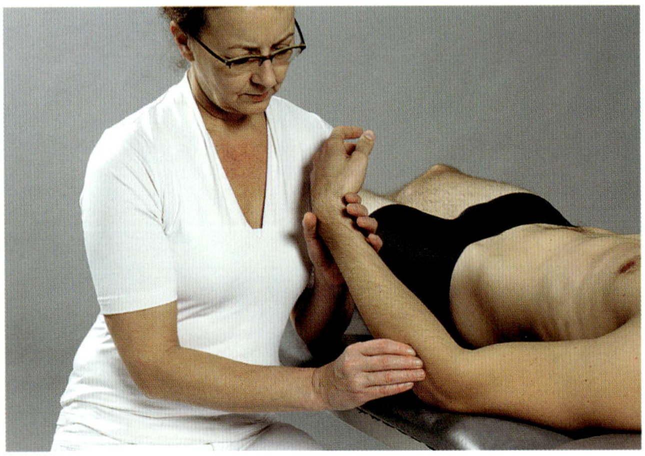

Abb. 4.21c *Stufe 2*
Ausgangsstellung: Rückenlage, Arm im Schultergelenk 30° abduziert. Der pronierte Unterarm wird in Flexion im Ellenbogen vom Untersuchenden gehalten; die Muskeln der Finger und des Handgelenks sind entspannt.
Fixation: Distaler Unterarm.
Bewegung: Supination in vollem Ausmaß.

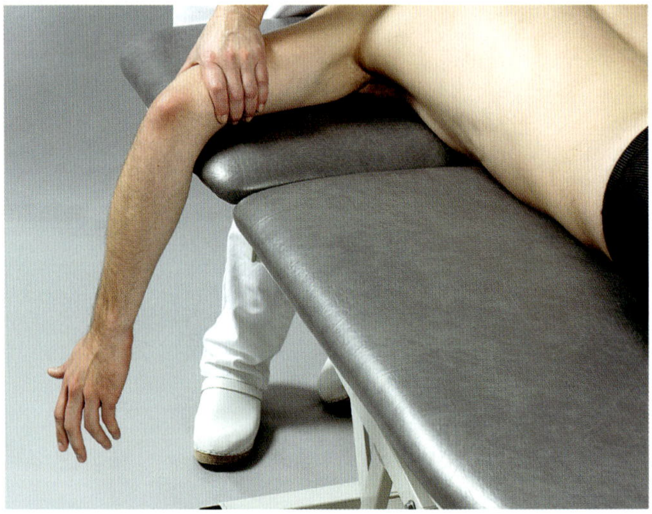

Abb. 4.21d *Stufen 1, 0*
Ausgangsstellung: Bauchlage, Arm im Schultergelenk 30° abduziert. Der pronierte Unterarm wird im Ellenbogen vom Untersuchenden in Flexion gehalten; die Muskeln der Finger und des Handgelenks sind entspannt.
Fixation: Nicht erforderlich.
Beim Bewegungsversuch bemühen wir uns, den M. supinator durch tiefe Palpation am radialen Rand des oberen Unterarmviertels zu erreichen. Der M. biceps brachii kann nahe seinem Ansatz in der Ellenbeuge und im Faserverlauf getastet werden.

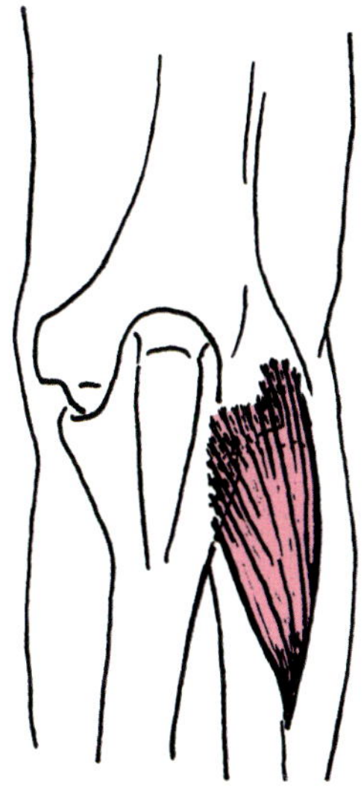

Abb. 4.21e M. supinator.

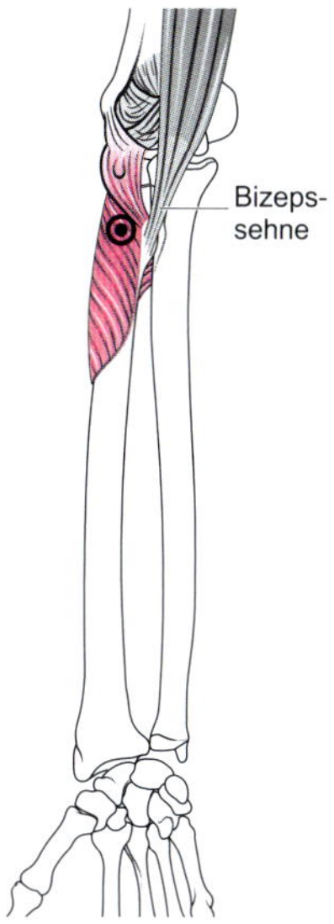

Abb. 4.21f M. supinator – Triggerpunkte.

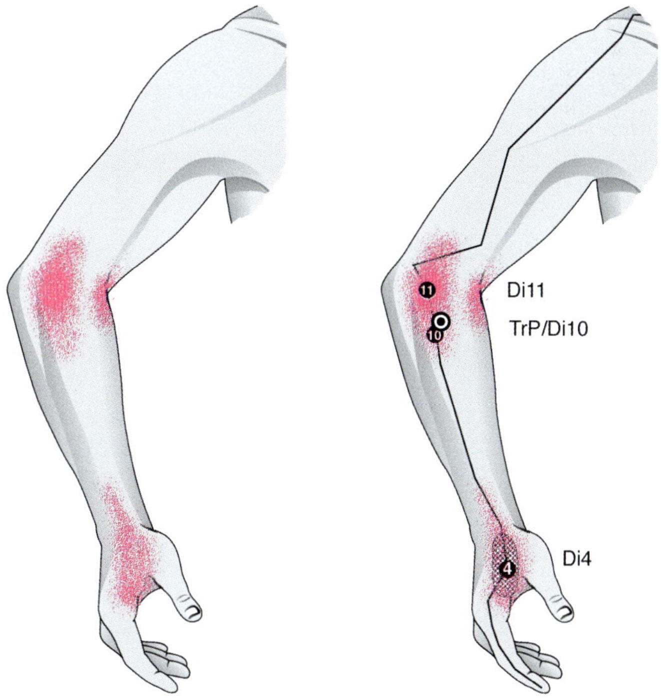

Abb. 4.21g M. supinator – Schmerzübertragung und Fernpunkte.

Fehler und Hinweise

- Während der ganzen Bewegung rechtwinklige Flexion im Ellenbogengelenk beibehalten.
- Das Ellenbogengelenk muss während der Bewegung immer an derselben Stelle liegen bleiben, der Oberarm muss daher festgehalten werden. Andernfalls könnte der Patient die Supination durch Flexion, Adduktion und Außenrotation im Schultergelenk ersetzen. Das betrifft vor allem die *Stufen 5, 4, 3.*
- Die Muskeln des Handgelenks und der Finger müssen entspannt sein, die Extensoren dürfen am Bewegungsende nicht nachhelfen.
- Bei den *Stufen 5, 4* muss das Handgelenk so gefasst werden, dass es zu keiner Handgelenkverwringung kommt.

Kontraktur

Das Ellenbogengelenk ist flektiert, der Unterarm supiniert. Es sind somit Funktionen undurchführbar, die eine Pronation des Unterarmes erfordern.

Pronation des Unterarmes

Übersicht (➤ Tab. 4.20)

Grundbewegung: Pronation des Unterarmes (Innenrotation, Handwendung nach innen).

Ausgangsstellung: Supination. Das Ausmaß der ganzen Bewegung beträgt 180°.

Die *Stufen 5, 4, 3* werden im Sitzen, die *Stufen 2 1, 0* werden in Rückenlage getestet. Die Ellenbeuge wird mit einem kleinen Kissen unterpolstert. Bei *Stufe 3* muss der Unterarm immer unterstützt werden. Der M. pronator quadratus liegt sehr tief und ist deshalb schwer zu tasten. Das Bewegungsausmaß wird durch Anspannung des distalen Anteils der Membrana interossea, des Lig. collaterale carpi ulnare und des Lig. radiocarpeum dorsale begrenzt.

Tab. 4.20

Hauptmuskeln	Ursprung	Ansatz	Innervation
M. pronator teres	*Caput humerale:* Epicondylus medialis humeri, Ventralfläche des Septum intermusculare mediale *Caput ulnare:* Tuberositas ulnae	Etwa in der Mitte der Außenseite des Radius	N. medianus: C_6, (C_7), manchmal zusätzlich Fasern vom N. musculocutaneus
M. pronator quadratus	Distales Viertel der palmaren Fläche der Ulna	Distales Viertel der palmaren Fläche des Radius	N. interosseus (antebrachii) anterior n. mediani: (C_6, C_7), C_8, Th_1

Hilfsmuskeln:	*Neutralisationsmuskeln:*	*Stabilisationsmuskeln:*
M. flexor carpi radialis, M. palmaris longus, M. extensor carpi radialis longus	M. triceps brachii und M. anconeus heben die Flexionskomponente des M. pronator teres auf.	M. triceps brachii, M. anconeus und M. biceps brachii stabilisieren das Ellenbogengelenk.

Teststufen (➤ Abb. 4.22a–g)

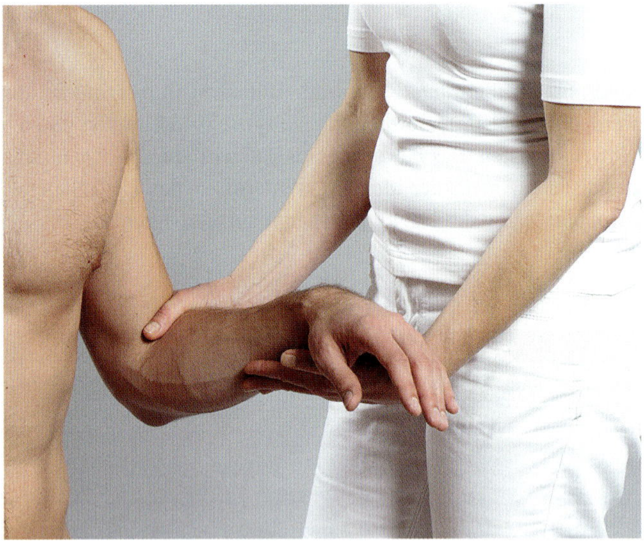

Abb. 4.22a *Stufen 5, 4*
Ausgangsstellung: Sitzend, Oberarm neben dem Körper, Ellenbogengelenk in 90°-Flexion, Unterarm in Supination. Muskeln des Handgelenks und der Finger sind entspannt.
Fixation: Mit Handfläche und Fingern am unteren Oberarmdrittel oberhalb des Ellenbogengelenks.
Bewegung: Volle Pronation.
Widerstand: Gegen die Bewegungsrichtung oberhalb des Handgelenks auf der palmaren Unterarmfläche über dem Processus styloides radii.

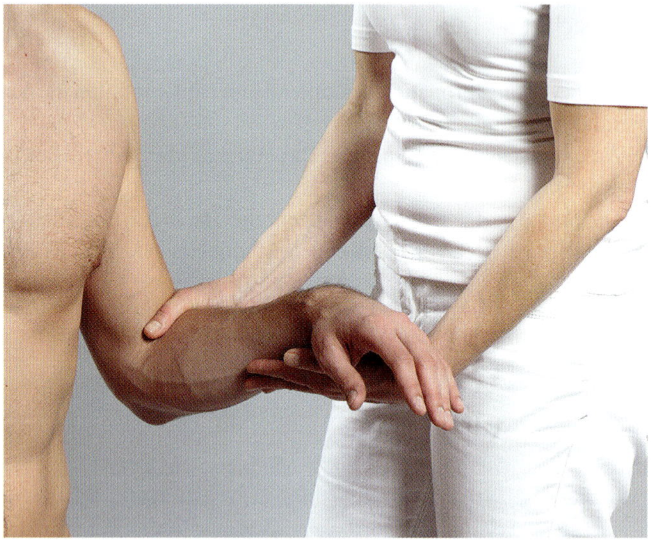

Abb. 4.22b *Stufe 3*
Ausgangsstellung: Sitzend, Oberarm neben dem Körper, Ellenbogengelenk in 90°-Flexion, Unterarm supiniert, Muskeln des Handgelenks und der Finger sind entspannt.
Fixation: Mit Hand am unteren Drittel des Oberarmes, knapp oberhalb des Ellenbogengelenks. Mit anderer Hand Unterarm unterstützen.
Bewegung: Volle Pronation des Unterarmes.

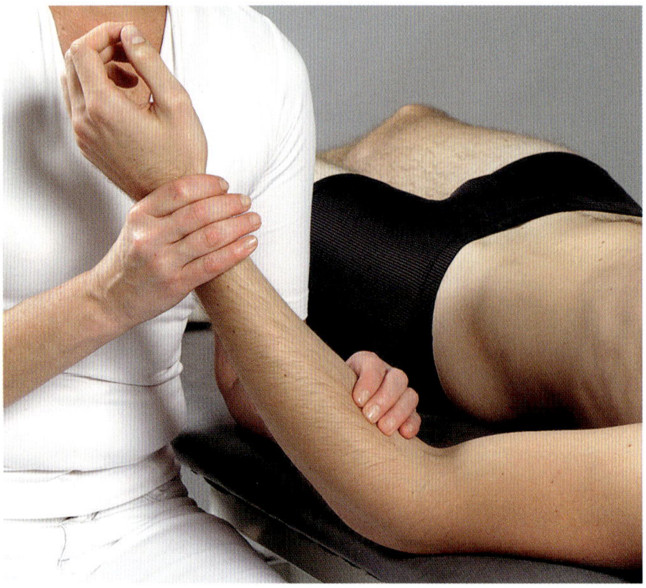

Abb. 4.22c *Stufen 2, 1, 0*
Ausgangsstellung: Rückenlage, Arme neben dem Körper, Ellenbogengelenk in leichter Flexion und Supination. Beim Bewegungsversuch M. pronator teres an der ventralen Fläche des Unterarmes unterhalb der Ellenbeuge und M. pronator quadratus oberhalb des Handgelenks palpieren.

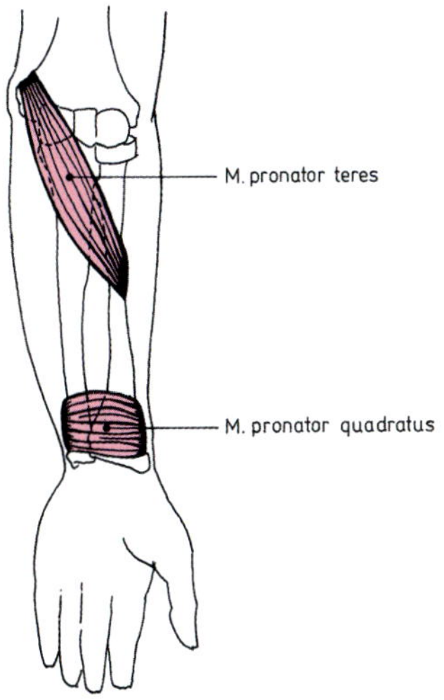

Abb. 4.22d M. pronator teres und M. pronator quadratus.

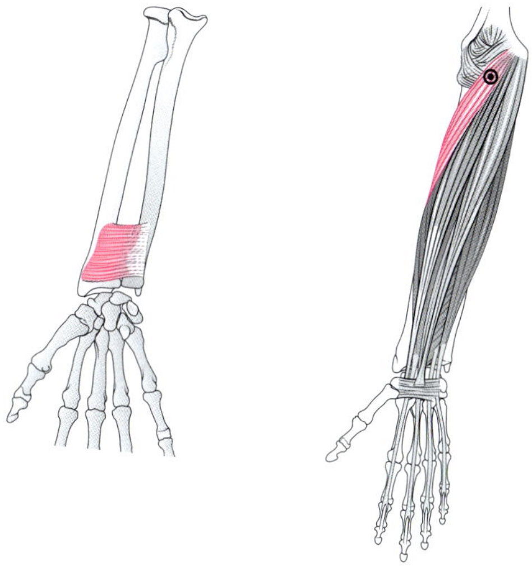

Abb. 4.22e M. pronator teres und M. pronator quadratus – Triggerpunkte.

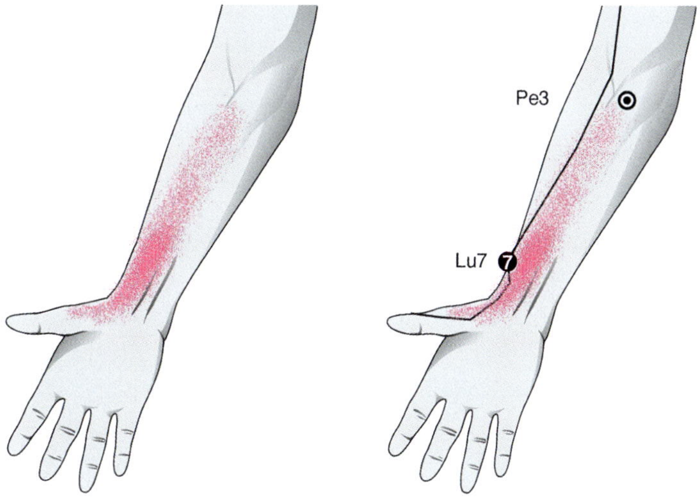

Abb. 4.22f M. pronator teres – Schmerzübertragung und Fernpunkte.

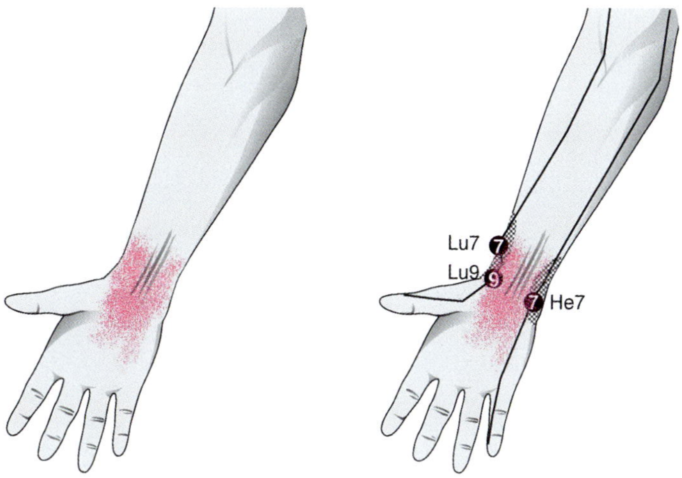

Abb. 4.22g M. pronator quadratus – Schmerzübertragung und Fernpunkte.

Fehler und Hinweise

- Es wird die notwendige Fixation des Oberarmes vernachlässigt. Der Patient kann dann durch Abduktion und Innenrotation im Schultergelenk eine Pronation des Unterarmes vortäuschen.
- Der Ellenbogen muss 90° flektiert sein und stets die gleiche Stellung beibehalten.
- Die Bewegung darf nicht durch Aktivierung der Flexoren des Handgelenks und der Finger zu Ende geführt werden.

Kontraktur

Der Unterarm ist proniert, Supinationsbewegungen sind erschwert.

4.4.5 Muskelfunktionstests des Handgelenks

Flexion der Hand

Übersicht (➤ Tab. 4.21)

Grundbewegung: Flexion. Das Bewegungsausmaß für die Flexion beträgt 60° und mehr.

Die Flexion der Hand besorgen die zweigelenkigen M. flexor carpi radialis und M. flexor carpi ulnaris. Hinzu kommt der schwache und inkonstante M. palmaris longus. Da beide Muskeln am Humerus entspringen, muss die Ausgangsstellung genau eingehalten werden.

Alle Stufen werden sitzend oder in Rückenlage getestet, der zu untersuchende Arm liegt anbei auf der Bank. Für die *Stufen 5, 4, 3* ist der Unterarm supiniert, für die *Stufen 2, 1, 0* liegt er zwischen Supination und Mittelstellung. Die Finger sind während der Bewegung entspannt und dürfen nicht aktiv gebeugt werden. Vielmehr sind sie am Ende der Bewegung infolge der Spannung der Fingerstrecker leicht gestreckt.

Fixation des Unterarmes ist notwendig, um die richtige Ausgangsstellung zu sichern.

Das Bewegungsausmaß ist durch die Bänder der radialen Handgelenkseite begrenzt. Unter pathologischen Verhältnissen können die verkürzten Extensoren des Handgelenks und der Finger ebenfalls die Bewegung beeinträchtigen. Das lässt sich hauptsächlich an der vergrößerten Extension der Finger am Ende der Bewegung erkennen.

4

Tab. 4.21

Hauptmuskeln	Ursprung	Ansatz	Innervation
M. flexor carpi ulnaris	*Caput humerale:* Epicondylus medialis humeri *Caput ulnare:* Dorsaler Rand des Olekranons, dorsale Kante der Ulna	Os pisiforme, geht auf das Os hamatum über, strahlt in die Palmaraponeurose	N. ulnaris: (C_7), C_8, (Th_1)
M. flexor carpi radialis	Epicondylus medialis humeri	Palmare Seite der Basis des 2. Metakarpalen	N. medianus: (C_6, [C_7], C_8)
Hilfsmuskeln: Lange Flexoren der Finger und des Daumens			

Teststufen (➤ Abb. 4.23a–h)

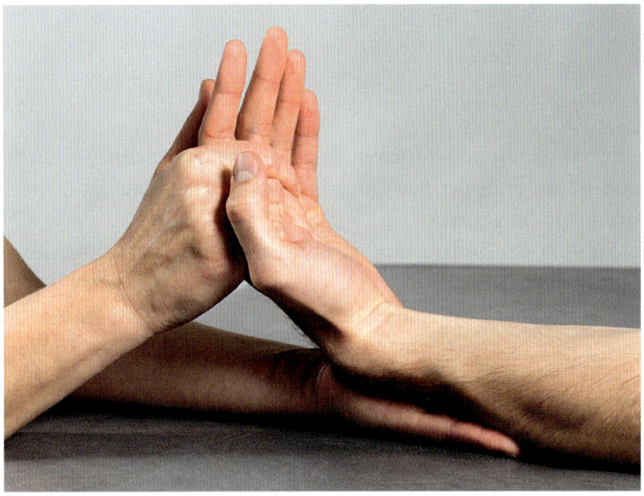

Abb. 4.23a *Stufen 5, 4*
Ausgangsstellung: Sitzend oder Rückenlage. Zu testender Arm ruht auf der Bank, Ellbogen leicht gebeugt, Unterarm supiniert, Hand liegt in Verlängerung des Unterarmes, Finger sind entspannt.
Fixation: Unteres Unterarmdrittel, ohne den Hauptmuskel zu drücken.
Bewegung: Flexion des Handgelenks. Finger sind entspannt, am Ende der Bewegung werden sie durch Dehnungsspannung der Extensoren gestreckt.
Widerstand: Mit Handfläche gegen Resultierende der Bewegungsrichtungen. Hauptdruck wird an Metakarpophalangealreihe ausgeübt. Dabei alternierend Betonung auf radialer (M. flexor carpi radialis) bzw. ulnarer Seite (M. flexor carpi ulnaris).

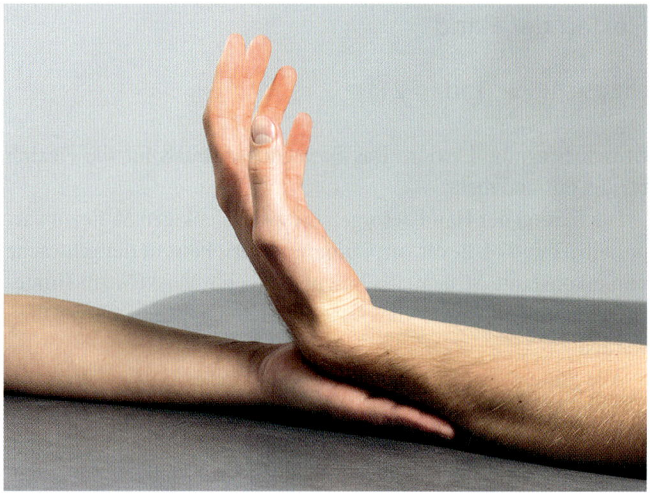

Abb. 4.23b *Stufe 3*
Ausgangsstellung: Sitzend oder Rückenlage, Arm liegt auf der Bank, Ellenbogen leicht gebeugt, Unterarm ist supiniert, Handachse liegt in der Verlängerung des Unterarmes, Finger sind entspannt.
Fixation: Unteres Unterarmdrittel.
Bewegung: Volle Flexion. Alternierende Beurteilung auf radialer oder ulnarer Seite.

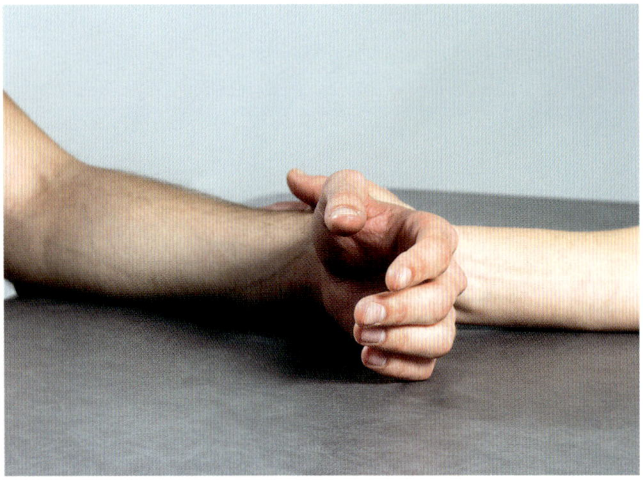

Abb. 4.23c *Stufe 2*
Ausgangsstellung: Rückenlage oder auf dem Stuhl sitzend, Arm liegt auf Bankplatte, Ellenbogen leicht gebeugt, Unterarm befindet sich zwischen Supination und Mittelstellung, Handachse in der Verlängerung des Unterarmes, Finger sind entspannt.
Fixation: Unteres Unterarmdrittel durch leichtes Halten am Handrücken. Handgelenk bleibt frei, damit es nicht an der Bewegung gehindert wird.
Bewegung: Flexion des Handgelenks, ulnare Kante der Hand verschiebt sich auf der Unterlage. Finger bleiben entspannt.

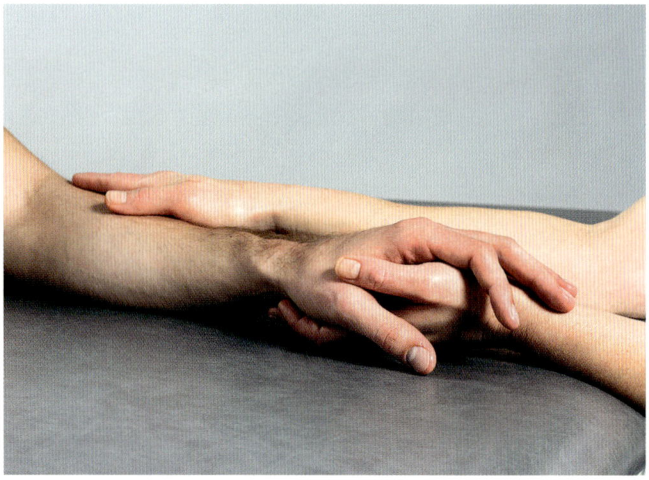

Abb. 4.23d *Stufen 1, 0*
Ausgangsstellung: Unterarm in Mittelstellung. Palpierende Hand liegt in der Hohlhand, die Finger palpieren den Sehen-Muskel-Übergang der Beuger.
Beim aktiven Bewegungsversuch Muskelanspannung an den Sehnen auf Palmarseite des Handgelenks palpieren.

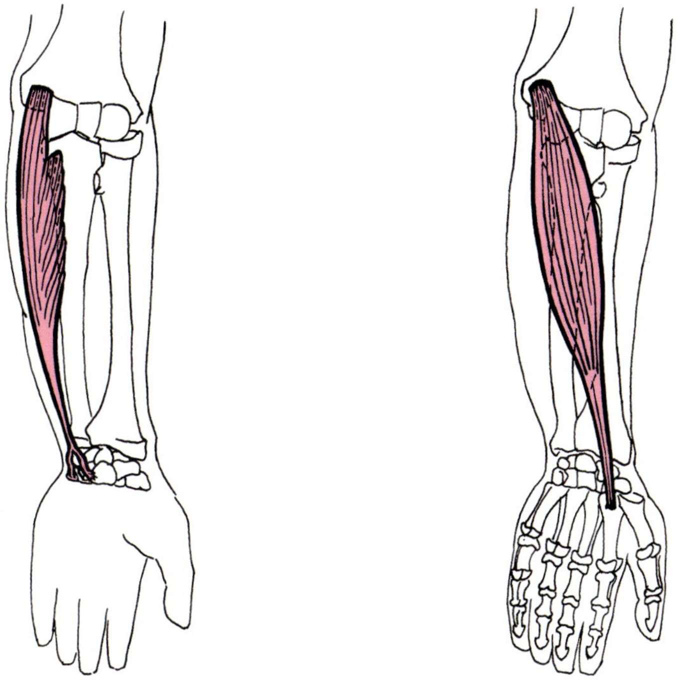

Abb. 4.23e M. flexor carpi ulnaris und radialis.

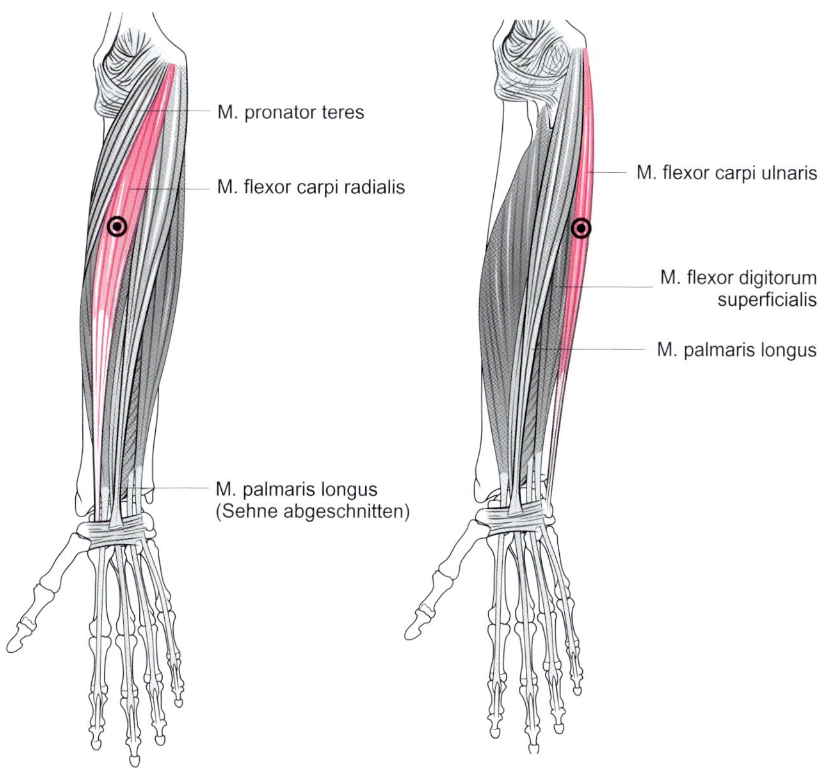

Abb. 4.23f M. flexor carpi radialis und ulnaris – Triggerpunkte.

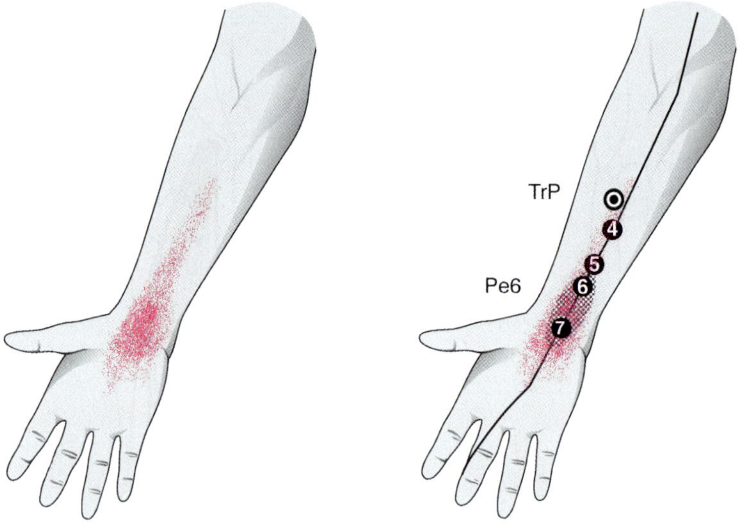

Abb. 4.23g M. flexor carpi radialis – Schmerzübertragung und Fernpunkte.

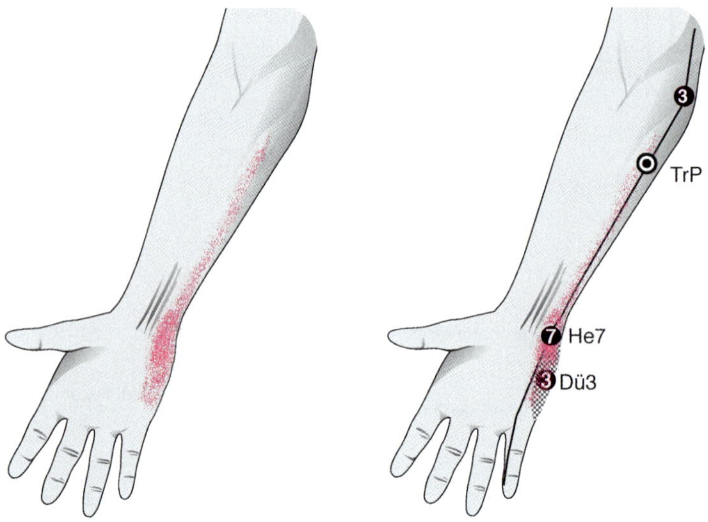

Abb. 4.23h M. flexor carpi ulnaris – Schmerzübertragung und Fernpunkte.

Fehler und Hinweise

Bei richtigem Vorgehen kommen praktisch keine Fehler vor.

- Während der ganzen Bewegung müssen die Finger völlig entspannt sein. Die Neigung zu aktiver Fingerbeugung weist auf eine Tendenz zur Substitution hin. Das gilt besonders für den Kleinfinger, der dann eine Flexion im Grundgelenk und eine Extension in den Interphalangealgelenken ausführt. Zeichen für richtige Entspannung der Finger ist ihr Übergang in Streckung am Ende der Bewegung.
- Bei der Palpation der Muskelanspannung ist zu beachten, dass nicht irrtümlich eine Anspannung an den Sehnen der übrigen Flexoren bewertet wird, die in enger Nachbarschaft verlaufen. Auch der Puls der A. radialis könnte mit einer Muskelzuckung verwechselt werden.

Kontraktur

Leichte Flexion und Radialduktion des Handgelenks mit Tendenz zur Pronation des Unterarmes.

Extension der Hand

Übersicht (➤ Tab. 4.22)

Grundbewegung: Extension des Handgelenks. Das Bewegungsausmaß für die Extension beträgt 70°.

Die Extension wird von 2 Hauptmuskelgruppen besorgt. Ergebnis ihrer gleichzeitigen Kontraktion ist eine reine Extension im Handgelenk.

Alle Stufen werden sitzend oder in Rückenlage untersucht. Bei den *Stufen 5, 4, 3* befindet sich der Unterarm in Pronation, bei den *Stufen 2, 1, 0* zwischen Pronation und Mittelstellung und die Hand in Verlängerung des Unterarmes. Die Finger müssen während der ganzen Bewegung vollkommen entspannt sein. Am Ende der Bewegung können sie durch die Dehnungsspannung der Flexoren passiv gebeugt werden. Besteht bei der Bewegung eine Tendenz zur Extension der Finger, so weist dies auf den Versuch hin, die Bewegung durch den gemeinsamen Extensor der Finger zu substituieren.

Eine Fixation ist erforderlich, weil dadurch der Unterarm in richtiger Lage gehalten wird.

Tab. 4.22

Hauptmuskeln	Ursprung	Ansatz	Innervation
M. extensor carpi ulnaris	Epicondylus lateralis humeri, Dorsalkante der Ulna, oberflächliche Faszie des Unterarmes	Tuberositas ossis metacarpalis quinti	N. radialis: (C_6), C_7, (C_8)
M. extensor carpi radialis longus	Epicondylus lateralis humeri, lateraler Rand des Humerus	Basis des 2. Metakarpalen auf der dorsalen und radialen Seite	N. radialis: (C_5), C_6, C_7, (C_8)
M. extensor carpi radialis brevis	Epicondylus lateralis humeri, Lig. collaterale radiale des Ellenbogengelenks	Basis des 3. Metakarpalen auf der dorsalen und radialen Seite	N. radialis: (C_5), C_6, C_7, (C_8)
Hilfsmuskeln: M. abductor pollicis longus, M. extensor pollicis longus, M. extensor pollicis brevis			

Teststufen (➤ Abb. 4.24a–h)

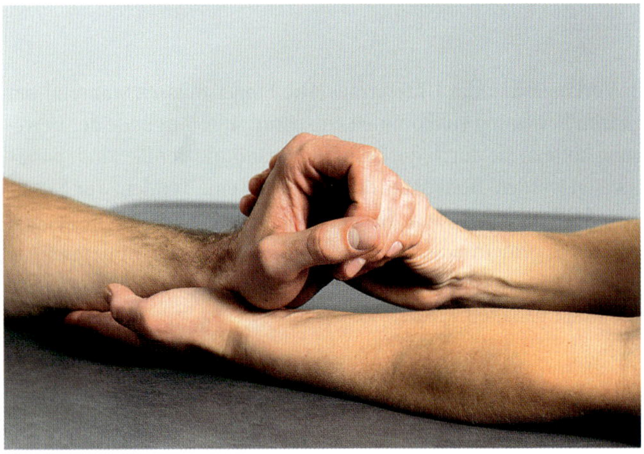

Abb. 4.24a *Stufen 5, 4*
Ausgangsstellung: Rückenlage oder auf einem Stuhl sitzend, zu testender Arm ruht auf der Bank, Unterarm in Pronation, Ellenbogen leicht gebeugt, Hand in Verlängerung der Unterarmachse, Finger entspannt.
Fixation: Unteres Unterarmdrittel von der Palmarfläche her, Dorsalfläche bleibt frei, Handgelenk in seiner Bewegung nicht behindert.
Bewegung: Volle Extension des Handgelenks.
Widerstand: Mit Handfläche auf Handrücken des Patienten gegen die Bewegungsrichtung, Hauptdruck ist gegen Köpfchen der Metakarpalen gerichtet. Dabei Betonung alternierend auf radialer bzw. ulnaler Seite.

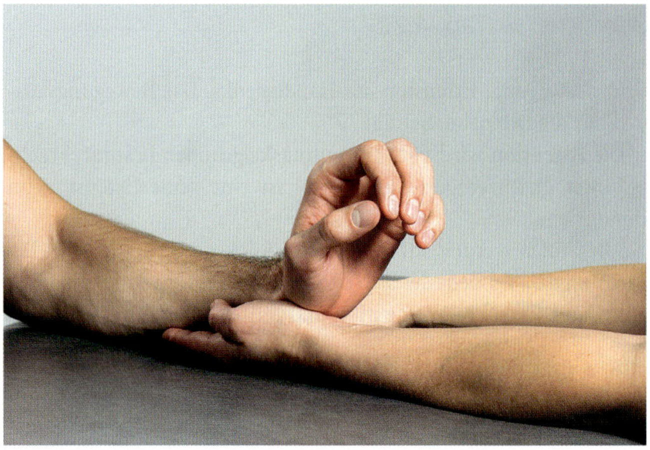

Abb. 4.24b *Stufe 3*
Ausgangsstellung: Rückenlage oder sitzend, zu testender Arm ruht auf der Bank, Unterarm in Pronation, Ellenbogen leicht gebeugt, Hand in Verlängerung der Unterarmachse, Finger entspannt.
Fixation: Unteres Unterarmdrittel an der palmaren Seite.
Bewegung: Extension; dabei Betonung auf radialer bzw. ulnarer Seite.

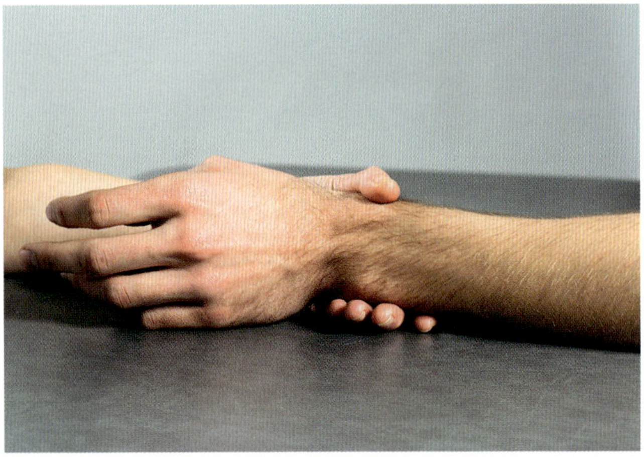

Abb. 4.24c *Stufe 2*
Ausgangsstellung: Rückenlage oder sitzend. Zu testender Arm ruht auf der Bank, Unterarm in Mittelstellung, Hand in Verlängerung der Unterarmachse, Finger sind entspannt.
Fixation: Mit der ganzen Hand am unteren Drittel des Unterarmes.
Bewegung: Extension, ulnare Handkante wird in vollem Bewegungsausmaß auf der Unterlage verschoben, Finger bleiben unbewegt, haben höchstens eine Tendenz zur Flexion.

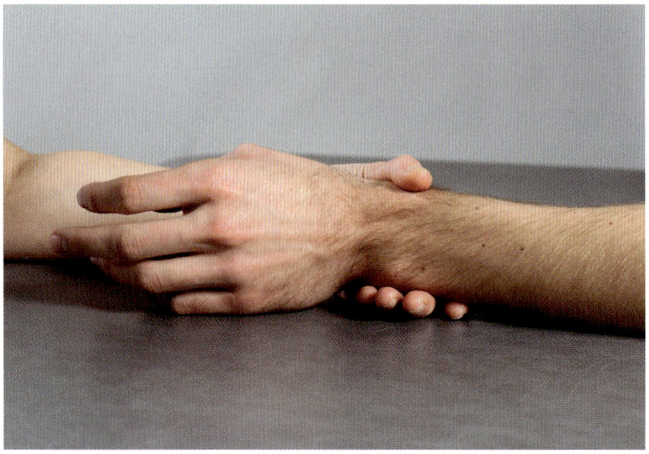

Abb. 4.24d *Stufen 1, 0*
Die sich anspannende Sehnen beim Bewegungsversuch am Handrücken palpieren. Handgelenk muss flektiert werden, um die Sehnen der Handextensoren in Vordehnung zu bringen.

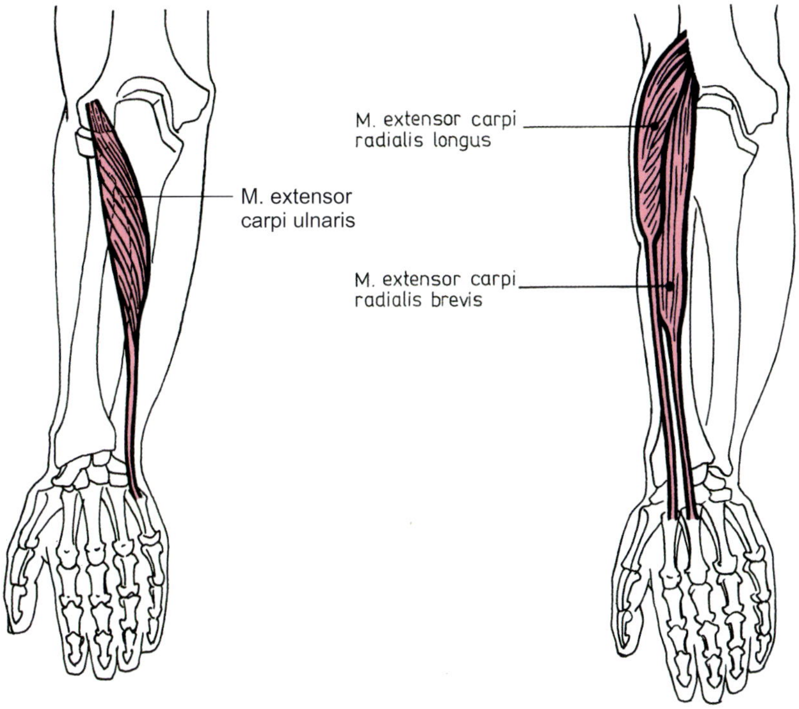

Abb. 4.24e M. extensor carpi ulnaris und radialis.

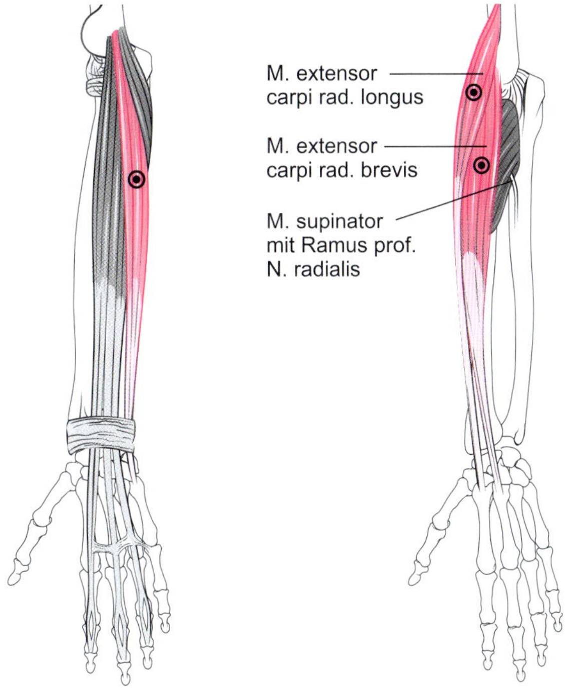

Abb. 4.24f M. extensor carpi ulnaris und radialis – Triggerpunkte.

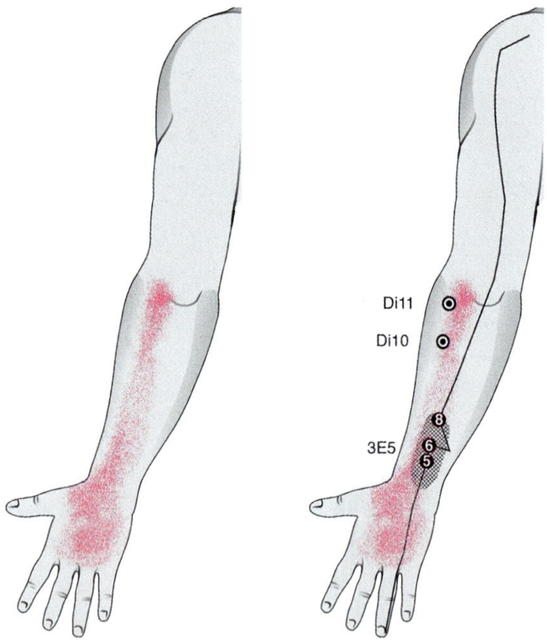

Abb. 4.24g M. extensor carpi radialis – Schmerzübertragung und Fernpunkte.

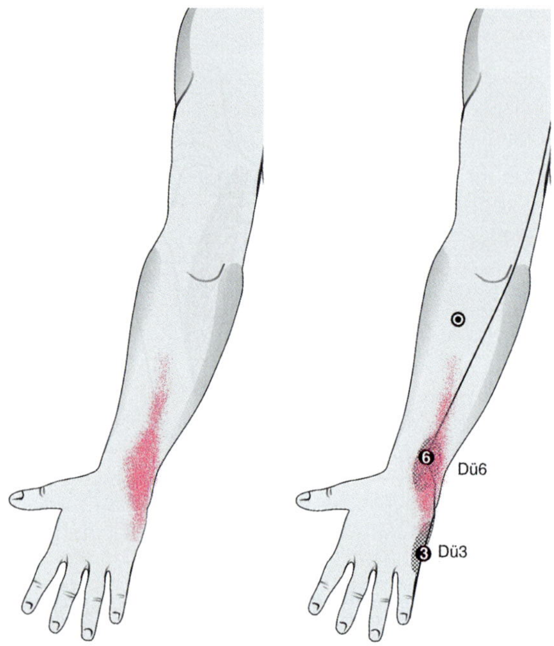

Abb. 4.24h M. extensor carpi ulnaris – Schmerzübertragung und Fernpunkte.

Fehler und Hinweise

- Häufig wird die Fixation vergessen.
- Die Finger müssen während der ganzen Bewegung entspannt sein, dürfen sich nicht strecken, sondern werden vielmehr am Ende der Bewegung durch die sich passiv anspannenden Flexoren in leichte Flexion gezogen. Zeigt sich dabei die Tendenz, die Finger gleichzeitig zu extendieren, so weist das auf Substitution durch den M. extensor digitorum hin.

Kontraktur

Das Handgelenk ist leicht extendiert. Das Ausmaß seiner Flexionsbewegung und Adduktions-Abduktions-Bewegung ist eingeschränkt.

4.4.6 Muskelfunktionstests der Fingergelenke

Flexion der Grundgelenke (Metakarpophalangealgelenke, MP)

Übersicht (➤ Tab. 4.23)

Grundbewegung: Flexion in den Grundgelenken bei extendierten Interphalangealgelenken. Das Ausmaß der Bewegung beträgt 90°.

Alle Teste werden in Rückenlage oder sitzend durchgeführt. Der Unterarm liegt dabei auf der Bankplatte und muss für die *Stufen 5, 4, 3, 2, 1, 0* supiniert sein.

Die Fixation der Mittelhand ist bei allen Teststufen erforderlich; die Hand muss sich während der ganzen Bewegung in der Verlängerung der Unterarmachse befinden.

Die Mm. lumbricales sind vor allem Beuger in den *Grund*gelenken, wegen ihres Ansatzes an der dorsalen Fingeraponeurose helfen sie aber bei der Extension in den *Interphalangeal*gelenken.

Das Ausmaß der Bewegung ist hauptsächlich durch Gelenkstrukturen begrenzt.

Tab. 4.23

Hauptmuskeln	Ursprung	Ansatz	Innervation
Mm. lumbricales (insgesamt 4)	In der Hohlhand an den Sehnen des M. flexor digitorum profundus	Basis der proximalen Fingerglieder, Dorsalaponeurose des 2.–5. Fingers von der radialen Seite her	1., 2. und manchmal auch 3. durch N. medianus: (C_7), C_8, Th_1 3. und 4. durch N. ulnaris: (C_7), C_8, Th_1
Mm. interossei palmares (insgesamt 3)	Basis des 2. Metakarpalen an der ulnaren Seite, Basis des 4. und 5. Metakarpalen jeweils an der radialen Seite (3. Finger hat keinen M. interosseus palmaris)	Basis der Grundglieder auf derselben Seite, Dorsalaponeurose der Finger	N. ulnaris: C_8, (Th_1)
Mm. interossei dorsales (insgesamt 4)	Doppelt, immer von 2 einander zugekehrten Seiten der Metakarpalen	Die Sehnen laufen um die Grundgelenke herum und setzen an der Basis der Grundglieder des 2.–5. Fingers an: • Sehne des 1. und 2. an der radialen Seite am 2. und 3. Finger • Sehne des 3. und 4. an der ulnaren Seite am 3. und 4. Finger (3. Finger mit 2 Mm. interossei dorsales) Dorsalaponeurose der Finger	N. ulnaris: C_8, (Th_1)
Hilfsmuskeln: M. flexor digitorum profundus, M. flexor digiti minimi brevis, M. flexor digitorum superficialis			

Teststufen (➤ Abb. 4.25a–e)

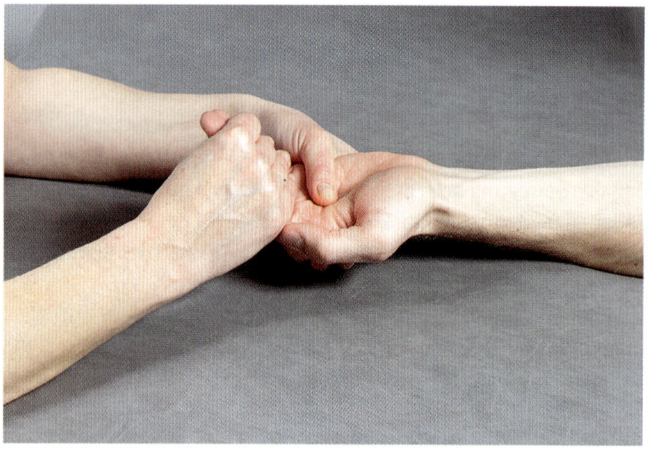

Abb. 4.25a Ausgangsstellung: Rückenlage oder sitzend, leichte Flexion im Ellenbogengelenk, Unterarm in Supination auf der Bank liegend, Finger gestreckt.
Fixation: Metakarpalenköpfchen.
Bewegung *Stufen 5, 4:* Beugung in den Grundgelenken der Finger mit Ausnahme des Daumens, und zwar alle Finger gleichzeitig oder besser noch einzeln. Interphalangealgelenke bleiben gestreckt.
Widerstand: Gegen die Bewegungsrichtung an der Volarfläche der Fingergrundglieder, und zwar entweder gegen den 2.–5. Finger gleichzeitig oder besser einzeln.
Bewegung *Stufen 3, 2:* Flexion in Grundgelenken des 2.–5. Fingers, entweder gleichzeitig oder besser einzeln.
Bewegung *Stufen 1, 0:* Beim Bewegungsversuch Anspannung der Mm. lumbricales in der Hohlhand palpieren. Finger sind in den Interphalangealgelenken extendiert, Hand in Verlängerung der Unterarmachse.

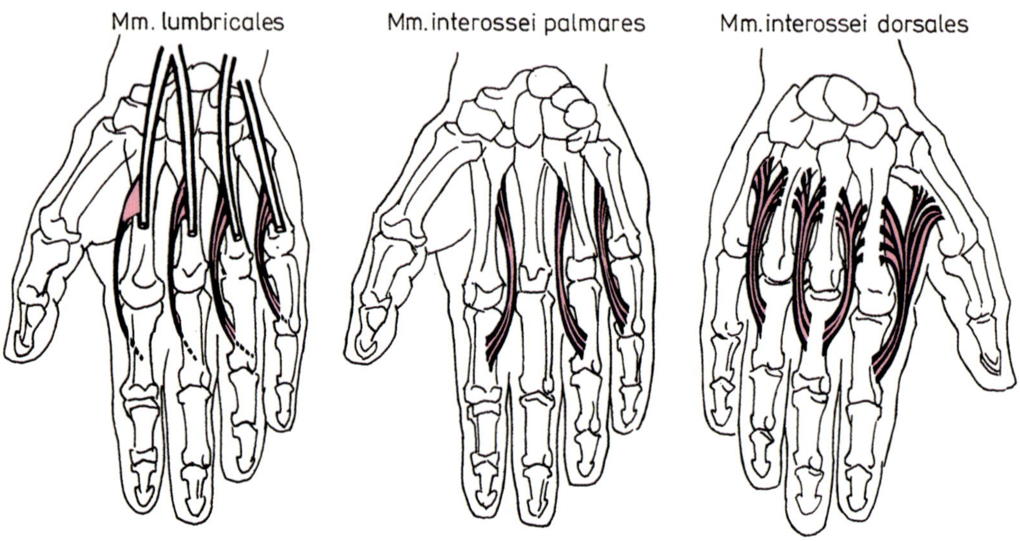

Abb. 4.25b Mm. interossei und lumbricalis.

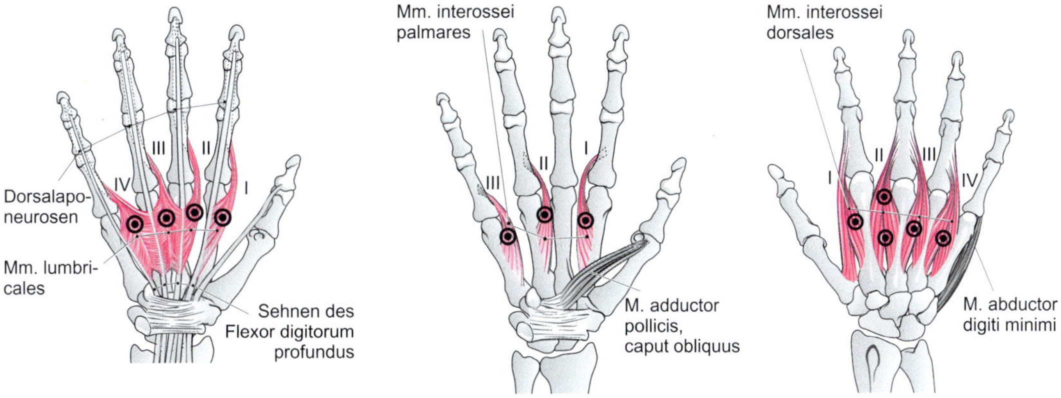

Abb. 4.25c Mm. interossei dosales, palmares und Mm. lumbricales – Triggerpunkte.

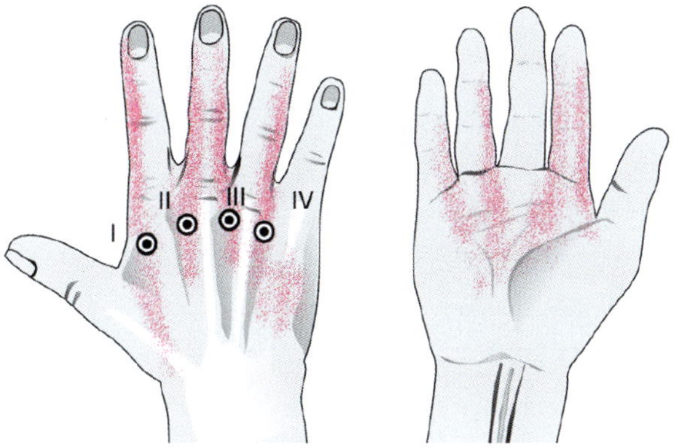

Abb. 4.25d Mm. interossei dosales, palmares – Schmerzübertragung und Fernpunkte.

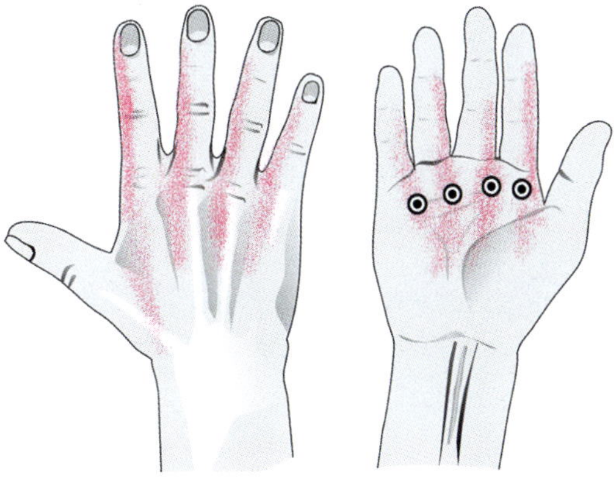

Abb. 4.25e Mm. lumbricales – Schmerzübertragung und Fernpunkte.

Fehler und Hinweise
- Die notwendige Fixation der Mittelhand wird vergessen.
- Es wird nicht darauf geachtet, dass die Hand in der Verlängerung der Unterarmachse liegen muss; auch die Finger müssen in den Interphalangealgelenken gestreckt bleiben.
- Die Bewegung darf nur in den Grundgelenken ablaufen.
- Der Widerstand tatsächlich gegen die Fingergrundglieder ausüben, keinesfalls gegen Mittel- oder gar Endglieder.

Kontraktur

Es liegt eine Flexionsstellung in den Grundgelenken bei gestreckten Interphalangealgelenken vor. Bei Hyperextension in den Grundgelenken ist Flexion in den Interphalangealgelenken unmöglich. Umgekehrt ist die Extension in den Grundgelenken bei flektierten Interphalangealgelenken unmöglich.

Extension der Grundgelenke (MP)

Übersicht (➤ Tab. 4.24)

Grundbewegung: Extension in den Grundgelenken. Ausgangsstellung ist dabei die maximale Flexion in den Grundgelenken. Das Ausmaß der Bewegung beträgt 100°.

Bei den *Stufen 5, 4, 3, 2, 1, 0* liegt der zu testende Arm in Pronation. Bei allen Tests ist eine Fixation unbedingt notwendig. Der Widerstand wird am besten für jeden Finger einzeln gegeben.

Bei der Bewegung sind die Finger entspannt, in den Interphalangealgelenken leicht flektiert.

Das Bewegungsausmaß wird einmal durch die Gelenkkapselanspannung auf der Palmarseite begrenzt, zum anderen durch die Hohlhandbänder und im Fall ihrer Verkürzung durch Dehnungsspannung der Flexoren.

Tab. 4.24

Hauptmuskeln	Ursprung	Ansatz	Innervation
M. extensor digitorum	Epicondylus lateralis humeri	Mit 4 Sehnen an dorsaler Seite der Mittel- und Endglieder des 2.–5. Fingers	N. radialis: (C_5), C_6, (C_7)
M. extensor indicis	Facies dorsalis ulnae distal vom M. extensor pollicis longus, von anliegender Membrana interossea	Endglied des Zeigefingers	N. radialis: (C_6), C_7, (C_8)
M. extensor digiti minimi	Epicondylus lateralis umeri, ulnar vom M. extensor digitorum communis	Fällt mit Sehne des M. extensor digitorum zusammen	N. radialis: C_7, (C_8)
Neutralisationsmuskeln: M. flexor digitorum superficialis hält Interphalangealgelenke gebeugt			

Teststufen (➤ Abb. 4.26a–d)

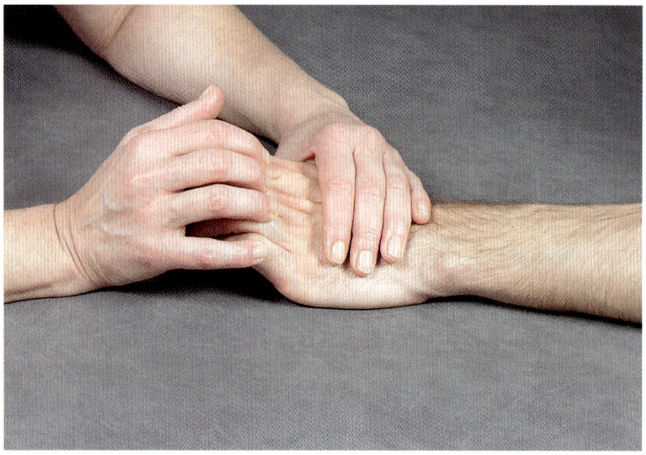

Abb. 4.26a Ausgangsstellung: Sitzend oder Rückenlage, Ellenbogengelenk leicht flektiert, Unterarm ruht in Pronation auf Unterlage, Hand liegt in Verlängerung der Unterarmachse. Finger sind in Interphalangealgelenken leicht, in Grundgelenken dagegen völlig flektiert.
Fixation: Handgelenk und Mittelhand von der radialen Seite her umfassen, Hand des Patienten in Verlängerung der Unterarmachse halten.
Bewegung: Volle Extension in Fingergrundgelenken.
Widerstand: *Stufen 5, 4* gegen 2.–5. Finger an Dorsalfläche des Fingergrundglieds.
Bewegung *Stufe 3:* Volle Extension in Grundgelenken.
Bewegung *Stufen 2:* Extension in Grundgelenken so weit wie möglich.
Bewegungsversuch *Stufen 1, 0:* Sehne des M. extensor digitorum am Handrücken über den Metakarpalen palpieren.

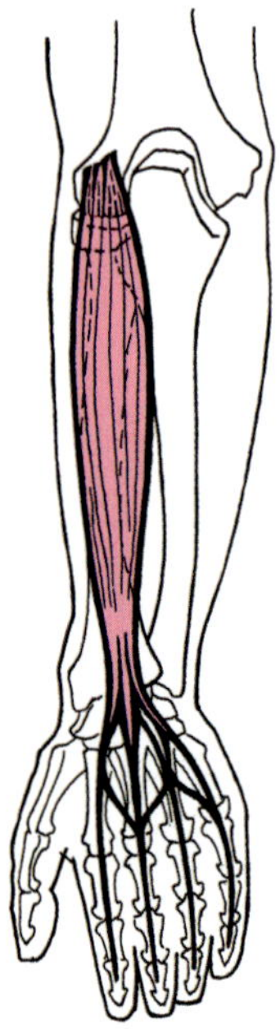

Abb. 4.26b M. extensor digitorum.

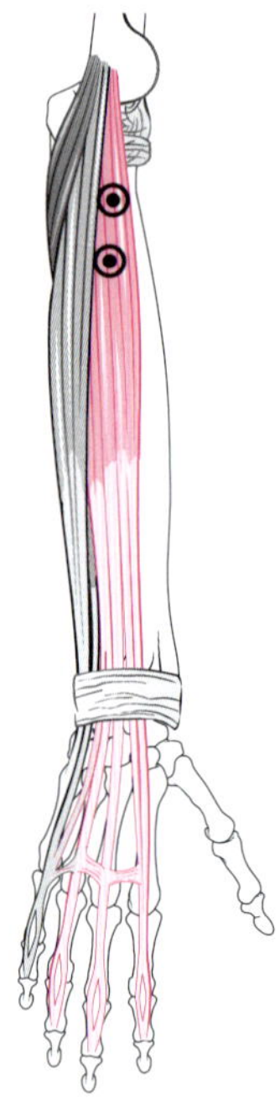

Abb. 4.26c M. extensor digitorum – Triggerpunkte.

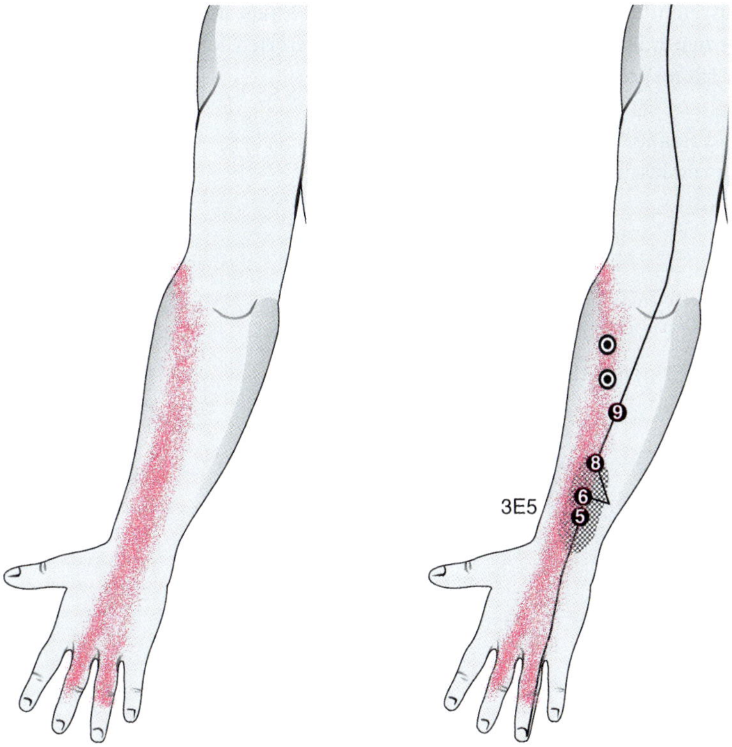

Abb. 4.26d M. extensor digitorum – Schmerzübertragung und Fernpunkte.

Fehler und Hinweise

- Häufig wird eine Extension in den Interphalangelenken (d. h. von den Mm. lumbricales) ausgeführt und dann fälschlicherweise dem langen Fingerstrecker zugeordnet. So kann es zu einer falschen Diagnose, z. B. einer Läsion peripherer Nerven (N. radialis und N. ulnaris), kommen.
- Bei ungenügender Fixation des Handgelenks können die Handextensoren eine größere Kraft vortäuschen, die dann den Fingerextensoren zugeschrieben wird.

Kontraktur

Bei Flexion im Handgelenk werden die Fingergrundgelenke in die Hyperextension gezogen.

Adduktion der Finger (MP)

Übersicht (> Tab. 4.25)

Grundbewegung: Adduktion der Finger aus der Abduktionsstellung. Die Adduktion der Finger besorgen die Mm. interossei palmares (interni). Es sind insgesamt 3 Muskeln, nämlich für den 2., 4. und 5. Finger. Der 3. Finger (Mittelfinger) hat keinen M. interosseus palmaris.

Das Bewegungsausmaß wird durch die gegenseitige Berührung der Finger begrenzt.

Tab. 4.25

Hauptmuskeln	Ursprung	Ansatz	Innervation
Mm. interossei palmares (insgesamt 3)	Basis des 2. Metakarpalen an der ulnaren Seite, Basis des 4. und 5. Metakarpalen jeweils an der radialen Seite (der 3. Finger hat keinen M. interosseus palmaris)	Basis der Grundglieder auf derselben Seite, Dorsalaponeurose der Finger	N. ulnaris: C_8, (Th_1)
Hilfsmuskeln: M. extensor indicis (für den Zeigefinger)			

Teststufen (➤ Abb. 4.27a–d)

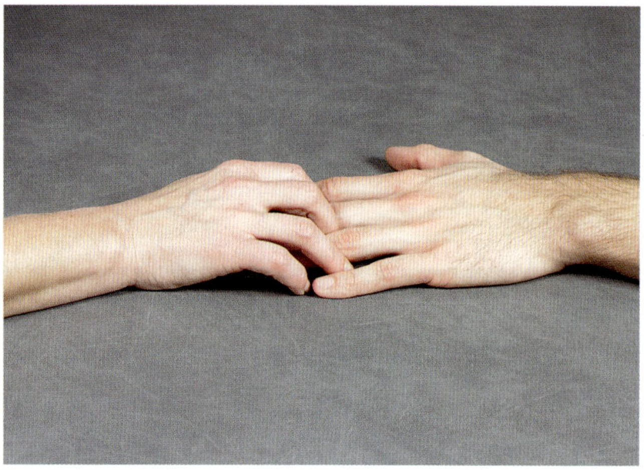

Abb. 4.27a Ausgangsstellung: Rückenlage oder sitzend, Unterarm und Hand liegen mit palmarer Fläche auf der Unterlage, abduzierte Finger.
Fixation: Finger des Untersuchenden liegen palpierend zwischen den Langfingern des Patienten.
Bewegung: Aus maximaler Abduktion werden in gleichmäßiger Bewegung der 2., 4. und 5. Finger adduziert.
Bewegung *Stufen 5, 4:* In Adduktion mit maximalen Widerstand.
Bewegung *Stufe 3:* Adduktion der einzelnen Finger je nach ihrer Lage (Annäherung an den Mittelfinger).
Bewegung *Stufe 2:* Adduktion des 2., 4. und 5. Fingers, Mittelfinger bleibt in Ruhe.
Bewegungsversuch *Stufen 1, 0:* Basal an den Innenseiten der Fingergrundglieder des 2., 4. und 5. Fingers Muskelanspannung palpieren. Eventuell ist nur eine Zuckung der Finger in Bewegungsrichtung zu verspüren.

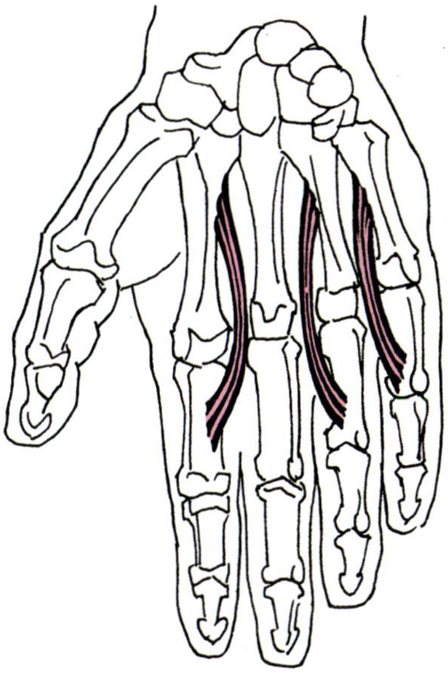

Abb. 4.27b Mm. interossei palmares.

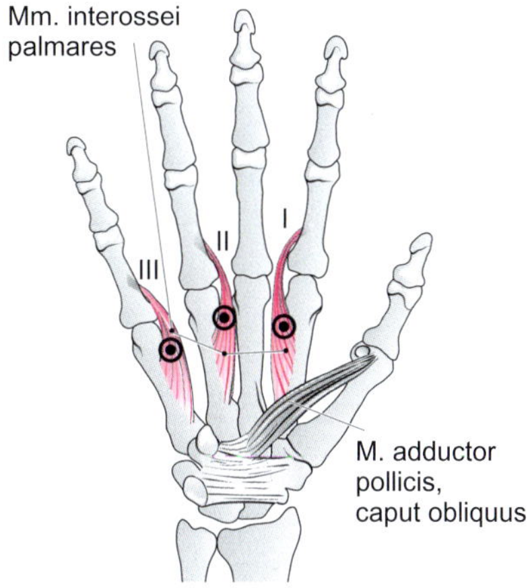

Abb. 4.27c Mm. interossei palmares – Triggerpunkte.

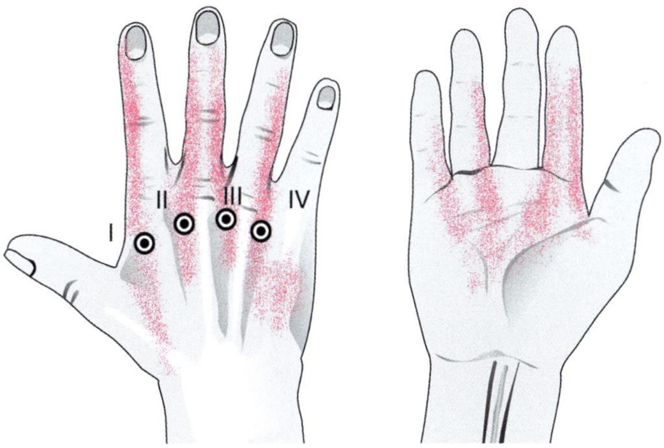

Abb. 4.27d Mm. interossei palmares – Schmerzübertragung.

Es kommen kaum **Fehler** vor.

Kontraktur

Flexion und Adduktion in den Grundgelenken mit Extension in den Interphalangealgelenken. Es ist bei hyperextendierten Grundgelenken unmöglich, eine Flexion in den Interphalangealgelenken durchzuführen. Eine Extension in den Grundgelenken bei flektierten Interphalangealgelenken ist ebenso unmöglich.

Abduktion der Finger (MP)

Übersicht (➤ Tab. 4.26)

Grundbewegung: Abduktion der gestreckten Finger im Ausmaß von 20–25°.

Widerstand gegen das Fingergrundglied geben, um die Wirkung auf die anderen Fingergelenke auszuschließen und die Mitwirkung anderer Muskeln zu vermindern. Natürlich wird dadurch der Widerstand geringer.

Es gibt 4 Mm. interossei dorsales, 2 setzen am Mittelfinger an.

Das Bewegungsausmaß wird hauptsächlich durch den Gelenkbau begrenzt.

Tab. 4.26

Hauptmuskeln	Ursprung	Ansatz	Innervation
Mm. interossei dorsales (insgesamt 4)	Doppelt, immer von 2 einander zugekehrten Seiten der Metakarpalen	Die Sehnen laufen um die Grundgelenke herum und setzen an der Basis der Grundglieder des 2.–5. Fingers an: • Sehne des 1. und 2. an der radialen Seite am 2. und 3. Finger • Sehne des 3. und 4. an der ulnaren Seite am 3. und 4. Finger (3. Finger hat 2 Mm. interossei dorsales) Dorsalaponeurose der Finger	N. ulnaris: C_8, (Th_1)
M. abductor digiti minimi	Os pisiforme, Lig. carpi transversum	Basis der 5. Grundphalanx an der ulnaren Seite, Aponeurose des M. extensor digiti minimi	N. ulnaris: (C_7), C_8, Th_1

Teststufen (> Abb. 4.28a–d)

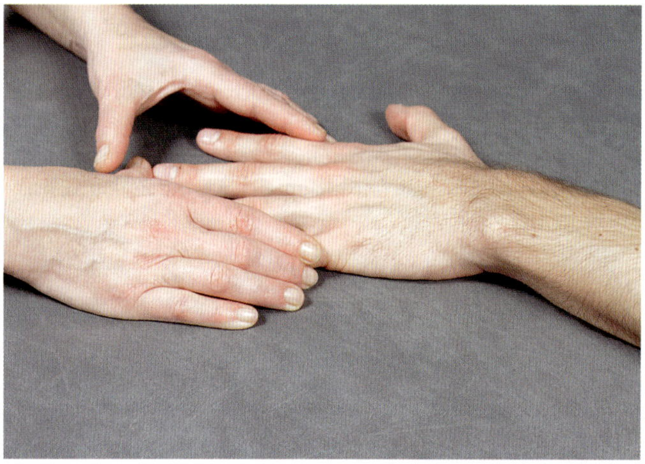

Abb. 4.28a Ausgangsstellung: Sitzend oder Rückenlage. Unterarm, Hand, Finger (in Adduktion) liegen mit ihrer Palmarfläche auf der Unterlage, Untersucherhände liegen am 2. und 5. Finger seitlich palpierend an.
Bewegung *Stufen 5, 4:* Abduktion in vollem Ausmaß.
Widerstand: Gesondert und einzeln an radialer und ulnarer Seite jedes Fingergrundglieds.
Bewegung *Stufen 3, 2:* Auf der ulnaren Kante werden der 2. und 3. Finger, d. h. der 1. und 2. dorsale M. interosseus, untersucht.
Bewegungsversuch *Stufe 1, 0:* Nacheinander Anspannung der einzelnen Muskeln zwischen den Metakarpalenköpfchen tasten. Besser: Fingerzucken in der Bewegungsrichtung beobachten.

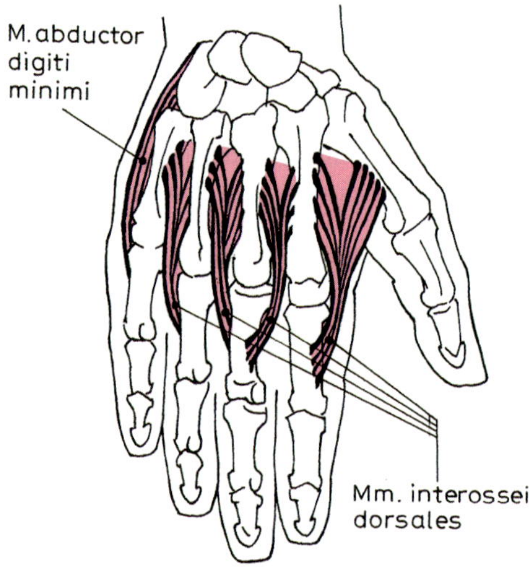

Abb. 4.28b Mm. interossei dorsale und M. abductor digiti minimi.

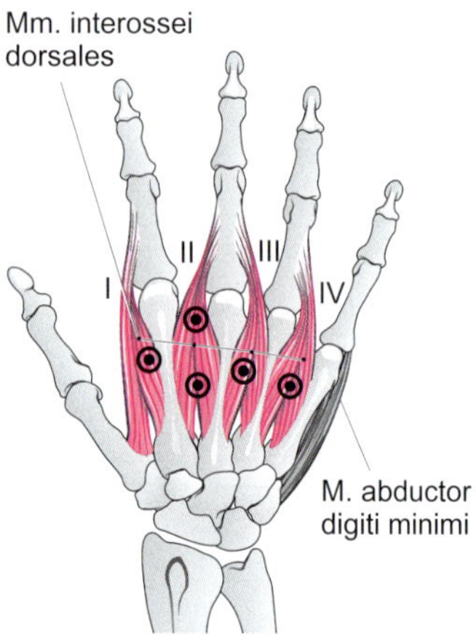

Abb. 4.28c Mm. interossei dorsale und M. abductor digiti minimi – Triggerpunkte.

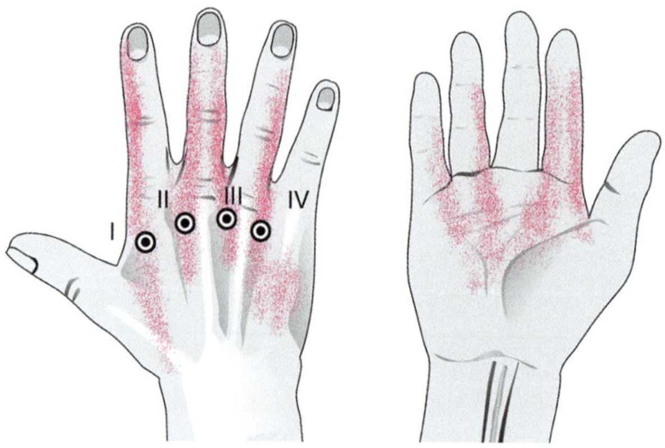

Abb. 4.28d Mm. interossei dorsale und M. abductor digiti minimi – Schmerzübertragung.

Fehler kommen praktisch nicht vor.

Kontraktur

Die Finger sind gestreckt. Bei flektierten Grundgelenken ist die Flexion der Interphalangealgelenke nicht möglich. Umgekehrt ist die Beugung der Grundgelenke ausgeschlossen, wenn die Finger in den Interphalangealgelenken flektiert sind.

Flexion der Mittelgelenke (proximale Interphalangealgelenke, PIP)

Übersicht (➤ Tab. 4.27)

Grundbewegung: Flexion in den proximalen Interphalangealgelenken bei Extension in den Grundgelenken. Das Bewegungsausmaß beträgt etwa 100°.

Alle Stufen werden sitzend oder liegend geprüft; der Unterarm liegt supiniert auf der Unterlage. Wegen des geringen Eigengewichts der Fingerglieder wird zwischen *Stufe 3* und *Stufe 2* nicht besonders unterschieden. Die Finger werden nicht gemeinsam getestet, sondern jeder einzeln.

Wichtig ist die Fixation: Fingergrundglied von beiden Seiten mit Daumen und Mittelfinger fassen, mit dem Zeigefinger gegen zugehörigen Metakarpalkopf abstützen, sodass das Grundgelenk in leichte Hyperextension kommt.

Das Ausmaß der Bewegung wird durch das Mittelgelenk begrenzt.

Tab. 4.27

Hauptmuskeln	Ursprung	Ansatz	Innervation
M. flexor digitorum superficialis	*Caput humerale:* Epicondylus medialis humeri, Processus coronoideus ulnae *Caput radiale:* Distal vom Tuberculum radii bis zum Ansatz des M. pronator teres	Basis der Fingermittelglieder mit Ausnahme des Daumens	N. medianus: C_7, C_8, Th_1 manchmal auch N. ulnaris

Teststufen (➢ Abb. 4.29a–d)

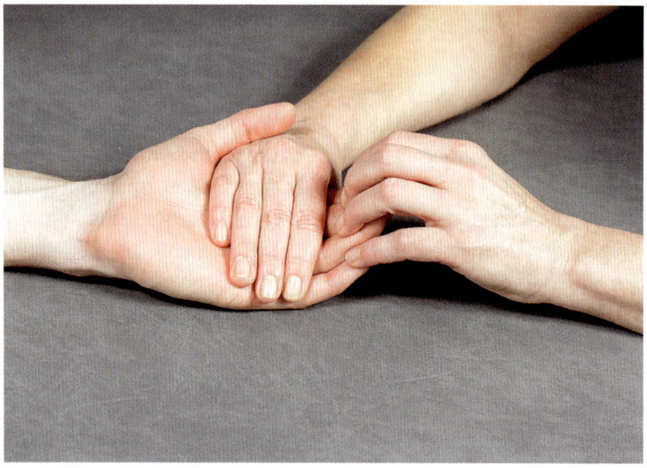

Abb. 4.29a Ausgangsstellung: Sitzend oder Rückenlage, leichte Flexion im Ellenbogengelenk, Unterarm supiniert, Hand in Verlängerung der Unterarmachse. Alle Finger strecken.
Fixation: Grundglieder der zu testenden Finger werden so festgehalten, dass sie sich während der ganzen Bewegung in Hyperextension befinden.
Bewegung *Stufen 5, 4:* Volle Flexion im Mittelgelenk. Widerstand mit dem Finger gegen Palmarfläche des Mittelglieds.
Bewegung *Stufen 3, 2:* Wie bei *Stufen 5, 4.*
Widerstand: unterbleibt.
Bewegungsversuch *Stufen 1, 0:* Sehne an Palmarfläche des Grundglieds des getesteten Fingers palpieren.

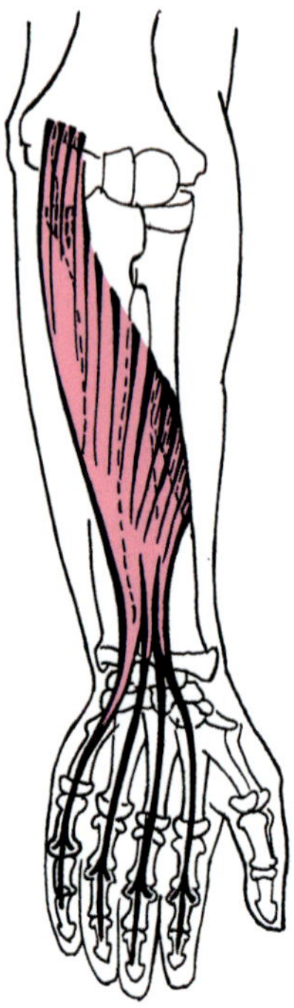

Abb. 4.29b M. flexor digitorum superficialis.

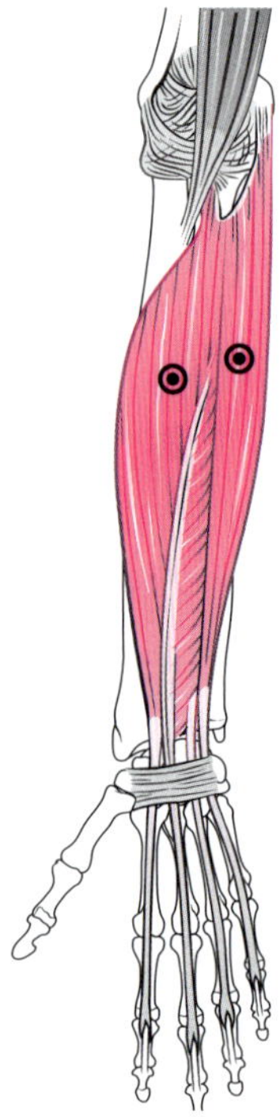

Abb. 4.29c M. flexor digitorum superficialis – Triggerpunkte.

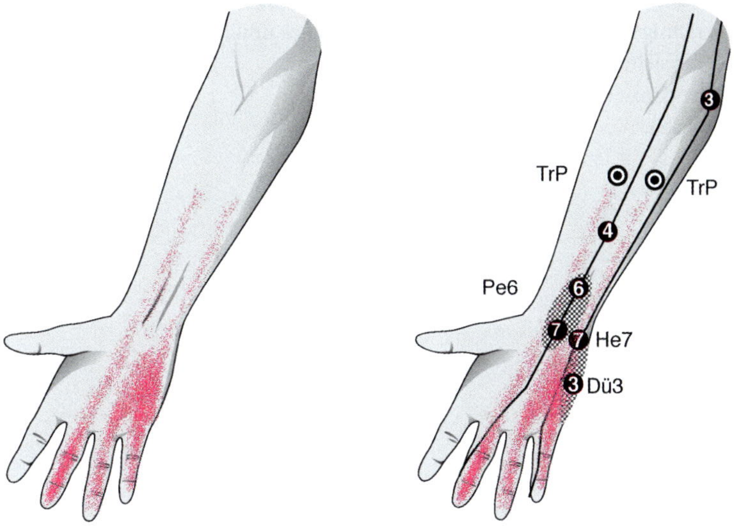

Abb. 4.29d M. flexor digitorum superficialis – Schmerzübertragung und Fernpunkte.

Fehler und Hinweise
- Es wird vergessen, dass die Hand während der ganzen Bewegung in Verlängerung der Unterarmachse stehen muss.
- Es wird nicht genügend auf die richtige Flexion und notwendige Hyperextension im Grundgelenk geachtet.
- Das Endgelenk muss während der ganzen Bewegung gestreckt bleiben, es darf nicht flektiert werden.

Kontraktur

Bei extendiertem Handgelenk besteht eine Flexionshaltung im Grund- und Mittelgelenk.

Flexion der Endgelenke (distale Interphalangealgelenke, DIP)

Übersicht (➤ Tab. 4.28)

Grundbewegung: Flexion im Fingerendgelenk bei Extension aller übrigen Fingergelenke. Das Ausmaß der Bewegung beträgt etwa 80°.

Alle Stufen werden bei supiniertem Unterarm geprüft. Wegen des geringen Eigengewichts der Finger wird zwischen *Stufe 2* und *Stufe 3* nicht besonders unterschieden. Grundsätzlich wird jeder Finger einzeln getestet; die gleichzeitige Untersuchung aller Finger ist ungenau und für die Bewertung ungenügend. Das Prinzip der Fixation entspricht dem bei Testung der Mittelgelenke, jetzt wird das Mittelgelenk gestreckt gehalten. Das Ausmaß der Bewegung wird durch Gelenkstrukturen begrenzt.

Tab. 4.28

Hauptmuskeln	Ursprung	Ansatz	Innervation
M. flexor digitorum profundus	Proximale drei Viertel der palmaren Fläche der Ulna, anliegender Teil der Membrana interossea	Palmarseite der distalen Fingerglieder mit Ausnahme des Daumens	N. medianus (gewöhnlich für 2. Finger): C_7, C_8, Th_1 N. ulnaris (gewöhnlich für 3.–5. Finger): (C_7), C_8, Th_1

Teststufen (> Abb. 4.30a–d)

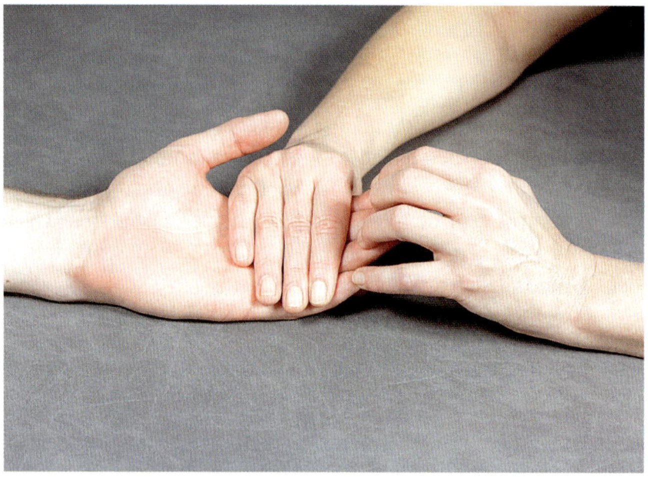

Abb. 4.30a Ausgangsstellung: Rückenlage oder sitzend, Ellenbogengelenk leicht flektiert, Unterarm supiniert, Hand in Verlängerung der Unterarmachse. Alle Finger sind gestreckt.
Fixation: Mittleres Fingerglied von den Seiten.
Bewegung: *Stufen 5, 4:* Volle Flexion des Fingerendglieds.
Widerstand: An Palmarfläche des Endglieds am getesteten Finger.
Bewegung: *Stufe 3, 2:* Flexion der distalen Fingerglieder.
Bewegungsversuch *Stufen 1, 0:* Sehne an Palmarfläche des Mittelglieds am getesteten Finger palpieren.

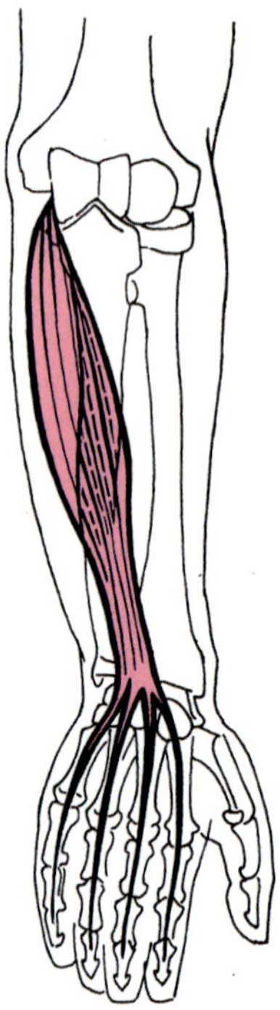

Abb. 4.30b M. flexor digitorum profundus.

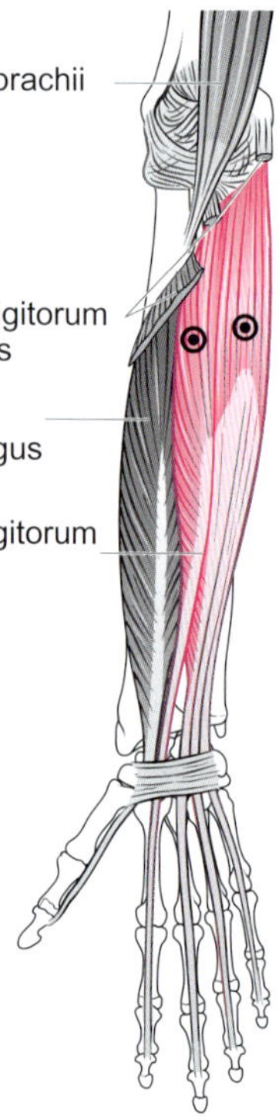

Abb. 4.30c M. flexor digitorum profundus – Triggerpunkte.

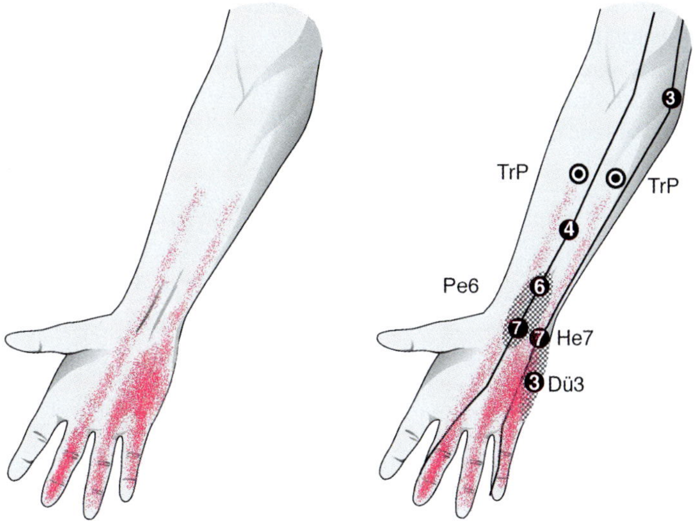

Abb. 4.30d M. flexor digitorum profundus – Schmerzübertragung und Fernpunkte.

Fehler und Hinweise
- Die Notwendigkeit der gestreckten Handgelenkstellung wird außer Acht gelassen.
- Die Fixation des Mittelglieds wird nicht genügend beachtet. Der Finger muss von beiden Seiten fixiert werden, damit die Sehne während der Bewegung nicht gedrückt wird.
- Die übrigen Fingergelenke bleiben während der ganzen Bewegung gestreckt.

Kontraktur

Es findet sich eine Flexionsstellung in allen Fingergelenken.

4.4.7 Muskelfunktionstests der Daumengelenke

Adduktion

Übersicht (➤ Tab. 4.29)

Grundbewegung: Adduktion des Daumens.

Ausgangsstellung: In Abduktion.

Das Ausmaß der Bewegung im Sattelgelenk beträgt 50°.

Bei allen *Stufen* ist der Unterarm proniert. Die Adduktion des Daumens wird so getestet, dass sich der Daumen ständig in der Ebene der Handfläche bewegt. Die Bewegung senkrecht zur Handfläche („palmare Adduktion") ist nicht auf die Tätigkeit des M. adductor pollicis zurückzuführen, sondern hauptsächlich Ergebnis der Funktion des I. dorsalen M. interosseus. Das Ausmaß der Bewegung wird durch die Berührung des Daumens mit dem 2. Metakarpalen begrenzt.

Tab. 4.29

Hauptmuskeln	Ursprung	Ansatz	Innervation
M. adductor pollicis	*Caput transversum:* Palmarfläche des 3., manchmal des 2. Metakarpalen *Caput obliquum:* Os capitatum, Palmarfläche der Basis des 2. und 3. Metakarpalen	Gelenkkapsel des Metakarpophalangealgelenks des Daumens, Basis des Daumengrundglieds an der ulnaren Seite	R. profundus N. ulnaris: (C_7), C_8, (Th_1)
Hilfsmuskeln: Mm. flexores pollicis brevis und longus, M. extensor pollicis longus, M. interosseus dorsalis I			

4

Teststufen (➤ Abb. 4.31a–d)

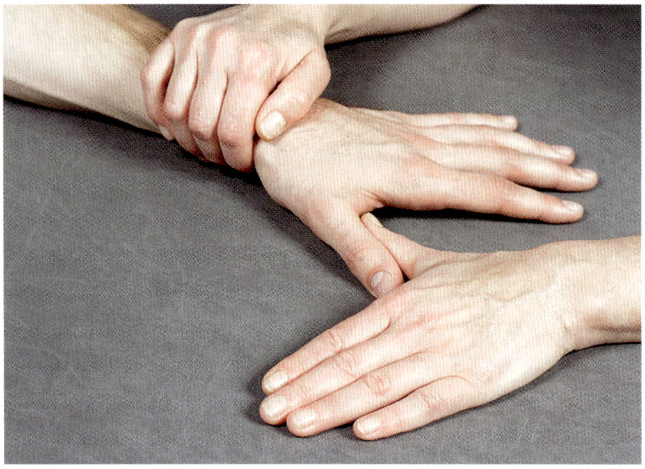

Abb. 4.31a Ausgangsstellung: Sitzend oder liegend, Unterarm liegt proniert auf der Unterlage, Hand in Verlängerung der Unterarmachse, Finger sind gestreckt, Daumen abduziert.
Fixation: Handgelenk. Daumen des Untersuchenden liegt palpierend an ulnarer Seite des Daumens.
Bewegung *Stufen 5, 4:* Volle Adduktion des Daumens in der Ebene der Handfläche.
Widerstand: Gegen ulnare und palmare Fläche des Daumens mit Hauptdruck gegen 1. Metakarpalen.
Bewegung *Stufe 3:* Adduktion des Daumens in der Ebene der Handfläche.
Bewegung *Stufe 2:* Volle Adduktion des Daumens in der Ebene der Handfläche.
Bewegung *Stufen 1, 0:* Spuren einer Bewegung zwischen 1. und 2. Metakarpalen.

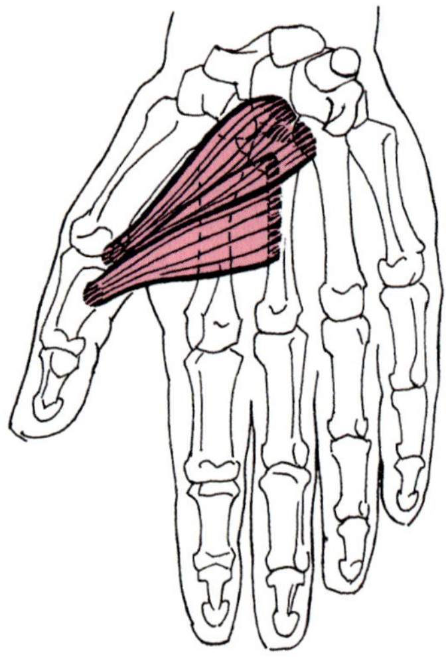

Abb. 4.31b M. adductor pollicis.

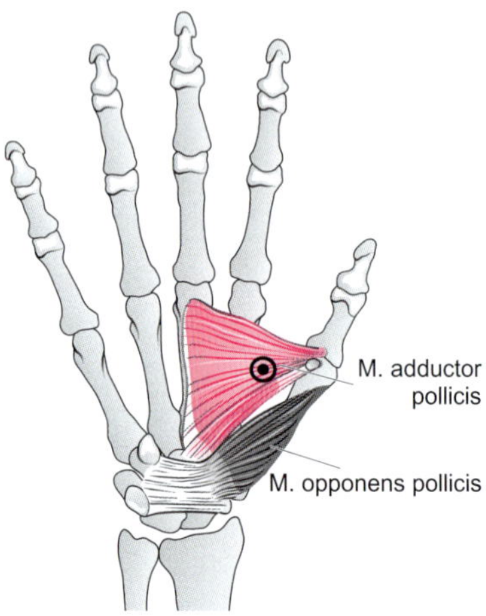

Abb. 4.31c M. adductor pollicis – Triggerpunkte.

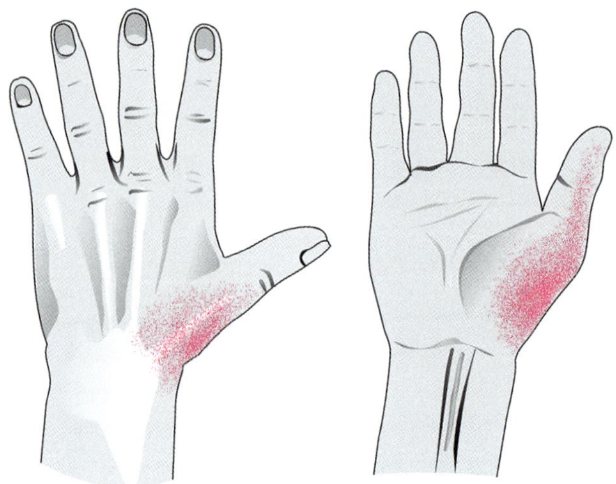

Abb. 4.31d M. adductor pollicis – Schmerzübertragung.

Fehler und Hinweise

Es wird nicht genügend darauf geachtet, dass die Bewegung in der Ebene der Handfläche erfolgen und der Daumen während der Bewegung im Grund- und Endgelenk gestreckt bleiben muss.

Kontraktur

Adduktionsstellung des Daumens. Die Abduktion ist nicht in vollem Ausmaß möglich.

Abduktion im Daumensattelgelenk

Übersicht (➤ Tab. 4.30)

Grundbewegung: Abduktion des Daumens im Ausmaß von 60–70°. Bei allen *Stufen* liegt der Unterarm proniert. Die Hand muss sich während der ganzen Bewegung stets in Verlängerung der Unterarmachse befinden.

Die Abduktion des Daumens besorgen 2 Muskeln, der lange und der kurze Abduktor. Als reine Abduktion bezeichnen wir die seitliche Bewegung des Daumens in der Ebene der Handfläche. Sie wird vom langen Abduktor, unterstützt vom kurzen Extensor, ausgeführt. Der M. abductor pollicis brevis führt dagegen die Bewegung senkrecht zur Handfläche aus: „palmare Abduktion". Bei dieser Bewegung wirken neben dem langen Abduktor des Daumens, der einen Sehnenast zum Bauch des kurzen Abduktors abgibt, der kurze Daumenbeuger und wahrscheinlich auch der M. opponens pollicis mit. Diese Bewegung ist jedoch ziemlich schwierig; ohne Einüben ist auch der Gesunde nicht imstande, sie fehlerfrei auszuführen. Deshalb untersuchen wir grundsätzlich nur die reine Abduktion und der kurze Abduktor wird nur orientierend untersucht. Differenzierung hilft bei der Differenzialdiagnose der Lähmung der peripheren Nerven (N. radialis, N. medianus).

Das Ausmaß der Bewegung wird hauptsächlich durch Weichteilspannung zwischen Daumen und Zeigefinger begrenzt.

Tab. 4.30

Hauptmuskeln	Ursprung	Ansatz	Innervation
M. abductor pollicis longus	Dorsale Seite des proximalen Ulnadrittels, anliegender Teil der Membrana interossea, mittlerer Teil der Dorsalfläche des Radius	Radialseite der Basis des 1. Metakarpalen, Bündel zum Muskelbauch des M. abductor pollicis brevis	N. radialis: (C_6), C_7, (C_8)
M. abductor pollicis brevis	Tuberculum ossis scaphoidei, Lig. carpi transversum	Basis des Daumengrundglieds auf der radialen Seite	N. medianus: (C_6, C_7), C_8, (Th_1)
Hilfsmuskel: M. extensor pollicis brevis			

Teststufen (➤ Abb. 4.32a–e)

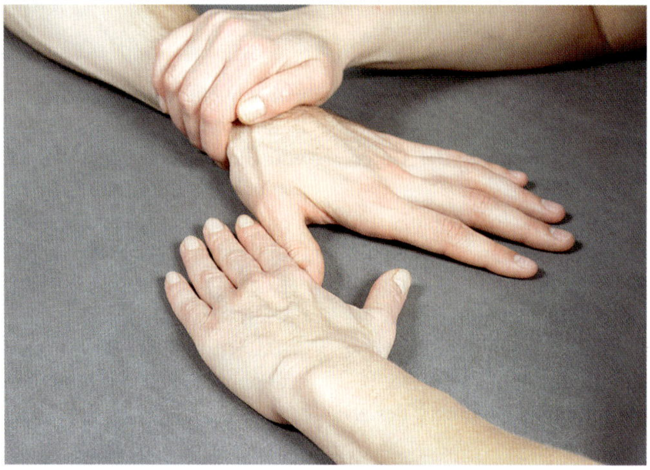

Abb. 4.32a Ausgangsstellung: Rückenlage oder sitzend, Unterarm ruht proniert auf Unterlage, Hand in Verlängerung der Unterarmachse, Daumen adduziert. Übrige Finger sind entspannt.
Fixation: Handgelenk. Zeigefinger des Untersuchenden liegt radial am Daumen.
Bewegung *Stufen 5, 4:* Volle Abduktion des Daumens in der Ebene der Handfläche.
Widerstand: An radialer Kante des 1. Metakarpalen.
Bewegung *Stufe 3:* Abduktion des Daumens in der Ebene der Handfläche.
Bewegung *Stufe 2:* Volle Abduktion des adduzierten Daumens.
Bewegungsversuch *Stufen 1, 0:* Sehne des M. abductor pollicis longus über dem Processus styloides radii am palmaren Rand der Tabatière anatomique palpieren sowie M. abductor pollicis brevis radial an Thenarbasis.

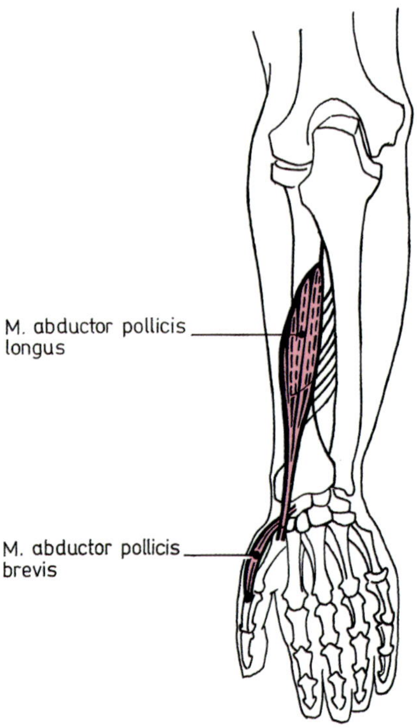

Abb. 4.32b Mm. abductor pollicis longus und brevis.

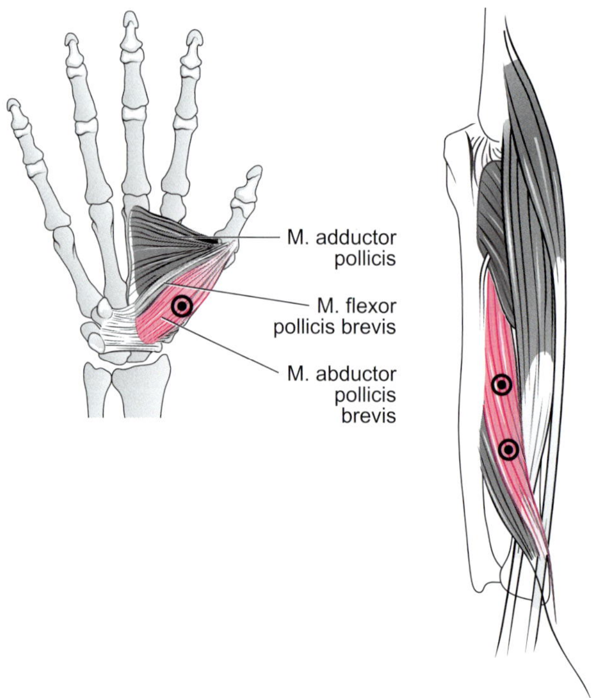

Abb. 4.32c Mm. abductor pollicis brevis und longus – Triggerpunkte.

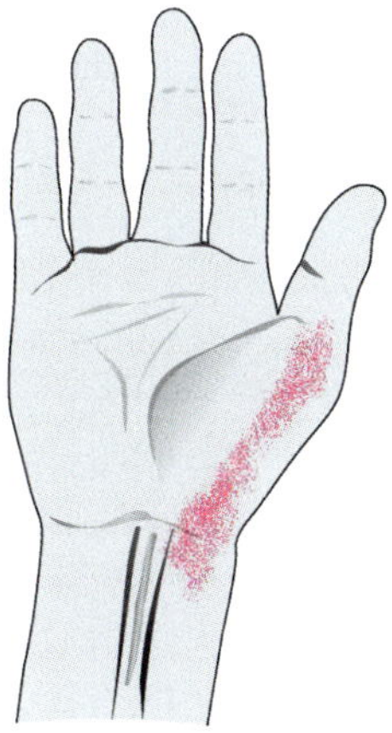

Abb. 4.32d Mm. abductor pollicis brevis – Schmerzübertragung.

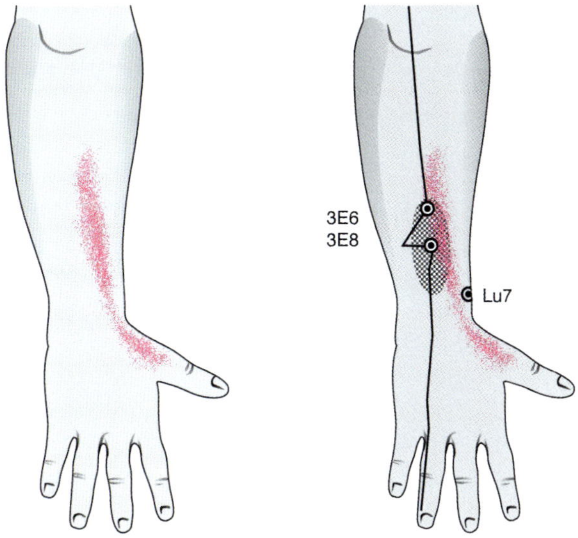

Abb. 4.32e Mm. abductor pollicis longus – Schmerzübertragung und Fernpunkte.

Fehler und Hinweise

- Es wird nicht genügend auf die richtige Stellung von Unterarm und Hand geachtet.
- Es wird nicht immer die richtige Ausführung der Bewegung in der Ebene der Handfläche berücksichtigt.
- Es wird die Fixation der Hand vergessen und eine Mitbewegung im Handgelenk zugelassen.

Kontraktur

Abduktionsstellung des Daumens und bei Verkürzung des langen Abduktors auch eine geringe Radialduktion der Hand.

Daumen und Kleinfinger, Opposition

Übersicht (➤ Tab. 4.31)

Grundbewegung: Opposition des Daumens und Kleinfingers.

Die *Opposition des Daumens* ist eine komplizierte Bewegung. Sie beginnt mit Palmarabduktion im Daumensattelgelenk, gefolgt von einer „ulnaren Adduktion", die dann mit leichter Flexion und Rotation im Sattelgelenk in die Oppositionsendstellung übergeht. An der Bewegung ist daher eine ganze Reihe von Muskeln beteiligt: zunächst die Abduktoren, ferner M. flexor pollicis brevis, M. adductor pollicis; erst bei der eigentlichen Opposition ist der M. opponens pollicis als Hauptmuskel tätig. Hauptfunktion des M. opponens sind Rotation und Opposition. Die Bewegung beginnt im Sattelgelenk des Daumens. Später kommt eine Flexion im Grundgelenk hinzu. Beim Test wird vor allem die Opposition des Daumens bewertet; ihr Ausmaß beträgt etwa 60°, gemessen an der Rotation des Daumenendglieds. Die Bewegung geht im Daumensattelgelenk vor sich.

Stufe 3 und *Stufe 2* werden nicht unterschieden.

An der *Opposition des 5. Fingers* beteiligen sich neben dem M. opponens digiti minimi noch der 4. M. lumbricalis, M. abductor digiti minimi und M. flexor digiti minimi brevis.

Bei der Beurteilung einer Läsion der peripheren Nerven ist zu beachten, dass der M. opponens pollicis vom N. medianus innerviert wird, der M. opponens digiti minimi dagegen vom N. ulnaris.

Das Bewegungsausmaß wird bis zur Berührung des Daumens mit dem Kleinfinger getestet.

Tab. 4.31

Hauptmuskeln	Ursprung	Ansatz	Innervation
M. opponens pollicis	Tuberculum ossis trapezii, Lig. carpi transversum	Radialer Rand längs des ganzen 1. Metakarpalen	N. medianus: (C_6), C_7, C_8, Th_1
M. opponens digiti minimi	Hamulus ossis hamati, Lig. carpi transversum	Ulnarer Rand des 5. Metakarpalen	N. ulnaris: (C_7), C_8, Th_1

Hilfsmuskeln:	*Neutralisationsmuskeln:*	*Stabilisationsmuskeln:*
M. adductor pollicis, Abduktoren und Flexoren des Daumens	In der 2. Bewegungsphase wird die Tendenz des M. flexor pollicis longus zur Flexion und radialen Duktion der Handwurzel durch die Funktion der Extensoren des Handgelenks gehemmt. Der Daumenstrecker hemmt den M. flexor pollicis brevis.	Alle Muskeln des Thenars wirken gegenseitig aufeinander.

Teststufen (➤ Abb. 4.33a–d)

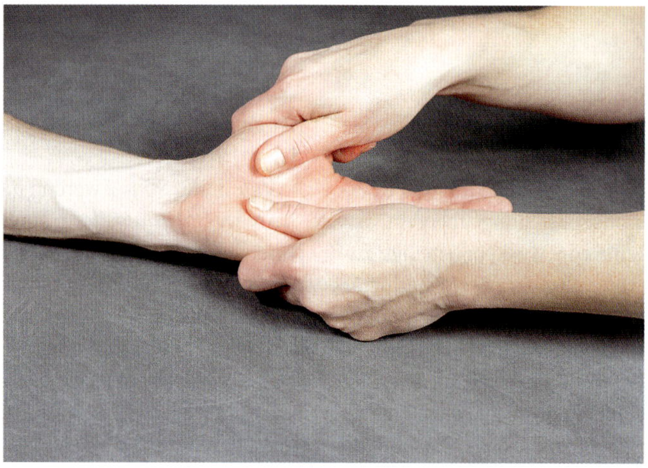

Abb. 4.33a Ausgangsstellung: Rückenlage oder sitzend, Unterarm liegt supiniert auf der Unterlage, Hand in Verlängerung der Unterarmachse, Finger gestreckt.
Fixation: Nicht erforderlich.
Bewegung *Stufen 5, 4:* Opposition des Daumens und Kleinfingers, Rotation wird dabei betont.
Widerstand: An palmarer Fläche der Köpfchen des 1. und 5. Metakarpalen.
Bewegung *Stufen 3, 2:* Widerstand unterbleibt.
Bewegungsversuch *Stufen 1, 0:* Muskelbauch an palmarer und radialer Kante des 1. Metakarpalen palpieren. Der M. opponens digiti minimi ist am Hypothenar sehr schwer tastbar; wegen seiner tiefen Lage ist eine Bewertung unzuverlässig.

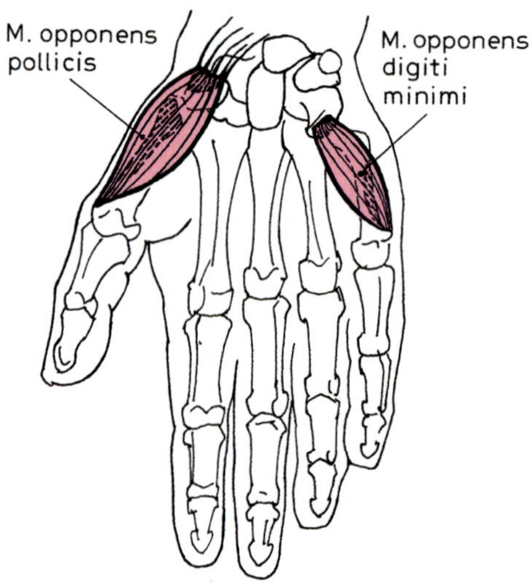

Abb. 4.33b M. opponens pollicis und M. opponens digiti minimi.

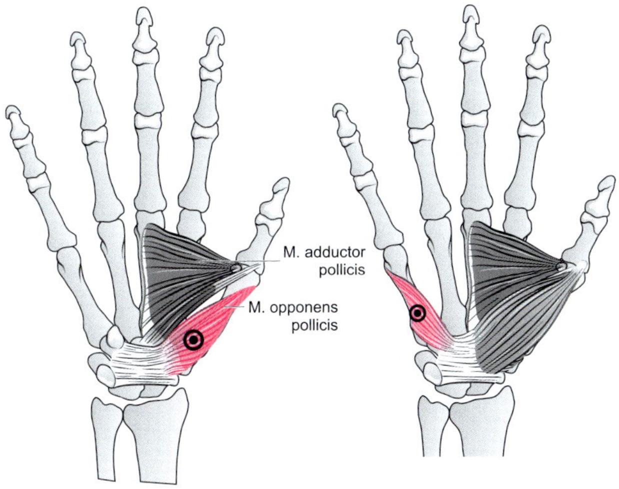

Abb. 4.33c M. opponens pollicis und M. opponens digiti minimi – Triggerpunkte.

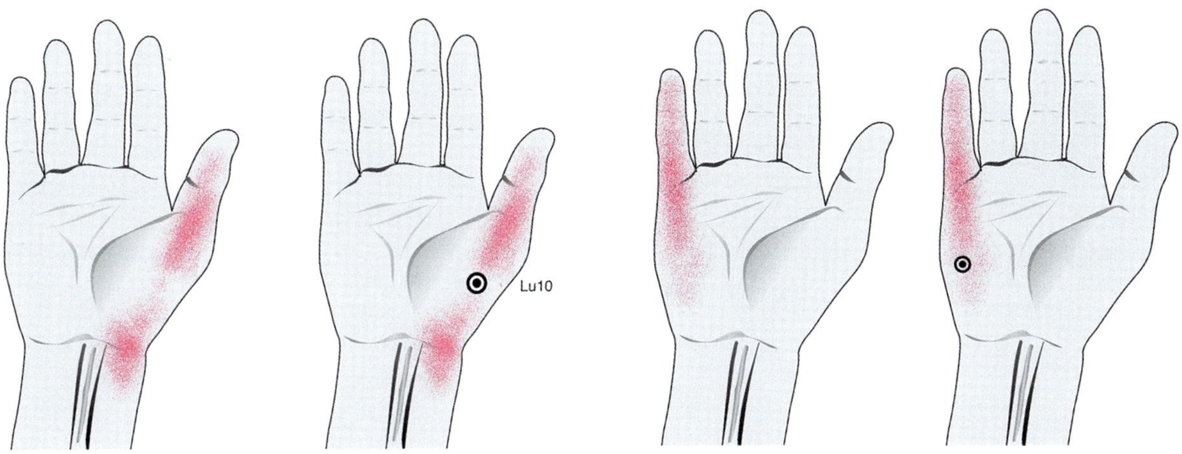

Abb. 4.33d M. opponens pollicis und M. opponens digiti minimi – Schmerzübertragung.

Fehler und Hinweise

- Der richtige Bewegungablauf mit Palmarabduktion des Daumens – der ja das Wesen der Opposition ausmacht – wird nicht genügend beachtet; auch Adduktion und Flexion des Daumens allein werden hingenommen und als Opposition bewertet.
- Der Widerstand wird nicht richtig angesetzt. Man darf nicht vergessen, dass er sich am kräftigsten gegen die Opposition richten muss und keineswegs nur gegen Abduktion, Adduktion oder Flexion.

Kontraktur

Sie kommt selten vor und äußert sich nur in leichter Rotation und Opposition des Daumens oder des Kleinfingers.

Flexion im Daumengrundgelenk

Übersicht (➤ Tab. 4.32)

Grundbewegung: Flexion im Metakarpophalangealgelenk des Daumens im Ausmaß von 80–90°, aber große Variationsbreite der Gelenkbeweglichkeit.

Bei der Untersuchung liegt der Unterarm supiniert auf der Unterlage. Die Fixation des 1. Metakarpalen ist notwendig, denn eine Flexionsstellung des Sattelgelenks verschlechtert die Bewegungsbedingungen, namentlich in der Endphase.

Stufe 2 und *Stufe 3* werden nicht unterschieden.

Das Bewegungsausmaß wird durch die Gelenkstrukturen begrenzt.

Tab. 4.32

Hauptmuskeln	Ursprung	Ansatz	Innervation
M. flexor pollicis brevis	*Caput superficiale:* Lig. carpi transversum	Sesambein an der radialen Daumenseite	N. medianus: C_6, C_7 N. ulnaris: C_7, C_8, Th_1
	Caput profundum: • Os trapezium • Os trapezoideum • Os capitatum	Sesambein an der ulnaren Daumenseite	
Hilfsmuskeln: M. abductor pollicis brevis, M. adductor pollicis, M. flexor pollicis longus			

Teststufen (➤ Abb. 4.34a–d)

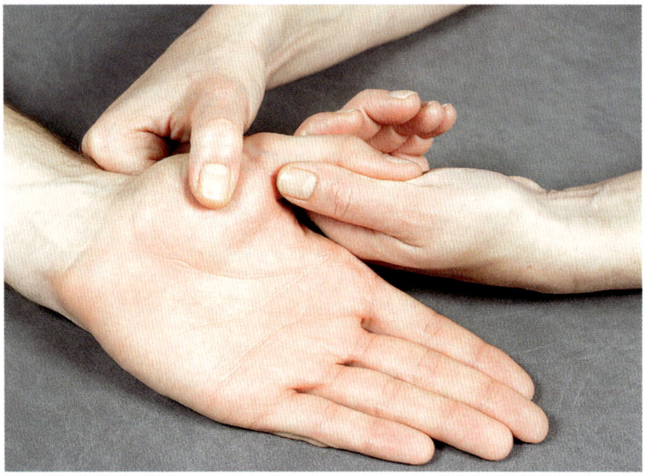

Abb. 4.34a Ausgangsstellung: Sitzend oder in Rückenlage, Unterarm liegt supiniert auf der Unterlage, Daumen ist gestreckt und abduziert, übrige Finger sind entspannt.
Fixation: 1. Metakarpale wird in Ausgangsstellung fixiert, ohne auf Thenar Druck auszuüben.
Bewegung *Stufen 5, 4:* Widerstand mit dem Finger gegen Volarfläche des Daumengrundglieds. Bewegung *Stufen 3, 2:* Widerstand unterbleibt.
Bewegungsversuch *Stufen 1, 0:* Muskelbauch an Palmarfläche des 1. Metakarpalen tasten.

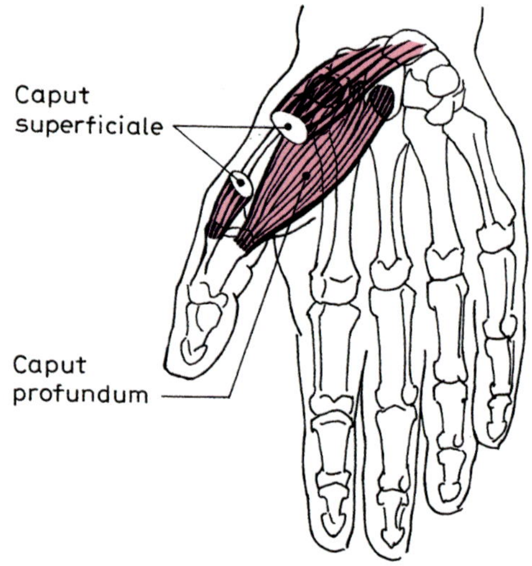

Abb. 4.34b M. flexor pollicis brevis.

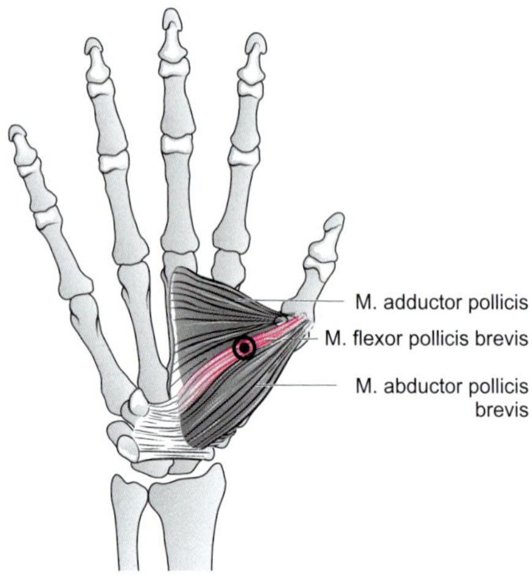

Abb. 4.34c M. flexor pollicis brevis – Triggerpunkte.

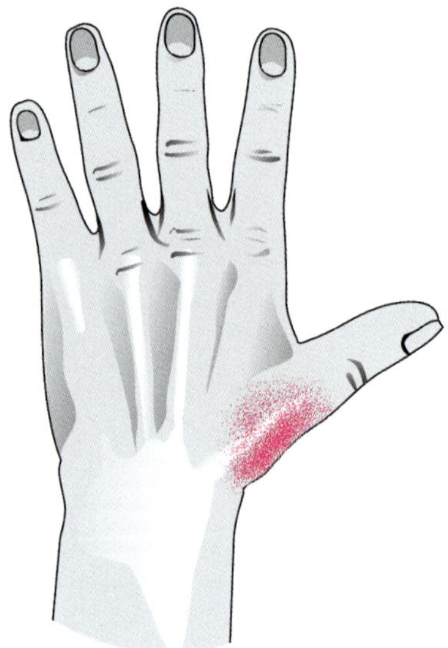

Abb. 4.34d M. flexor pollicis brevis – Schmerzübertragung.

Fehler

- Die Notwendigkeit, das 1. Metakarpale zu fixieren, wird nicht berücksichtigt.
- Das Daumenendglied darf nicht gebeugt werden.

Kontraktur

Flexionsstellung im Daumengrundgelenk.

Extension im Daumengrundgelenk

Übersicht (➤ Tab. 4.33)

Grundbewegung: Extension im Daumengrundgelenk.

Ausgangsstellung: Maximale Flexion.

Für alle Teststufen befindet sich der Unterarm in Pronationsstellung. Die Hand liegt immer in der Verlängerung der Unterarmachse.

Stufe 3 und *Stufe 2* werden nicht unterschieden.

Das Ausmaß der Bewegung wird durch die Gelenkstruktur und die Bänder in der Hohlhand begrenzt.

Tab. 4.33

Hauptmuskeln	Ursprung	Ansatz	Innervation
M. extensor pollicis brevis	Dorsale Fläche des Radius, distal vom M. abductor pollicis longus, Membrana interossea	Basis des Daumengrundgelenks an der dorsalen Seite	N. radialis: (C_6), C_7, (C_8)
Hilfsmuskel: M. extensor pollicis longus			

Teststufen (> Abb. 4.35a–d)

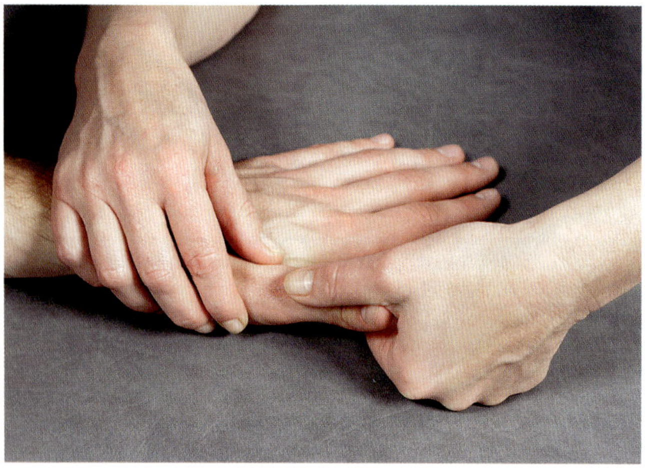

Abb. 4.35a Ausgangsstellung: Sitzend oder liegend, Unterarm proniert auf der Unterlage, Hand in Verlängerung der Unterarmachse, Daumen steht in Mittelstellung zwischen Adduktion und Abduktion und ist im Grundgelenk fixiert, übrige Finger sind entspannt.
Fixation: 1. Metakarpale wird leicht fixiert. Hand bleibt ständig in Verlängerung der Unterarmachse.
Bewegung *Stufen 5, 4:* Extension im Grundgelenk des Daumens. Widerstand gegen Dorsalfläche des Daumengrundglieds.
Bewegung *Stufen 3, 2:* Widerstand unterbleibt.
Bewegungsversuch *Stufen 1, 0:* Sehne an der Basis des 1. Metakarpalen palpieren.

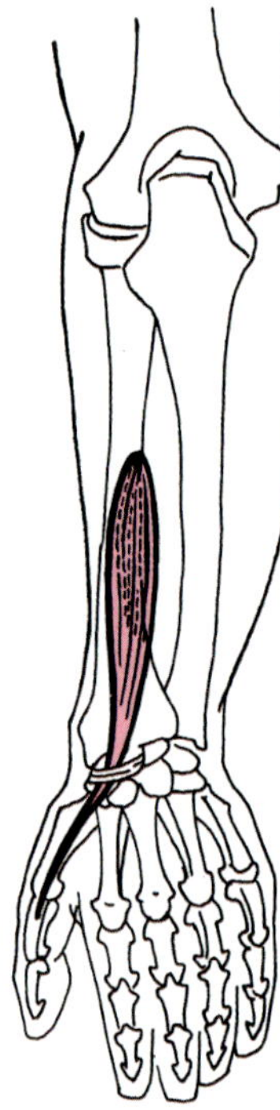

Abb. 4.35b M. extensor pollicis brevis.

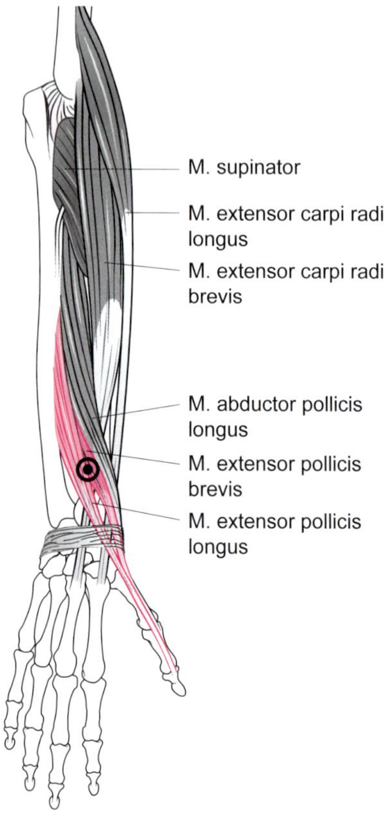

Abb. 4.35c M. extensor pollicis brevis – Triggerpunkt.

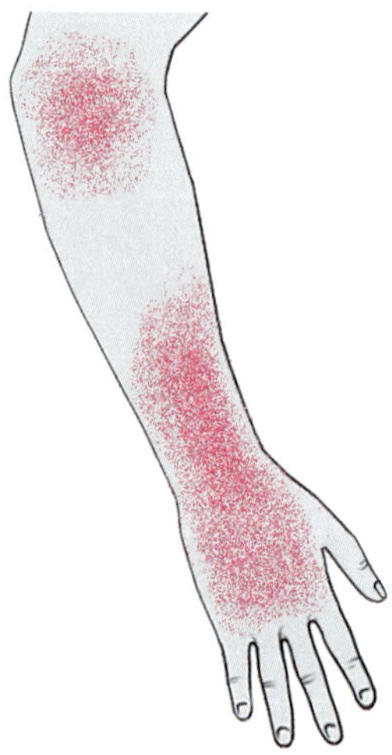

Abb. 4.35d M. extensor pollicis brevis – Schmerzübertragung.

Fehler und Hinweise

- Es muss besonders darauf geachtet werden, dass sich die Bewegung wirklich im Daumengrundgelenk abspielt.
- Sorgfältige Palpation ist wegen der Verwechslungsmöglichkeit mit der Sehne des langen Daumenstreckers erforderlich.

Kontraktur

Die Flexion im Daumengrundgelenk ist nicht in vollem Bewegungsausmaß möglich.

Flexion im Endgelenk

Übersicht (➤ Tab. 4.34)

Grundbewegung: Flexion im Endglied des Daumens im Ausmaß von 80°.

Beim Test ist der Unterarm supiniert. Fixation des Grundglieds ist notwendig, damit die für die Funktion des Muskels günstigste Stellung beibehalten wird.

Stufe 2 und *Stufe 3* werden nicht unterschieden.

Das Ausmaß der Bewegung wird durch die Gelenkstrukturen begrenzt.

Tab. 4.34

Hauptmuskeln	Ursprung	Ansatz	Innervation
M. flexor pollicis longus	Mittleres Viertel der palmaren Fläche des Radius, anliegende Membrana interossea	Endglied des Daumens	N. medianus: (C_6), C_7, C_8, (Th_1)

Teststufen (ohne Abbildungen)

Stufen 5, 4
Ausgangsstellung: liegend oder sitzend, Unterarm supiniert auf der Unterlage, Daumen ist gestreckt und abduziert, übrige Finger sind entspannt.

Fixation: Daumengrundglied von beiden Seiten.

Bewegung: Volle Flexion im Daumenendgelenk.

Widerstand: Gegen Palmarseite des Daumenendglieds.

Stufe 3, 2 Ausgangsstellung, Fixation und Bewegung wie bei *Stufen 5, 4*. Widerstand unterbleibt.

Stufen 1, 0
Ausgangsstellung: Liegend oder sitzend. Unterarm liegt supiniert auf der Unterlage.

Fixation: Daumengrundglied.

Beim Bewegungsversuch des Patienten Anspannung der Sehne an der Palmarfläche des Daumengrundglieds tasten.

➤ Abb. 4.36a–c zeigt den M. flexor pollicis longus mit Triggerpunkten, Schmerzübertragung und Fernpunkten.

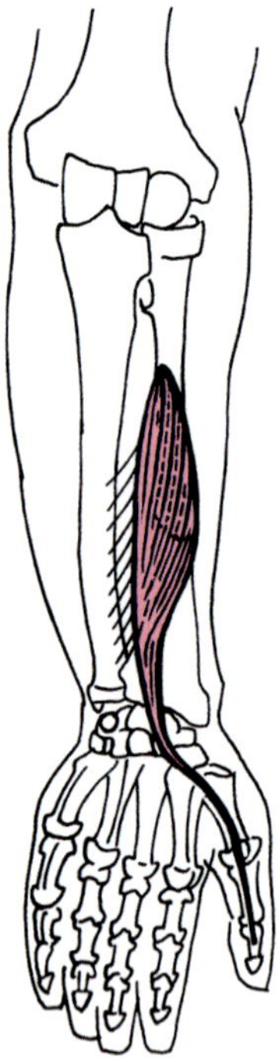

Abb. 4.36a M. flexor pollicis longus.

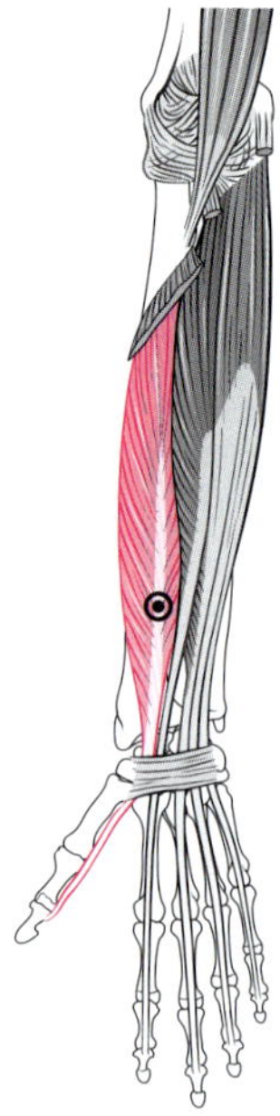

Abb. 4.36b M. flexor pollicis longus – Triggerpunkte.

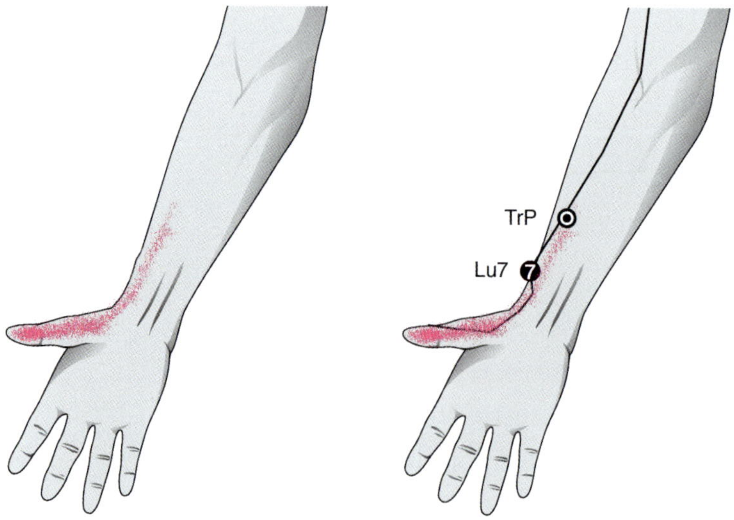

Abb. 4.36c M. flexor pollicis longus – Schmerzübertragung und Fernpunkte.

Im Allgemeinen treten keine **Fehler** auf.

Kontraktur

Das Daumenendglied ist flektiert.

Extension im Endgelenk des Daumens

Übersicht (➤ Tab. 4.35)

Grundbewegung: Extension im Endgelenk des Daumens aus maximaler Flexion.

Bei der Untersuchung befindet sich der Unterarm in Pronationsstellung, die Hand stets in der Verlängerung der Unterarmachse. Eine Extension des Handgelenks verursacht nämlich gleichzeitig eine Erschlaffung des langen Extensors und erschwert dadurch die Bewegungsbedingungen im Daumengelenk wesentlich.

Stufe 3 und Stufe 2 werden nicht unterschieden.

Das Bewegungsausmaß ist hauptsächlich durch die Spannung der Gelenkkapsel begrenzt.

Tab. 4.35

Hauptmuskeln	Ursprung	Ansatz	Innervation
M. extensor pollicis longus	Mittleres Drittel der dorsalen Fläche der Ulna, Membrana interossea	Dorsalseite der Basis des Daumenendglieds	N. radialis: (C_6), C_7, C_8

Teststufen (ohne Abbildungen)

Stufen 5, 4

Ausgangsstellung: Sitzend oder liegend, Unterarm liegt proniert auf der Unterlage, Daumen ist im Endgelenk flektiert, im Grundgelenk extendiert, übrige Finger sind entspannt.

Fixation: Daumengrundglied von beiden Seiten. Hand wird genau in Verlängerung der Unterarmachse gehalten.

Bewegung: Extension im Endgelenk.

Widerstand: Gegen den Nagel des Daumens.

Stufen 3, 2

Ausgangsstellung, Fixation und Bewegung wie bei *Stufen 5, 4*. Widerstand unterbleibt.

Stufen 1, 0

Ausgangsstellung: Unterarm proniert auf der Unterlage, Hand in Verlängerung der Unterarmachse.

Beim Bewegungsversuch des Patienten Sehnenanspannung an der Dorsalseite des Daumenendglieds oder an der Basis des 1. Metakarpalen dorsal von der Sehne des kurzen Streckers palpieren.

➤ Abb. 4.37a–c zeigt den M. extensor pollicis longus mit Triggerpunkten, Schmerzübertragung und Fernpunkten.

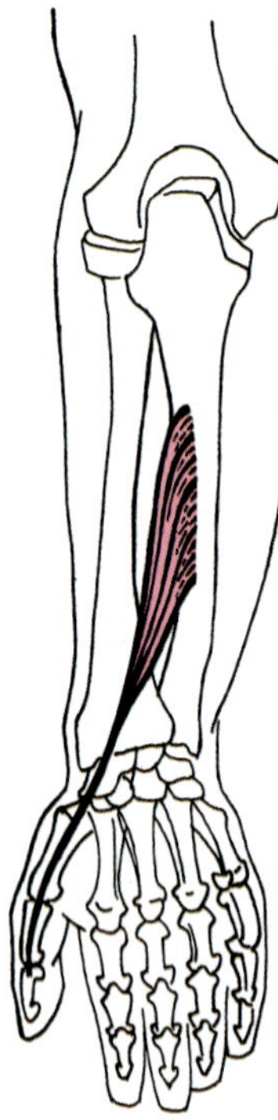

Abb. 4.37a M. extensor pollicis longus.

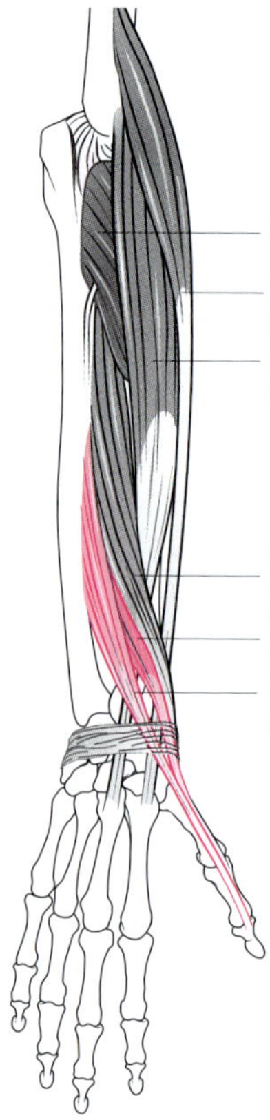

Abb. 4.37b M. extensor pollicis longus – Triggerpunkt.

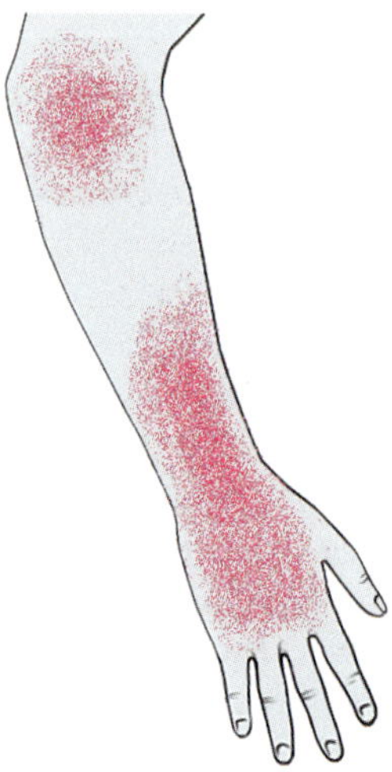

Abb. 4.37c M. extensor pollicis longus – Schmerzübertragung.

Fehler und Hinweise

- Es wird nicht genügend beachtet, dass sich die Bewegung allein im Endgelenk abspielen muss. Mitbewegungen im Grundgelenk oder sogar im Handgelenk werden zugelassen.
- Bei der Palpation von Muskelanspannung muss die Sehne des kurzen Daumenstreckers beachtet werden.

Kontraktur

Das Flexionsausmaß im Endgelenk des Daumens ist eingeschränkt.

4.5 Untere Extremität

Übersicht

Die untere Extremität hat grundsätzlich den gleichen Aufbau wie die obere, nur ist sie insgesamt grober, kräftiger und stabiler. Sie hat 2 Hauptaufgaben: Statik und Fortbewegung (Lokomotion). Sie kann deshalb keine derart große Bewegungsfreiheit haben wie die obere Extremität.

Unterschiede zur oberen Extremität

- Hauptunterschied ist die Verbindung des Femurs mit dem Becken, die nicht nur gut beweglich, sondern vor allem sehr *tragfähig* sein muss.
- Bewegungen des Unterschenkels: Die für den Unterarm so bedeutsame *Rotation fehlt* ihm weitgehend.
- Bau des Fußes: Er ist vor allem an statische Funktionen angepasst und erlaubt keine feinen Bewegungen. Einige Fußmuskeln sind sogar rudimentär und unterliegen einer regressiven Weiterentwicklung.

Das **Hüftgelenk** bildet die Verbindung mit dem Becken und damit auch mit dem Rumpf. Es ist ein Kugelgelenk (Nussgelenk). Der Femurkopf ist zu zwei Dritteln vom Acetabulum umschlossen. Das Bewegungsausmaß ist also relativ begrenzt. Die wichtigsten Bewegungspaare im Hüftgelenk sind:

- *Flexion (Vorheben des Beines) und Extension (Rückwärtsheben):*
  - Die Flexion hat bei gebeugtem Kniegelenk ein Ausmaß von bis zu 120°.
  - Die Hyperextension hinter die Frontalebene ist nur bis etwa 15° möglich.
- *Adduktion (Heranziehen) und Abduktion (Abspreizen):*
  Das Bewegungsausmaß beträgt dabei in jeder Richtung 45°.
- *Innenrotation und Außenrotation:*
  Das volle Bewegungsausmaß beträgt 75°, davon entfallen auf die Innenrotation von der Grundstellung aus ca. 30°, auf die Außenrotation ca. 45°. Die Variationsbreite ist groß.

Aus einer Zusammensetzung dieser Grundbewegungen entstehen kombinierte Bewegungen, namentlich die Zirkumduktion.

Das **Kniegelenk** bilden Femur und Tibia. An seiner Vorderfläche liegt ein großes Sesambein, die Patella. Das Kniegelenk ist das größte Gelenk im menschlichen Körper. Es besitzt mehrere Kontaktflächen und einen umfangreichen Bandapparat. In das Gelenk sind 2 knorplige Platten (Menisken) eingefügt, die eine bessere Verbindung zwischen Femur und Tibia herstellen. Sie gleichen Unregelmäßigkeiten der Kontaktfläche als Puffer aus und erleichtern so die Verschiebung der Tibia nach hinten. Im Kniegelenk ist nur ein Bewegungspaar praktisch bedeutsam, nämlich *Flexion* und *Extension* im Ausmaß von 120–140°. Außerdem ist bei (rechtwinklig) flektiertem und entspanntem Kniegelenk auch eine *Rotation* von 50–60° möglich.

Die **Sprunggelenke** ermöglichen gemeinsam die Bewegung des Fußes. Anatomisch handelt es sich um 2 Hauptgelenke:

- Oberes Sprunggelenk (Articulatio talocruralis); an ihm sind Tibia, Fibula und Talus beteiligt.
- Unteres Sprunggelenk (Articulatio talocalcaneonavicularis), gebildet vom Talus, Kalkaneus und Navikulare.

Neben diesen wichtigen Gelenken des Tarsus gibt es noch eine Reihe untergeordneter Gelenke. *Alle Fußgelenke bilden eine funktionelle Einheit.* Die Grundbewegungen der Sprunggelenke sind:

- *Dorsalflexion und Plantarflexion;* das mögliche Bewegungsausmaß beträgt 70°, aus der Grundstellung sind bis 40° Plantarflexion und bis 30° Dorsalflexion möglich.
- *Supination und Pronation* um die Längsachse des Fußes.

Durch Kombination entstehen zusammengesetzte Bewegungen – z. B. die Zirkumduktion. Manchmal verwendet man die Bezeichnungen Inversion (Anheben des inneren Fußrandes, Innenrotation und Supination) und Eversion (Anheben des äußeren Fußrandes, Außenrotation und Pronation).

Die **Zehengelenke** haben keine so ausgeprägte Beweglichkeit wie die Fingergelenke. Trotzdem sind sie sehr wichtig, z. B. für die Aufrechterhaltung des Gleichgewichts, beim Stehen auf den Zehenspitzen, beim Gehen, Springen usw.

In den Metatarsophalangealgelenken (Grundgelenken) sind Flexion und Extension möglich, in geringem Maße auch Adduktion und Abduktion. Adduktion und Abduktion werden beim Menschen nur selten gebraucht.

In den Interphalangealgelenken sind nur Flexion und Extension möglich.

Nerven der unteren Extremität

An der Innervation des Beines beteiligen sich zwei mächtige Nervenbündel:

- Plexus lumbalis
- Plexus sacralis

Plexus lumbalis

Er bezieht seine Hauptfasern aus den Wurzeln L_1, L_2 und L_3 und hat Verbindungen zu den Wurzeln Th_{12} und L_4. Aus ihm gehen folgende Nerven hervor: Rr. musculares, N. iliohypogastricus, N. ilioinguinalis, N. genitofemoralis, N. cutaneus femoris lateralis, N. femoralis und N. obturatorius.

- Die *Rr. musculares* sind kurze Ästchen für den M. quadratus lumborum und die Mm. psoas major und minor.
- Der *N. iliohypogastricus* (T_{12}, L_1) ist ein gemischter Nerv. Er versorgt mit seinen Muskelästen die Muskulatur der Bauchwand (Mm. obliquii abdominis, M. transversus abdominis und M. rectus abdominis) und mit seinen Hautästen (R. cutaneus lateralis und R. cutaneus anterior) die Scham- und Hüftgegend.
- Der *N. ilioinguinalis* (Th_{12}, L_1) versorgt motorisch die Mm. transversus und obliquus internus abdominis und sensibel die Leistengegend, beim Mann Skrotum und Peniswurzel, bei der Frau Mons pubis und einen Teil der großen Schamlippen.
- Der *N. genitofemoralis* (L_1, L_2) innerviert den M. cremaster, ferner Skrotum oder Schamlippen sowie einen kleinen Hautabschnitt unterhalb der Leistenbeuge.
- Der *N. cutaneus femoris lateralis* (L_2, L_3) ist praktisch ein rein sensibler Nerv. Er versorgt die Haut im Bereich der Außenseite

des Oberschenkels. Motorisch ist er an der Innervation des M. tensor fasciae latae beteiligt.
- Der *N. femoralis* (L_1–L_4) ist der mächtigste Nerv des ganzen Plexus. Er ist ein gemischter Nerv und versorgt mit motorischen Ästen den M. iliopsoas, M. sartorius, alle vier Köpfe des M. quadriceps femoris und den M. pectineus. Die sensiblen Fasern laufen über die Rr. cutanei anteriores zur Vorder- und Innenseite des Oberschenkels und über den N. saphenus zur Vorder- und Innenseite des Knies sowie zur Innenseite der Wade und des Fußes. Eine Läsion des N. femoralis beeinträchtigt die Bewegungsfähigkeit des Beines immer erheblich. Flexion im Hüftgelenk und Extension im Kniegelenk werden dadurch unmöglich. Entscheidend ist allerdings, in welcher Höhe die Läsion liegt. Entsprechend ist die Sensibilität im Versorgungsgebiet betroffen.
- Der *N. obturatorius* (L_2–L_4) innerviert M. pectineus, M. adductor longus, M. adductor brevis, M. gracilis, M. adductor magnus und M. obturatorius externus. Sensibel versorgt er einen Bereich an der Innenseite des Oberschenkels.

Plexus sacralis

Der Plexus sacralis besteht aus 3 Teilen:
- Plexus ischiadicus
- Plexus pudendalis
- Plexus coccygeus

Plexus ischiadicus

Der Plexus ischiadicus, Wurzelversorgung L_4–S_3, gibt folgende Nerven ab: Rr. musculares, N. glutaeus superior, N. glutaeus inferior, N. cutaneus femoris posterior und N. ischiadicus:
- Die *Rr. musculares* sind zarte Ästchen, sie versorgen M. piriformis, M. obturatorius internus, M. gemellus superior, M. gemellus inferior und M. quadratus femoris.
- Der *N. glutaeus superior (cranialis)* (L_4–S_1) innerviert die Mm. glutaeus medius, glutaeus minimus und tensor fasciae latae.
- Der *N. glutaeus inferior (caudalis)* (L_5–S_2) ist der motorische Nerv für den M. glutaeus maximus.
- Der *N. cutaneus femoris posterior* (S_1–S_3) ist ein sensibler Nerv, er versorgt die Haut des unteren Gefäßbereichs (Nn. clunium inferiores), des Dammes (Rr. perineales) und der Rückseite des Oberschenkels bis zur Kniekehle (Rr. cutanei femoris posteriores).
- Der *N. ischiadicus* (L_4–S_3) ist der stärkste Nerv im menschlichen Körper. Am Oberschenkel gibt er Äste ab für die Mm. biceps femoris, semitendinosus, semimembranosus und einen Teil des M. adductor magnus. Etwa in der Mitte des Oberschenkels teilt er sich in 2 Bündel:
  - N. tibialis
  - N. peronaeus communis (fibularis communis)

N. tibialis
- Er gibt eine Reihe von Ästen ab; die wichtigsten vor seiner Teilung in die Endverzweigungen N. plantaris medialis und lateralis sind:
  - Muskeläste für die Mm. triceps surae, popliteus, plantaris, tibialis posterior, flexor digitorum longus, flexor hallucis longus
  - *N. cutaneus surae medialis:* Dieser sensible Nerv vereinigt sich mit dem N. communicans peronaeus zum N. suralis. Er besorgt die sensible Innervation der Rückseite des Unterschenkels, die fibulare Seite der Ferse, des fibularen Fußrandes und der 5. Zehe.
  - Äste zum Knie- und Sprunggelenk
  - Fasern zur Haut an der Innenseite der Ferse.
- Der *N. plantaris medialis* versorgt M. abductor hallucis und M. flexor digitorum brevis, M. flexor hallucis brevis und die Mm. lumbricales 1 und 2. Sensibel innerviert er die tibiale Seite der Fußsohle und die Plantarfläche der Zehen von der 1. Zehe bis zur tibialen Hälfte der 4. Zehe.
- Der *N. plantaris lateralis* innerviert M. quadratus plantae, M. abductor digiti minimi, M. opponens digiti minimi, M. flexor digiti minimi brevis, Mm. interossei, Mm. lumbricales 3 und 4 und M. adductor hallucis. Sensibel versorgt er die Außenseite der Fußsohle, die fibulare Hälfte der 4. und die ganze 5. Zehe.

Somit innerviert der N. tibialis die Flexoren und Supinatoren des Fußes, die langen Zehenflexoren und die meisten kleinen Fußmuskeln. Sensibel versorgt er fast die ganze Fersengegend und die Planta pedis.

Je nach Höhe der Schädigung ist bei einer Läsion des N. tibialis das Stehen auf den Zehenspitzen unmöglich und das Hüpfen auf einem Fuß erschwert. Die Supination des Fußes und die Flexion der Zehen sind unmöglich. Die Sensibilität ist im Gebiet der Ferse und der Fußsohle mit Ausnahme ihres tibialen Teiles gestört.

N. peronaeus communis

Er gibt Äste für das Kniegelenk ab, ferner den N. cutaneus surae lateralis für die Außenseite der Wade und den R. communicans peronaeus (der nach seiner Verbindung mit dem aus dem N. tibialis stammmenden N. cutaneus surae medialis zum N. suralis wird); schließlich teilt er sich in den N. peronaeus profundus und den N. peronaeus superficialis.
- Der *N. peronaeus profundus* innerviert die Mm. tibialis anterior, extensor digitorum longus und brevis, extensor hallucis longus und brevis. Er versorgt sensibel die fibulare Fläche der großen Zehe und die tibiale Fläche der 2. Zehe.
- Der *N. peronaeus superficialis* innerviert zunächst motorisch beide Mm. peronei, teilt sich dann in 2 Endäste, die die Haut des Fußrückens und der Zehen mit Ausnahme des Bereichs des N. peronaeus profundus versorgen.

Bei einer Läsion des N. peronaeus communis hängt die Fußspitze, die Dorsalflexion des Fußes und der Zehen wird unmöglich. Der Kranke ist nicht imstande, sich auf die Ferse zu stellen. Beim Gehen beugt er das Bein übermäßig im Hüft- und Kniegelenk, damit er mit der Fußspitze des herabhängenden Fußes nicht stolpert. Die Fußsohle stapft dann unelastisch und klappernd auf den Boden. Beim Auftreten berührt zunächst die Fußspitze den Boden und nicht die Ferse („Steppergang"). Der ganze Fuß ist schlaff, die passive Beweglichkeit erheblich vergrößert und das Fußgewölbe eingesunken. Die Sensibilität ist im Innervationsbereich an der Außenseite der Wade und am Fußrücken gestört.

Bei *Läsion des ganzen Stammes* des N. ischiadicus summieren sich entsprechend die Symptome.

Plexus pudendalis (S_2–S_4) und Plexus coccygeus (S_5–C_0)
Sie versorgen den Beckenboden und die Haut der Genitalgegend.

Muskulatur der unteren Extremität

Die Muskulatur des Beines ähnelt im Großen und Ganzen der des Armes. Ihre Doppelaufgabe, Fortbewegung (Lokomotion) *und* Stehen, bedingt aber notwendigerweise Unterschiede in Bau und Anordnung der Muskeln. Während an der oberen Extremität die Muskeln der Hand und Finger ganz besondere Bedeutung haben, spielen die entsprechenden Muskeln des Beines eine untergeordnete Rolle, manche von ihnen unterliegen sogar einer Rückbildung. Die untere Extremität besitzt trotz ihrer großen Beweglichkeit genügend Stabilität, um die ihr gestellten Aufgaben vollkommen zu erfüllen.

Um das Hüftgelenk liegt eine mächtige Muskelmasse, die dem Gelenk Führung und Halt gibt. Sie beeinflusst die Stellung des Beckens und der Wirbelsäule und sichert so die aufrechte Körperhaltung.

Muskeln des Hüftgelenks

Bei der Muskulatur des Hüftgelenks lassen sich 2 Typen unterscheiden:
- Kurze Muskeln mit relativ großem Querschnitt, die erhebliche Kraft entwickeln können.
- Lange Muskeln, die über Hüft- und Kniegelenk hinwegziehen und erst am Unterschenkel ansetzen.

Die Muskulatur des Hüftgelenks kann in 5 Funktionsgruppen eingeteilt werden:
- *Flexoren* an der ventralen und *Extensoren* an der dorsalen Seite
- *Adduktoren* an der Innenseite des Oberschenkels
- *Abduktoren* an der Außenseite des Hüftgelenks
- Die *Rotatoren* verlaufen schräg über das Gelenk.

Die einzelnen Muskelgruppen sind nicht gleich stark. Die schwächste ist dort zu finden, wo der Bandapparat des Gelenks am stärksten ist und umgekehrt. So sind die Flexoren kräftiger als die Extensoren, die Adduktoren stärker als die Abduktoren und die Außenrotatoren sogar dreimal so kräftig wie die Innenrotatoren.

Die **Glutaeusgruppe** wird gebildet von den Mm. glutaeus maximus, medius und minimus sowie dem M. tensor fasciae latae:
- Der *M. glutaeus maximus* ist der wichtigste Extensor des Hüftgelenks, hauptsächlich wenn bei der Extension Widerstand zu überwinden ist. Er hilft unterstützend bei Adduktion (unterer Teil), Abduktion (oberer Teil) sowie Außenrotation und spannt gemeinsam mit dem M. tensor fasciae latae den Tractus iliotibialis. Seine Entwicklung hängt mit der aufrechten Körperhaltung des Menschen zusammen. So stabilisiert er z. B. das Becken beim Gehen in dem Augenblick, in dem das Bein zum Standbein wird, beim Treppensteigen oder Aufstehen aus sitzender Stellung.
- Der *M. tensor fasciae latae (M. glutaeus ventralis)* ist an Abduktion, Flexion und Innenrotation im Hüftgelenk beteiligt. Er spannt den Tractus iliotibialis und wirkt damit auf die Außenrotation des Unterschenkels. Bei gebeugter Hüfte wird er während der Außenrotation aktiv.
- Der *M. glutaeus medius* wirkt hauptsächlich als Abduktor, seine vorderen Fasern unterstützen Flexion und Innenrotation, die hinteren dagegen Extension und Außenrotation im Hüftgelenk.
- Der *M. glutaeus minimus* ist der Synergist des M. glutaeus medius und hat praktisch die gleiche Funktion.

Die **Flexorengruppe** liegt an der Ventralseite des Hüftgelenks und setzt sich aus M. iliopsoas, M. sartorius, M. rectus femoris und z. T. M. tensor fasciae latae zusammen:
- *M. sartorius* und *M. rectus femoris* sind zweigelenkige Muskeln, sie beteiligen sich an der Flexion des Hüftgelenks und der Flexion bzw. Extension im Kniegelenk.
- Der *M. iliopsoas* wirkt zusätzlich bei der Adduktion mit, bei einseitiger Tätigkeit neigt er die Wirbelsäule zur gleichen Seite, bei beidseitiger Funktion wirkt er unterstützend beim Vorbeugen des Rumpfes. Es ist unklar, ob er an Innen- oder Außenrotation mitwirkt.

Die **Adduktorengruppe** bilden der M. adductor longus, M. adductor brevis, M. adductor magnus, M. gracilis und M. pectineus:
- Der *M. adductor magnus* unterstützt mit dem vom Tuber ischiadicum kommenden Bündel die Extension im Hüftgelenk, beteiligt sich mit den lateralen Bündeln an der Außenrotation und mit den medialen – zusammen mit dem *M. gracilis* – an der Innenrotation.
- Die *Mm. pectineus, adductor longus* und *adductor brevis* sind Adduktoren, flektieren aber auch und wirken bei der Außenrotation mit.

Reine **Außenrotatoren** gibt es insgesamt 6, und zwar die Mm. piriformis, obturatorius externus und internus, gemellus superior (spinalis), gemellus inferior (tuberalis) und quadratus femoris. Bei gestreckter Hüfte ist ihre einzige Funktion die Außenrotation, an der allerdings auch andere Muskeln des Hüftgelenks beteiligt sind. Bei zunehmender Beugung des Hüftgelenks haben sie zusätzliche Abduktionsfunktion. Bei Hüftbeugung von mehr als 60° wirkt der M. piriformis als Innenrotator.

Für die **Innenrotation** besteht keine selbstständige Muskelgruppe. Die wichtigsten daran beteiligten Muskeln sind: Mm. glutaeus minimus, medius und M. tensor fasciae latae, in geringem Maß der M. gracilis, M. adductor magnus und M. pectineus.

Die **Abduktorengruppe** umfasst einen großen Teil der Glutealmuskulatur, insbesondere der M. tensor fasciae latae, die Mm. glutaeus medius sowie Anteile des M. glutaeus minimus und maximus.

Muskeln des Oberschenkels

Die Muskeln am *dorsalen* Oberschenkel sind Flexoren für das Kniegelenk. Bei fixiertem Knie führen sie die Extension im Hüftgelenk aus. Es sind dies die Mm. biceps femoris, semitendinosus und semimembranosus. Außer dem kurzen Kopf des M. biceps femoris sind sie alle zweigelenkige Muskeln. Sie beginnen gemeinsam am Tuber ischiadicum und enden am Unterschenkel. Deshalb werden sie als **Ischiokruralmuskeln** bezeichnet.

Am *ventralen* Oberschenkel finden sich außer den schon genannten M. sartorius und M. rectus femoris noch die 3 eingelenkigen Mm. vasti – M. vastus medialis, intermedius und lateralis – für das Kniegelenk. Sie vereinigen sich mit dem M. rectus femoris als *M. quadriceps* zu einer einzigen Sehne, die die Patella umschließt, und setzen als Lig. patellae an der Tuberositas tibiae an.

Die *Extensoren* entwickeln eine dreimal größere Kraft als die Flexoren. (Beim Arm ist das umgekehrt.) Das entspricht den Erfordernissen der aufrechten Körperhaltung und der Mechanik des Ganges.

Muskeln des Unterschenkels

Die Muskulatur des Unterschenkels besteht aus 3 Gruppen:

- Ventrale Gruppe
- Dorsale Gruppe
- Laterale Gruppe

Ähnlich wie am Unterarm haben auch die Muskeln des Unterschenkels ihre Bäuche näher zum oberen Ansatz und gehen nur als Sehnen zu Fuß und Zehen über.

- An der *Dorsalflexion* des Fußes sind, nach ihrer Kraft geordnet, besonders beteiligt: M. tibialis anterior, M. extensor digitorum longus, M. extensor hallucis longus und M. peronaeus tertius.
- An der *Plantarflexion* beteiligen sich die Mm. gastrocnemius, soleus, flexor hallucis longus, peronaeus longus, tibialis posterior, flexor digitorum longus und peronaeus brevis.

Die Plantarflexoren sind mehr als viermal so stark wie die Dorsalflexoren, entsprechend ihrer Funktion beim Hochheben des Körpers auf die Zehenspitzen, beim Gehen, Laufen usw.

- *Supinatoren* sind die Mm. gastrocnemius, soleus, tibialis posterior, flexor hallucis longus, flexor digitorum longus und tibialis anterior.
- *Pronatoren* sind die Mm. peronaeus longus, peronaeus brevis, extensor digitorum longus, peronaeus tertius und extensor hallucis longus.

Die Kraft der Supinatoren ist doppelt so groß wie die der Pronatoren.

Fußmuskeln

Am Fuß selbst liegen neben den Sehnen der langen Unterschenkelmuskeln auch die eigentlichen *kurzen Fußmuskeln.* Gegenüber der Handmuskulatur bestehen 4 wesentliche Unterschiede:

- Es fehlt ein Muskel, der dem M. opponens des Daumens funktionell entspricht.
- Der M. quadratus plantae hat an der Hand kein entsprechendes Gegenstück.
- Auch der M. extensor digitorum brevis hat an der Hand keinen entsprechenden Muskel.
- Die Mm. lumbricales und interossei sind rudimentär und unterliegen einer weiteren Rückbildung.

Die kurzen Fußmuskeln werden unterteilt in:

- **Muskeln des Fußrückens:** M. extensor digitorum brevis und M. extensor hallucis brevis.
- **Muskeln der Fußsohle:** Mm. flexor digitorum brevis, quadratus plantae, lumbricales (insgesamt 4), interossei plantares (3), interossei dorsales (4), abductor hallucis, flexor hallucis brevis, adductor hallucis, abductor digiti minimi, flexor digiti minimi brevis und opponens digiti minimi.

Die kurzen Fußmuskeln haben bei Weitem nicht die Fähigkeit zu so feinen Bewegungen wie die ihnen entsprechenden Muskeln der Hand. Sie helfen jedoch ausgiebig beim Gehen, indem sie die Fußsohle vom Boden ablösen und dadurch einen elastischen Gang ermöglichen. Außerdem haben sie statische Bedeutung beim Aufrechterhalten des Gleichgewichts, wobei auch die gut entwickelten Ligamente mithelfen. Band- und Muskelapparat sind an der Innenseite des Fußes bedeutend fester als an der Außenseite.

4.5.1 Muskelfunktionstests des Hüftgelenks

Flexion des Hüftgelenks

Übersicht (➤ Tab. 4.36)

Grundbewegung: Flexion im Hüftgelenk im Ausmaß von 120°. Die *Stufen 5, 4, 3, 1, 0* werden in Rückenlage, *Stufe 2* in Seitenlage untersucht.

Während der ganzen Bewegung muss das Becken unbewegt bleiben, darf nicht nach rückwärts kippen und keine Lendenkyphose hervorrufen.

Grundsätzlich bevorzugen wir die Rückenlage als Ausgangslage. Bei gut entwickelter Rumpfmuskulatur kann auch im Sitzen untersucht werden. Das hat aber den Nachteil, dass man von einer für die Beurteilung der Muskelfunktion ungünstigen Situation ausgeht und nur die letzten 30° des Bewegungsausmaßes bewertet.

Das Becken wird immer fixiert, auch wenn es bei genügend kräftiger Rumpfmuskulatur nicht notwendig zu sein scheint.

Bei Bewegungsbehinderung im Hüftgelenk ist jedoch Vorsicht geboten, denn die Patienten bemühen sich oft, das Bewegungsausmaß durch Rückkippen des Beckens zu vergrößern. Die Bewegung muss allerdings gleichmäßig mit stets gleich bleibender Geschwindigkeit und in der Sagittalebene ohne jegliche Abweichungen verlaufen.

Das Ausmaß der Bewegung wird bei gebeugtem Knie durch die Gelenkstrukturen des Hüftgelenks begrenzt.

Tab. 4.36

Hauptmuskeln	Ursprung	Ansatz	Innervation
M. iliopsoas			
• M. psoas major	*Oberflächliche Schicht:* Seiten der Wirbelkörper Th_{12}–L_4 *Tiefere Schicht:* Querfortsätze aller Lendenwirbel	Trochanter minor	Plexus lumbalis; N. femoralis: (L_1), L_2, L_3, (L_4)
• M. iliacus	Ganze Fossa iliaca		(L_1), L_2, L_3, (L_4)
Hilfsmuskeln: Mm. pectineus, rectus femoris, tensor fasciae latae, glutaeus minimus (vorderer Teil), gracilis, adductor longus	*Neutralisationsmuskeln:* M. tensor fasciae latae, M. pectineus	*Stabilisationsmuskeln:* LWS-Erektoren und Bauchmuskeln stabilisieren das Becken	

Teststufen (➤ Abb. 4.38a–g)

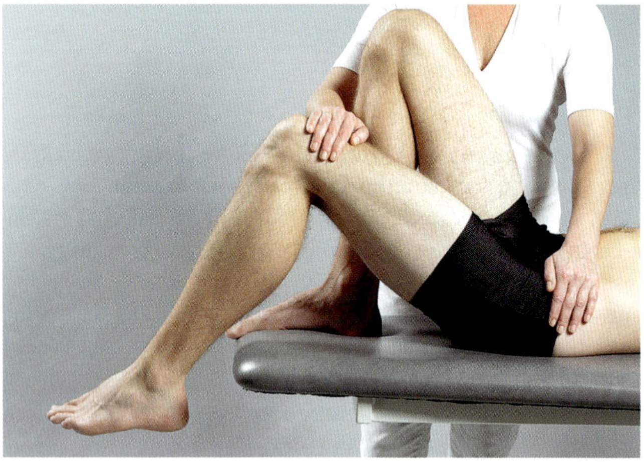

Abb. 4.38a *Stufen 5, 4*
Ausgangsstellung: So hoch liegend, dass der Unterschenkel herunterhängt, ohne den Boden zu berühren. Das andere Bein ist im Knie gebeugt aufgestellt, Arme neben dem Körper.
Fixation: Becken leicht am Darmbeinkamm der zu testenden Seite festhalten. Der Untersuchende steht auf der zu testenden Seite. (Im Bild steht er lediglich zur besseren fotografischen Darstellung auf der Gegenseite.)
Bewegung: Volle Flexion im Hüftgelenk.
Widerstand: Mit der Hand an der Ventralseite des distalen (unteren) Oberschenkeldrittels, bogenförmig gegen die Bewegungsrichtung.

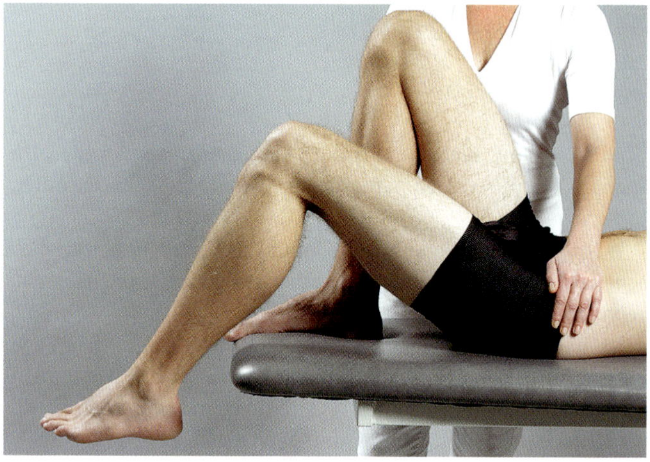

Abb. 4.38b *Stufe 3*
Ausgangsstellung: Liegend, Unterschenkel hängt herab, ohne den Boden zu berühren, Arme liegen neben dem Körper. Das andere Bein steht gebeugt auf der Untersuchungsbank.
Fixation: Becken am Darmbeinkamm.
Bewegung: Flexion im Hüftgelenk.

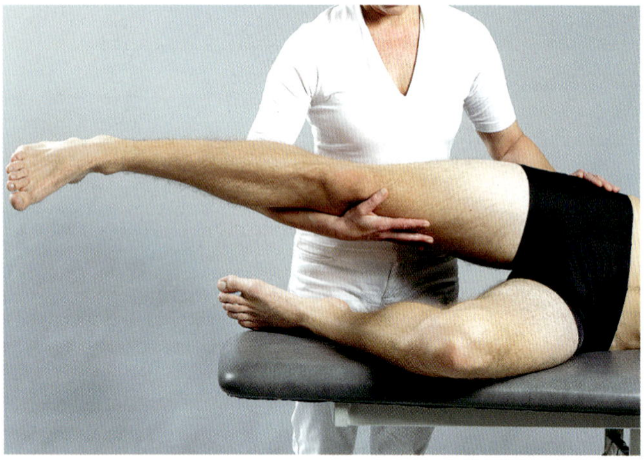

Abb. 4.38c *Stufe 2*
Ausgangsstellung: Seitenlage auf der Seite des zu testenden Beines. Bein im Hüftgelenk völlig gestreckt, im Kniegelenk gebeugt.
Fixation: Der Untersuchende hält mit der einen Hand das Becken fest, mit der anderen unterstützt und hebt er das oben liegende Bein.
Bewegung: Volle Flexion im Hüftgelenk des unten liegenden Beines.

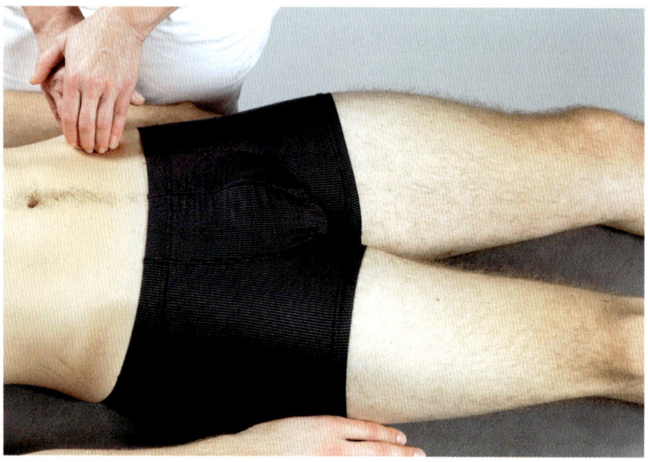

Abb. 4.38d *Stufen 1, 0*
Ausgangsstellung: Rückenlage.
Fixation: Patient liegt auf dem Rücken.
Zu testendes Bein wird im Hüftgelenk in Semiflexion und ganz leichte Außenrotation gebracht, im Kniegelenk in Semiflexion.
Beim Bewegungsversuch Zuckung des M. iliopsoas im Unterbauch lateral des M. rectus abdominus palpieren.

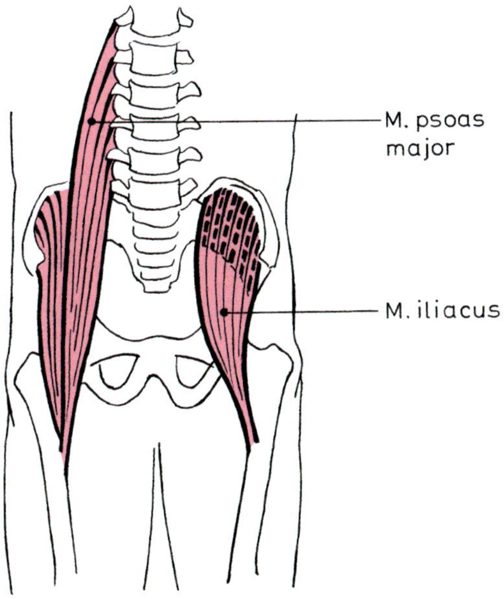

Abb. 4.38e M. psoas major und M. iliacus.

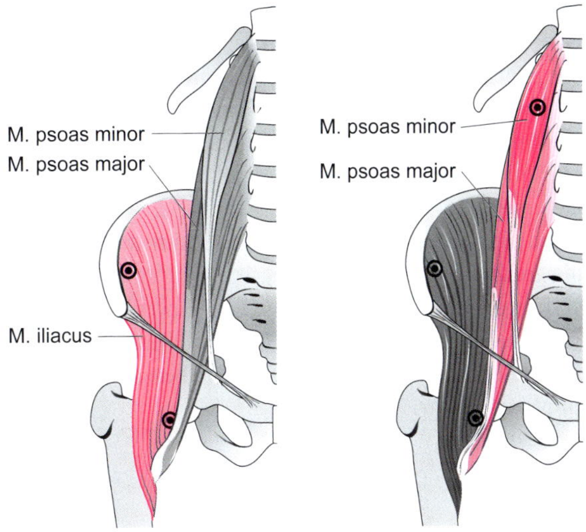

Abb. 4.38f M. psoas major und M. iliacus – Triggerpunkte.

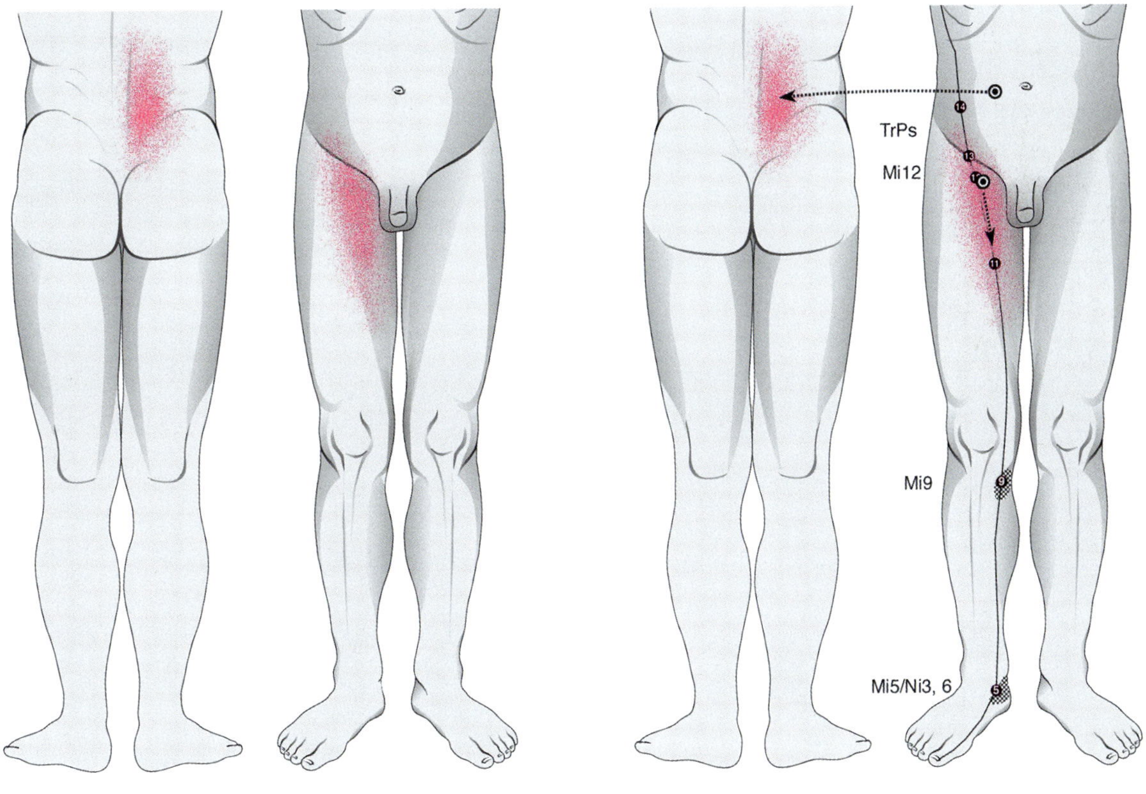

Abb. 4.38g M. psoas – Schmerzübertragung und Fernpunkte.

Fehler und Hinweise

- Bei der Untersuchung wird eine unerwünschte Rotation des Unter- und Oberschenkels zugelassen und es wird nicht streng darauf geachtet, dass die Bewegung in der Sagittalebene bleiben muss. Eine Außenrotation und Abduktion sind entweder Zeichen einer Substitution durch den M. sartorius oder eines Missverhältnisses zwischen dem M. tensor fasciae latae und dem M. sartorius einerseits sowie den Adduktoren des Oberschenkels andererseits.
- Es wird nicht genügend auf die fließende Ausführung der Bewegung geachtet, sondern ein Anfangsschwung gestattet.
- Die richtige Beckenstellung während der Bewegung wird nicht überwacht und eine LWS-Kyphose erlaubt. Deshalb ist die Fixation des Beckens so wichtig, insbesondere bei schwacher Rumpfmuskulatur.
- Bei eingebahntem Überwiegen des M. quadratus lumborum im Bewegungsmuster neigt der Patient – namentlich zu Beginn der Bewegung – dazu, eine Elevation des Beckens auszuführen.
- Ersetzt der Patient die Flexion im Hüftgelenk durch die des Rumpfes mithilfe der Bauchmuskeln, entsteht eine Lendenkyphose.

Kontraktur

Flexion im Hüftgelenk, im Stehen zusätzlich lumbale Hyperlordose. Die Skoliose ist zur Seite der Kontraktur konvex. Diese Skoliose ist statisch bedingt, sie gleicht die funktionelle Verkürzung des betroffenen Beines aus.

Extension des Hüftgelenks

Übersicht (➤ Tab. 4.37)

Grundbewegung: Extension im Hüftgelenk. Das Bewegungsausmaß beträgt aus maximaler Flexion bei gebeugtem Knie 130–140°, jedoch wird das volle Bewegungsausmaß nur bei *Stufe 2* untersucht. Bei den *Stufen 5, 4, 3* wird von der Grundstellung (Nullstellung) ausgegangen; das Ausmaß der untersuchten Bewegung beträgt dann nur 10–15°. Dieser Bereich ist aber für das Gehen besonders wichtig.

Die Extension im Hüftgelenk stellt einen verhältnismäßig variablen Stereotyp dar, der oft pathologisch oder unökonomisch abgeändert ist. Die Extension im Hüftgelenk ist eine äußerst wichtige Bewegung, da von ihrem ökonomischen Ablauf der ökonomische Gang abhängig ist. Darum müssen wir uns hier mehr als bei allen anderen Bewegungen auf den Bewegungsverlauf konzentrieren. Bei den klassischen Untersuchungen sollte die Prüfung der Extension im Hüftgelenk bei gleichzeitig gebeugtem Knie nicht unterlassen werden, da in solchem Fall die Ischiokruralmuskeln als Flexoren des Knies für die Extension im Hüftgelenk ungünstigere Bedingungen haben.

Das Ausmaß der Bewegung wird durch die Spannung der Flexoren des Hüftgelenks (namentlich bei gebeugtem Knie) und durch das Lig. iliofemorale begrenzt.

Da die Hüftbeuger sehr oft verkürzt sind, sollte ihr Zustand noch vor Untersuchung der Hüftextension überprüft werden.

4

Tab. 4.37

Hauptmuskeln	Ursprung	Ansatz	Innervation
M. glutaeus maximus	Ränder der Lumbalfaszie, Ränder des Kreuz- und Steißbeines, Lig. sacrotuberale, Außenfläche des Os ilium von der Crista iliaca bis zur Linea glutaea posterior	*Kranialer Teil:* Tractus iliotibialis *Kaudaler Teil:* Tuberositas glutaea femoris	N. glutaeus inferior: (L_4), L_5, S_1, S_2
M. biceps femoris	Tuber ischiadicum	*Caput fibulae:* Rand des Condylus lateralis tibiae	N. tibialis: L_5, S_1, S_2, (S_3)
M. semitendinosus	Tuber ischiadicum	Geht gemeinsam mit M. sartorius und M. gracilis in den Pes anserinus über und setzt unter dem Condylus medialis der Tibia an	N. tibialis: (L_4), L_5, S_1, S_2
M. semimembranosus	Tuber ischiadicum	Margo medialis tibiae und hinterer Teil der Gelenkkapsel des Kniegelenks	N. tibialis: (L_4), L_5, S_1, S_2
Hilfsmuskeln: M. adductor magnus – Bündel vom Tuber ischiadicum, Mm. glutaeus medius und minimus – jeweils hinterer Teil	*Neutralisationsmuskeln:* M. glutaeus medius, Adduktoren	*Stabilisationsmuskeln:* Bauchmuskeln und Erektoren der LWS stabilisieren das Becken	

Teststufen (➤ Abb. 4.39a–i)

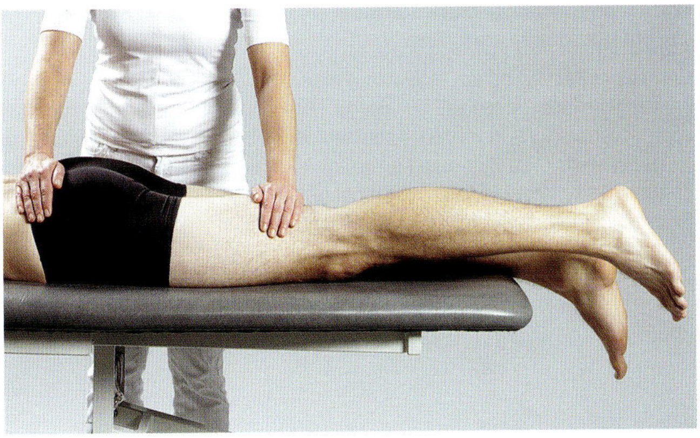

Abb. 4.39a *Stufen 5, 4*
Ausgangsstellung: Bauchlage, Kopf liegt auf der Stirn, Arme längs neben dem Körper, Beine in Grundstellung, Fußspitzen ragen über den Bankrand. Untersuchender steht auf der Gegenseite.
Fixation: Mit Finger und Hand Becken auf zu testender Seite palpierend fixieren.
Bewegung: Hyperextension des Beines im Hüftgelenk von 10–15° hinter die Frontalebene.
Widerstand: Mit Hand am unteren Drittel der Oberschenkeldorsalseite bogenförmig gegen die Bewegungsrichtung.

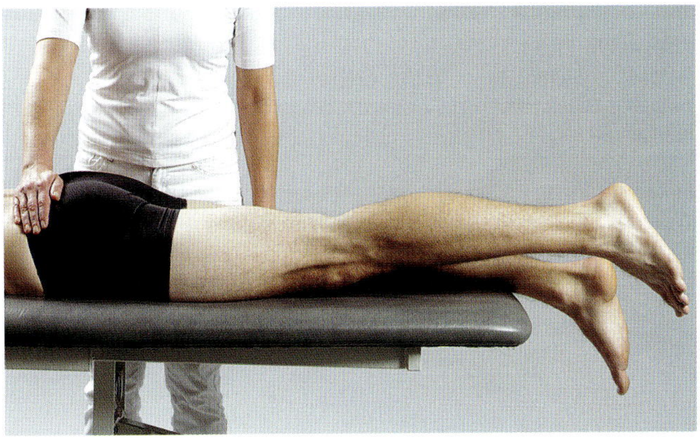

Abb. 4.39b *Stufe 3*
Ausgangsstellung: Bauchlage, Kopf liegt auf der Stirn, Arme längs neben dem Körper, Arme und Beine gestreckt.
Fixation: Becken; Hand liegt palpierend am Beckenrand.
Bewegung: Hyperextension im Hüftgelenk hinter die Frontalebene im Ausmaß von 10–15°.

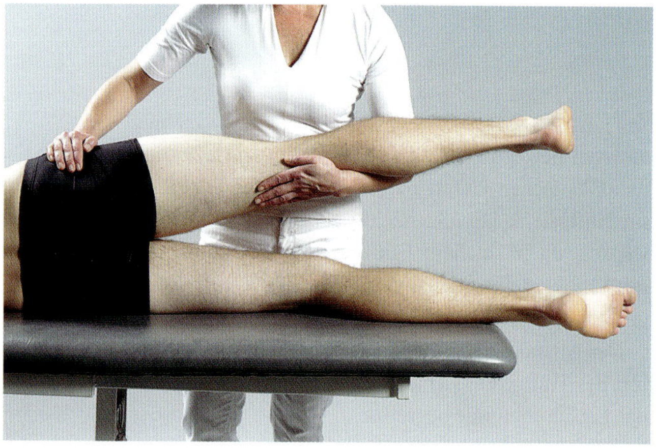

Abb. 4.39c *Stufe 2*
Ausgangsstellung: Seitenlage, auf der Seite des zu testenden Beines. Untersuchender hält oben liegendes Bein in leichter Abduktion, unteres ist leicht gebeugt.
Fixation: Durch Festhalten des Beckens am Darmbeinkamm zur Verhinderung einer LWS-Lordosierung oder Unterstützung des oberen Beines und sein Halten in leichter Abduktion.
Bewegung: Hyperextension im Hüftgelenk aus der Nullstellung (10–15°).

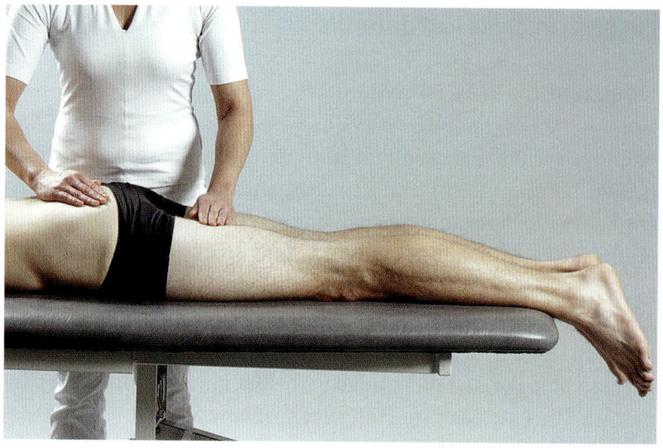

Abb. 4.39d *Stufen 1, 0*
Ausgangsstellung: Bauchlage, Beine gestreckt.
Beim Bewegungsversuch Anspannung der Fasern des M. glutaeus maximus mit ganzer Hand palpieren. Übrige Muskeln an ihren Ansätzen palpieren.

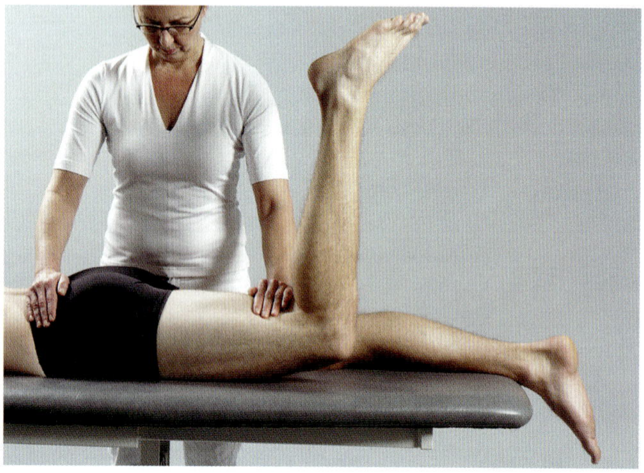

Abb. 4.39e *Stufen 5, 4, 3*
Gesonderte Beurteilung des M. glutaeus maximus.
Ausgangsstellung: Bauchlage, zu untersuchendes Bein ist im Knie gebeugt in 90°.
Fixation: Becken fest mit ganzer Hand fixieren, Daumen palpiert Trochanter major.
Bewegung: Hyperextension im Hüftgelenk hinter die Frontalebene (10°).
Widerstand: Gegen Dorsalseite des Oberschenkels.

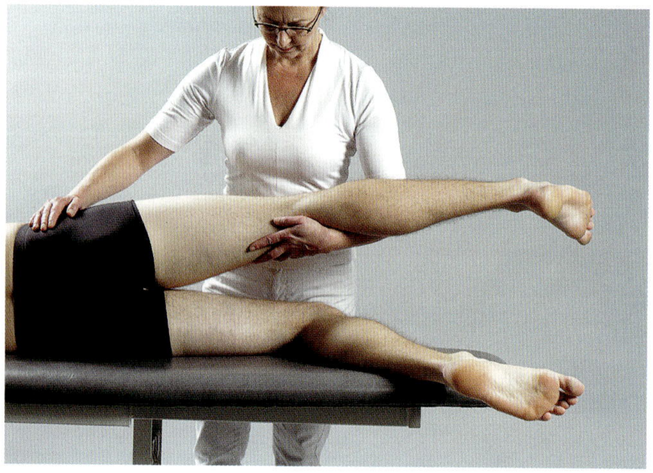

Abb. 4.39f *Stufe 2*
Gesonderte Beurteilung des M. glutaeus maximus.
Ausgangsstellung: Seitenlage auf der zu testenden Seite. Untersuchender hält oben liegendes Bein in leichter Abduktion im Hüftgelenk; unten liegendes (zu testendes) Bein ist im Hüft- und Kniegelenk leicht gebeugt.
Fixation: Beckenschaufel fixieren, nicht getestetes Bein abstützen.
Bewegung: Extension in vollem Ausmaß der Bewegung (10°).

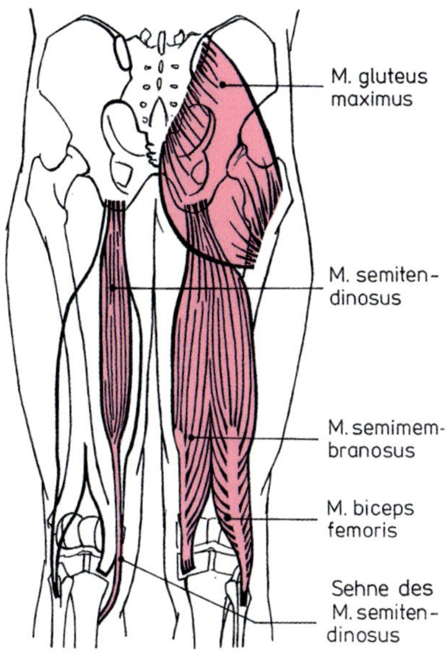

Abb. 4,39g M. glutaeus maximus, Mm. biceps femoris, semitendinosus, semimenbranosus.

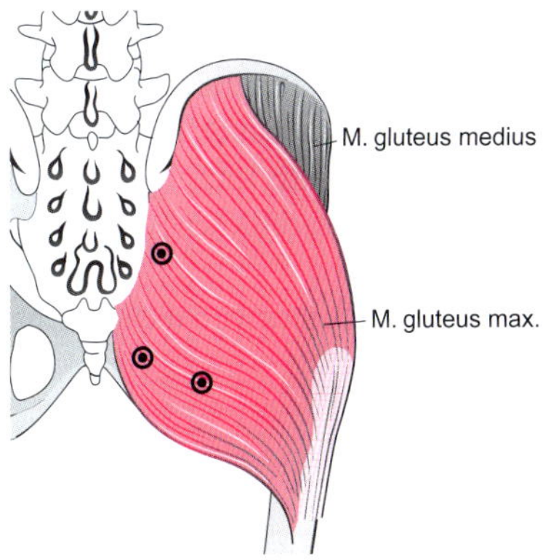

Abb. 4.39h M. glutaeus maximus – Triggerpunkte.

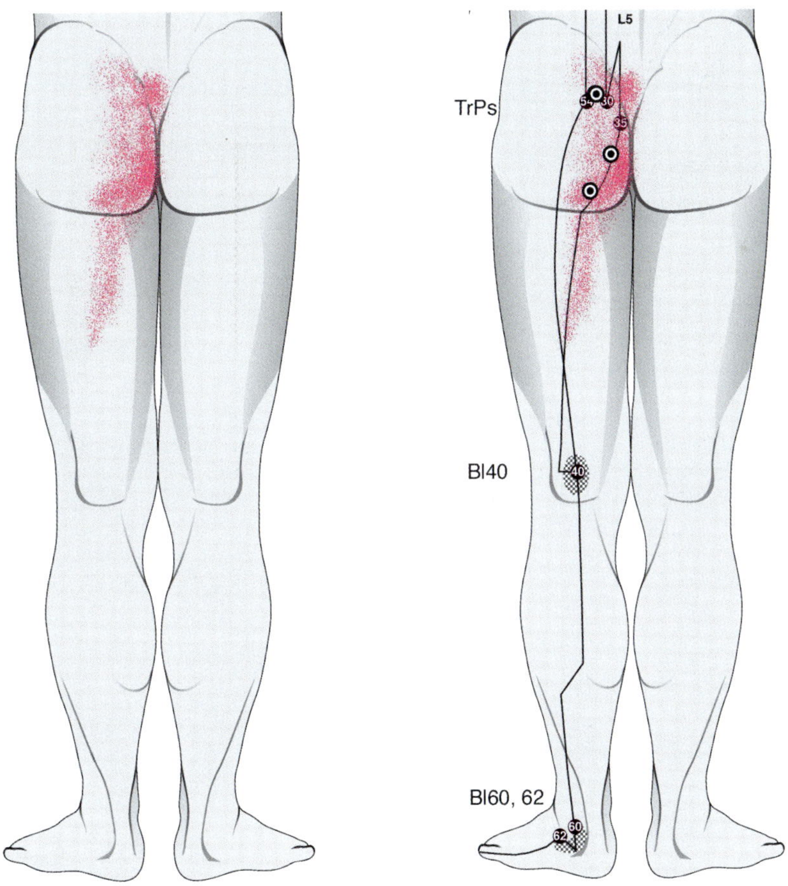

Abb. 4.39i M. glutaeus maximus – Schmerzübertragung und Fernpunkte.

Fehler und Hinweise

- Die Notwendigkeit der Beckenfixation wird übersehen und dadurch eine Bewegung durch Kontraktion der gesamten Bein- und LWS-Streckmuskulatur erlaubt. Das Bein wird ganz ohne Extensionsbewegung im Hüftgelenk angehoben. Gleichzeitig kommt es dabei zu einer beachtlichen Aktivierung der Hüftbeuger des anderen Beines.
- Die richtige Stellung des Beines wird nicht beachtet und eine Rotation gestattet.
- Das Bein darf während der Bewegung weder adduziert noch abduziert werden.
- Es wird vergessen, dass die Fußspitzen über den Bankrand ragen müssen.

Kontraktur

Eine Kontraktur des M. glutaeus maximus ist sehr selten, dagegen sind die ischiokruralen Muskeln häufig verkürzt.

Adduktion des Hüftgelenks

Übersicht (➤ Tab. 4.38)

Grundbewegung: Adduktion des extendierten Beines aus der Grundstellung im Ausmaß von 15–20°. Die *Stufen 5, 4, 3* in Seitenlage auf der Seite des zu testenden Beines prüfen, die *Stufen 2, 1, 0* in Rückenlage. Wichtig ist, dass der Patient genau auf der Seite liegt, im Becken weder nach hinten noch nach vorn gedreht. Um diese Stellung genau einzuhalten, erlaubt man ihm, sich mit der Hand am Bankrand festzuhalten und damit den Rumpf zu stabilisieren.

Bei den *Stufen 2, 1, 0* ist die Ausgangsstellung eine Abduktion von 30°. Mit größerer Abduktion zu testen wäre verfehlt, denn sonst käme es zur Mitbewegung des Beckens.

Das Ausmaß der Bewegung wird begrenzt durch die gegenseitige Berührung der Beine und das Lig. ischiofemorale (ischiocapsulare).

Tab. 4.38

Hauptmuskeln	Ursprung	Ansatz	Innervation
M. adductor magnus	Ramus ossis ischii fast bis zum Tuber ischiadicum	Ganze Länge des Labium mediale lineae asperae bis zum Epicondylus medialis femoris, Lig. collaterale tibiale des Knies	N. obturatorius: L_3, L_4 N. ischiadicus: L_4, L_5
M. adductor longus	Kleiner Abschnitt des Os pubis unterhalb des Tuberculum pubicum	Mittlerer Teil des Labium mediale lineae asperae	N. obturatorius: L_2, L_3, (L_4)
M. adductor brevis	Unterer Schenkel des Os pubis unterhalb des Ursprungs des M. adductor longus	Proximales Drittel des Labium mediale lineae asperae	N. obturatorius: L_2, L_3, L_4
M. gracilis	Lateral neben Symphysis ossis pubis bis zum unteren Schenkel des Os pubis	Pes anserinus am Condylus medialis tibiae	N. obturatorius: L_2, L_3, L_4
M. pectineus	Pecten ossis pubis, Lig. pubicum	Linea pectinea femoris	N. obturatorius: L_2, L_3, (L_4) N. femoralis: L_2, L_3
Hilfsmuskeln: M. glutaeus maximus (distale Bündel), M. obturatorius externus und M. psoas major			

4

Teststufen (➤ Abb. 4.40a–g)

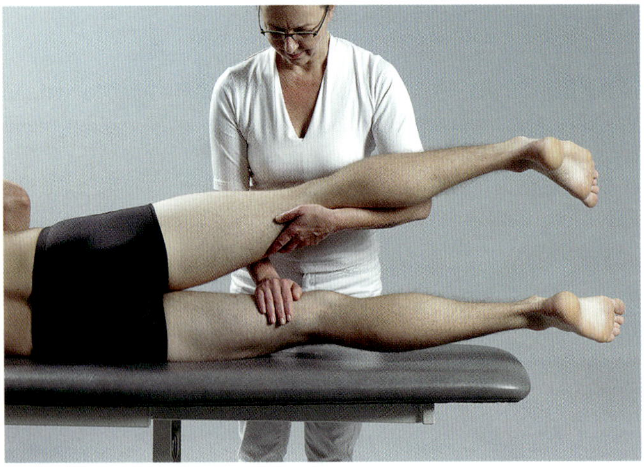

Abb. 4.40a *Stufen 5, 4*
Ausgangsstellung: Seitenlage. Patient hält sich mit oben liegenden Arm am Bankrand fest, um den Rumpf zu stabilisieren. Unterer Arm liegt unter dem Kopf, Beine sind gestreckt, das nicht zu testende Bein wird passiv bis 30° abduziert gehalten.
Fixation: Nur durch Unterstützung des nicht getesteten Beines in Abduktion.
Bewegung: Patient adduziert das unten liegende Bein im Hüftgelenk über die Mittellinie und zieht es an das andere heran.
Widerstand: Mit Hand gegen Innenseite des unteren Oberschenkeldrittels oberhalb des Knies.

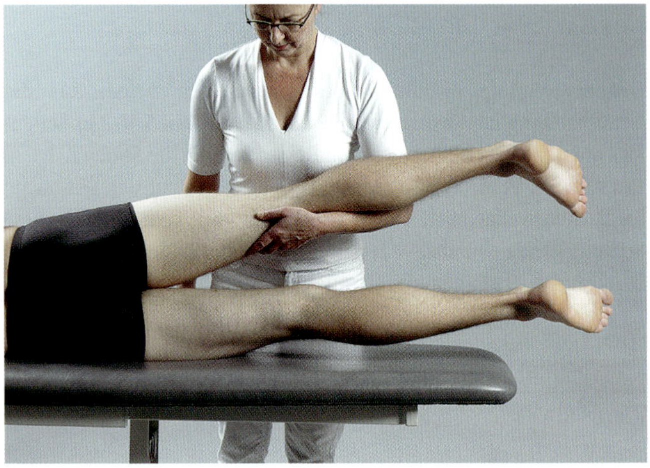

Abb. 4.40b *Stufe 3*
Ausgangsstellung: Seitenlage, oben liegender Arm hält sich an der Bank fest, unterer Arm liegt unter dem Kopf. Beine sind gestreckt, das nicht getestete Bein passiv 30° abduziert.
Fixation: Untersuchender stützt Unterschenkel des nicht getesteten Beines, das etwa 30° abduziert ist.
Bewegung: Heranziehen des unten liegenden Beines an das obere über die Mittellinie hinaus.

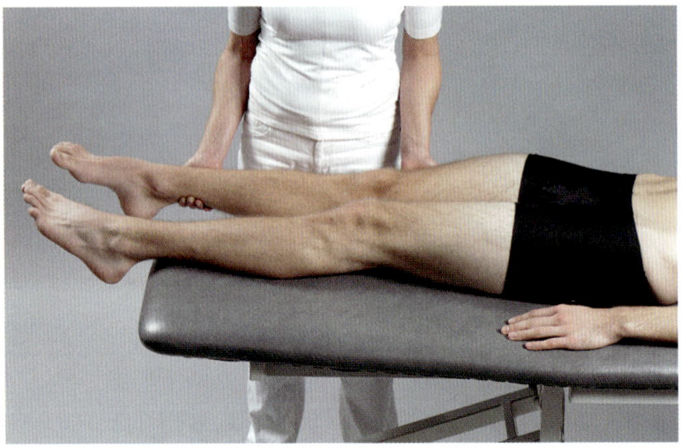

Abb. 4.40c *Stufe 2*
Ausgangsstellung: Rückenlage, beide Beine gestreckt und um 30° abduziert.
Fixation: Nicht immer erforderlich, palpierende Haltung des Beines am distalen Unterschenkel und lateral am Oberschenkel.
Bewegung: Adduktion des Beines um etwa 10–15° über die Mittellinie hinaus.

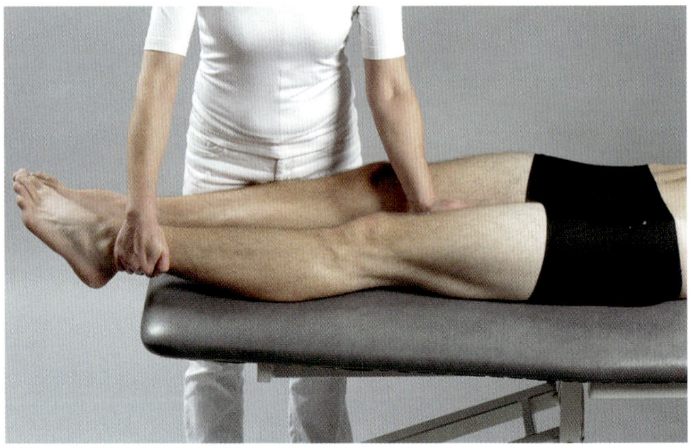

Abb. 4.40d *Stufen 1, 0*
Ausgangsstellung: Auf dem Rücken liegend, Beine gestreckt, zu testendes Bein leicht abduziert.
Beim Bewegungsversuch mit den Fingern Anspannung der Adduktoren an der Innenseite des Oberschenkels palpieren.

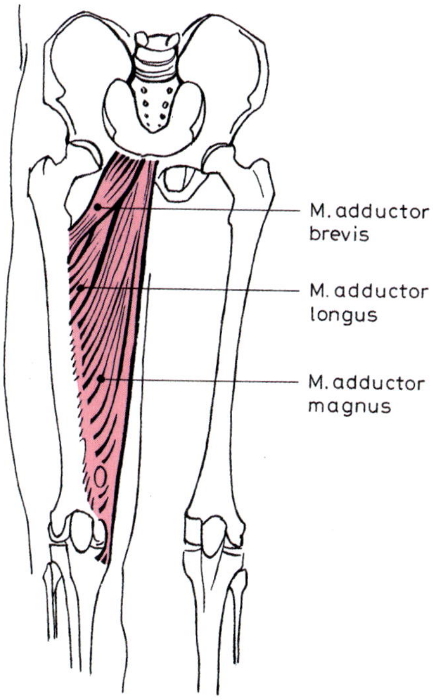

Abb. 4.40e Mm. adductor brevis, longus, magnus.

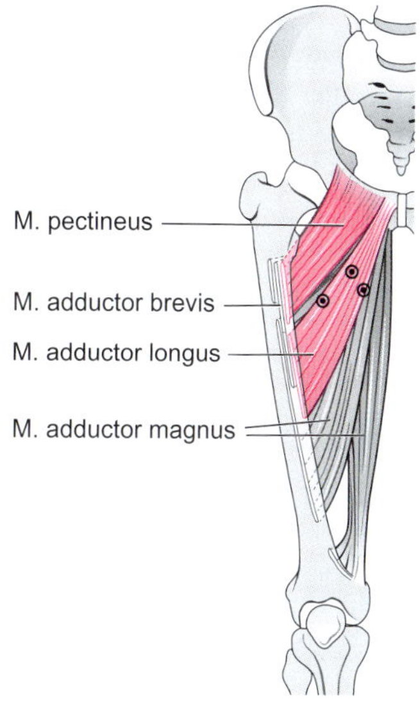

Abb. 4.40f Mm. adductor brevis, longus – Triggerpunkte.

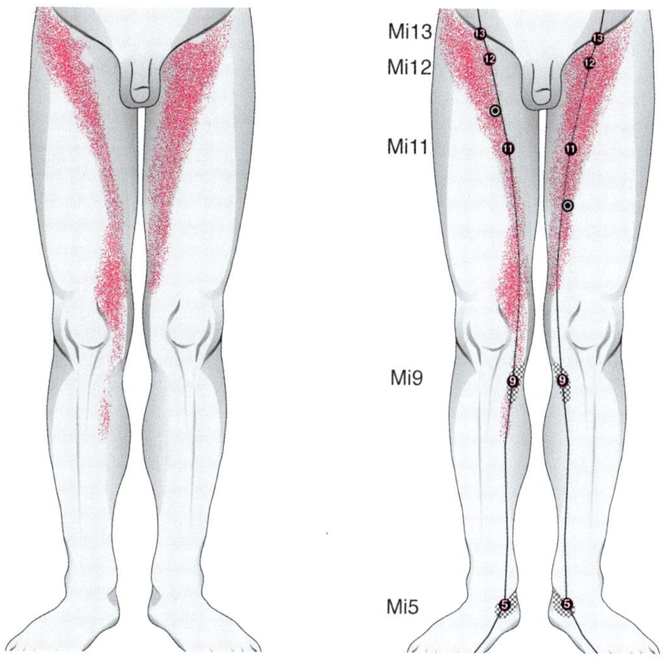

Abb. 4.40g Mm. adductor brevis, longus – Schmerzübertragung und Fernpunkte.

Fehler
- Fehler sind nicht häufig. Eine unrichtige Lagerung des Rumpfes ermöglicht jedoch Rotation, Flexion oder leichte Hyperextension der Extremität und dadurch Substitution durch andere Muskeln des Hüftgelenks. Ferner wird manchmal nicht der richtige Winkel der passiven Abduktion am nicht getesteten Bein eingehalten, wodurch sich die Lage des Beckens ändert.

Kontraktur

Das Bein auf der Seite der Kontraktur ist scheinbar kürzer. Der Patient muss das gesunde Bein beugen oder sich auf der Kontrakturseite auf die Fußspitzen stellen. Diese Beckenseite steht höher und ladet aus. Bei aufrechtem Stehen kommt es dadurch zur statischen Skoliose mit Konvexität zur gesunden Seite. Das Ausmaß der Hüftabduktion ist eingeschränkt.

Abduktion des Hüftgelenks

Übersicht (➤ Tab. 4.39)

Grundbewegung: Abduktion mit Hüftgelenk im Ausmaß von 35–40°. Die Abduktion im Hüftgelenk gehört neben der Extension zu den wichtigsten Bewegungen im Hüftgelenk. Dabei ist ihre genaue Bewertung für eine ganze Reihe von Bewegungsstörungen, namentlich für die **Pseudoparesen,** bedeutungsvoll. Bei der Abduktion spielen neben den eigentlichen Abduktoren der M. tensor fasciae latae und M. iliopsoas eine bedeutende Rolle. Wenn sie, wie häufig, überwiegen, ersetzt der Patient die Abduktion durch eine Außenrotation und Flexion im Hüftgelenk. Er dreht das Becken aus der Seitenlage zurück, wodurch diese Substitution erleichtert wird. Solche Substitutionen lassen sich am besten durch *Beobachtung im Seitenvergleich* analysieren, ehe man dem Patienten Instruktionen über die richtige Bewegungsausführung gibt. Beim Test achten wir darauf, dass der Patient genau auf der Seite liegt, eher etwas nach vorn gedreht. Eine Drehung nach rückwärts ist immer nachteilig und für die Untersuchung ungeeignet.

Wir achten auch auf eine korrekte Abduktion allein im Hüftgelenk. Eine gleichzeitige *Mitbewegung des Beckens* zeigt an, dass der M. quadratus lumborum aktiviert und die Bewegung vom Hüftgelenk in den Bereich des lumbosakralen Übergangs verlegt wurde. Daher ist die Fixation des Beckens am Beckenkamm, den wir vor Beginn der Bewegung etwas nach distal drücken, so besonders wichtig. Gleichzeitig tasten wir in der Tiefe den Trochanter major mit dem Daumen. Sein Weggleiten unter dem Daumen während der Bewegung ist ein sicheres Zeichen dafür, dass die Bewegung wirklich im Hüftgelenk ausgeführt wird.

Das Bewegungsausmaß wird durch Lig. ischiofemorale, Lig. pubofemorale und Dehnung der Hüftadduktoren begrenzt.

4

Tab. 4.39

Hauptmuskeln	Ursprung	Ansatz	Innervation
M. glutaeus medius	Außenfläche des Hüftbeines zwischen Linea glutea posterior und Linea glutea superior	Trochanter major	N. glutaeus superior: L_4, L_5, S_1, (S_2)
M. tensor fasciae latae (glutaeus ventralis)	Außenseite der Spina iliaca anterior superior (SIAS)	Tractus iliotibialis fasciae latae (setzt am Condylus lateralis tibiae an)	N. glutaeus superior: L_4, L_5, S_1, (S_2)
M. glutaeus minimus	Außenfläche des Hüftbeines zwischen Linea glutea superior und Linea glutea inferior	Spitze und Außenseite des Trochanter major	N. glutaeus superior: L_4, L_5, S_1, (S_2)
Hilfsmuskeln: M. piriformis	*Neutralisationsmuskeln:* Die Mm. glutei gleichen die Rotationskomponenten gegenseitig aus.	*Stabilisationsmuskeln:* M. quadratus lumborum, besonders bei Widerstand; außerdem halten Rückenstrecker und Bauchmuskeln das Becken	

Teststufen (➤ Abb. 4.41a–g)

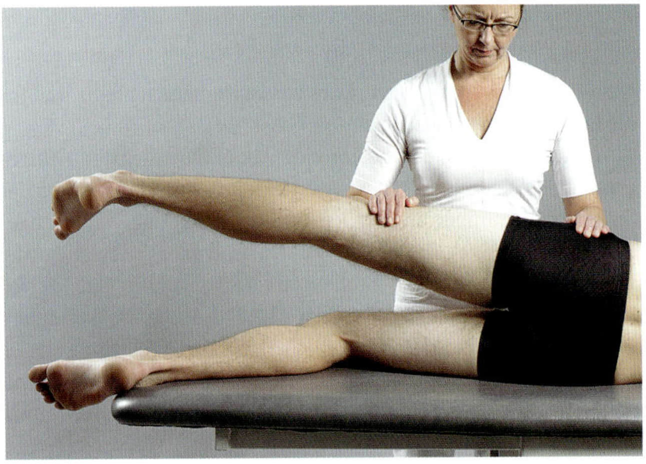

Abb. 4.41a *Stufen 5, 4*
Ausgangsstellung: Seitenlage, unten liegendes, nicht zu testendes Bein ist in Hüft- und Kniegelenk leicht gebeugt, oberes zu testendes Bein im Kniegelenk gestreckt, in der Hüfte etwas hyperextendiert. Unterer Arm liegt bequem unter dem Kopf, mit dem oberen Arm hält sich der Patient am Bankrand fest, um den Rumpf zu stabilisieren.
Fixation: Mit ganzer Hand am Darmbeinkamm der getesteten Seite; gleichzeitige Palpation des Trochanter major zur Kontrolle der Bewegungsausführung.
Bewegung: Volle Abduktion des gestreckten Beines.
Widerstand: Mit der Handfläche auf der Außenseite des unteren Oberschenkeldrittels.

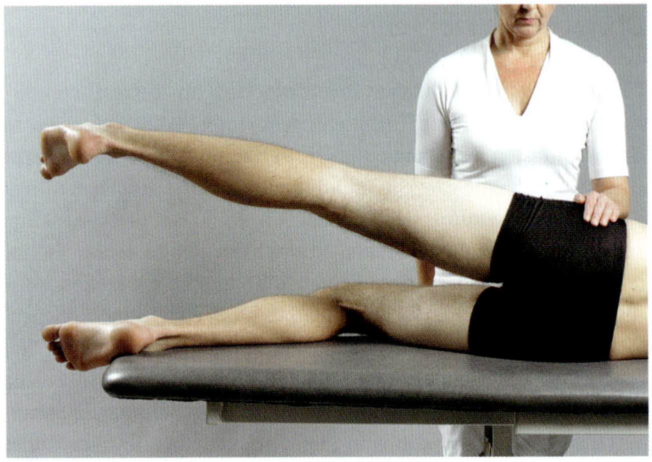

Abb. 4.41b *Stufe 3*
Ausgangsstellung: Seitenlage, nicht getestetes Bein in Semiflexion, zu testendes Bein im Kniegelenk gestreckt, im Hüftgelenk in leichter Hyperextension. Unterer Arm liegt unter dem Kopf, oberer Arm stabilisiert am Bankrand aufgestützt den Rumpf.
Fixation: Mit ganzer Hand am Darmbeinkamm der getesteten Seite und Palpation des Trochanter major zur Kontrolle der richtigen Bewegungsausführung.
Bewegung: Abduktion des oben liegenden Beines in vollem Ausmaß der Bewegung.

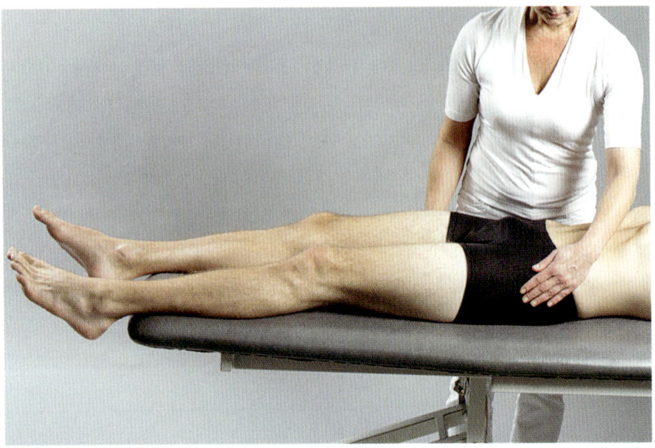

Abb. 4.41c *Stufe 2*
Ausgangsstellung: Rückenlage, Beine gestreckt, nicht getestetes Bein leicht abduziert.
Fixation: Becken mit der Hand am Darmbeinkamm der zu testenden Seite festhalten, der Daumen kontrolliert am Trochanter major die richtige Bewegungsausführung.
Bewegung: Abduktion im Hüftgelenk in vollem Ausmaß der Bewegung.

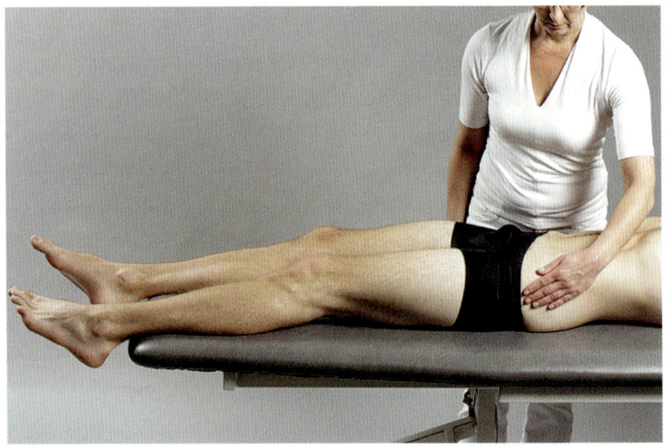

Abb. 4.41d *Stufen 1, 0*
Ausgangsstellung: Rückenlage, Beine gestreckt.
Beim Bewegungsversuch des Patienten Muskelanspannung über dem Trochanter major palpieren.

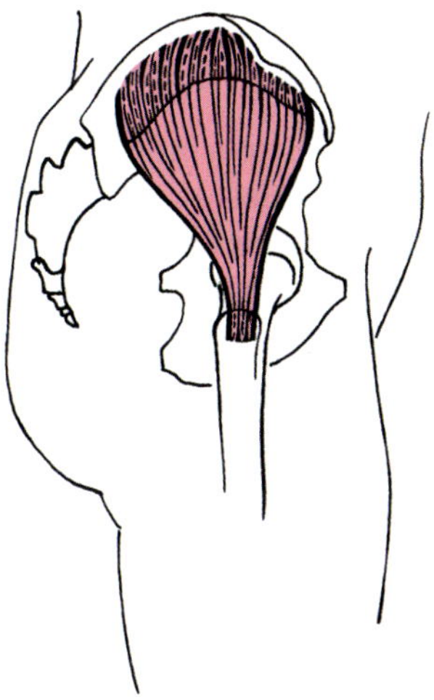

Abb. 4.41e M. glutaeus medius.

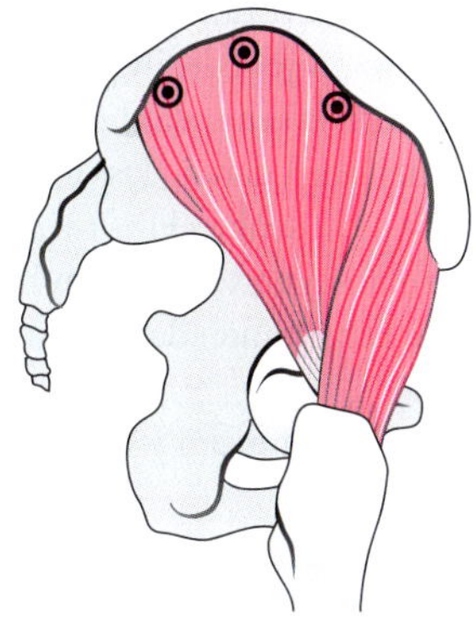

Abb. 4.41f M. glutaeus medius – Triggerpunkte.

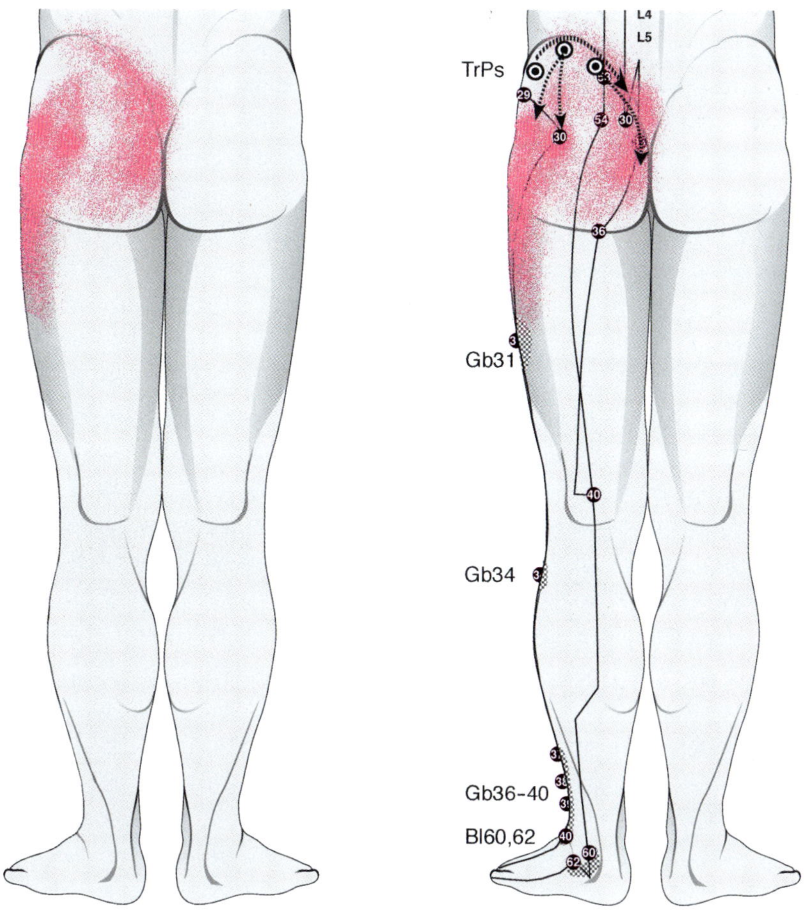

Abb. 4.41g M. glutaeus medius – Schmerzübertragung und Fernpunkte.

Fehler und Hinweise

- Es wird nicht genügend auf eine sichere Fixation des Beckens geachtet und damit eine Substitution durch Elevation der Beckenseite ermöglicht. Dann geht die Bewegung allerdings nicht vom Hüftgelenk aus. Man erkennt das bei den *Stufen 5, 4, 3* bei Betrachtung von hinten auch daran, dass die Verbindungslinie der Darmbeinkämme nicht senkrecht zur Unterlage verläuft.
- Es wird eine Außenrotation und Flexion im Hüftgelenk gestattet. Das bedeutet eine Substitution durch den M. iliopsoas und M. tensor fasciae latae.
- Die Palpation des Trochanter major wird unterlassen.
- Es wird nicht die ganze Bewegung ausgeführt oder nicht die richtige Richtung des Widerstandes eingehalten.

Kontraktur

Es kommt zur Abduktion, die sich beim Stehen in einer Tieferstellung dieser Beckenseite und einer relativen Verlängerung des Beines auf der Seite der Kontraktur äußert. Diese Verlängerung wird durch eine Skoliose der LWS ausgeglichen, die zur Kontrakturseite konvex ist.

Außenrotation des Hüftgelenks

Übersicht (➢ Tab. 4.40)

Grundbewegung: Außenrotation im Ausmaß von 45° bei gestrecktem Hüftgelenk.

Alle Tests werden in Rückenlage/Sitz vorgenommen. Bei den *Stufen 5, 4, 3* hängt der Unterschenkel des getesteten Beines frei über den unteren Bankrand herab, um das Becken zu stabilisieren. Die übrigen Stufen testen wir bei gestreckten Beinen. Die Fixation an der Rückseite des unteren Oberschenkeldrittels ist für die *Stufen 5, 4, 3* selbstverständlich. Immer wenn sich der Patient durch Anheben des Beckens bemüht nachzuhelfen, wird das Becken am Darmbeinkamm etwas festgehalten.

Das Ausmaß der Bewegung wird durch das Lig. iliofemorale und die Spannung der Innenrotatoren des Hüftgelenks begrenzt.

Tab. 4.40

Hauptmuskeln	Ursprung	Ansatz	Innervation
M. quadratus femoris	Außenseite des Tuber ischiadicum	Crista intertrochanterica	Plexus sacralis: (L_4), L_5, S_1
M. piriformis	Facies pelvina ossis sacri längs der Ränder des 2.–4. Sakralforamens	Spitze und Innenfläche des Trochanter major	Plexus sacralis: (L_5), S_1, S_2, (S_3)
M. glutaeus maximus	Ränder der Lumbodorsalfaszie, Kreuzbein- und Steißbeinränder	*Kraniale Bündel:* Tractus iliotibialis	N. glutaeus inferior: (L_4), L_5, S_1, S_2
	Lig. sacrotuberale, Außenfläche des Os ilium, von der Crista iliaca bis zur Linea glutea posterior	*Kaudale Bündel:* Tuberositas glutaea femoris	
M. gemellus superior (spinalis)	Spina ischiadica	Fossa trochanterica	Plexus sacralis: (L_4), L_5, S_1, S_2, (S_3)
M. gemellus inferior (tuberalis)	Tuber ischiadicum	Fossa trochanterica	Plexus sacralis: (L_4), L_5, S_1, (S_2)
M. obturatorius externus	Außenseite der Membrana obturatoria; knöcherne Ränder des Foramen obturatum	Fossa trochanterica	N. obturatorius: L_3, L_4, (L_5)
M. obturatorius internus	Innenseite der Membrana obturatoria; knöcherne Ränder des Foramen obturatum	Fossa trochanterica	Plexus sacralis: (L_5), S_1, S_2, (S_3)

Hilfsmuskeln:	*Neutralisationsmuskeln:*	*Stabilisationsmuskeln:*
Mm. adductor brevis, longus und magnus, M. glutaeus medius (hinterer Teil), M. pectineus, M. biceps femoris (Caput longum)	Zusätzliche Richtungskomponenten einzelner Muskeln (Abduktion und Adduktion) neutralisieren sich.	M. quadratus lumborum, Bauchmuskeln und Rückenstrecker halten das Becken fest.

Teststufen (➤ Abb. 4.42a–g)

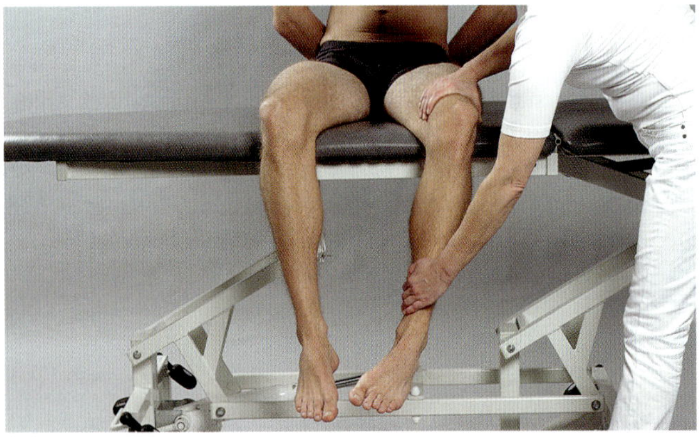

Abb. 4.42a *Stufen 5, 4*
Ausgangsstellung: Sitz, Unterschenkel des zu testenden Beines hängt über den Bankrand, ebenso nicht getestetes Bein, die Arme des Patienten sind am Rücken verschränkt.
Fixation: Unteres Oberschenkeldrittel.
Bewegung: Außenrotation des Oberschenkels in vollem Ausmaß der Bewegung (45°). Fuß bewegt sich dabei einwärts.
Widerstand: Mit der Hand dicht über innerem Fußknöchel.

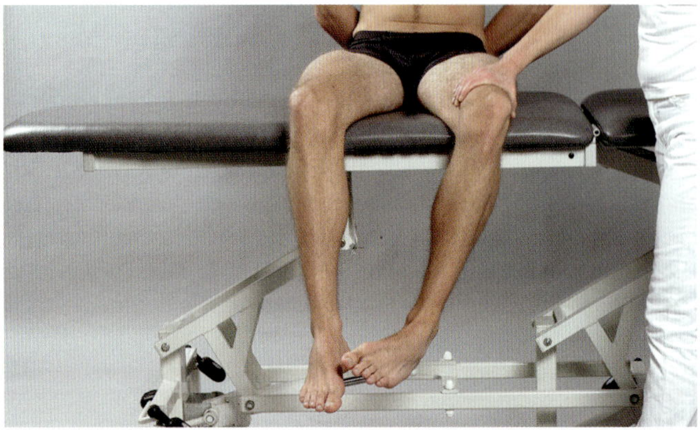

Abb. 4.42b *Stufe 3*
Ausgangsstellung: Sitz, Unterschenkel des zu testenden Beines hängt frei über den Bankrand, ebenso nicht getestetes Bein, die Arme des Patienten sind am Rücken verschränkt.
Fixation: Unteres Oberschenkeldrittel von der Kniekehle her.
Bewegung: Außenrotation im Hüftgelenk in vollem Ausmaß.

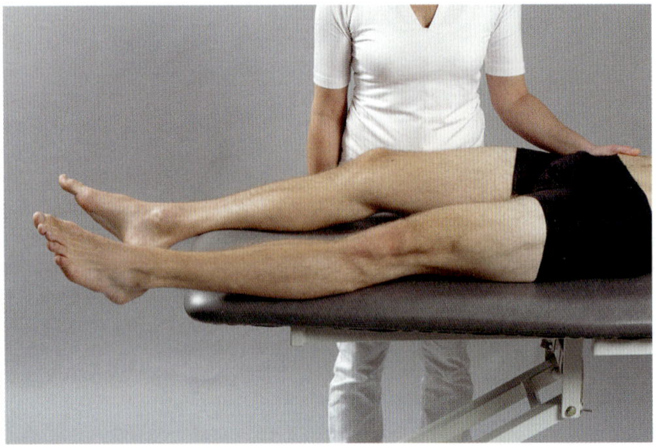

Abb. 4.42c *Stufe 2*
Ausgangsstellung: Rückenlage, Beine gestreckt und leicht abduziert, zu testendes Bein nach innen rotiert.
Fixation: Becken auf nicht zu testender Seite leicht am Darmbeinkamm fixieren.
Bewegung: Außenrotation im Hüftgelenk in vollem Ausmaß. Entscheidend für den Test ist die 1. Phase der Bewegung aus der Innenrotation in die Mittelstellung.

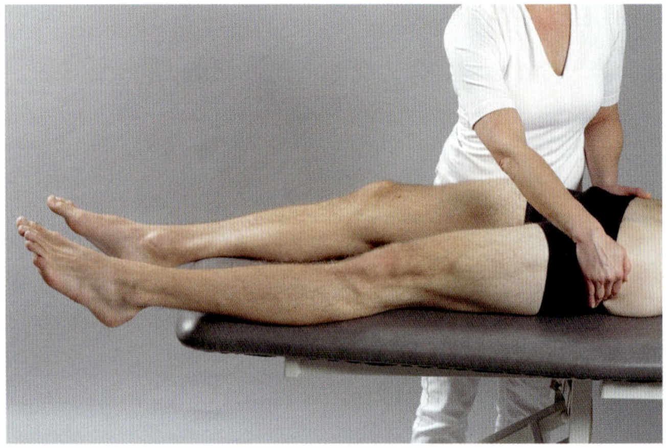

Abb. 4.42d *Stufen 1, 0*
Ausgangsstellung: Rückenlage, Beine gestreckt.
Beim Bewegungsversuch oberhalb des Trochanter major nach Muskelanspannung tasten, beobachten, ob es zu einer Bewegung des Beines in Richtung der Rotation kommt.

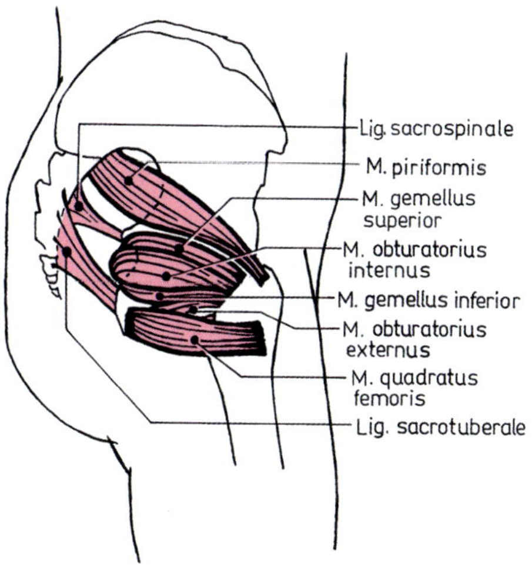

Abb. 4.42e Mm. piriformis, gemelli, obturatorius externus, quadratus femoris.

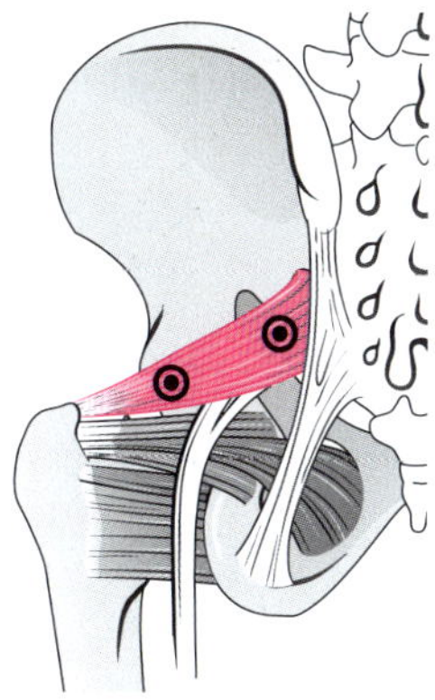

Abb. 4.42f M. piriformis – Triggerpunkte.

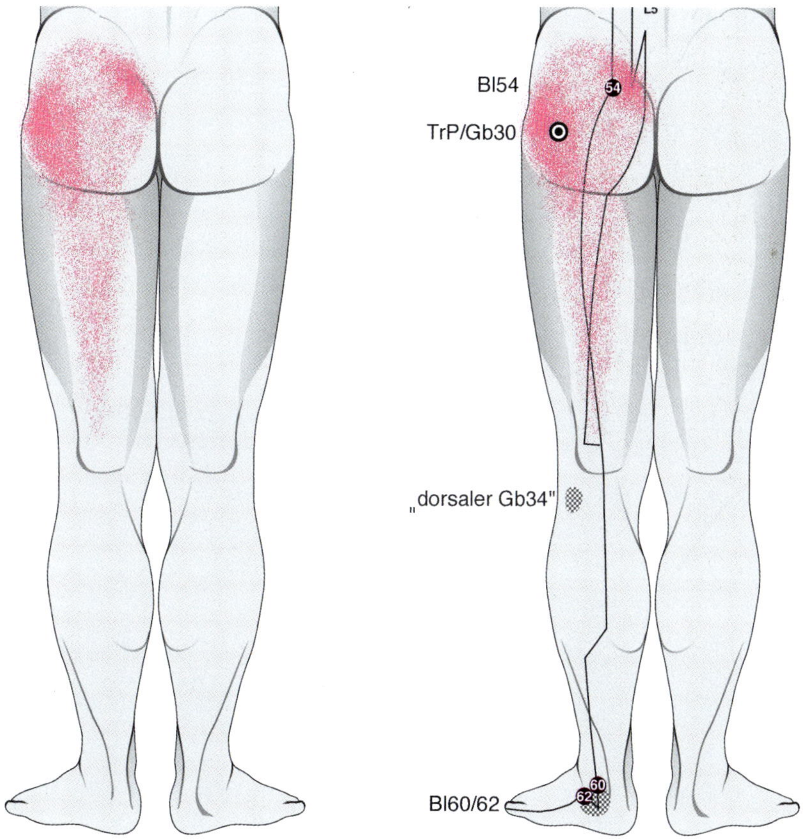

Abb. 4.42g M. piriformis – Schmerzübertragung und Fernpunkte.

Fehler

- Bei Rückenlage nach *Stufe 2* imitiert der Patient die Außenrotation durch Pronation des Fußes.
- Bei den *Stufen 5, 4, 3* werden die gleichzeitige Flexion und Adduktion erlaubt.

Kontraktur

Außenrotation des Oberschenkels, die besonders bei der Abduktion verstärkt wird. Wahrscheinlich ist am häufigsten der M. piriformis verkürzt.

Innenrotation des Hüftgelenks

Übersicht (➤ Tab. 4.41)

Grundbewegung: Innenrotation bis 30°.

Alle Stufen werden in Rückenlage/Sitz untersucht. Bei den *Stufen 5, 4, 3* hängt der Unterschenkel des zu testenden Beines frei über den unteren Bankrand. Bei den übrigen Stufen sind die Beine gestreckt.

Bei den *Stufen 5, 4, 3* ist eine Fixation oberhalb des Kniegelenks notwendig. Bei den übrigen Stufen fixiert man das Becken, besonders bei Patienten, deren Bewegungen inkoordiniert sind und die der Bewegung durch Heben des Beckens auf derselben Seite nachhelfen.

Das Bewegungsausmaß ist durch die Spannung der an der Außenrotation im Hüftgelenk beteiligten Muskeln begrenzt und bei gestreckter Hüfte durch Anspannung des unteren Anteils des Lig. iliofemorale, bei gebeugter Hüfte dagegen durch Anspannung des Lig. ischiofemorale.

Tab. 4.41

Hauptmuskeln	Ursprung	Ansatz	Innervation
M. glutaeus minimus	Außenfläche des Hüftbeins zwischen Linea glutea superior und Linea glutea inferior	Spitze und Außenseite des Trochanter major	N. glutaeus superior: L_4, L_5, S_1, (S_2)
M. tensor fasciae latae	Außenseite der Spina iliaca anterior superior (SIAS) und längs der Crista iliaca bis zum Tuberculum glutaeum anterius	Tractus iliotibialis	N. glutaeus superior: L_4, L_5, S_1, (S_2)

Hilfsmuskeln:	*Neutralisationsmuskeln:*	*Stabilisationsmuskeln:*
M. glutaeus medius (vorderer Teil), M. semitendinosus, M. gracilis, M. semimembranosus	M. adductor magnus hebt die Abduktionskomponente auf.	M. quadratus lumborum, Erektoren der Wirbelsäule und Bauchmuskeln halten das Becken.

Teststufen (➤ Abb. 4.43a–g)

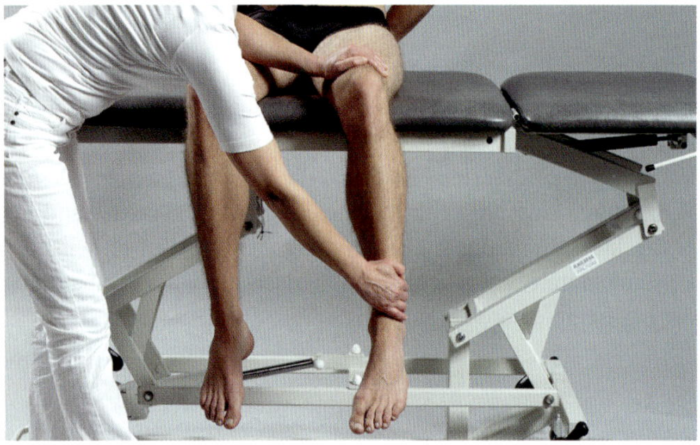

Abb. 4.43a *Stufen 5, 4*
Ausgangsstellung: Sitz, zu testendes Bein im Knie gebeugt, Unterschenkel hängt über den Bankrand.
Fixation: Unteres Oberschenkeldrittel von der Dorsalseite.
Bewegung: Innenrotation im Hüftgelenk in vollem Ausmaß (etwa 30°). Fuß bewegt sich nach außen.
Widerstand: Oberhalb des äußeren Fußknöchels gegen die Bewegungsrichtung.

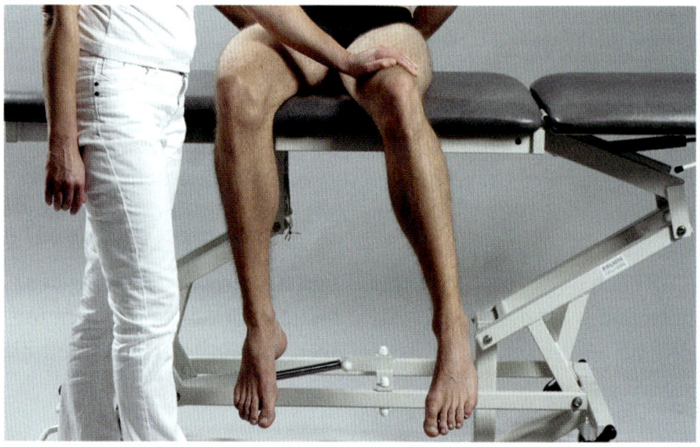

Abb. 4.43b *Stufe 3*
Ausgangsstellung: Sitz, Unterschenkel des zu testenden Beines hängt frei über den Bankrand.
Fixation: Unteres Oberschenkeldrittel von dorsal.
Bewegung: Volle Innenrotation im Hüftgelenk.

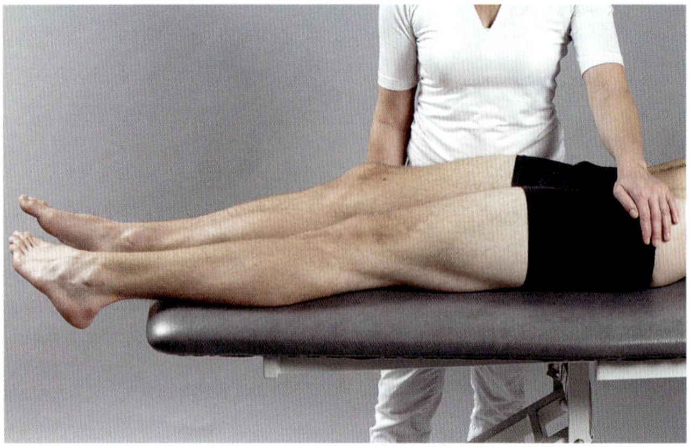

Abb. 4.43c *Stufe 2*
Ausgangsstellung: Rückenlage, beide Beine gestreckt, zu testendes Bein außenrotiert.
Fixation: Am Darmbeinkamm des zu testenden Beines mit der Hand leicht fixieren.
Bewegung: Volle Innenrotation im Hüftgelenk.

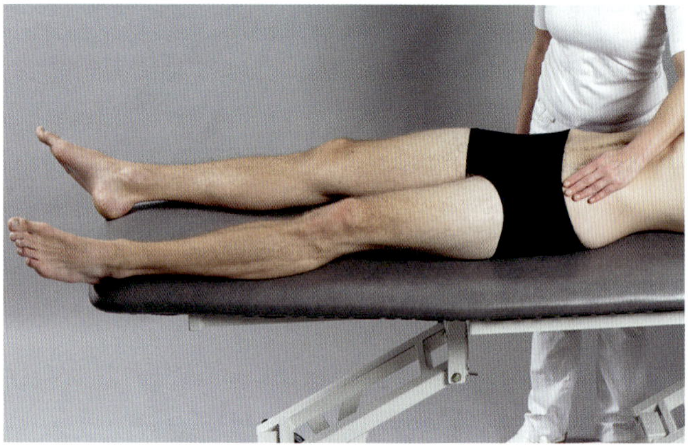

Abb. 4.43d *Stufen 1, 0*
Ausgangsstellung: Rückenlage.
Beim Bewegungsversuch des Patienten Muskelanspannung im Verlauf der Muskelfasern oberhalb des Trochanter major palpieren.

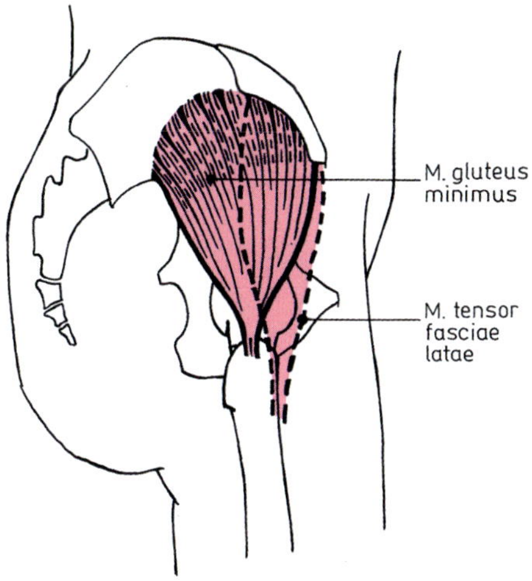

Abb. 4.43e M. glutaeus minimus, M. tensor fasciae latae.

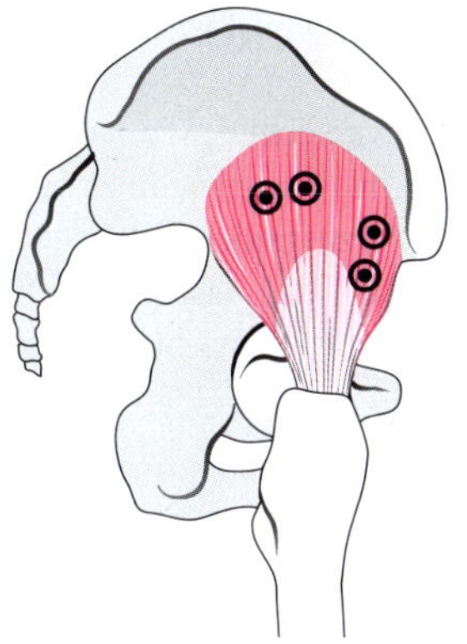

Abb. 4.43f M. glutaeus minimus – Triggerpunkte.

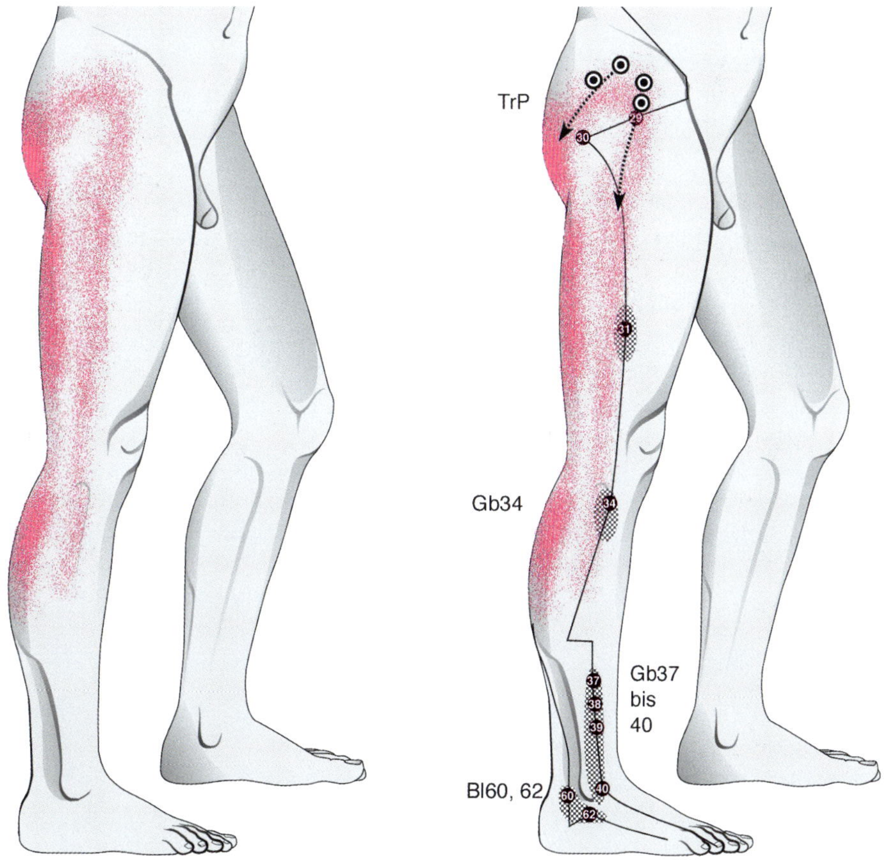

Abb. 4.43g M. glutaeus minimus – Schmerzübertragung und Fernpunkte.

Fehler und Hinweise

- Die Notwendigkeit der Beckenfixation und der richtigen Stellung des Oberschenkels beim Test nach den *Stufen 5, 4, 3* muss betont werden.
- Bei den *Stufen 2, 1, 0* versucht der Patient teilweise, die Bewegung durch eine Adduktion, manchmal verbunden mit einer Supination des Fußes, zu imitieren.
- Bei Überwiegen des M. tensor fasciae latae führt der Patient bei der Innenrotation zuerst eine leichte Flexion im Hüftgelenk aus.

Kontraktur

Innenrotation des Oberschenkels und Tendenz zum Genu valgum (X-Bein), bei Verkürzung des M. tensor fasciae latae außerdem Flexions-Abduktions-Stellung im Hüftgelenk.

4.5.2 Muskelfunktionstests des Kniegelenks

Flexion des Kniegelenks

Übersicht (➤ Tab. 4.42)

Grundbewegung: Flexion im Kniegelenk in einem Ausmaß von 120–140°.

Die *Stufen 5, 4, 3, 1, 0* werden in Bauchlage getestet, *Stufe 2* in Seitenlage. Das Bein bleibt für die Routineuntersuchung immer genau in Mittelstellung zwischen Innen- und Außenrotation im Hüftgelenk. Es wird aber empfohlen, Ausgangsstellungen zu wählen, die eine Unterscheidung der medialen und lateralen Ischiokruralmuskeln ermöglichen. Ist das Hüftgelenk außenrotiert (Unterschenkel zeigt nach innen), überwiegen die lateralen Beuger (M. biceps femoris), ist es innenrotiert, überwiegen die medialen (Mm. semitendinosus und semimembranosus).

Bei der Bewegung darf es nicht zum Vorkippen des Beckens kommen. Das Bewegungsausmaß wird durch die Dehnung des Lig. patellae (Ansatzsehne des M. quadriceps femoris) begrenzt bzw. durch die Dehnung des M. rectus femoris und den vorderen Teil der Gelenkkapsel. Bei normalen Verhältnissen wird jedoch die Bewegung nur durch die Berührung der Weichteile des Ober- und Unterschenkels begrenzt. Der M. popliteus ist klinisch nicht differenzierbar.

4

Tab. 4.42

Hauptmuskeln	Ursprung	Ansatz	Innervation
M. biceps femoris	*Caput longum:* Tuber ischiadicum	Caput fibulae, Rand des Condylus lateralis tibiae	N. tibialis: L_5, S_1, S_2, (S_3)
	Caput breve: Distaler Teil des Labium laterale lineae asperae		N. peronaeus: (L_4), L_5, S_1, S_2
M. semitendinosus	Tuber ischiadicum	Geht gemeinsam mit M. sartorius und M. gracilis in den Pes anserinus über, setzt unter medialem Condylus tibiae an	N. tibialis: (L_4), L_5, S_1, S_2
M. semimembranosus	Tuber ischiadicum	Margo medialis tibiae und hinterer Teil der Kapsel des Kniegelenks	N. tibialis: L_4, L_5, S_1, (S_2)

Hilfsmuskeln:	*Neutralisationsmuskeln:*	*Stabilisationsmuskeln:*
M. gracilis, M. sartorius, M. popliteus, M. gastrocnemius	M. biceps femoris einer Seite und Flexoren der anderen heben Rotationskomponente der Bewegung gegenseitig auf.	Flexoren der Hüfte halten Femur gegen Extensionskomponente der Flexoren des Knies.

Teststufen (➢ Abb. 4.44a–g)

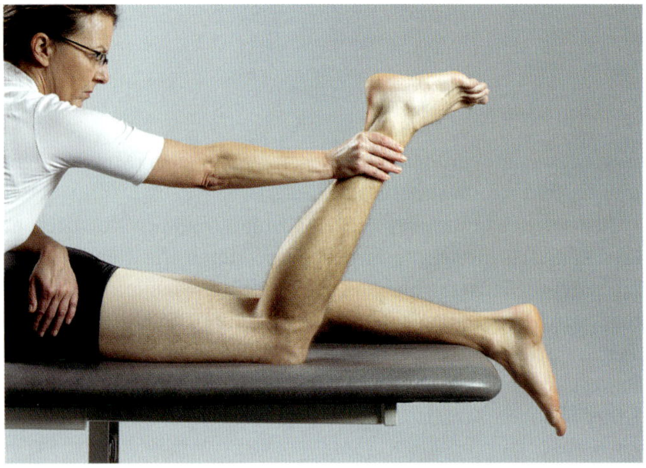

Abb. 4.44a *Stufen 5, 4*
Ausgangsstellung: Bauchlage, Kissen unter dem Bauch, Beine gestreckt, Füße hängen über den Bankrand.
Fixation: Becken mit ganzer Handfläche und Unterarm fixieren.
Bewegung: Flexion im Kniegelenk in vollem Ausmaß.
Widerstand: Mit Hand gegen unteres Drittel des Unterschenkels oberhalb der Achillessehne gegen die Bewegungsrichtung.

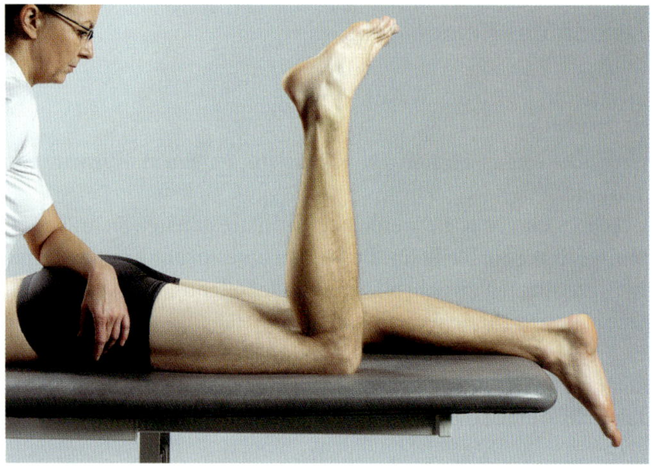

Abb. 4.44b *Stufe 3*
Ausgangsstellung: Bauchlage, Polster unter dem Bauch, Beine gestreckt, Füße hängen über Bankrand.
Fixation: Gesäß.
Bewegung: Flexion in vollem Ausmaß.

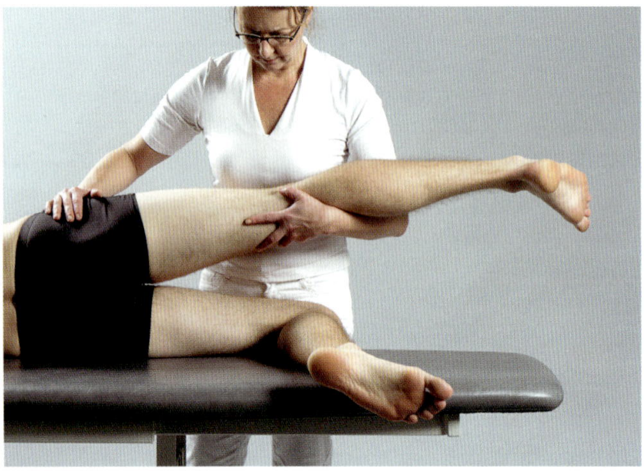

Abb. 4.44c *Stufe 2*
Ausgangsstellung: Seitenlage auf der Seite des zu testenden Beines. Nicht getestetes Bein wird gestreckt und im Hüftgelenk leicht abduziert unterstützt. Getestetes Bein liegt gestreckt auf Unterlage.
Fixation: Leichter Druck der Handfläche an Innenfläche des unteren Oberschenkeldrittels.
Bewegung: Flexion des Knies in vollem Ausmaß.

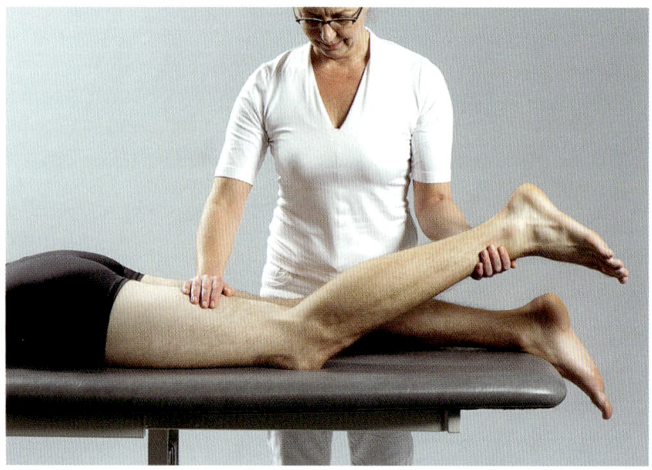

Abb. 4.44d *Stufen 1, 0*
Ausgangsstellung: Bauchlage, nicht getestetes Bein gestreckt, zu testendes Bein im Kniegelenk leicht flektiert, im unteren Drittel des Unterschenkels unterstützt.
Beim Bewegungsversuch des Patienten Anspannung der Muskeln im Verlauf ihrer Fasern oder Sehnen spüren.

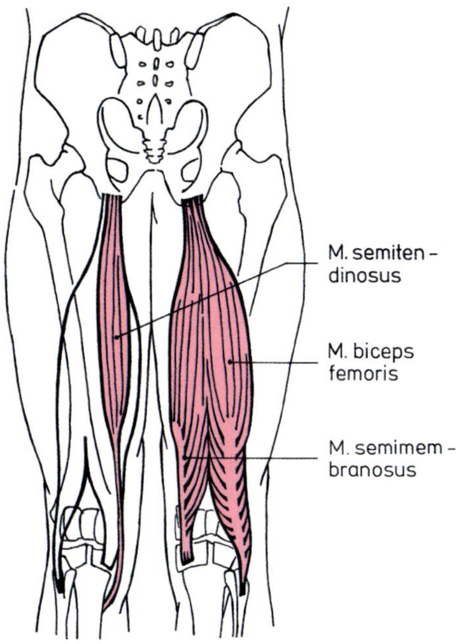

Abb. 4.44e M. semitendinosus, M. biceps femoris, M. semimembranosus.

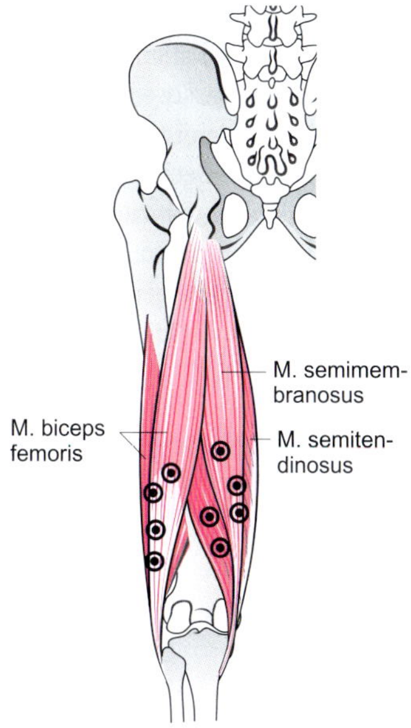

Abb. 4.44f M. semitendinosus, M. biceps femoris, M. semimembranosus – Triggerpunkte.

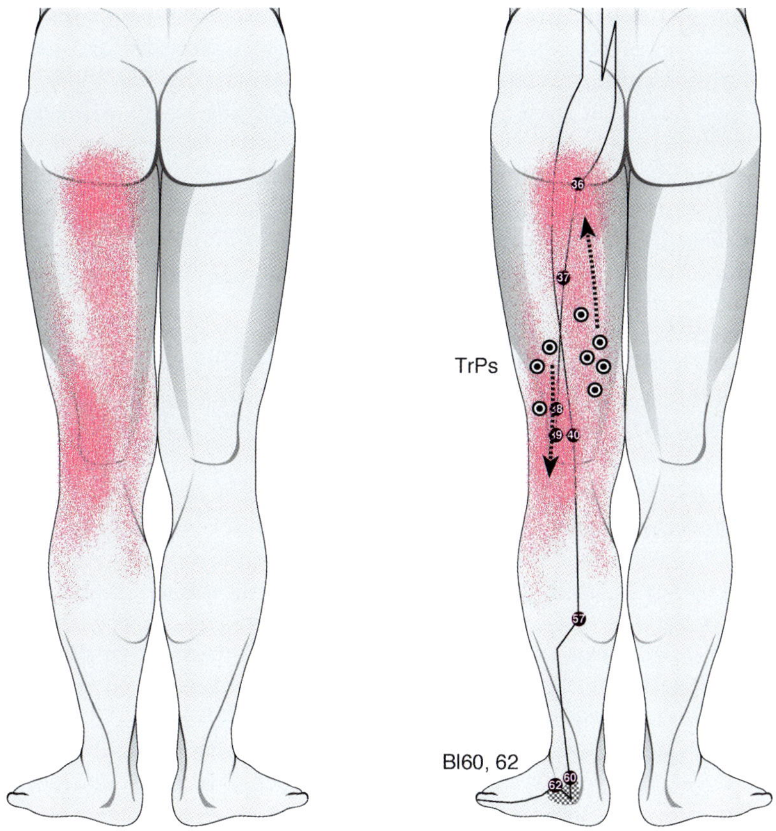

Abb. 4.44g M. semitendinosus, M. biceps femoris, M. semimembranosus – Schmerzübertragung und Fernpunkte.

Fehler und Hinweise
- In fraglichen Fällen ist es oft notwendig, äußere und innere Kniebeuger zu unterscheiden.
- Am Bewegungsbeginn hebt der Patient auf der zu testenden Seite das Becken an, wodurch er passiv eine leichte Anfangsflexion im Knie erreicht und die Bedingungen für den Einsatz der Flexoren verbessert. Das ist durch Beckenfixation zu vermeiden.
- Eine Substitution durch den M. sartorius äußert sich in einer gleichzeitigen Flexion und Außenrotation im Hüftgelenk. Aus dieser Lage ist die Bewegung auch weniger schwierig, denn sie erfolgt nicht senkrecht zur Schwerkraft des Beines.

Kontraktur

Eine Kontraktur kommt oft vor. Bei weniger ausgeprägten Formen ist eine Flexion im Hüftgelenk bei gleichzeitig gestrecktem Kniegelenk über 80° hinaus unmöglich (Pseudolasègue). In schweren Fällen ist die Extension im Kniegelenk nicht möglich, es kommt zur Aufrichtung des Beckens in der Sagittalebene und zum Ausgleich der Lendenlordose. In den allerschwersten Fällen bleibt das Kniegelenk in mehr oder weniger starker Flexionsstellung. Bei überwiegender Kontraktur des M. biceps femoris kommt es außerdem noch zum Genu valgum (X-Bein), bei überwiegender Kontraktur der Semimuskeln zur Varosität.

Extension des Kniegelenks

Übersicht (➤ Tab. 4.43)

Grundbewegung: Extension im Kniegelenk im Ausmaß von 120–140°. Beim Test werden jedoch nur die letzten 90° der Bewegung geprüft.

Die *Stufen 5, 4, 3* untersucht man am besten in Rückenlage, wobei das zu testende Bein frei über den unteren Bankrand hängt. Weniger geeignet ist die Untersuchung im Sitzen, weil dann der M. rectus femoris ausgeschaltet ist. Die Rückenlage stellt also die Grundstellung dar. Das nicht getestete Bein steht gebeugt mit dem Fuß auf der Bank, dadurch wird das Becken stabilisiert. *Stufe 2* wird in Seitenlage, die *Stufen 1, 0* werden in Rückenlage getestet. Eine Fixation des Knies ist immer erforderlich, besonders bei Kindern, um eine Rotation des Oberschenkels und die Substitution durch andere Muskeln zu verhindern. Wichtig ist die Fixation des Beines. Um den M. quadriceps femoris dabei nicht zu drücken, wird der Oberschenkel von unten gehalten.

Das Ausmaß der Bewegung wird durch die Ligg. cruciata, Ligg. collateralia und den hinteren Teil der Gelenkkapsel begrenzt.

4

Tab. 4.43

Hauptmuskeln	Ursprung	Ansatz	Innervation
M. quadriceps femoris			
• M. rectus femoris	Spina iliaca anterior inferior (SIAI) oberhalb des Acetabulums	Basis und Ränder der Patella, Lig. patellae an Tuberositas tibiae	N. femoralis: (L_2), L_3, L_4, (L_5)
• M. vastus intermedius	Längs des ganzen Femurs mit Ausnahme der Linea aspera	Lig. patellae an Tuberositas tibiae	
• M. vastus medialis (tibialis)	Labium mediale lineae asperae	Lig. patellae an Tuberositas tibiae	
• M. vastus lateralis (fibularis)	Labium laterale lineae asperae	Lig. patellae an Tuberositas tibiae	
Neutralisations- und Stabilisationsmuskeln: Mm. vastus lateralis und medialis gleichen die lateralen und medialen Komponenten aus und stabilisieren das Knie. Hüftextensoren heben die Flexionskomponente des M. rectus femoris auf.			

Teststufen (➤ Abb. 4.45a–g)

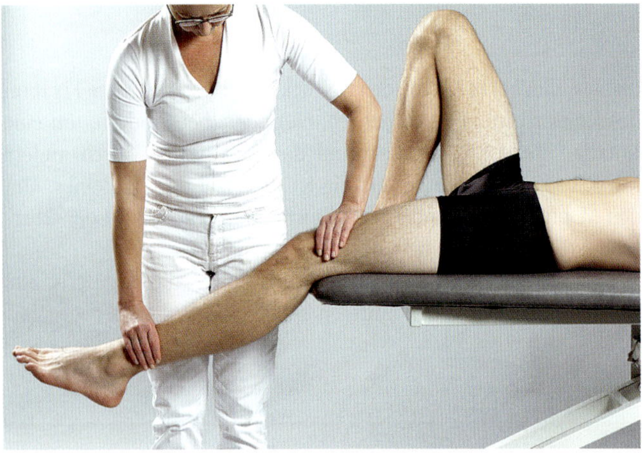

Abb. 4.45a *Stufen 5, 4*
Ausgangsstellung: Rückenlage, Unterschenkel des zu testenden Beines hängt frei über den Bankrand herab, Knie ist im rechten Winkel flektiert. Das nicht getestete Bein steht gebeugt mit dem Fuß auf der Bank auf.
Fixation: Oberschenkel von oben her.
Bewegung: Streckung im Kniegelenk von 90° aus in die volle Extension.
Widerstand: Dicht oberhalb des Fußknöchels bogenförmig gegen die Bewegungsrichtung.

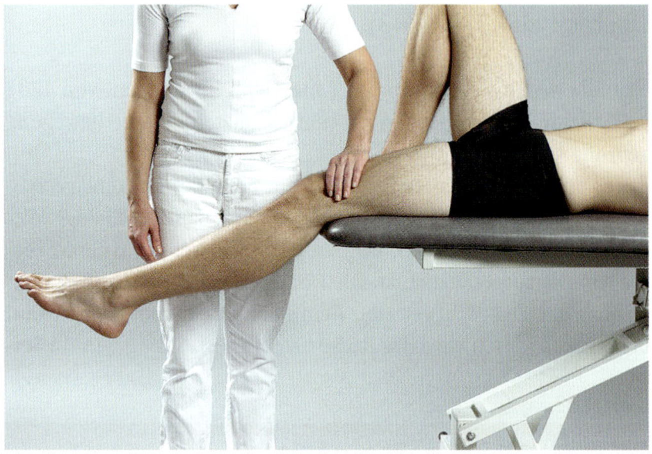

Abb. 4.45b *Stufe 3*
Ausgangsstellung: Rückenlage, Unterschenkel des zu testenden Beines befindet sich außerhalb der Unterlage, Kniegelenk 90° flektiert; nicht getestetes Bein steht gebeugt mit dem Fuß auf der Bank.
Fixation: Oberschenkel.
Bewegung: Aus rechtwinkliger Beugung in die volle Extension.

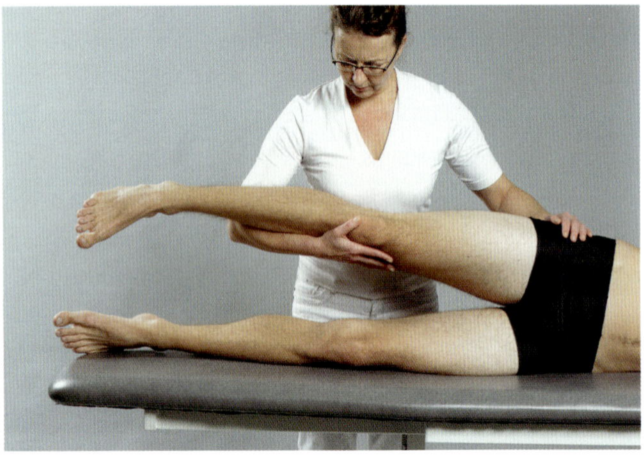

Abb. 4.45c *Stufe 2*
Ausgangsstellung: Seitenlage auf der Seite des zu testenden Beines; nicht getestetes Bein wird im Kniegelenk gestreckt, im Hüftgelenk leicht abduziert sowie unter dem Ober- und Unterschenkel gestützt, zu testendes Bein liegt im Kniegelenk in Beugung, im Hüftgelenk in Nullstellung.
Fixation des Beckens.
Bewegung: Aus rechtwinkliger Beugung in die volle Extension.

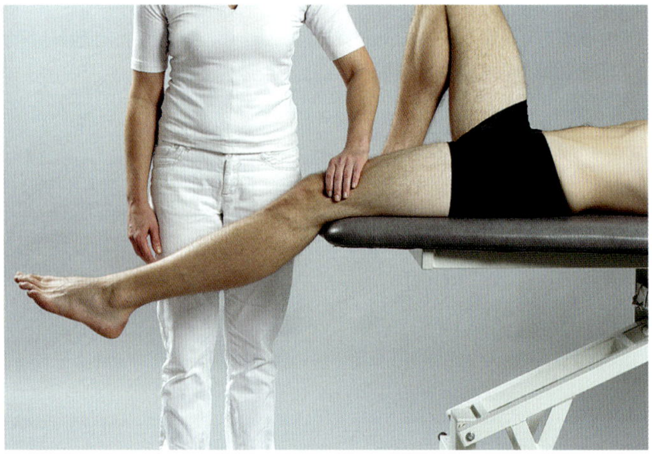

Abb. 4.45d *Stufen 1, 0*
Ausgangsstellung: Rückenlage, nicht getestetes Bein gestreckt, zu testendes Bein in Knie und Hüftgelenk in leichter Flexion. Knie mit einer Hand leicht unterstützen, die andere Hand palpiert beim Bewegungsversuch des Patienten eine Anspannung im Verlauf der Fasern des M. quadriceps femoris.

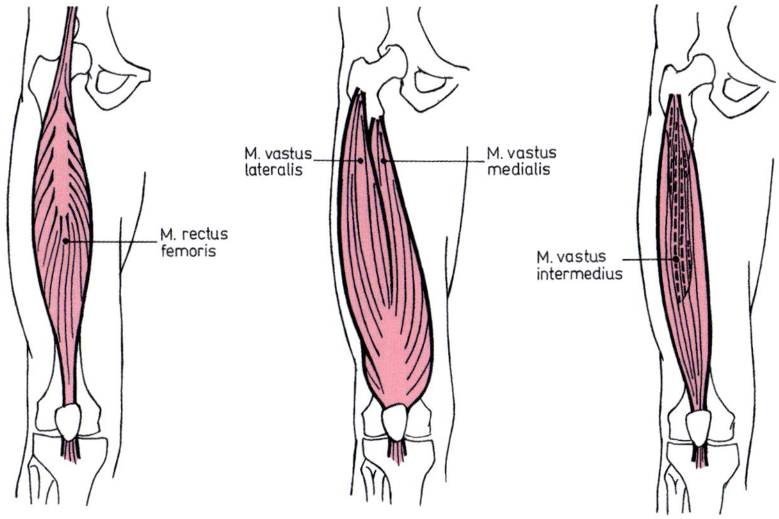

Abb. 4.45e M. quadriceps femoris.

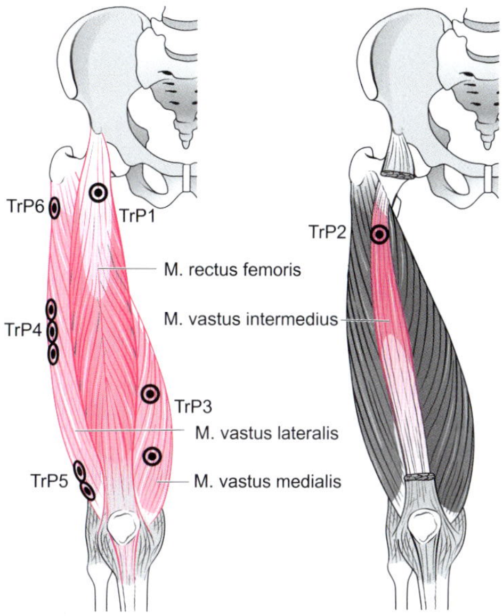

Abb. 4.45f M. quadriceps femoris – Triggerpunkte.

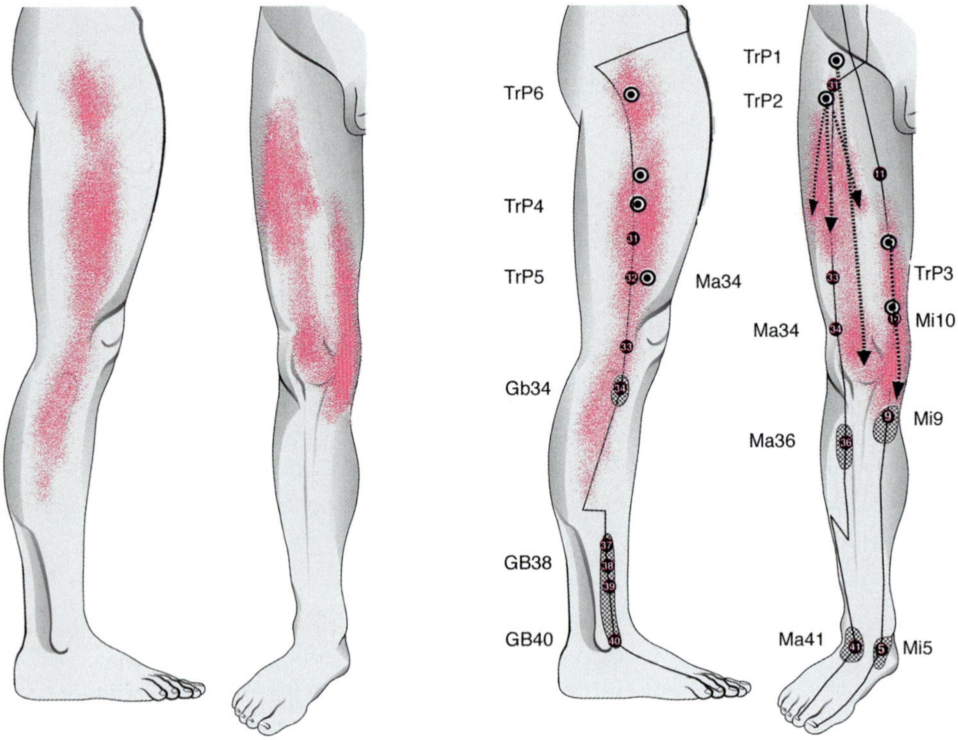

Abb. 4.45g M. quadriceps femoris – Schmerzübertragung und Fernpunkte.

Fehler und Hinweise

Die Bewegung ist einfach, sodass Fehler nur selten vorkommen.

- Bewegung muss fließend fortlaufend und ohne Anfangsschwung ausgeführt werden.
- Jede Rotation im Hüftgelenk ist zu vermeiden.
- Beim Sitzen darf das Becken nicht zurückgekippt (aufgerichtet) werden. Eine Tendenz zur Rückkippung des Beckens ist ein Zeichen für ein Überwiegen des M. rectus femoris.
- Die Bewegung muss unbedingt bis zur vollen Extension ausgeführt werden. Ist der Patient nicht imstande, das Knie völlig zu strecken, so beweist dies die Insuffizienz der Mm. vasti.
- Der Oberschenkel darf nicht von der ventralen Seite fixiert werden, weil dabei der zu untersuchende M. quadriceps femoris gedrückt würde.

Kontraktur

Eine Kontraktur, besonders des M. rectus femoris, kommt häufig vor. Sie äußert sich in einer Einschränkung der Flexionsmöglichkeit im Kniegelenk und ist besonders in Bauchlage bei völlig gestrecktem Hüftgelenk deutlich. Umgekehrt ist eine vollständige Extension im Hüftgelenk bei gebeugtem Knie unmöglich.

4.5.3 Muskelfunktionstests des Sprunggelenks

Plantarflexion des Fußes

Übersicht (➤ Tab. 4.44)

Grundbewegung: Plantarflexion im Sprunggelenk von 40–45° bei extendiertem Kniegelenk.

Die *Stufen 5, 4, 3* werden in Bauchlage getestet, wobei die einzelnen Stufen nach der Größe des geleisteten Widerstandes unterschieden werden. Eine genaue Differenzierung ist jedoch schwierig. Die *Stufen 2, 1, 0* untersucht man in Seitenlage auf der Seite des zu testenden Beines. Die *Stufen 5, 4, 3* können auch im Stehen getestet werden. Der Patient geht dabei in den Zehenstand. Für die *Stufe 5* soll er imstande sein, die Bewegung vier- bis fünfmal zu wiederholen, nach *Stufe 4* wenigstens einmal, und bei *Stufe 3* muss wenigstens ein Abheben der Ferse über dem Fußboden erkennbar sein. Da bei dieser Untersuchung jedoch eine ganze Reihe von Muskeln aktiviert werden muss, hat sie viele Nachteile und ist daher nicht zu empfehlen. Allerdings ist auch der in Bauchlage vorgenommene Test nicht ganz einwandfrei, insbesondere weil für die *Stufe 5* der allein mit der Hand geleistete Widerstand zu gering ist.

Der M. triceps surae setzt sich zusammen aus 2 Muskeln, dem zweiköpfigen M. gastrocnemius und dem M. soleus. An der Plantarflexion beteiligen sich zusätzlich noch die Flexoren, die Mm. peronaeus brevis, peronaeus longus, tibialis posterior und plantaris. Ihre Tätigkeit lässt sich im Verlauf der Bewegung nicht völlig ausschalten. Durch sorgfältige Beobachtung lässt sich aber ein Überwiegen dieser oder jener Muskelgruppe feststellen. Die Tätigkeit des M. gastrocnemius wird weitgehend ausgeschaltet, wenn die Plantarflexion bei gebeugtem Knie getestet wird. Diese Stellung gilt als Ausgangsstellung für die Prüfung des M. soleus, wie im folgenden Text beschrieben wird.

Die Bewegung für die Mm. soleus und gastrocnemius muss sich hauptsächlich im Talokruralgelenk abspielen, d. h., die Bewegung muss vor allem durch Hochziehen der Ferse erfolgen und nicht durch Senken der Fußspitze. Wenn bei der Bewegung Fußspitze und Zehen kräftig flektiert werden oder gar die Fußsohle „eingerollt" wird, weist das auf ein Übergewicht der Hilfsmuskeln hin. Bei kräftig gebeugten Zehen betätigen sich vorwiegend die Zehenbeuger. Eine gleichzeitige Supination deutet auf ein Überwiegen der ventralen Muskelgruppe hin, eine gleichzeitige Pronation spricht für das Überwiegen der Mm. peronei.

Die Testung der Plantarflexion bei gestrecktem Kniegelenk bewertet den M. triceps surae als Ganzes.

Das Ausmaß der Bewegung begrenzen die Bänder an der Vorderfläche des Sprunggelenks, besonders aber die dorsale Berührung von Talus und Tibia. Zur Differenzierung und Beurteilung des M. soleus ist die Untersuchung mit flektiertem Kniegelenk als Variation möglich.

Tab. 4.44

Hauptmuskeln	Ursprung	Ansatz	Innervation
M. triceps surae			
• M. gastrocnemius	*Caput mediale (tibiale):* Dorsalseite des medialen Epikondylus des Femurs *Caput laterale (fibulare):* Lateraler Epikondylus des Femurs	Bilden gemeinsam die Achillessehne (Tendo m. triceps surae), die am Tuber calcanei ansetzt	N. tibialis (aus dem N. ischiadicus): S_1, S_2
• M. soleus	Hintere Seite des Caput fibulae, proximales Drittel der Fibularückseite, mittleres Drittel des Medialrandes der Tibia, Linea poplitea	Siehe M. gastrocnemius	N. tibialis (aus dem N. ischiadicus): (L_5), S_1, S_2

Hilfsmuskeln:	*Neutralisationsmuskeln:*	*Stabilisationsmuskeln:*
Mm. tibialis posterior, plantaris, peronaeus brevis, flexor hallucis longus, peronaeus longus, flexor digitorum longus	Mm. peronei und tibialis posterior neutralisieren sich gegenseitig in der lateralen Duktion des Fußes	Kommen im Liegen nicht zur Geltung

Teststufen (➤ Abb. 4.46a–g)

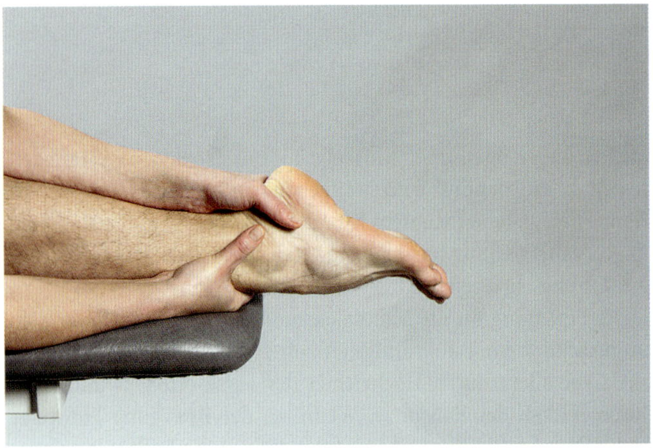

Abb. 4.46a *Stufen 5, 4, 3*
Ausgangsstellung: Bauchlage, Beine gestreckt, distales Ende des Unterschenkels ragt über die Unterlage hinaus, Fuß ist völlig entspannt.
Fixation: Unteres Drittel des Unterschenkels.
Bewegung: Volle Flexion im Sprunggelenk.
Widerstand: Ferse wird mit der Hand umfasst und distalwärts gedrückt.
Einzelne Stufen werden je nach dem Grad des Widerstandes unterschieden, Zehen sind nicht flektiert.

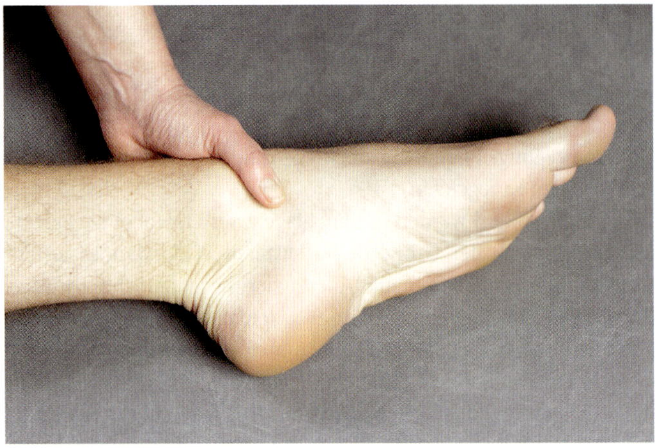

Abb. 4.46b *Stufe 2*
Ausgangsstellung: Seitenlage auf der Seite des zu testenden Beines, das in Hüft- und Kniegelenk gestreckt ist und dessen Fuß in rechtwinkliger Stellung auf dem Außenrand ruht. Nicht getestetes Bein ist gebeugt.
Fixation: Distales Unterschenkeldrittel.
Bewegung: Volle Plantarflexion, die Außenkante der Fußsohle verschiebt sich auf der Unterlage.

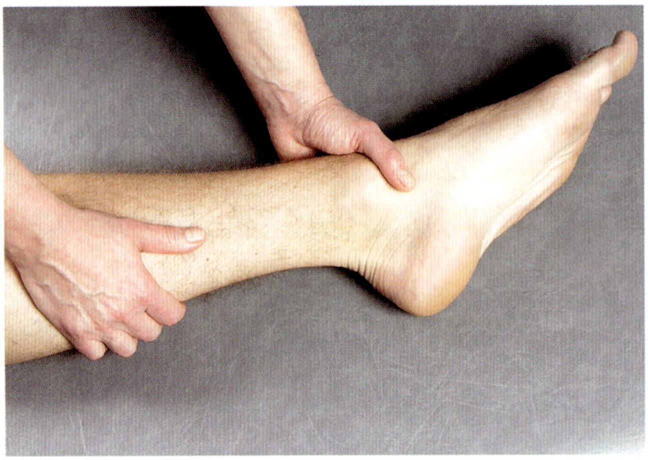

Abb. 4.46c *Stufen 1, 0*
Ausgangsstellung: Auf der Seite des zu testenden Beines liegend.
Beim Bewegungsversuch des Patienten Anspannung an der Achillessehne und im Verlauf der Fasern des M. gastrocnemius tasten.

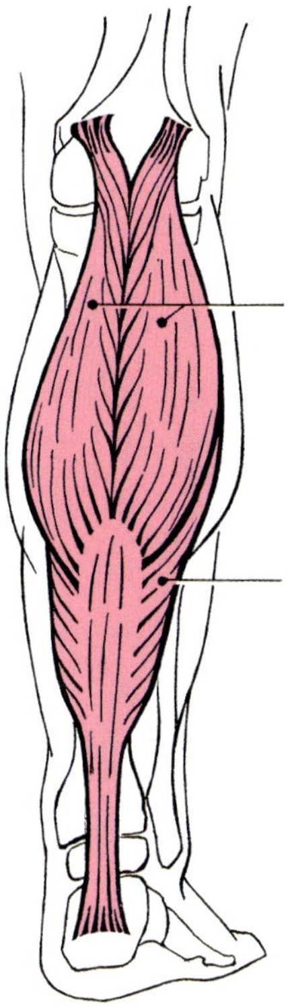

Abb. 4.46d M. gastrocnemius und M. soleus.

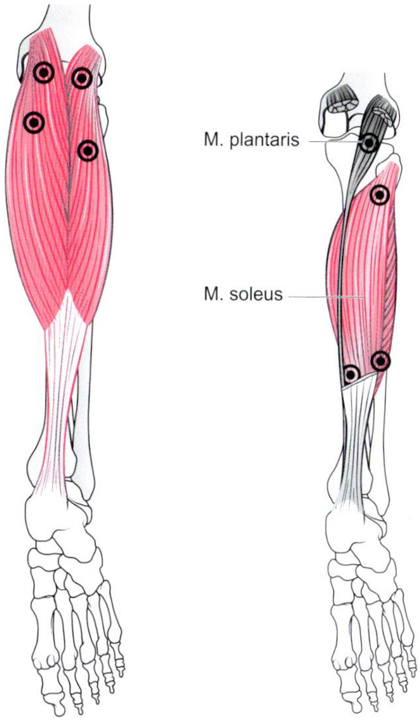

Abb. 4.46e M. gastrocnemius und M. soleus – Triggerpunkte.

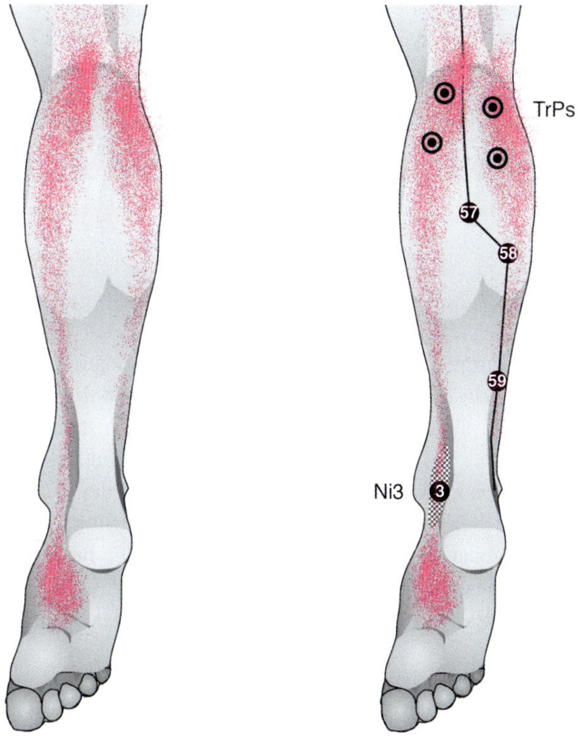

Abb. 4.46f M. gastrocnemius – Schmerzübertragung und Fernpunkte.

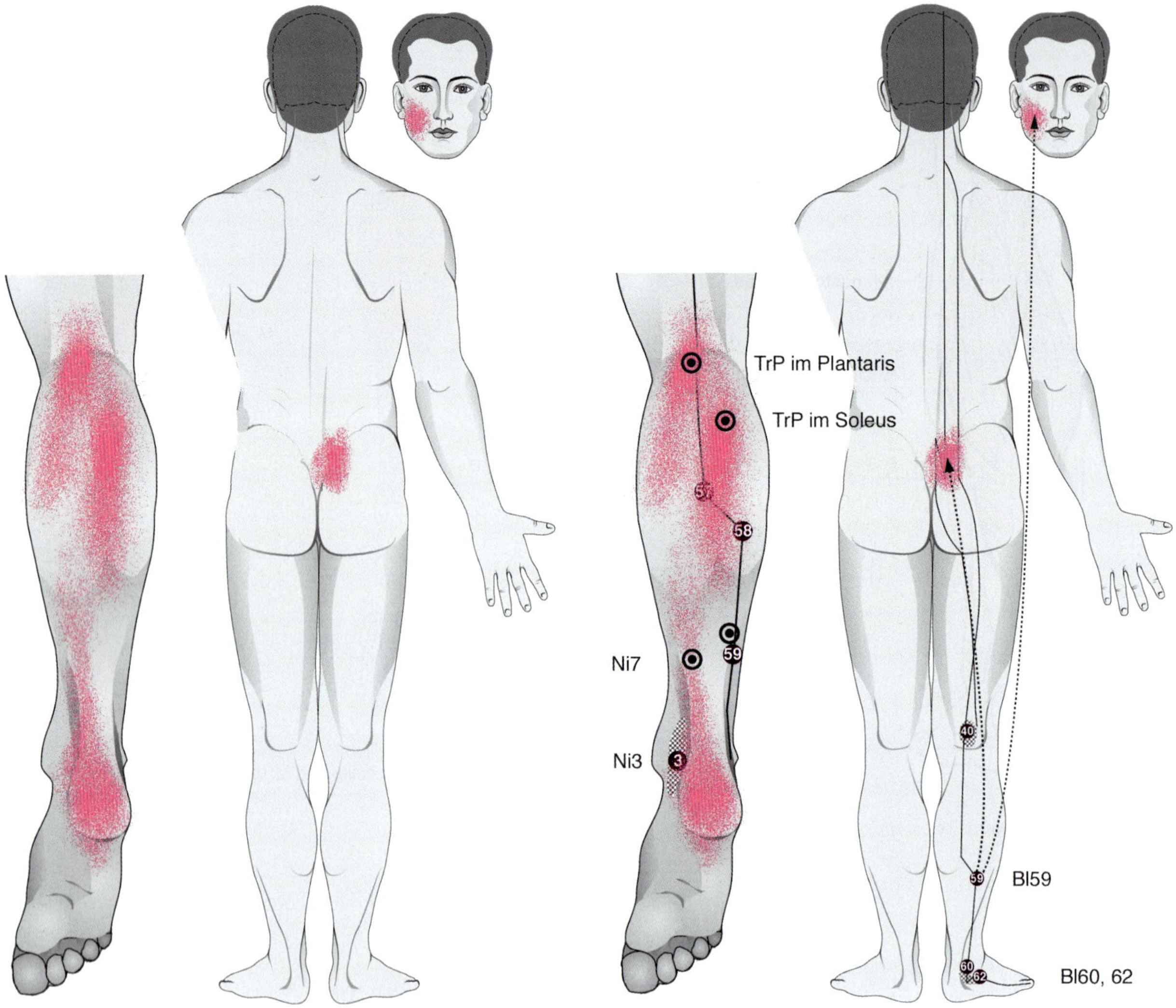

Abb. 4.46g M. soleus – Schmerzübertragung und Fernpunkte.

Fehler und Hinweise

- Oft wird nicht beachtet, dass die Bewegung ganz genau ausgeführt werden muss, d. h., die Ferse muss kranialwärts gezogen werden und die Fußspitze darf nicht zusätzlich plantarflektiert sein.
- Bei der Untersuchung im Stehen ist eine Flexion im Kniegelenk nicht zulässig. Denn dann genügt für das Abheben der Ferse von der Unterlage die Fixation der Fußsohle in stabiler Haltung und eine Verschiebung des Knies nach vorn. Dabei ist überhaupt keine Bewegung im Sprunggelenk erforderlich, diese wird durch die Kniebeugung imitiert.

Kontraktur

Sogar passiv ist die Dorsalflexion des Fußes über die Nullstellung hinaus unmöglich. In schweren Fällen ist der Patient in aufrechter Haltung nicht imstande, mit dem ganzen Fuß aufzutreten. Es kommt zur Spitzfußstellung (Pes equinus).

Früher wurde der M. soleus auch im Stehen bei gebeugtem Knie getestet. Diese Untersuchungsform wird nicht mehr angewendet. Das Ausmaß der Bewegung wird hauptsächlich begrenzt durch die Berührung von Talus und Tibia, den Zug der Bänder an der vorderen Seite des Sprunggelenks und die Dehnung der Fußdorsalflexion.

Supination mit Dorsalflexion des Fußes

Übersicht (➤ Tab. 4.45)

Grundbewegung: Gleichzeitige Supination (Inversion) und Dorsalflexion.

Stufen 5, 4, 3 werden im Sitzen getestet, *Stufe 2* im Liegen auf der Seite des zu testenden Beines und die *Stufen 1, 0* in Rückenlage. Das Kniegelenk muss unbedingt flektiert sein, denn nur so wird der M. gastrocnemius entspannt und eine volle Bewegung ermöglicht.

Der Unterschenkel muss fixiert werden.

Widerstand wird am besten so gegeben, dass der Fuß von unten umfasst wird und die Finger an den inneren Fußrand gelegt werden. So bestehen die besten Bedingungen dafür, dass der Widerstand tatsächlich gegen die Bewegungsrichtung gegeben wird. Der Widerstand richtet sich vor allem gegen die Basis des Metatarsus I, dorsal.

Das Ausmaß der Bewegung wird begrenzt durch die Dehnungsspannung der Mm. peronei, den Kontakt der Tarsalknochen und die Anspannung der kollateralen Bänder des äußeren Malleolus.

Tab. 4.45

Hauptmuskeln	Ursprung	Ansatz	Innervation
M. tibialis anterior	Condylus lateralis tibiae, proximale zwei Drittel der lateralen Tibiaseite, anliegender Teil der Membrana interossea	Os cuneiforme mediale (I), Basis des Metatarsus I an der Plantarseite	N. peronaeus profundus: L_4, L_5, (S_1)
Hilfsmuskeln: M. extensor hallucis longus, M. extensor digitorum longus in der letzten Phase der Bewegung	*Neutralisations- und Stabilisationsmuskeln:* Sind praktisch nicht vorhanden.		

Teststufen (➤ Abb. 4.47a–g)

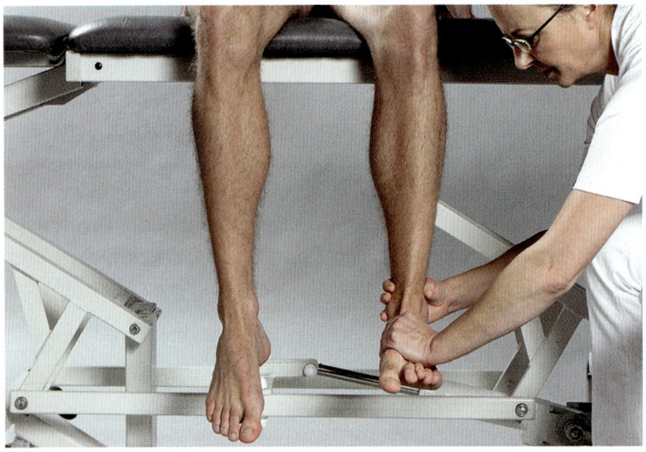

Abb. 4.47a *Stufen 5, 4*
Ausgangsstellung: Sitzend, Unterschenkel hängt herab, Kniegelenk rechtwinklig gebeugt, Fuß steht in Mittelstellung, berührt nicht den Boden.
Fixation: Unteres Drittel des Unterschenkels von hinten oberhalb des Sprunggelenks umfassen, ohne auf den M. tibialis anterior zu drücken.
Bewegung: Gleichzeitige Supination und Dorsalflexion des Fußes. Muskeln der Zehen bleiben entspannt.
Widerstand: Druck der Finger auf den inneren Fußrand; bogenförmig in Abduktions- und Plantarflexionsrichtung.

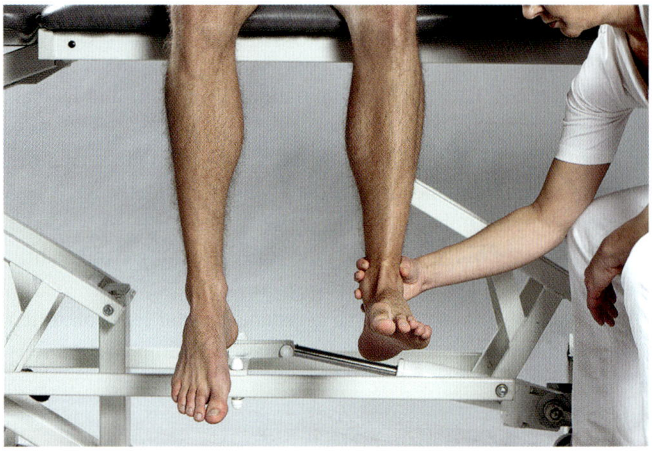

Abb. 4.47b *Stufe 3*
Ausgangsstellung: Sitzend, Unterschenkel hängt frei über den Bankrand herab, Fuß in Mittelstellung.
Fixation: Oberhalb des Sprunggelenks von der Dorsalseite her.
Bewegung: Supination mit Dorsalflexion des Fußes. Muskeln der Zehen sind entspannt.

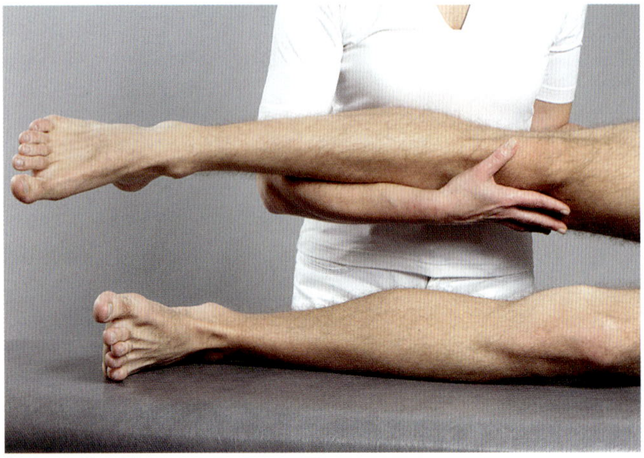

Abb. 4.47c *Stufe 2*
Ausgangsstellung: Auf der Seite des zu testenden Beines liegend. (Dieses ist im Hüft- und Kniegelenk semiflektiert, ruht mit Außenrand des Fußes auf der Unterlage.) Das andere Bein ist auf dem Unterarm des Untersuchers aufgeladen.
Fixation: Keine.
Bewegung: Patient führt gleichzeitig Supination und Dorsalflexion des Fußes aus.

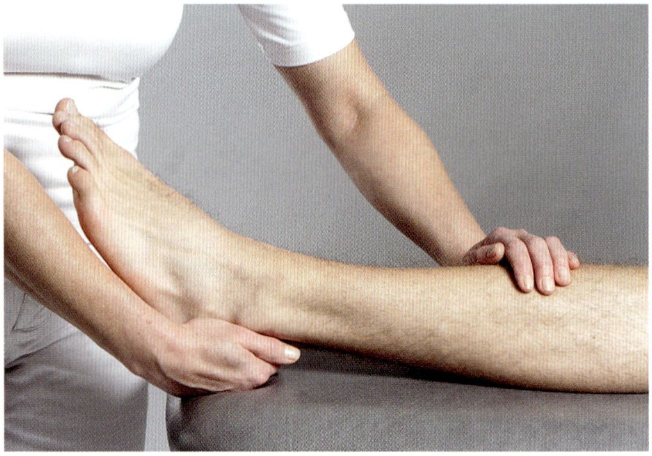

Abb. 4.47d *Stufen 1, 0*
Ausgangsstellung: Rückenlage, Fuß steht in Mittelstellung und ragt mit Ferse über den Bankrand.
Fixation: Am distalen Drittel der Wade. Äußerer Fußrand liegt auf dem Unterarm des Untersuchers. Die palpierende Hand tastet Aktivität am Unterschenkel.

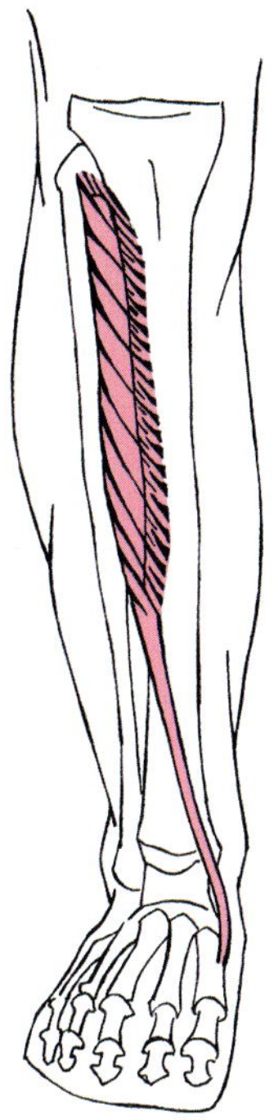

Abb. 4.47e M. tibialis anterior.

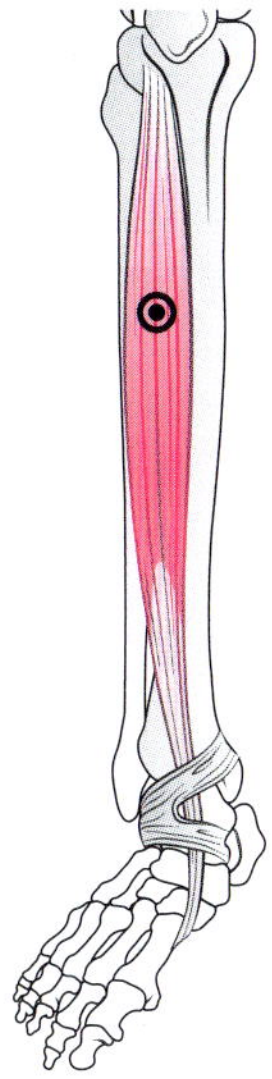

Abb. 4.47f M. tibialis anterior – Triggerpunkte.

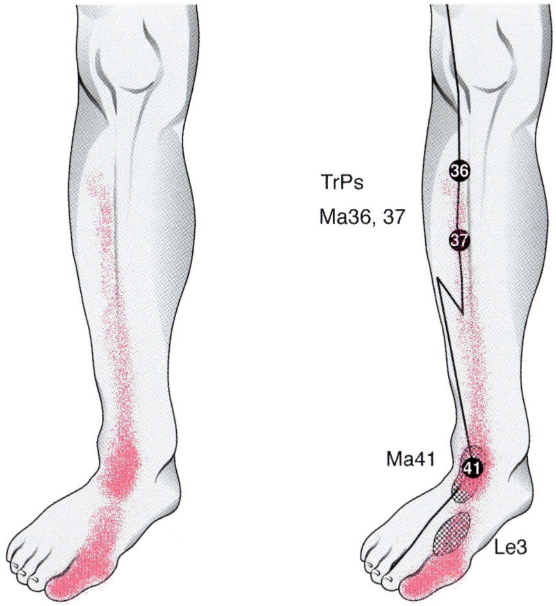

Abb. 4.47g M. tibialis anterior – Schmerzübertragung und Fernpunkte.

Fehler und Hinweise
- Man vergisst die Fixation des Unterschenkels oberhalb des Sprunggelenks.
- Bei den *Stufen 1, 0* wird oft übersehen, dass die Ferse frei und am besten außerhalb der Untersuchungsbank bleiben muss.
- Beim Widerstandgeben muss der Druck quer, also direkt gegen die Bewegungsrichtung, und nicht einfach senkrecht auf den Fuß einwirken.
- Die Muskeln der Zehen müssen entspannt sein, insbesondere der M. extensor hallucis longus. Denn dieser Muskel kann die Bewegung nicht nur erheblich unterstützen, sondern auch bis zu einem gewissen Grad ersetzen.
- Es wird nicht die notwendige Flexion im Kniegelenk beachtet, um den M. gastrocnemius zu entspannen.

Kontraktur

Es besteht die Tendenz zum Pes calcaneovarus.

Plantare Pronation des Fußes

Übersicht (➤ Tab. 4.46)

Grundbewegung: Plantare Pronation (Pronation des plantarflektierten Fußes).

Ausgangsstellung: Plantarflexion des Fußes.

Die *Stufen 5, 4, 3* werden im Liegen auf der Seite des nicht zu testenden Beines oder in Rückenlage mit im Hüftgelenk innenrotiertem Bein untersucht. Die *Stufen 2, 1, 0* werden in Rückenlage getestet, dabei ragt die Ferse über den Bankrand. Die Zehenmuskeln nehmen an der Bewegung nicht teil, sondern bleiben während der ganzen Bewegung entspannt.

Wichtig ist die Widerstandsleistung. Der Untersuchende fasst dabei mit den Fingern den lateralen Fußrand des zu testenden Beines und zieht bogenförmig gegen die Bewegungsrichtung.

Früher hat man versucht, die Untersuchung für den M. peronaeus longus und M. peronaeus brevis getrennt vorzunehmen. Ihre Funktion ist jedoch praktisch gleich, auch der Verlauf ihrer Muskelfasern, die Innervation usw., sodass es unmöglich ist, sie voneinander zu unterscheiden.

Das Ausmaß der Bewegung wird durch den Kontakt der Tarsalknochen begrenzt, die Anspannung der kollateralen Bänder des inneren Fußknochens und die Dehnungsspannung der Mm. tibialis anterior und posterior.

Tab. 4.46

Hauptmuskeln	Ursprung	Ansatz	Innervation
M. peronaeus (fibularis) brevis	Distale Hälfte der Fibulaaußenseite	Tuberositas ossis metatarsi V	N. peronaeus superficialis: (L_4), L_5, S_1, (S_2)
M. peronaeus (fibularis) longus	Fibulaköpfchen, anliegender Teil des lateralen Condylus tibiae, proximale Hälfte der Fibulaaußenseite, Fascia cruris	Os cuneiforme mediale, Basis des 1. Metatarsalen, manchmal auch Basis des 2. Metatarsalen von der Plantarseite her	N. peronaeus superficialis: (L_4), L_5, S_1, (S_2)
Hilfsmuskeln: Mm. extensor digitorum longus, peronaeus tertius (= 5. Sehne des M. extensor digitorum longus, die an Tuberositas metatarsi V ansetzt)		*Neutralisations- und Stabilisationsmuskeln:* Kommen praktisch nicht zur Geltung.	

Teststufen (➤ Abb. 4.48a–g)

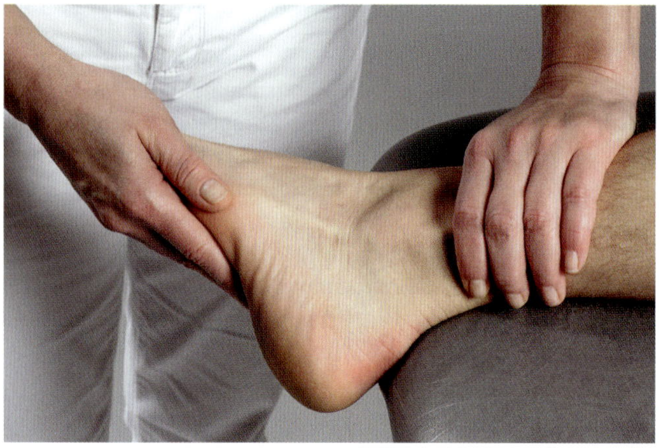

Abb. 4.48a *Stufen 5, 4*
Ausgangsstellung: Seitenlage auf der Seite des nicht getesteten, gebeugten Beines. Zu testendes Bein liegt mit Innenrand des plantarflektierten Fußes auf der Unterlage. Zehen sind entspannt.
Fixation: Unteres Drittel des Unterschenkels von der tibialen Seite.
Bewegung: Volle Pronation in Plantarflexion.
Widerstand: Am äußeren Fußrand über den Metatarsus im Bogen gegen die Bewegungsrichtung.

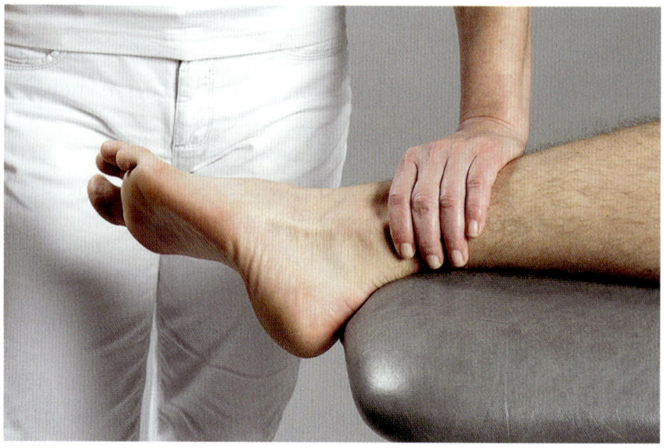

Abb. 4.48b *Stufe 3*
Ausgangsstellung: Seitenlage auf der Seite des nicht zu testenden Beines. Zu testendes Bein ist auf den inneren Fußrand gestützt, Fuß in Plantarflexion.
Fixation: Unteres Drittel des Unterschenkels.
Bewegung: Pronation des Fußes bei Plantarflexion.

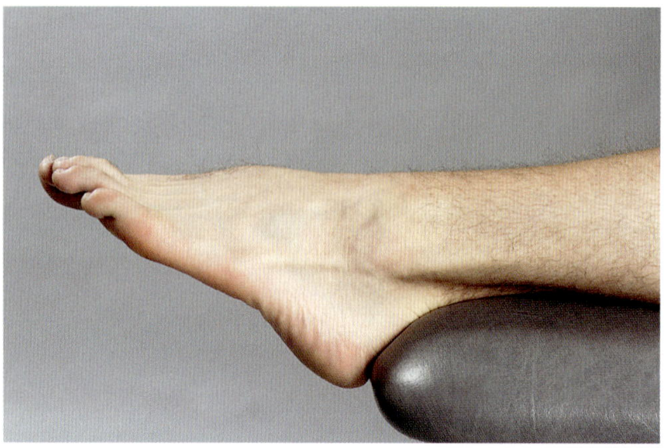

Abb. 4.48c *Stufe 2*
Ausgangsstellung: Rückenlage, Fuß plantarflektiert. Ferse ragt über den Bankrand; Knie ist leicht flektiert.
Fixation: Im unteren Drittel des Unterschenkels.
Bewegung: Volle Pronation des plantarflektierten Fußes.

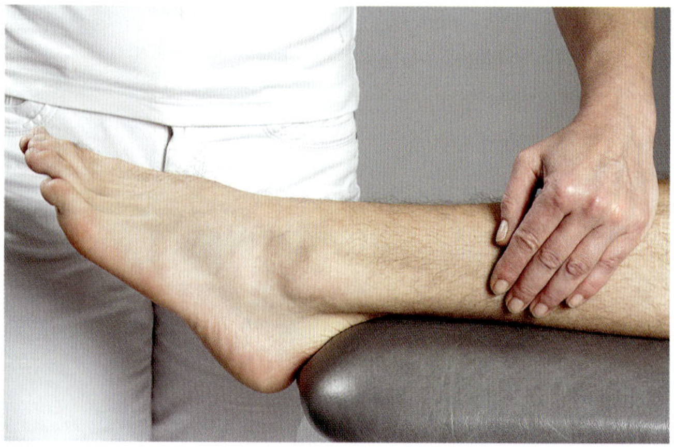

Abb. 4.48d *Stufen 1, 0*
Ausgangsstellung: Rückenlage, Fuß plantarflektiert. Die Ferse ragt über den Bankrand.
Fixation: Distales Drittel des Unterschenkels.
Spur einer Muskelanspannung an Sehnen proximal von der Basis des Metatarsus V am äußeren Fußrand und hinter dem Außenknöchel palpieren.

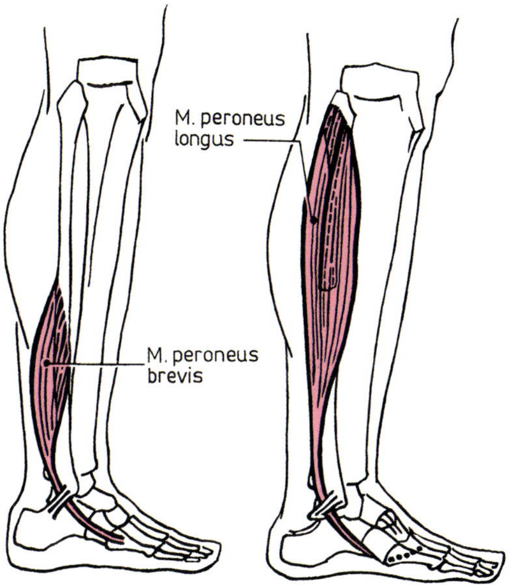

Abb. 4.48e M. peronaeus longus, M. peronaeus brevis.

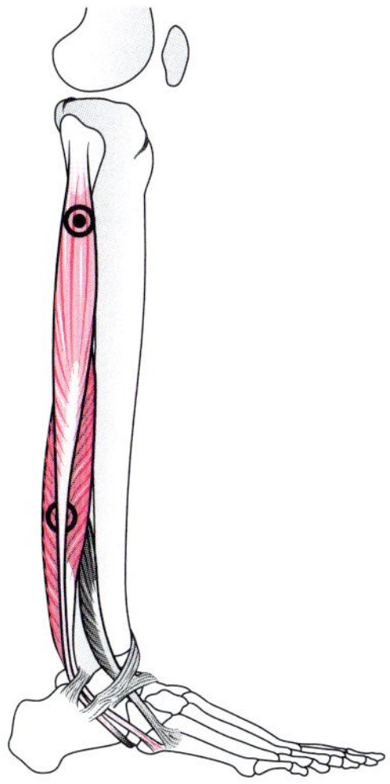

Abb. 4.48f M. peronaeus longus, M. peronaeus brevis – Triggerpunkte.

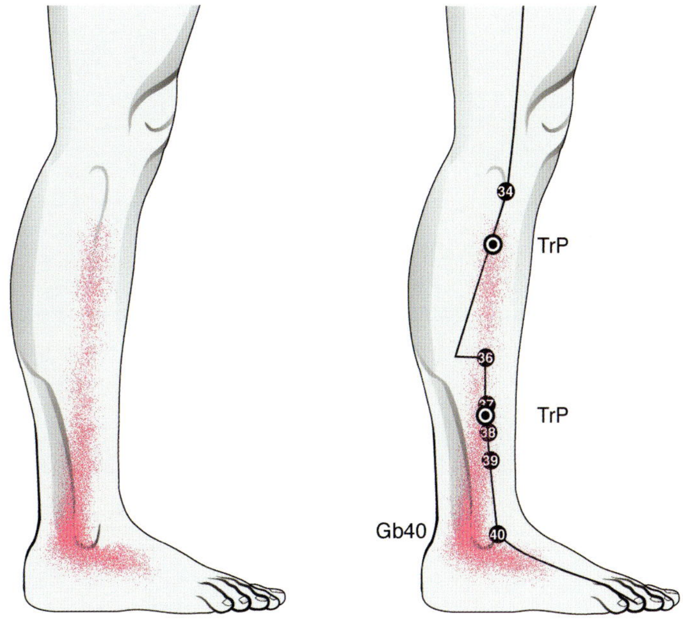

Abb. 4.48g M. peronaeus longus, M. peronaeus brevis – Schmerzübertragung und Fernpunkte.

Fehler und Hinweise

- Man vergisst manchmal, besonders bei Kindern, die Fixation des Unterschenkels.
- Die Plantarflexion des Fußes als Ausgangsstellung für die Bewegung wird nicht genügend betont.
- Die Notwendigkeit völliger Entspannung der Zehenmuskeln wird nicht beachtet, obwohl bekannt ist, dass der M. extensor digitorum longus bei der Bewegung mitwirken kann, besonders bei geschädigtem M. peronaeus longus.

Kontraktur

Es besteht die Tendenz zur Valgusstellung des Fußes.

4.5.4 Muskelfunktionstests der Zehengelenke

Flexion der Zehengrundgelenke 2–5

Übersicht (➤ Tab. 4.47)

Grundbewegung: Flexion der Zehen in den Grundgelenken im Ausmaß von 20–25°.

Der Fuß muss immer genau die Mittelstellung einhalten. Eine Fixation ist stets notwendig, um sicher zu sein, dass die Bewegung tatsächlich in den Grundgelenken abläuft.

Stufe 3 und *Stufe 2* werden nicht unterschieden.

Das Ausmaß der Bewegung wird hauptsächlich durch die Dehnungsspannung der Extensoren der Zehen sowie das Zusammendrücken der Zehenbeugeseiten und der Weichteile der Fußsohle begrenzt.

Tab. 4.47

Hauptmuskeln	Ursprung	Ansatz	Innervation
Mm. lumbricales (4)	Angeschlossen an die Sehnen des M. flexor digitorum longus	Basis des Grundglieds der 2.–5. Zehe von der medialen Seite, Dorsalaponeurose der 2.–5. Zehe	I.: N. plantaris medialis: L_5, S_1, (S_2) II., III., IV.: N. plantaris lateralis: (L_5), S_1, S_2, (S_3)

Teststufen (➤ Abb. 4.49a, b)

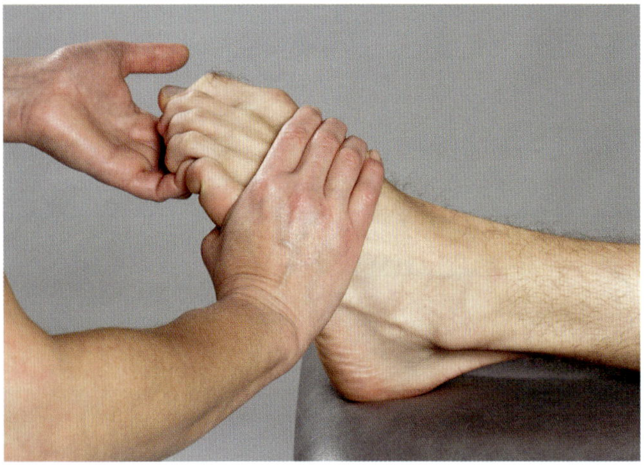

Abb. 4.49a *Stufen 5, 4*
Ausgangsstellung: Rückenlage oder sitzend, zu testendes Bein leicht gebeugt, Fuß in Mittelstellung.
Fixation: Fuß wird so umfasst, dass der Daumen unter die Köpfchen der Metatarsalia kommt.
Bewegung: Flexion in den Grundgelenken der 2.–5. Zehe.
Widerstand: Mit den Fingern gegen Plantarseite der proximalen Zehenglieder.
Stufen 3, 2
Ausgangsstellung: Wie bei *Stufen 5, 4.*
Fixation: Mit dem Daumen unter den Köpfchen der Metatarsalia.
Bewegung: Flexion in den Grundgelenken der Zehen beurteilen, wenn möglich mit Ausnahme der großen Zehe.
Stufen 1, 0
Ausgangsstellung: Wie bei *Stufen 5, 4.*
Palpation gelingt beim Bewegungsversuch gewöhnlich nicht. Es ist besser, nur auf das Zucken der Zehen zu achten.

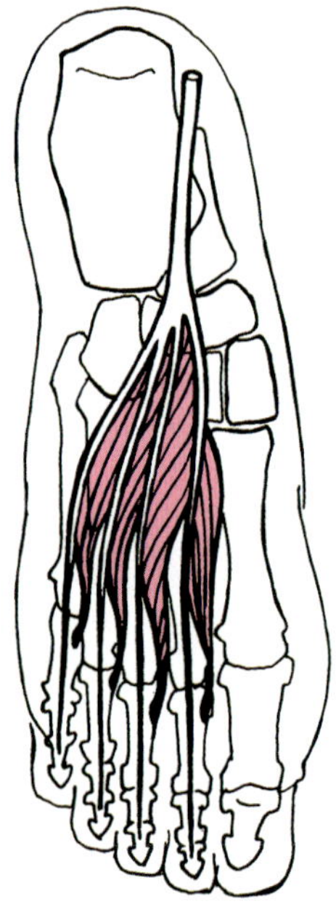

Abb. 4.49b Mm. lumbricales I–IV.

Fehler und Hinweise

- Es wird vergessen, dass die Fixation der Metatarsalia notwendig ist.
- Es wird nicht genügend darauf geachtet, dass die Bewegung nur in den Grundgelenken erfolgen soll und die übrigen Zehenglieder unbewegt bleiben müssen.
- Im Verlauf der Bewegung wird nicht auf die richtige Stellung des Fußes geachtet.
- Bei schwachen Mm. lumbricales besteht die Tendenz zur Substitution durch die langen Flexoren der Zehen. Dies ist an der Hyperextension in den Grundgelenken und der Flexion in den Interphalangealgelenken erkennbar.

Kontraktur

Flexion der proximalen Zehenglieder und Einschränkung der Extension.

Quadr. plantae
TR vor Ferse, Ausstr. in Ferse
„Denken" kurzer Fuß

Flexion im Grundgelenk (MP-Gelenk) der Großzehe

Übersicht (> Tab. 4.48)

Grundbewegung: Flexion im Grundgelenk der Großzehe im Ausmaß von 20–30°.

Der Fuß muss stets genau Mittelstellung einnehmen. Eine Fixation ist nicht immer erforderlich.

Wegen des geringen Eigengewichts der Zehen werden *Stufe 2* und *Stufe 3* nicht voneinander unterschieden.

Das Ausmaß der Bewegung wird hauptsächlich von der Dorsalseite der Gelenkkapsel und der Dehnungsspannung des Extensors der großen Zehe begrenzt.

Tab. 4.48

Hauptmuskeln	Ursprung	Ansatz	Innervation
M. flexor hallucis brevis	Plantare Flächen der Ossa cuneiforme mediale, intermedium, laterale und des Os naviculare	*Medialer Kopf:* Vereinigt sich mit Sehne des M. abductor hallucis und setzt am medialen Sesambein der Großzehe an *Lateraler Kopf:* Vereinigt sich mit Sehne des M. adductor hallucis und setzt am lateralen Sesambein der Großzehe an	N. plantaris medialis: L_5, S_1 N. plantaris lateralis: S_1, S_2

Teststufen (> Abb. 4.50a–d)

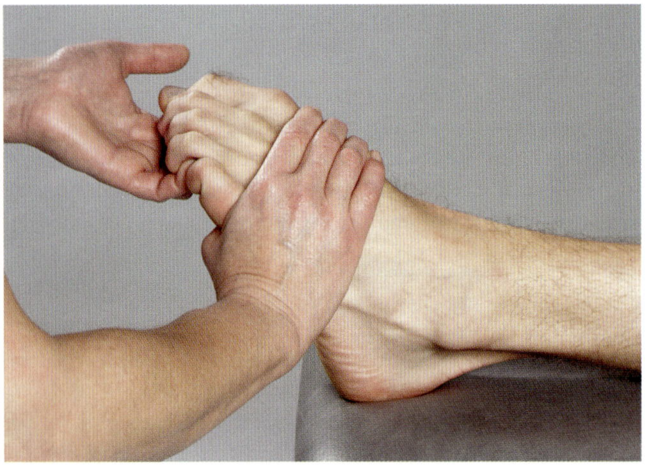

Abb. 4.50a Es wird die gleiche Ausgangsposition wie für die Zehen gewählt und isoliert die Flexion der Großzehe beurteilt.

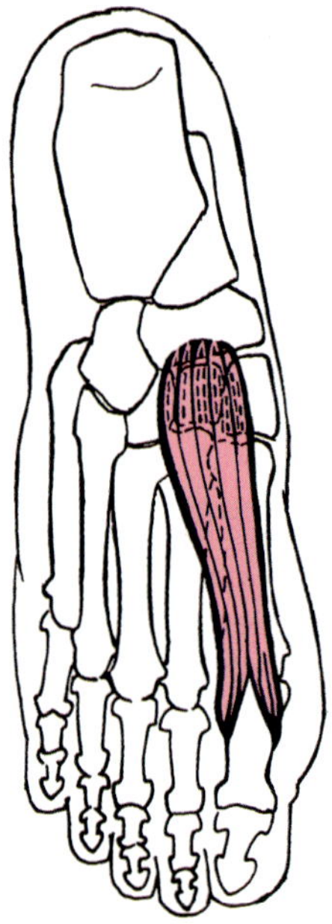

Abb. 4.50b M. flexor hallucis brevis.

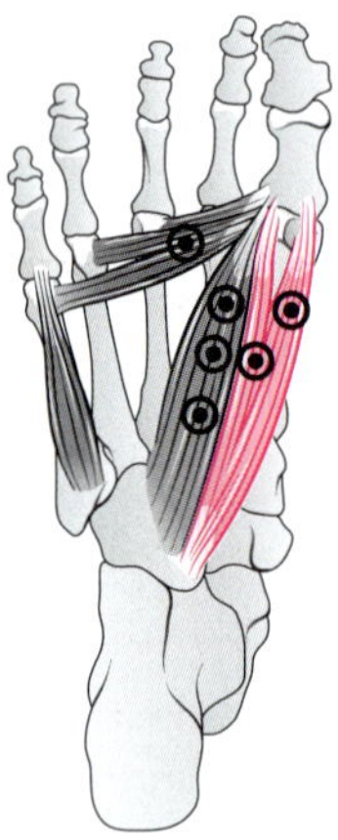

Abb. 4.50c M. flexor hallucis brevis – Triggerpunkte.

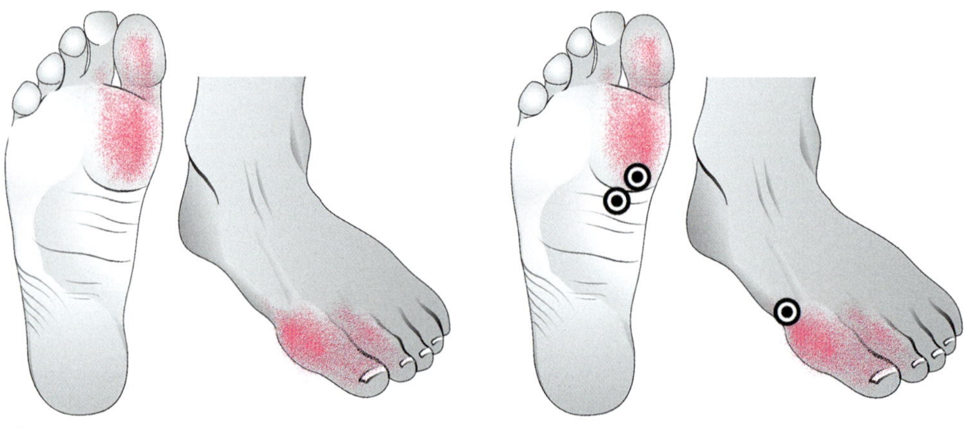

Abb. 4.50d M. flexor hallucis brevis – Schmerzübertragung.

Fehler und Hinweise

- Es wird außer Acht gelassen, dass die Bewegung nur im Grundgelenk ablaufen darf.
- Im Verlauf der Bewegung wird nicht genügend auf die richtige Stellung des Fußes geachtet.

Kontraktur

Es besteht eine Flexion des proximalen Glieds der großen Zehe und eine Einschränkung der Extension.

Extension der Zehengrundgelenke

Übersicht (➢ Tab. 4.49)

Grundbewegung: Extension in den Grundgelenken der Zehen im Ausmaß von 80°.

Alle Prüfungen werden in Rückenlage durchgeführt.

Da die Stellung des Fußes für die Funktion des langen Extensors maßgebend ist, muss der Fuß immer genau in Mittelstellung bleiben. Bei der Plantarflexion des Fußes werden die Muskeln gedehnt, bei der Dorsalflexion dagegen entspannt. Er kann dann nicht seine volle Kraft entwickeln.

Stufe 2 und *Stufe 3* werden wegen des geringen Eigengewichts der Zehen nicht unterschieden.

An der Extension der Zehen sind 4 Extensoren beteiligt, 2 für die große Zehe und 2 für die übrigen Zehen. Der M. extensor digitorum longus streckt die 2.–5. Zehe, dagegen hat der M. extensor digitorum brevis keine Sehne für die kleine Zehe. Daran können sie also unterschieden werden. Kann der Patient nur die 2.–4. Zehe bewegen, nicht aber die 5., so bedeutet das, dass der lange Zehenstrecker nicht funktioniert oder sehr schwach ist.

Eine weitere differenzialdiagnostische Möglichkeit bietet die Palpation der Muskelspannung.

Eine Fixation des Fußes ist notwendig, damit seine Mittelstellung genau eingehalten wird.

Es ist für den Test unerlässlich, die große und die übrigen Zehen getrennt zu untersuchen. In der Praxis ist dies nicht immer durchführbar, da nicht jeder Mensch imstande ist, nur die lateralen 4 Zehen zu extendieren und dabei die große Zehe unbewegt zu lassen. Daher werden gewöhnlich alle Zehen gleichzeitig geprüft, aber der Widerstand wird für die große Zehe und die übrigen Zehen getrennt gegeben.

Das Ausmaß der Bewegung wird hauptsächlich durch die Spannung der Bänder und Flexoren begrenzt.

Tab. 4.49

Hauptmuskeln	Ursprung	Ansatz	Innervation
M. extensor digitorum longus	Condylus lateralis tibiae, proximale Hälfte der Facies medialis fibulae, angrenzende Teile der Membrana interossea	Spaltet sich in 4 Sehnen für die 2.–5. Zehe, die Sehnen gehen in die Dorsalaponeurose der Zehen über und lassen sich bis zu den Endgliedern verfolgen	N. peronaeus profundus: L_4, L_5, S_1, (S_2)
M. extensor digitorum brevis	Wie der M. extensor hallucis brevis an der Dorsalseite des Fersenbeines	Spaltet sich in 3 dünne Sehnen für die 2.–4. Zehe, Ansatz in der Dorsalaponeurose der Zehen gemeinsam mit dem M. extensor digitorum longus	N. peronaeus profundus: (L_4), L_5, S_1, (S_2)
M. extensor hallucis brevis	Dorsalseite des Fersenbeines medial vom M. extensor digitorum brevis	Grundglied der Großzehe, Dorsalaponeurose	N. peronaeus profundus: L_4, L_5, S_1

Teststufen (➤ Abb. 4.51a–e)

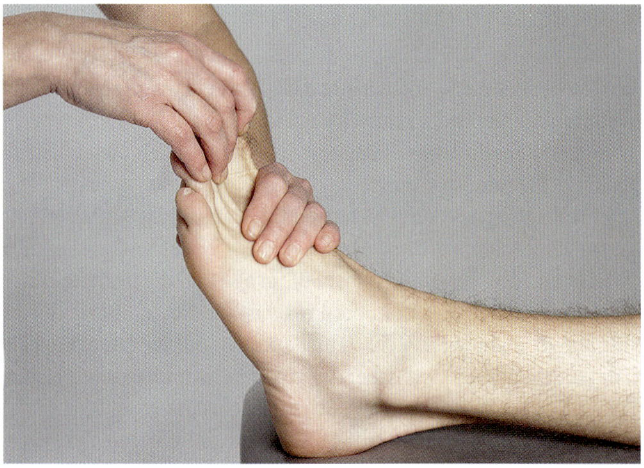

Abb. 4.51a *Stufen 5, 4*
Ausgangsstellung: Rückenlage oder sitzend, Fuß in Mittelstellung.
Fixation: Alle Metatarsalia durch Umfassen.
Bewegung: Extension der Zehen in den Grundgelenken.
Widerstand: Gegen Dorsalseite der proximalen Zehenglieder.
Stufen 3, 2
Ausgangsstellung: Rückenlage, Fuß in Mittelstellung.
Fixation: Fuß von der Plantarseite her.
Bewegung: Extension der Zehen in den Grundgelenken.
Stufen 1, 0
Ausgangsstellung: Fuß in Mittelstellung.
Fixation: Nicht erforderlich.
Beim aktiven Bewegungsversuch lassen sich die Sehnen des langen Extensors auf der Dorsalfläche der Metatarsalia und der Muskelbauch des kurzen Extensors lateral von den Sehnen des langen Extensors vor dem äußeren Fußknöchel palpieren.

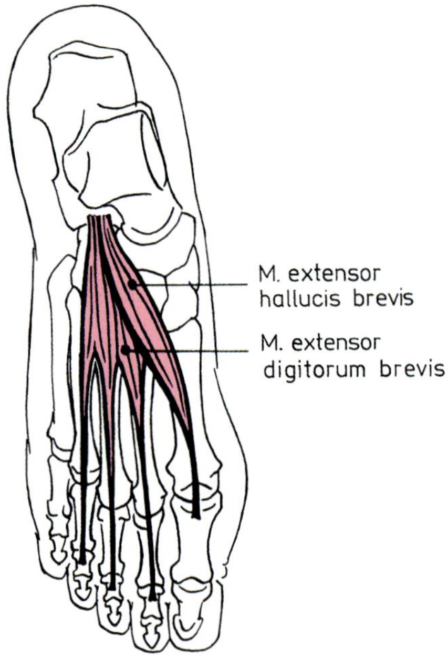

Abb. 4.51b M. extensor hallucis brevis, M. extensor digitorum brevis und longus.

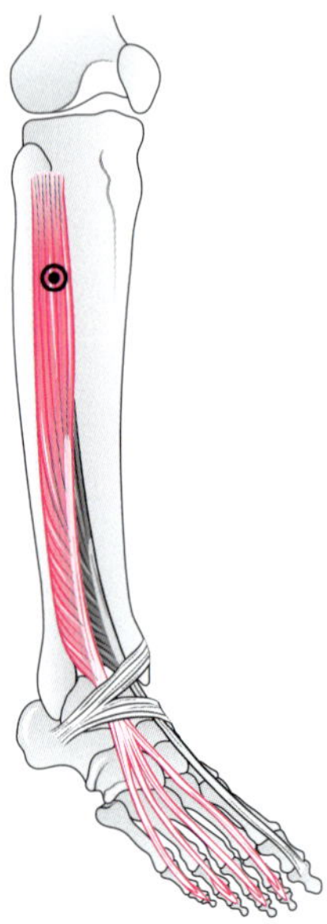

Abb. 4.51c M. extensor digitorum longus – Triggerpunkte.

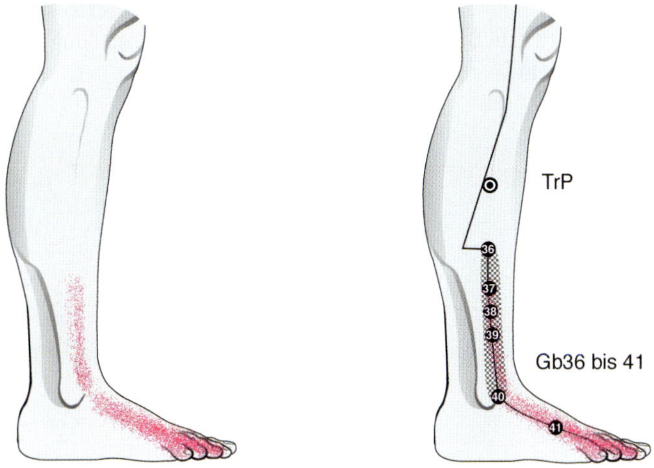

Abb. 4.51d M. extensor digitorum longus – Schmerzübertragung und Fernpunkte.

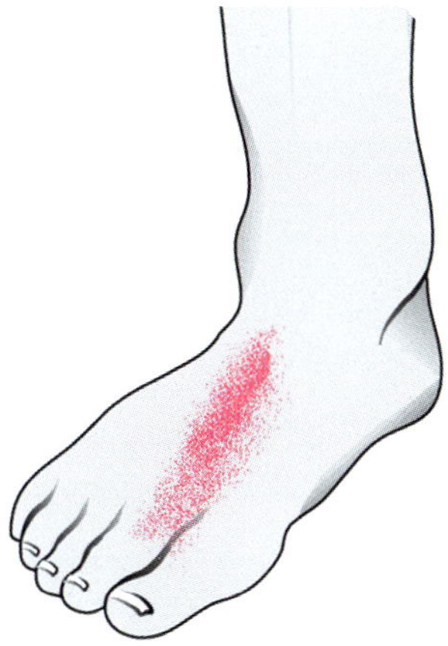

Abb. 4.51e M. extensor hallucis brevis – Schmerzübertragung.

Fehler und Hinweise
- Die unbedingt erforderliche Mittelstellung des Fußes während der Bewegung wird nicht berücksichtigt.
- Bei der Differenzierung der Kraftwirkung wird kein Unterschied zwischen kurzem und langem Extensor gemacht.

Kontraktur

Es besteht eine Hyperextension in den Grundgelenken der Zehen bis zur Krallenzehenstellung.

Adduktion der Zehen

Übersicht (➤ Tab. 4.50)

Grundbewegung: Adduktion der Zehen aus maximaler Abduktion als Ausgangsstellung.

Das Ausmaß der Bewegung hängt von der Ausgangsabduktion ab, es schwankt zwischen 10 und 20°.

Die Untersuchung erfolgt in Rückenlage oder im Sitzen, dabei befindet sich der Fuß in Mittelstellung. Die Kraft schwankt auch bei Gesunden in weiten Grenzen, daher ist es für den Vergleich besser, gleichzeitig auch die Gegenseite zu prüfen. Diese Bewegung entwickelt sich beim Menschen allmählich regressiv und ist funktionell nahezu bedeutungslos.

Das Ausmaß der Bewegung wird durch die gegenseitige Berührung der Zehen begrenzt.

Tab. 4.50

Hauptmuskeln	Ursprung	Ansatz	Innervation
Mm. interossei plantares	Medialer Rand des 3., 4. und 5. Metatarsalen	Mediale Seite der Basis des Grundglieds der 3.–5. Zehe, Dorsalaponeurose dieser Zehen	N. plantaris lateralis: S_1, S_2, (S_3)
M. adductor hallucis	*Caput obliquum:* Os cuboideum, Os cuneiforme laterale, Lig. plantare longum, oft auch von der Basis des 2.–4. Metatarsalen *Caput transversum:* Variabel, fehlt manchmal, plantare Seite der Kapsel der Grundgelenke der 3., 4., oft auch der 5. Zehe	Medialrand des Zehengrundglieds gemeinsam mit der Sehne aus dem lateralen Muskelbauch des M. flexor hallucis brevis	N. plantaris lateralis: S_1, S_2, (S_3)

Teststufen (➤ Abb. 4.52a–d)

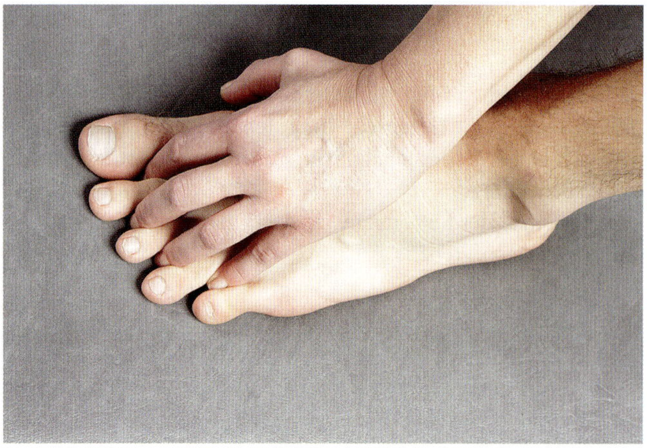

Abb. 4.52a *Stufen 5, 4*
Ausgangsstellung: Rückenlage oder sitzend, Fuß in Mittelstellung auf die Unterlage aufgestellt.
Fixation: Untersuchender hält die Zehen des Patienten mit seinen Fingern abduziert.
Bewegung: Adduktion der Zehen.
Widerstand: Gegen die Zehengrundglieder.
Stufen 3, 2, 1, 0
Ausgangsstellung wie bei *Stufen 5, 4.* Man begnügt sich hier mit der bloßen Feststellung, ob der Patient überhaupt fähig ist, eine Adduktion durchzuführen. Man darf jedoch nicht vergessen, dass die Zehen aus der Abduktion passiv in ihre Ausgangsstellung zurückkehren.

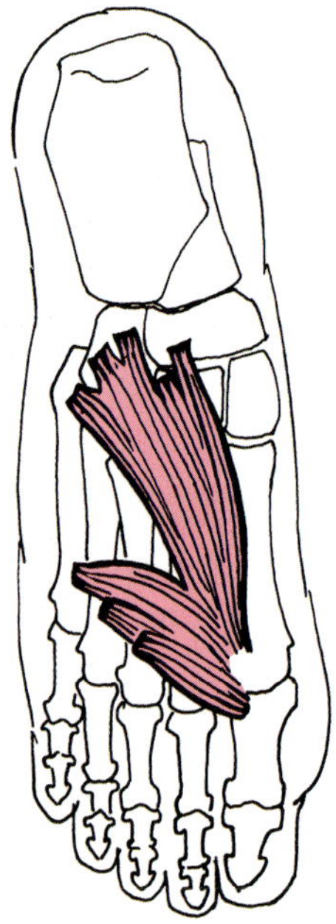

Abb. 4.52b Mm. interossei plantares und M. adductor hallucis.

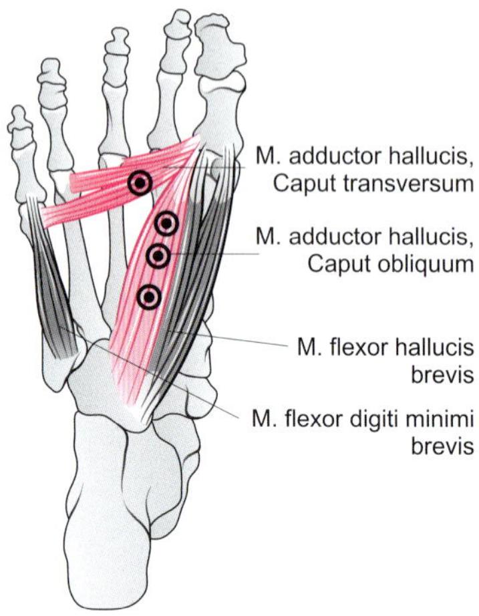

Abb. 4.52c M. adductor hallucis – Triggerpunkte.

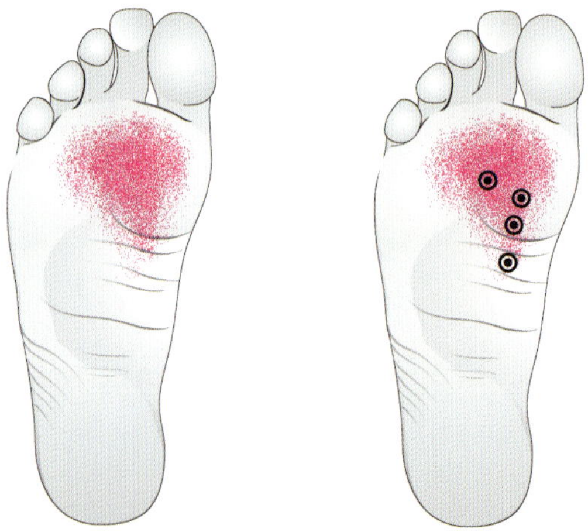

Abb. 4.52d M. adductor hallucis – Schmerzübertragung.

Es kommen praktisch keine **Fehler** vor.

Kontraktur

Eine Kontraktur äußert sich auch in einer passiv erschwerten Abduktion und in der Adduktionsstellung der großen Zehe.

Abduktion der Zehen

Übersicht (> Tab. 4.51)

Grundbewegung: Abduktion der Zehen im Ausmaß von 10–20°.

Bei der Untersuchung befindet sich der Fuß in Mittelstellung. Die Abduktion ist beim Menschen eine rudimentäre Bewegung von geringer funktioneller Bedeutung, auch ihre Stärke ist bei gesunden Menschen stark schwankend. Um eine richtige Bewertung vornehmen zu können, muss daher immer auch die kontralaterale Seite getestet werden, falls sie nicht geschädigt ist. Allgemein begnügt man sich mit einer orientierenden Bewertung.

Das Ausmaß der Bewegung wird durch die Anspannung der Seitenbänder der Zehengrundgelenke und die Spannung der Haut zwischen den Zehen begrenzt.

Tab. 4.51

Hauptmuskeln	Ursprung	Ansatz	Innervation
Mm. interossei dorsales	Doppelt, an den einander zugekehrten Seiten des 1.–5. Metatarsalen	Laterale Seite der Basis des proximalen Glieds der 2. Zehe, die übrigen 3 an der medialen Seite der proximalen Glieder der 2.–4. Zehe (2. Zehe hat also 2 Mm. interossei dorsales)	N. plantaris lateralis: S_1, S_2, (S_3)
M. abductor hallucis	Processus medialis tuberis calcanei	Mediale Seite der Basis des Grundglieds der Großzehe	N. plantaris medialis: L_5, S_1
M. abductor digiti minimi	Processus lateralis tuberis calcanei	Laterale Seite der Basis des Grundglieds der Kleinzehe	N. plantaris lateralis: (L_5), S1, S_2, (S_3)

Teststufen (➤ Abb. 4.53a–d)

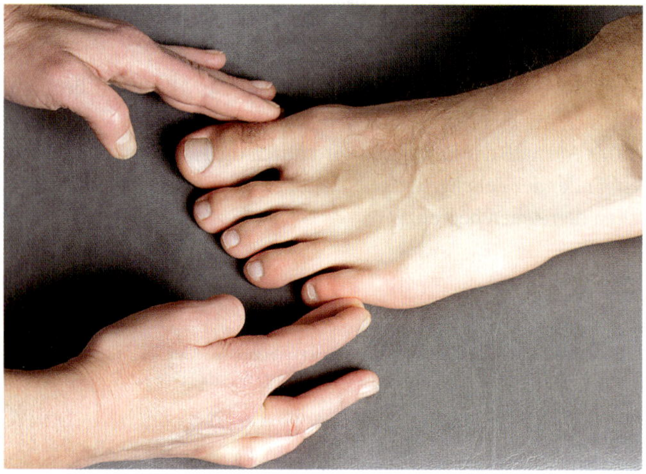

Abb. 4.53a *Stufen 5, 4*
Ausgangsstellung: Rückenlage oder sitzend, Fuß in Mittelstellung aufgestellt.
Fixation: Nicht notwendig.
Bewegung: Abduktion der Zehen in vollem Ausmaß.
Widerstand: Hauptsächlich gegen tibiale Seite der großen Zehe, gegen fibulare Seite der 3.–5. Zehe sowie fibulare und tibiale Seite der 2. Zehe.
Stufen 3, 2 Ausgangsstellung und Bewegung wie bei *Stufen 5, 4*.
Widerstand: Nicht notwendig.
Stufen 1, 0 Beim Bewegungsversuch am Innen- und Außenrand der Fußsohle Anspannung der Mm. abductor hallucis und abductor digiti minimi beobachten und tasten. Gewöhnlich begnügen wir uns mit orientierender Bewertung.

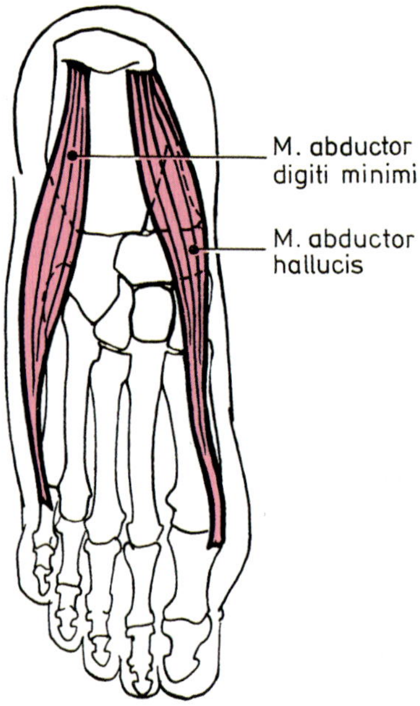

Abb. 4.53b M. abductor hallucis und M. abductor digiti minimi.

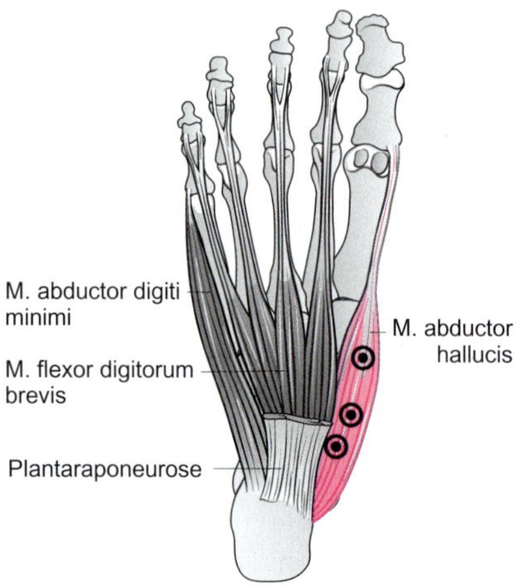

Abb. 4.53c M. abductor hallucis – Triggerpunkte.

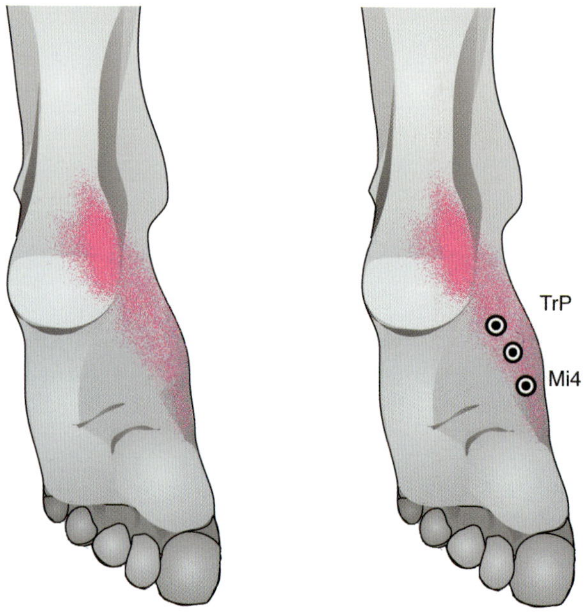

Abb. 4.53d M. abductor hallucis – Schmerzübertragung.

Es kommen praktisch keine **Fehler** vor.

Kontraktur

Eine Kontraktur ist vor allem an der großen Zehe deutlich; sie befindet sich dann in Abduktionsstellung.

KAPITEL

5

U. C. Smolenski

Muskelfunktionstests – Testung des Spannungsverhaltens

5.1 Einführung

Unter einer **verminderten Muskeldehnbarkeit** verstehen wir einen Zustand eines geänderten Spannungsverhaltens als Reaktion auf Längenänderung. Der Muskel ist also in vivo im Ruhezustand kürzer als normal und er lässt sich passiv nicht so weit dehnen, wie es dem vollen Bewegungsausmaß des zugeordneten Gelenks entsprechen würde.

Dieser Zustand wird nicht von elektrischer Aktivität begleitet, er ist daher weder durch eine aktive Muskelkontraktion noch eine erhöhte Aktivität des Nervensystems bedingt. Eine Form der Verkürzung ist die **Muskelkontraktur** als Strukturpathologie, abzugrenzen von mangelnder Verlängerbarkeit bei reversibel funktioneller Verspannung bzw. reversibel struktureller Verkürzung. Eine bei der Untersuchung festgestellte Muskelverkürzung darf nicht mit reflektorischen Kontrakturen oder Spasmen (Hartspann) verwechselt werden. Auf die Differenzierung von Verpannung und Verkürzung wird in Kapitel 3.3.3 eingegangen. Grundlage der Beurteilung ist die Testung des Spannungsverhaltens.

Merke

Gewisse Muskelgruppen reagieren auf verschiedene pathologische Situationen verhältnismäßig stereotyp, einige vorzugsweise mit einer **Verspannung/Verkürzung** bis hin zur Kontraktur, andere mit einer **Hemmung.**

Im Gegensatz zur Muskelabschwächung wurde der Untersuchung von Muskelverkürzungen bisher nicht die gebührende Aufmerksamkeit geschenkt, obwohl verkürzte Muskeln in der Pathogenese einer ganzen Reihe von Bewegungsstörungen eine bedeutende Rolle spielen können.

Die Kenntnis der verkürzten Muskeln und ihrer Bedeutung ist besonders wichtig für Verständnis und Therapie *nicht strukturell paretischer Muskelstörungen.* Die Tendenz zur Muskelverkürzung zeigt sich nämlich nicht nur unter pathologischen Umständen, sondern ist offenbar eine charakteristische Reaktionsweise bestimmter Muskelgruppen, die auch unter normalen Verhältnissen als allgemeine Entwicklungstendenz während des Lebens auftritt.

Merke

Ausgeprägte Neigung zur Verspannung / Verkürzung zeigen Muskeln mit bedeutender posturaler oder Haltungsfunktion.

Beim Menschen neigen vor allem die Muskeln zur Verkürzung (➤ Abb. 5.1), die die aufrechte Körperhaltung ermöglichen, insbesondere das *Stehen auf einem Bein.* Dies ist die häufigste posturale Situation des Menschen; Gehen und Greifen sind die phylogenetisch ältesten und entscheidenden motorischen Reflexverhaltensweisen des Menschen. Beim Gehen stehen wir zu 85 % der Schrittphase auf einem Bein. Muskeln mit posturaler Funktion sind phylogenetisch älter und reagieren weniger auf die verschiedensten Schädigungen als jene Muskeln mit vorwiegend phasischer oder Bewegungsfunktion, die im Laufe des Lebens oder in einer Reihe pathologischer Situationen in der Regel mit Abschwächung und Hemmung reagieren. Bei den Sherrington'schen Beugereflexmechanismen spielen die zur Verkürzung neigenden Muskeln eine größere Rolle als andere.

Merke

Verkürzte Muskelgruppen sind ebenso präzise und mit dem gleichen standardisierten Untersuchungsgang zu untersuchen wie beim Muskelfunktionstest abgeschwächter Muskeln.

Bei einem Großteil der verkürzten Muskeln ist es sehr schwierig, den Grad der Verkürzung quantitativ genau zu bestimmen. Daher begnügt man sich meistens mit einer allgemeinen Bewertung. Wo allerdings eine genaue Messung des erreichten Winkels zwischen 2 Körperabschnitten möglich ist, wird auch die Untersuchung der verkürzten Muskelgruppen sehr genau.

Im Prinzip handelt es sich bei der Untersuchung verkürzter Muskelgruppen um die Messung des passiven Bewegungsausmaßes im Gelenk, und zwar in der *Lage und Richtung,* die eine isolierte, genau bestimmte Muskelgruppe erfassen kann. Um eine zuverlässige Prüfung zu erreichen, sind die vorgeschriebene Ausgangslage, Fixation und Bewegungsrichtung peinlich genau einzuhalten:

- Wie beim Muskelfunktionstest darf der Muskel nicht gedrückt werden.
- Die führende Kraft in der Richtung der zu testenden Bewegung darf, so weit wie möglich, nicht über 2 Gelenke wirken.
- Der Untersucher führt eine *langsame* und stets mit *gleich bleibender Geschwindigkeit* ablaufende Bewegung aus, die *am Ende weich gebremst* ist und nicht nachfedern darf. Dadurch bleiben Dehnungsreiz und Erregbarkeit der Muskeln etwa gleich.
- Druck oder Zug müssen immer in Richtung der erforderlichen Bewegung wirken.

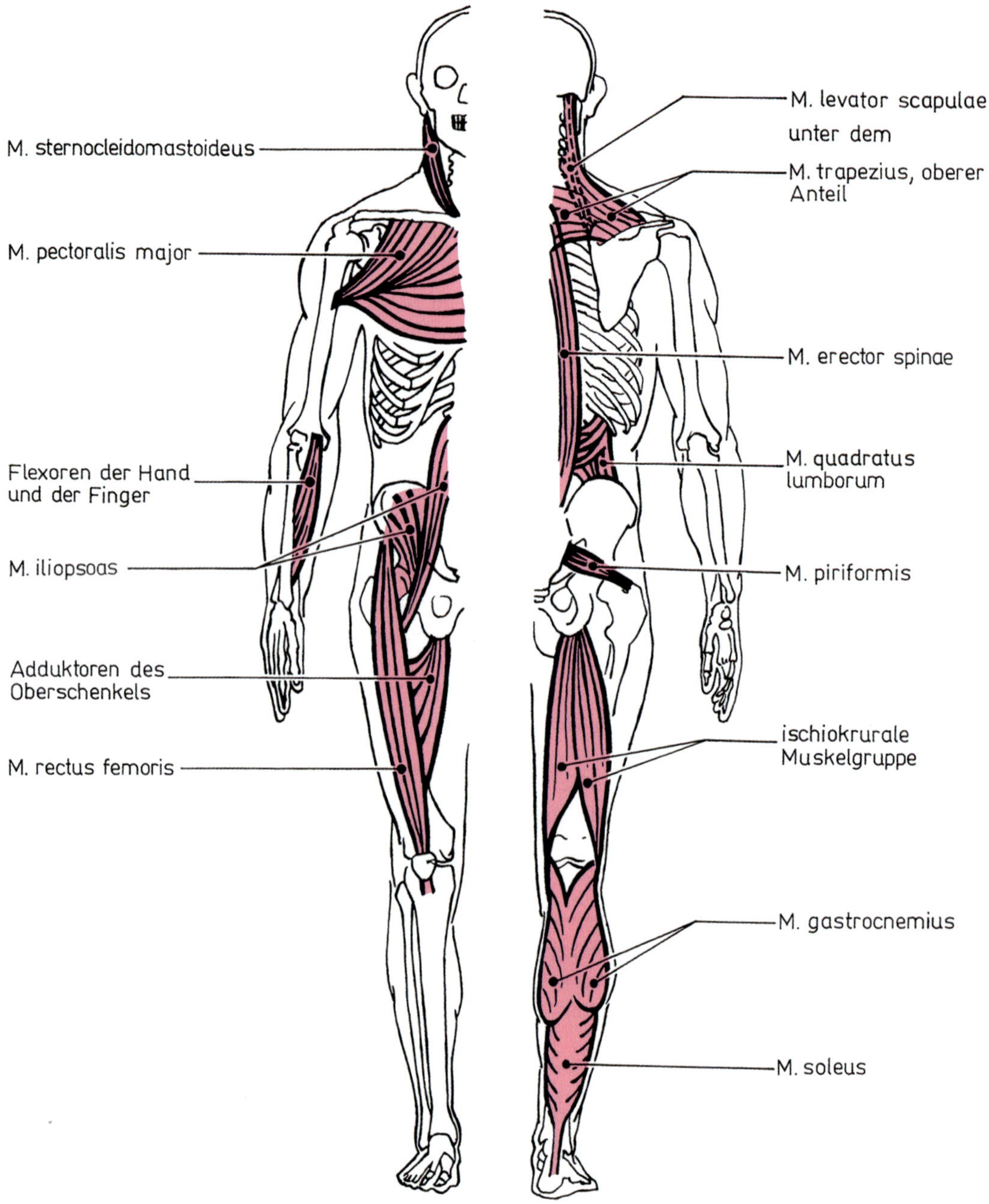

Abb. 5.1 Verkürzte Muskulatur, *links* in der Ansicht von vorn, *rechts* in der Ansicht von hinten.

Muskelverkürzungen können dann richtig bewertet werden, wenn die *Gelenkbeweglichkeit nicht aus anderen Ursachen eingeschränkt* ist.

5.2 M. triceps surae

5.2.1 M. gastrocnemius und M. soleus gemeinsam (➤ Abb. 5.2a–d)

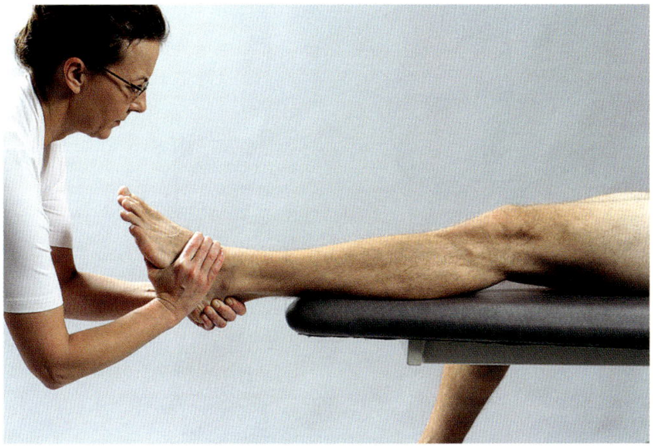

Abb. 5.2a Ausgangsstellung: Rückenlage, zu testendes Bein gestreckt, distale Hälfte des Unterschenkels ragt über die Bank.
Haltung: Zwischen Hohlhand und Kleinfinger macht Untersuchender einen Winkel von 90° und legt die Hand dann an die dorsale Seite des distalen Unterschenkeldrittels. Hand distalwärts verschieben, bis sie sich mit Ulnarkante oberhalb der Ferse einhängt. Unterarm ist in Verlängerung des Unterschenkels, Schultern entspannt, zweite Hand (Hilfshand) stützt sich mit Daumen genau parallel unter Fußsohle an Lateralkante, übrige Finger auf Fußrücken legen.
Zug: Hauptzug greift an Ferse an und zieht distalwärts. Daumen der anderen Hand lenkt Vorfuß mit leichtem achsengerechtem Druck und verhindert seitliche Abweichung.

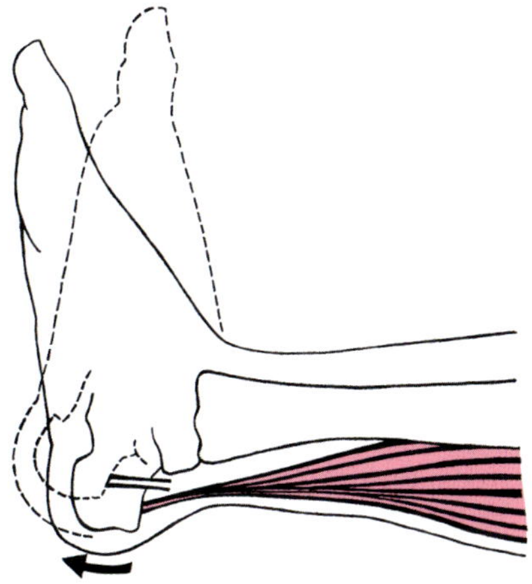

Abb. 5.2b M. gastrocnemius und M. soleus gemeinsam.

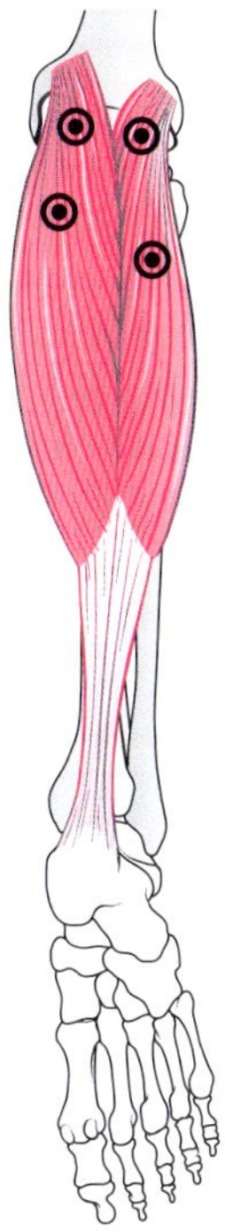

Abb. 5.2c M. gastrocnemius – Triggerpunkte.

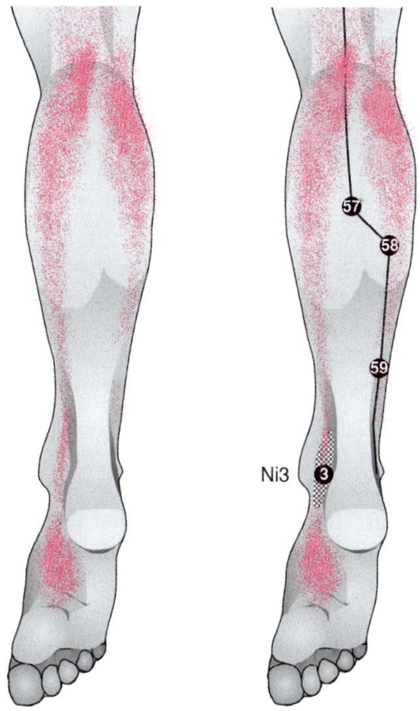

Abb. 5.2d M. gastrocnemius – Schmerzübertragung und Fernpunkte.

5

5.2.2 M. soleus (➢ Abb. 5.2e–g)

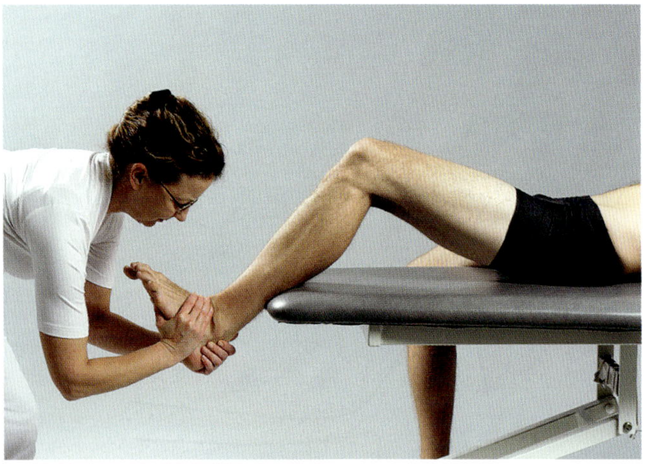

Abb. 5.2e Ausgangsstellung und Fixation sind die gleichen. Nach Erreichen der maximalen Dorsalflexion beugt der Untersuchende passiv das Kniegelenk und versucht mit beiden Händen, das Bewegungsausmaß zu vergrößern. Falls das Bewegungsausmaß bei Prüfung mit gestrecktem Bein eingeschränkt war und bei Prüfung nach Kniebeugung gleich oder fast gleich bleibt, handelt es sich um die Verkürzung des M. soleus. Falls sich das Bewegungsausmaß danach vergrößert, handelt es sich um die Verkürzung des M. gastrocnemius.

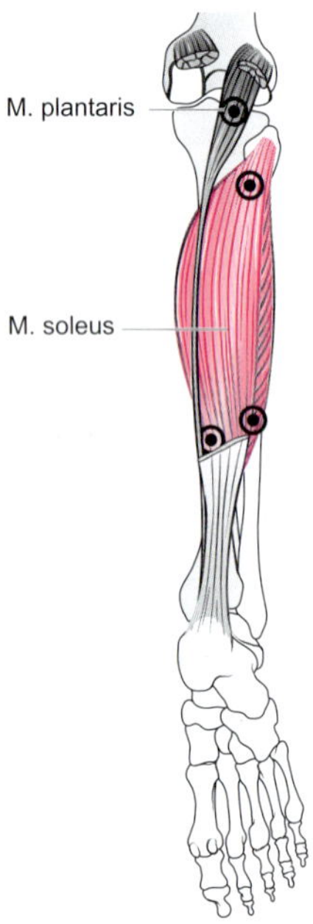

Abb. 5.2f M. soleus – Triggerpunkte.

Auswertung: Das Ausmaß der passiven Dorsalflexion wird bewertet, differenziert für M. gastrocnemius und M. soleus.

- *Stufe 0:* Keine Verkürzung. Dorsalflexion des Fußes mindestens möglich bis zur Nullstellung (90° zwischen Fuß und Unterschenkel).
- *Stufe 1:* Leichte Verkürzung. Nullstellung wird nicht erreicht. Dorsalflexion ist möglich.
- *Stufe 2:* Deutliche Verkürzung. Dorsalflexion nur bis 10° unterhalb der Nullstellung möglich.

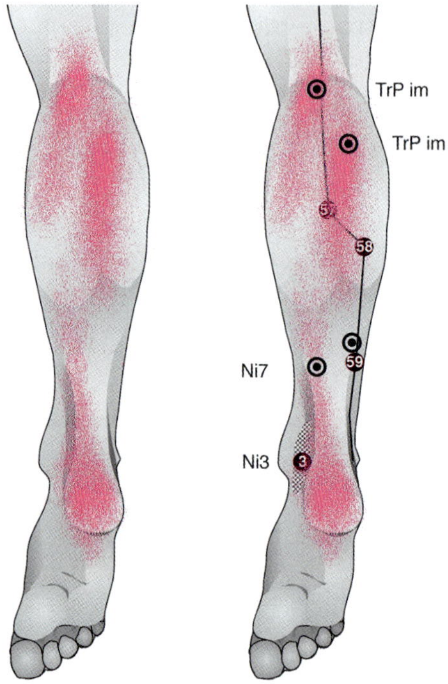

Abb. 5.2g M. soleus – Schmerzübertragung und Fernpunkte.

Fehler

Am häufigsten kommen vor:

- Der Untersuchender hält den Daumen nicht direkt an den äußeren Fußrand und parallel dazu, sondern mehr zur Mitte der Fußsohle. Dadurch kommt es reflektorisch zur Reizung des M. triceps surae, obwohl dessen völlige Entspannung nötig ist.
- Der Daumen drückt nicht mit seiner ganzen Länge, sondern nur mit seiner Spitze. Dadurch ändert sich einerseits die Bewegungsrichtung, andererseits werden die Strukturen des Fußes (vorzugsweise die Plantaraponeurose und der M. quadratus plantae) fazilitiert und gedehnt.
- Man drückt fälschlicherweise vor allem die Fußspitze dorsalwärts und unterlässt den nötigen kräftigen Zug auf die Ferse. Das führt zur Dehnung der Weichteile der Fußsohle, aber weniger zur Dehnbarkeitsprüfung des M. triceps.
- Der Unterarm befindet sich nicht in der Verlängerung des Unterschenkels, wodurch sich die Richtung des Zuges ändert.
- Das Bein bleibt nicht auf der Bank liegen, sondern wird im Ganzen angehoben, wodurch das Knie durchhängt.
- Eine aktive Dorsalflexion des Fußes wird erlaubt.
- Bei Untersuchung des M. soleus wird die ursprünglich erreichte Dorsalflexion nicht gehalten.
- Eine aktive Kniebeugung wird erlaubt.

5.3 Beuger des Hüftgelenks

Der Test erlaubt die Beurteilung folgender Muskeln (➤ Abb. 5.3a–j):

- M. iliopsoas
- M. rectus femoris
- M. tensor fasciae latae
- Kurze Adduktoren des Oberschenkels (orientierender Test)

Auswertung: Bewertet werden die Stellung von Oberschenkel, Unterschenkel, Patella, das mögliche Bewegungsausmaß in Richtung der Hyperextension und Hyperadduktion in der Hüfte und die Beugung im Kniegelenk.

- *Stufe 0:* Keine Verkürzung. Oberschenkel horizontal ohne jegliche Deviation. Unterschenkel bei entspannter Muskulatur hängt senkrecht, Patella in nur leichter Lateralstellung. An der Lateralseite des Oberschenkels besteht eine nur ganz leichte Abflachung bzw. Vertiefung. Durch den Druck gegen das distale Drittel des Oberschenkels ist es möglich, den Oberschenkel leicht unter die Horizontale zu bringen und Hyperextension im Hüftgelenk zu erreichen. Durch den Druck gegen das distale Drittel des Unterschenkels ist es leicht möglich, die Kniebeugung zu vergrößern.
- *Stufe 1:* Leichte Verkürzung:
  - Leichte Beugestellung im Hüftgelenk = M. iliopsoas verkürzt.
  - Unterschenkel schräg nach vorn gestreckt = M. rectus femoris verkürzt.
  - Oberschenkel in leichter Abduktion und verdeutlichte Vertiefung an der Lateralseite = M. tensor faciae latae verkürzt.

Beim Druck gegen den Oberschenkel ist die Hyperextension leicht möglich, eine senkrechte Stellung des Unterschenkels durch leichten Druck gegen den Unterschenkel ohne Kompensationsbeugung in der Hüfte ist ebenfalls leicht möglich.

- *Stufe 2:* Deutliche Verkürzung:
  - Deutliche Beugestellung in der Hüfte, bei Druck auf das distale Drittel des Oberschenkels in Richtung der Hyperextension ist es unmöglich, die Horizontalstellung zu erreichen = Verkürzung des M. iliopsoas.
  - Unterschenkel schräg nach vorn gestreckt, obere Patellakante tritt stärker hervor, sodass ihr oberer Rand deutlich tastbar ist. Bei passiver Beugung im Kniegelenk kommt es zur Kompensationsbeugung in der Hüfte = verkürzter M. rectus femoris.
  - Oberschenkel in Abduktionsstellung, Patella deutlich lateralwärts verschoben und ihr äußerer Rand deutlich palpierbar. Bei Druck in Adduktionsrichtung verdeutlicht sich die Mulde an der Lateralseite des Oberschenkels und das Ausmaß der Adduktion ist stark beschränkt = verkürzter M. tensor fasciae latae.

Bemerkung: Falls es schon in der Ausgangsstellung zu einer Hyperextension kommt, handelt es sich sehr wahrscheinlich um Hypermobilität.

Fehler

- Die richtige Stellung des Beckens wird nicht beachtet.
- Unzureichende Fixation des Beckens. Dadurch ändert sich dessen Stellung, es entsteht eine Lordose. Die Stellung des Beckens und des gesamten Beines ändert sich.
- Der Patient entspannt im Liegen nicht genügend und hält dadurch den Unterschenkel schräg.
- Die Richtung des Drucks wird nicht eingehalten. Namentlich bei der Untersuchung des verkürzten M. rectus femoris wird die Kompensationsflexion in der Hüfte dadurch unterstützt.
- Die Bewegung wird zu schnell ausgeführt.
- Es wird nicht zwischen den einzelnen Muskelgruppen unterschieden.
- Man verlässt sich bei der Fixation des nicht getesteten Beines zu sehr auf den Patienten, daher wird keine weitere Fixation vorgenommen.

Orientierender Test für den M. iliopsoas und M. rectus femoris

Ausgangsstellung: Bauchlage, Beine in der Nullstellung, Füße hängen über das Bankende. Fixation des Beckens von dorsal.

Auswertung: Beim verkürzten M. iliopsoas besteht eine Beugestellung in der Hüfte. Unter passiver Flexion des Kniegelenks kommt es bei verkürztem M. rectus femoris zur kompensatorischen Flexion in der Hüfte und Vertiefung der Lumballordose.

Dieser Test ist jedoch nicht sehr genau.

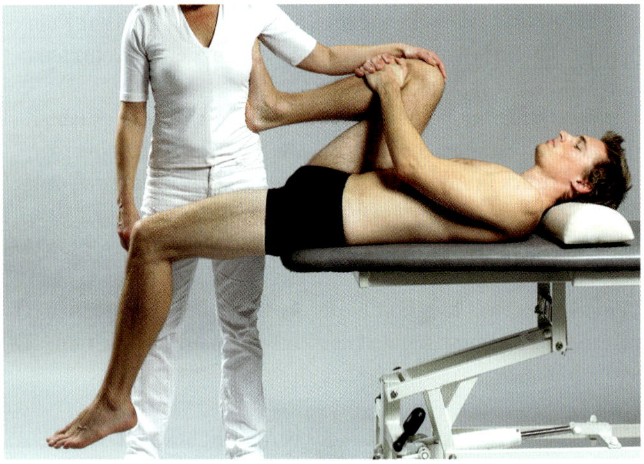

Abb. 5.3a Zum Erreichen der Ausgangsstellung: Steißsitz des Patienten an der Bankkante; dieser hält nicht getestetes Bein mit den Händen in voller Beugung. Patient wird passiv auf den Rücken gelegt.
Ausgangsstellung: Rückenlage, Becken auf der Bank. Nicht getestetes Bein wird vom Patienten fest in voller Beugung gegen Bauchwand gehalten, um Lumballordose auszugleichen. Haltung ist besser um das Knie, um längeren Hebel zu bekommen. Löst diese Beugung Schmerzen aus, ist es günstiger, in der Kniekehle am Oberschenkel zu fixieren.
Getestetes Bein wird passiv in eine Lage geführt, in der es entspannt hängt.
Fixation: Durch Heranziehen des nicht getesteten Beines an den Rumpf. Zusätzlich drückt der Untersuchende das Bein des Patienten an dessen Rumpf heran, damit es in keiner Phase der Untersuchung zur LWS-Lordosierung kommt. Die Untersuchung beginnt in der Ausgangsstellung, dann vertikaler Druck gegen den Oberschenkel (M. iliopsoas), Druck gegen den Unterschenkel nach dorsal (M. rectus femoris), Fixation des Beckens und Druck gegen den Oberschenkel (M. tensor fasciae latae) sowie Fixation des Beckens und Druck gegen den Oberschenkel nach lateral (kurze Adduktoren).

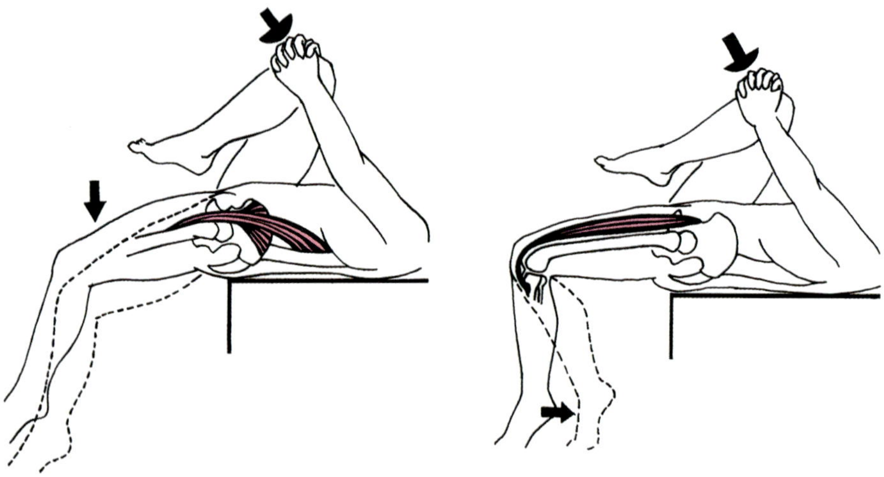

Abb. 5.3b M. iliopsoas, M. rectus femoris, M. tensor fasciae latae, kurze Adduktoren des Oberschenkels (orientierend).

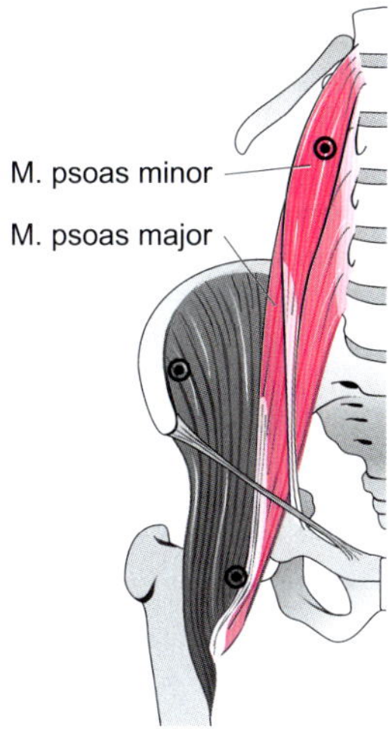

Abb. 5.3c M. psoas – Triggerpunkte.

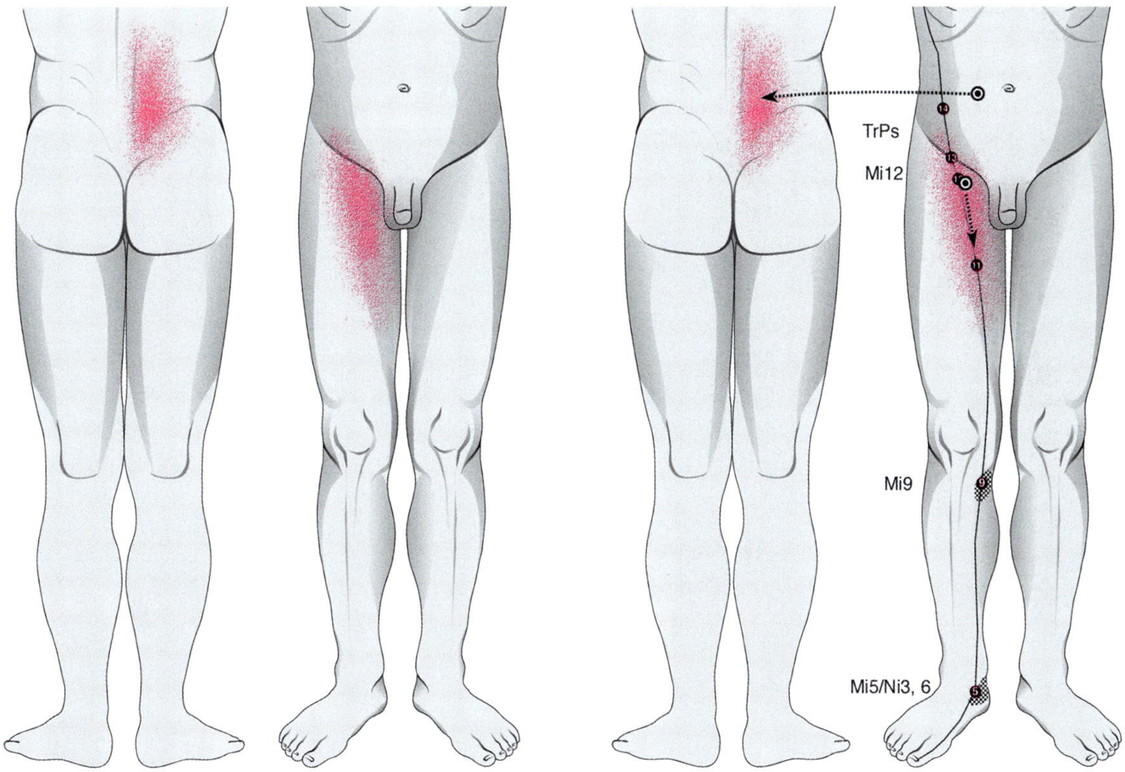

Abb. 5.3d M. psoas – Schmerzübertragung und Fernpunkte.

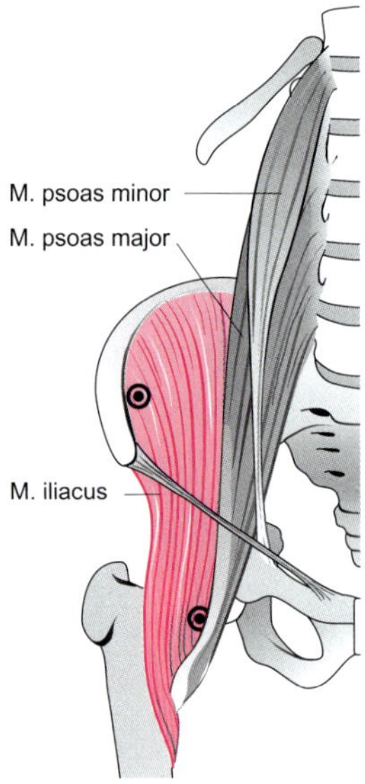

Abb. 5.3e M. iliacus – Triggerpunkte.

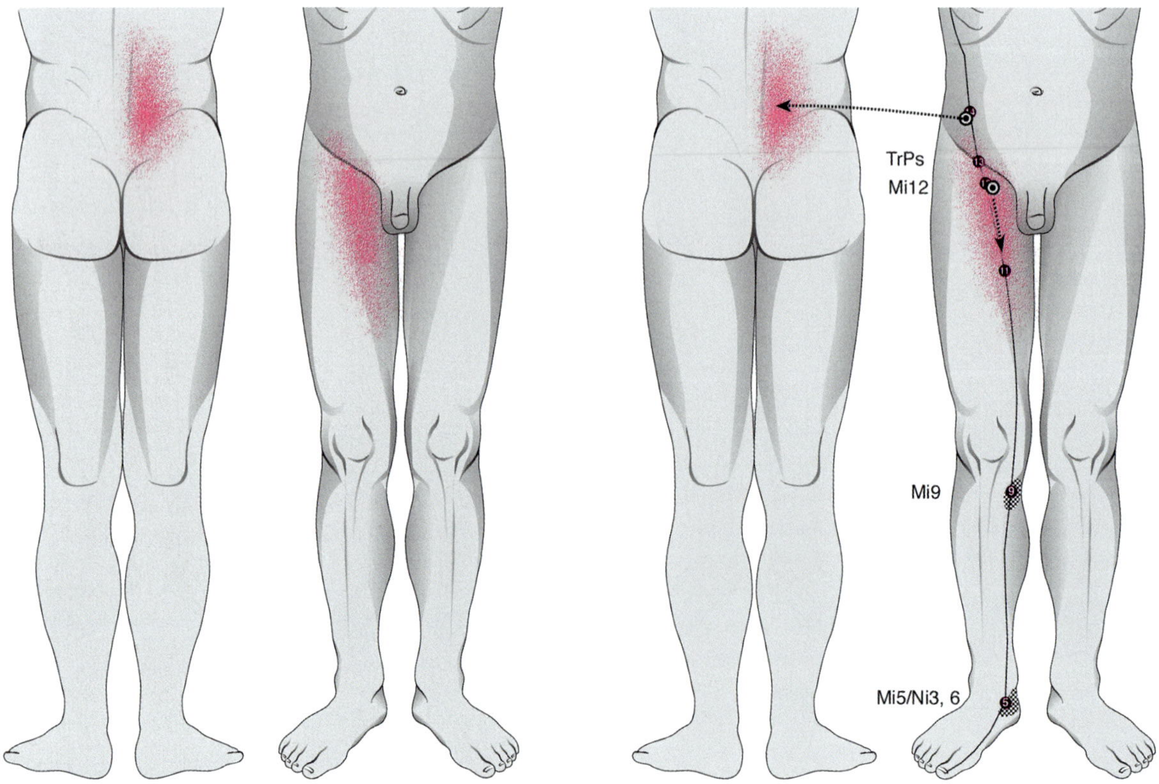

Abb. 5.3f M. iliacus – Schmerzübertragung und Fernpunkte.

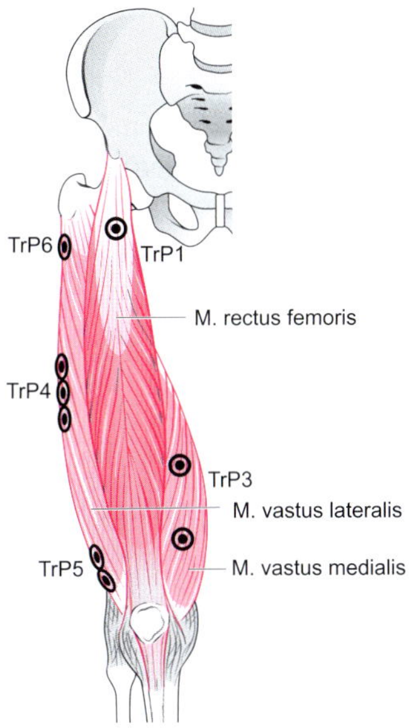

Abb. 5.3g M. rectus femoris – Triggerpunkte.

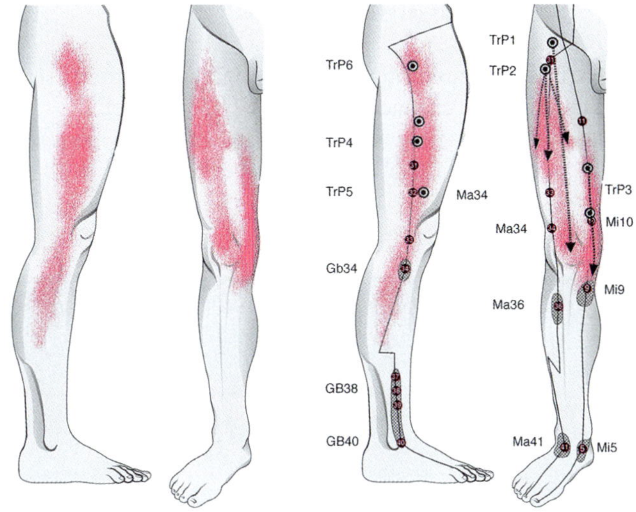

Abb. 5.3h M. rectus femoris – Schmerzübertragung und Fernpunkte.

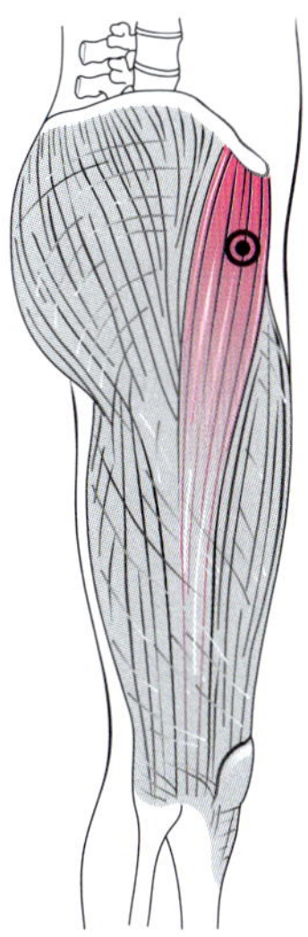

Abb. 5.3i M. tensor fasciae latae – Triggerpunkte.

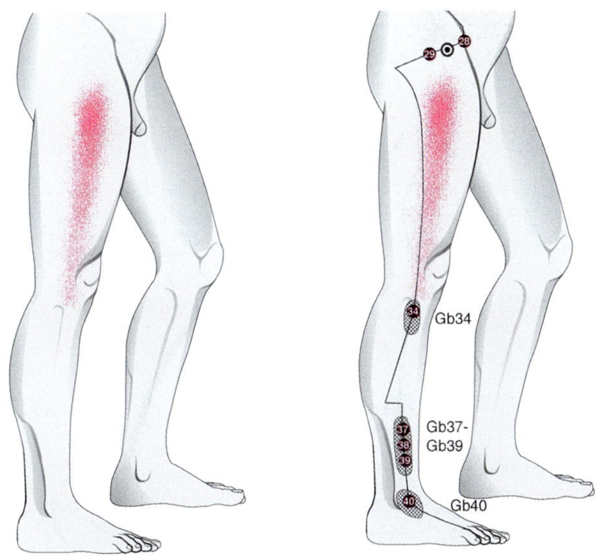

Abb. 5.3j M. tensor fasciae latae – Schmerzübertragung und Fernpunkte.

5.4 Ischiokruralmuskulatur

Zur Ischiokruralmuskulatur gehören M. biceps femoris, M. semitendinosus und M. semimembranosus (➤ Abb. 5.4a–e).

Auswertung
- *Stufe 0:* Keine Verkürzung. Flexion möglich im Ausmaß von 90°.
- *Stufe 1:* Leichte Verkürzung. Flexion nur bis zwischen 80–90° möglich.
- *Stufe 2:* Deutliche Verkürzung. Beugung möglich nur unter 80°.

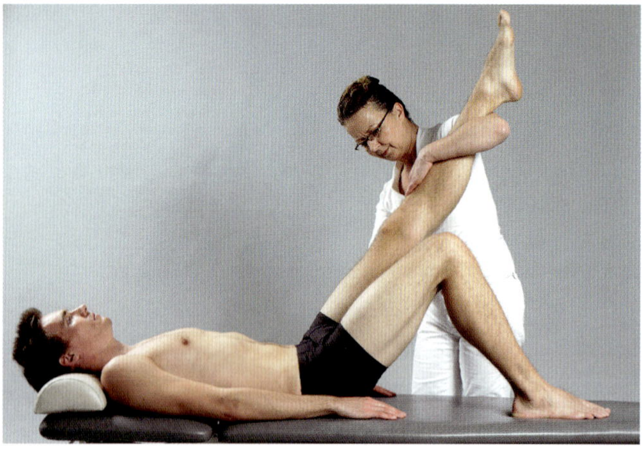

Abb. 5.4a Ausgangsstellung: Rückenlage, Arme längs des Körpers, nicht getestetes Bein in Knie und Hüftgelenk gebeugt. Fuß auf der Unterlage, getestetes Bein gestreckt in Nullstellung.
Fixation durch Druck des untersuchten Beins auf die Unterlage.
Bewegung: Der Untersuchende hält das im Kniegelenk gestreckte Bein, dass die Ferse in der Ellenbeuge liegt (um Rotation zu verhindern), die Handflächen drücken an der ventralen Seite gegen den distalen Oberschenkel, um die volle Extension im Kniegelenk zu kontrollieren. Die Patella bleibt frei. Mit gehaltenem Bein Beugung im Hüftgelenk durchführen.
Auswertung: Flexion im Hüftgelenk beurteilen. Test beenden, wenn man die Tendenz zur Kniebeugung spürt, wenn es zur Rückkippung des Beckens kommt oder wenn Schmerz in der ischiokruralen Muskulatur auftritt.

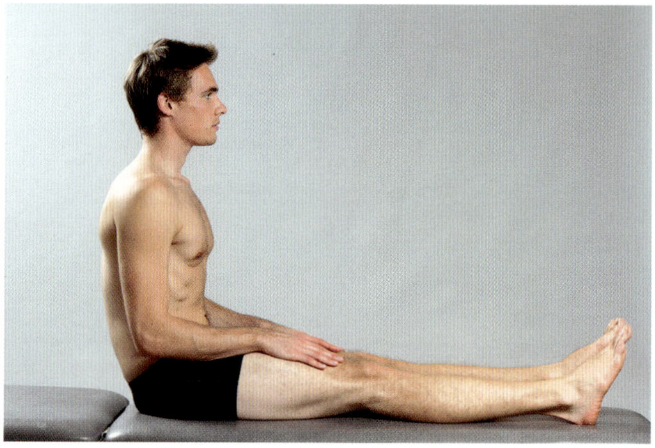

Abb. 5.4b Der Patient sitzt mit gestreckten Beinen. Er soll fähig sein, die senkrechte Haltung des Beckens, also 90° Hüftbeugung, ohne Kniebeugung zu erreichen.

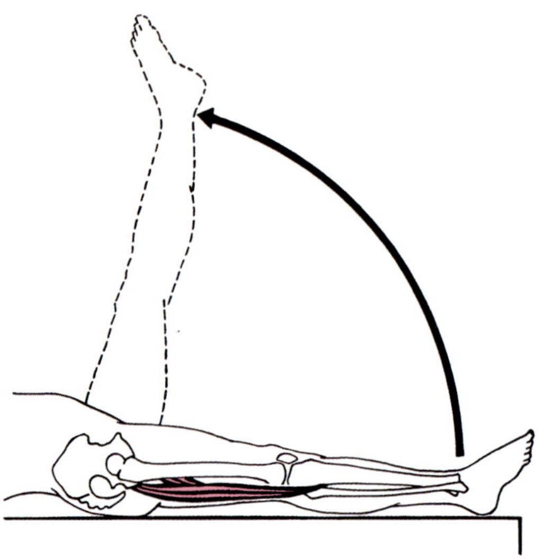

Abb. 5.4c Ischiokruralmuskulatur.

Fehler

Häufigste Fehler:
- Das Kniegelenk wird direkt fixiert, obwohl die Patella frei bleiben soll.
- Es werden eine allmählige Flexion im Kniegelenk und eine Abduktion und Außenrotation im Hüftgelenk zugelassen. Dem hilft der Untersuchende noch nach, wenn er die Bewegung nicht ausreichend aus seinem Schultergelenk heraus beginnt und dann als Weiterführung keine reine Seitenbeuge des Rumpfes ausführt, sondern sich dreht und das Bein noch in Abduktion zieht.
- Das nicht getestete Bein ist nicht in Flexion. Dies ändert die Ausgangsstellung des Beckens. Das Bewegungsausmaß ist dann um etwa 10° kleiner.
- Die Mitbewegung des Beckens wird nicht beachtet.

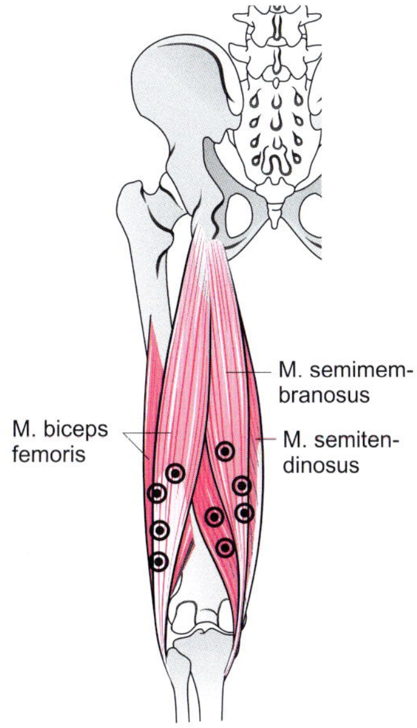

Abb. 5.4d Ischiokrurale Muskulatur – Triggerpunkte.

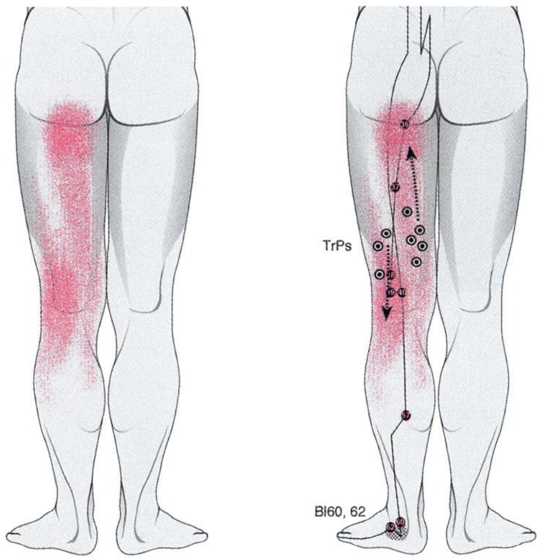

Abb. 5.4e Ischiokrurale Muskulatur – Schmerzübertragung und Fernpunkte.

5.5 Adduktoren des Oberschenkels

Zu den Adduktoren des Oberschenkels gehören M. pectineus, M. adductor brevis, magnus, longus, M. gracilis, M. semitendinosus, M. semimembranosus und teilweise sogar der M. biceps femoris (➤ Abb. 5.5a–e).

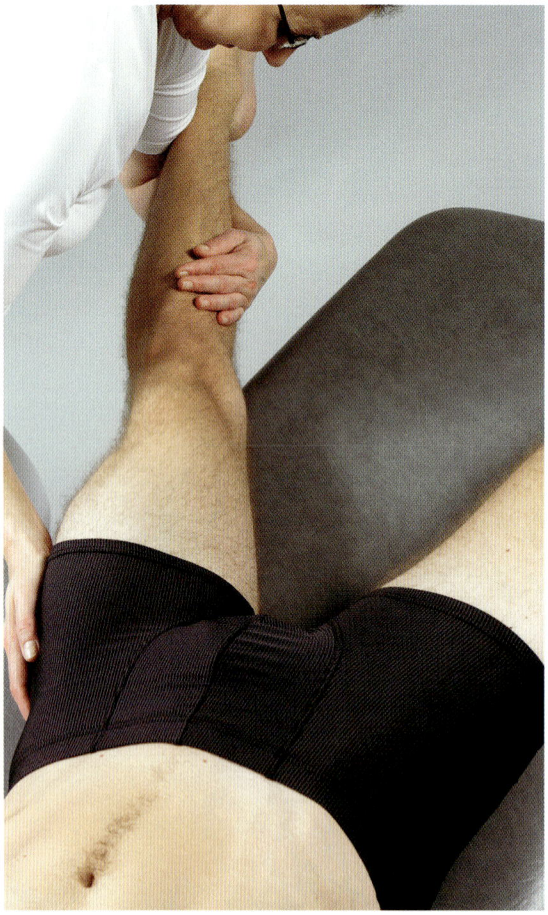

Abb. 5.5a Ausgangsstellung: Rückenlage, am Bankrand der zu untersuchenden Seite. Nicht getestetes Bein ist im Hüftgelenk um 15–20° abduziert.
Fixation ist durch leichte Abduktion des nicht getesteten Beines gesichert. Becken an der untersuchten Seite tastend kontrollieren. Bewegung des Trochanter major und ihre Beendigung palpieren.
Bewegung Phase 1: Untersucher legt das zu testende Bein mit Ferse in die Ellenbeuge, um eventuelle Außenrotation zu vermeiden. Handfläche ist auf die Tibia gelegt. Durch ständigen Druck wird Extension im Kniegelenk gehalten. Abduktion wird im vollen Ausmaß durchgeführt.

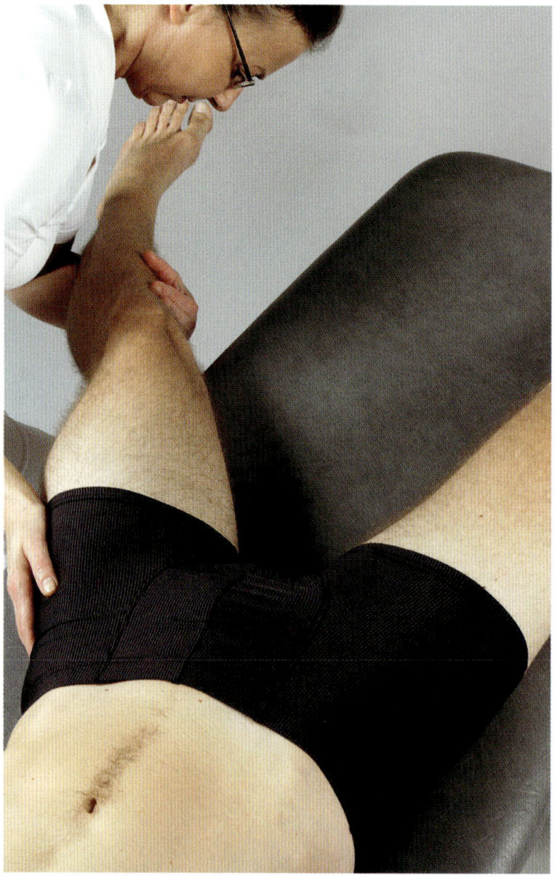

Abb. 5.5b Bewegung Phase 2: Nach Erreichen des vollen Ausmaßes Kniegelenk leicht (10–15°) beugen, d. h. vor Beginn der Beckenmitbewegung bei einem Winkel unter 40°, und die Abduktion, falls möglich, fortsetzen.
Bewertung: Ausmaß der Abduktion im Hüftgelenk wird mit gestrecktem und gebeugtem Knie bewertet. Wenn Einschränkung bei beiden gleich ist, handelt es sich um die Verkürzung der eingelenkigen Adduktoren. Falls sich das Bewegungsausmaß bei gebeugtem Knie vergrößert, handelt es sich um Verkürzung der zweigelenkigen Adduktoren.

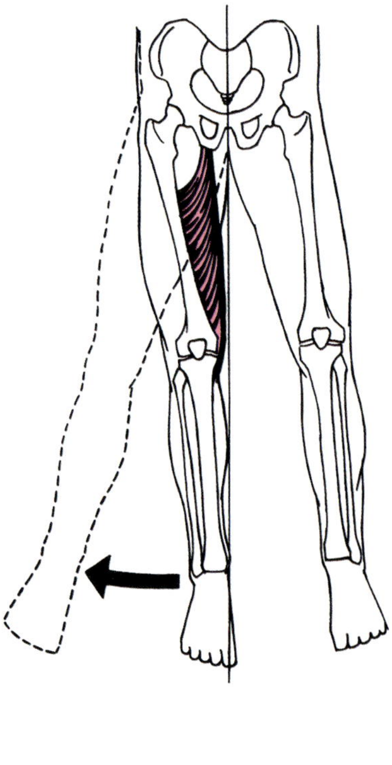

Abb. 5.5c Adduktoren des Oberschenkels.

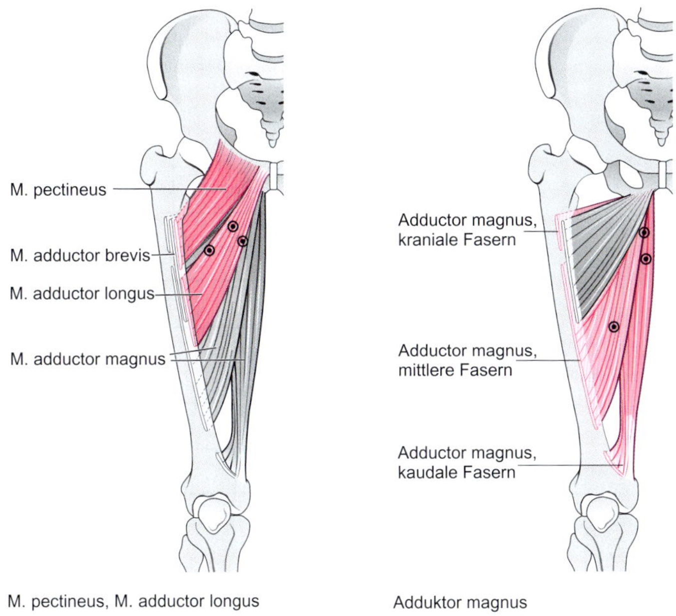

Abb. 5.5d Adduktoren des Oberschenkels – Triggerpunkte.

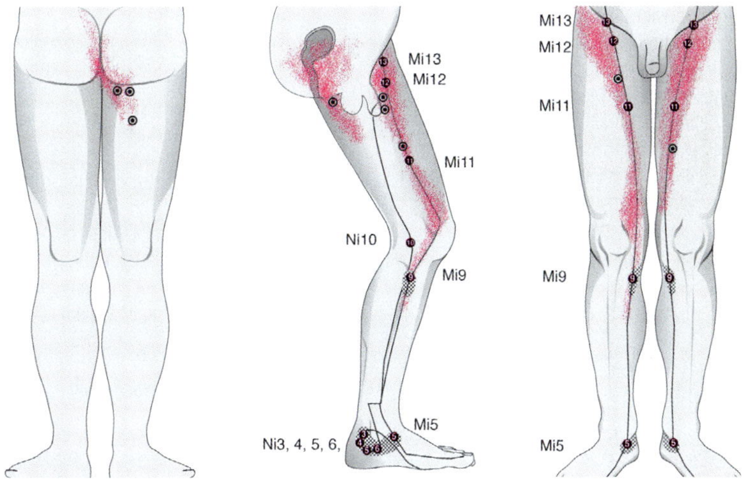

Abb. 5.5e Adduktoren des Oberschenkels – Schmerzübertragung und Fernpunkte.

Auswertung

- *Stufe 0:* Keine Verkürzung. Abduktion im Ausmaß von 40° möglich.
- *Stufe 1:* Leichte Verkürzung. Abduktion beschränkt auf 30–40°.
- *Stufe 2:* Deutliche Verkürzung. Abduktion ist weniger als 30° möglich.

Fehler

Häufigste Fehler:

- Im Verlauf der Bewegung wird gleichzeitig mit der Abduktion eine leichte Beugung oder Außenrotation im Hüftgelenk durchgeführt.
- Es wird nicht in zwei Phasen, also bei gestrecktem und gebeugtem Knie, untersucht.
- Die erforderliche leichte Abduktion des nicht getesteten Beines wird nicht eingehalten. Dadurch verschlechtert sich die Fixation des Beckens und seine Mitbewegung wird ermöglicht.
- Die Mitbewegung des Beckens wird nicht beachtet.
- In Phase 2 wird zu große Kniebeugung erlaubt, was bei verkürztem M. rectus femoris zur Fazilitation der Adduktoren führt.
- Es wird vergessen, dass der Unterschenkel immer unterstützt sein muss.

5.6 M. piriformis (> Abb. 5.6a–d)

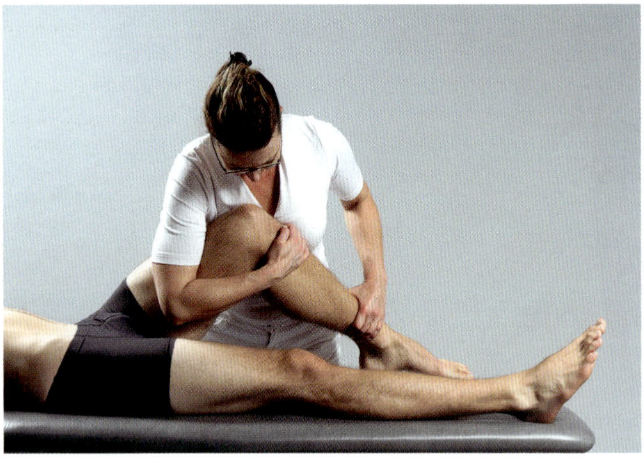

Abb. 5.6a Ausgangsstellung: Rückenlage, Arme längs des Körpers, nicht getestetes Bein in Nullstellung.
Fixation des Beckens durch Druck gegen Knie der untersuchten Seite in Richtung zur Hüfte.
Bewegung: Untersuchender beugt Bein in der Hüfte höchstens bis zu 60°, drückt das Knie in der Oberschenkellängsachse, um nötige Fixation des Beckens zu erreichen. Die zweite Hand hält den Unterschenkel. Dann wird passiv maximale Adduktion durchgeführt, zusätzlich Innenrotation im Hüftgelenk.
Bewertung: Nach Möglichkeit wird die Innenrotation der Hüfte in Adduktion bewertet und die Spannung am Bewegungsende. Eine Möglichkeit ist die Beurteilung des Muskels im Seitenvergleich. Patient in Bauchlage, die 90° flektierten Unterschenkel werden am distalen Unterschenkel gefasst und mit leichtem Druck auf die Unterlage in die Innenrotation gebracht. Bewertet wird das Endegefühl und der mögliche Rotationsweg im Seitenvergleich.

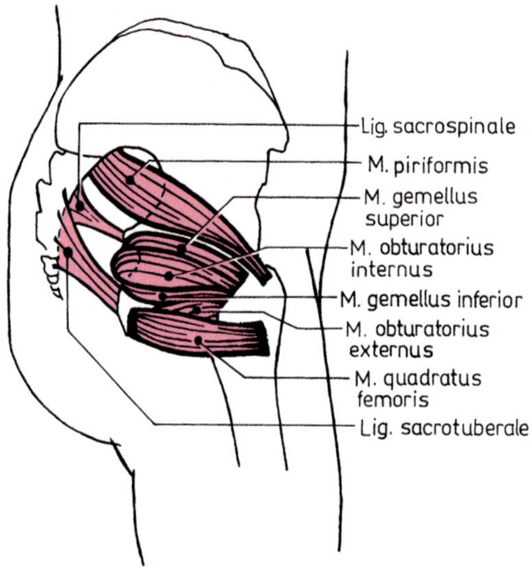

Abb. 5.6b M. piriformis (Rotatorengruppe).

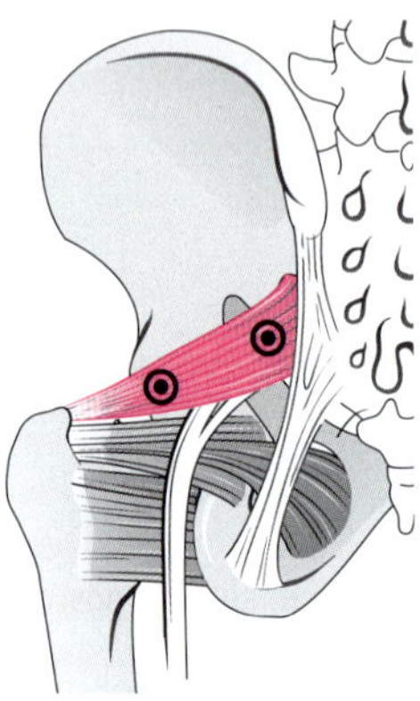

Abb. 5.6c M. piriformis – Triggerpunkte.

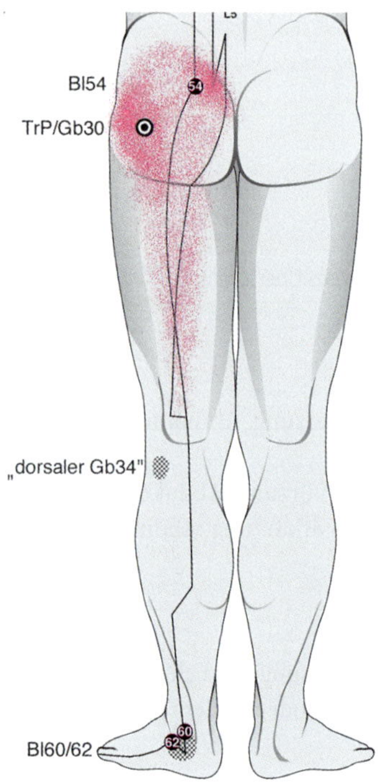

Abb. 5.6d M. piriformis – Schmerzübertragung und Fernpunkte.

Auswertung
- *Stufe 0:* Keine Verkürzung. Adduktion und Innenrotation im vollen Ausmaß möglich bei weicher Endespannung.
- *Stufe 1:* Leichte Verkürzung. Adduktion und Innenrotation sind beschränkt.
- *Stufe 2:* Deutliche Verkürzung. Adduktion beschränkt, Innenrotation fast unmöglich und schmerzhaft.

Fehler
- Der Druck auf das Knie wird nicht konstant während der ganzen Untersuchung gehalten. Dadurch wird das Becken nicht genügend fixiert.
- Adduktion und Innenrotation werden nicht bis in die Endstellung durchgeführt.

Palpationstest

Ausgangsstellung: Bauchlage, Arme längs des Körpers, Beine in Nullstellung, Fußspitzen ragen über den Bankrand, um Hüftrotation zu vermeiden.

Untersuchender palpiert von kranial her tief im Bereich zwischen Spina iliaca posterior superior und Tuber ischiadicum. Palpation verläuft in schräger Richtung kaudalwärts und medialwärts. Unter normalen Umständen ist der Muskel nicht tastbar. Bei Verkürzung und/oder Verspannung spürt man den empfindlichen Muskelbauch, wenn er unter den Fingern des Untersuchers wegrutscht.

5.7 M. quadratus lumborum (➢ Abb. 5.7a–d)

Auswertung
- *Stufe 0:* Keine Verkürzung. Bewegung der Hand über 5 cm und mehr.
- *Stufe 1:* Leichte Verkürzung. Bewegung zwischen 3–5 cm.
- *Stufe 2:* Deutliche Verkürzung. Bewegung über weniger als 3 cm.

Fehler
- Während der Bewegung wird der Rumpf gleichzeitig gedreht, vorwärts oder rückwärts gebeugt.
- Becken und Beine werden nicht genügend fixiert.
- Die Palpation des untersuchten Muskels geht nicht tief genug, sodass der Muskel gar nicht erreicht wird.
- Die Mitbewegung des Beckens wird nicht beachtet.

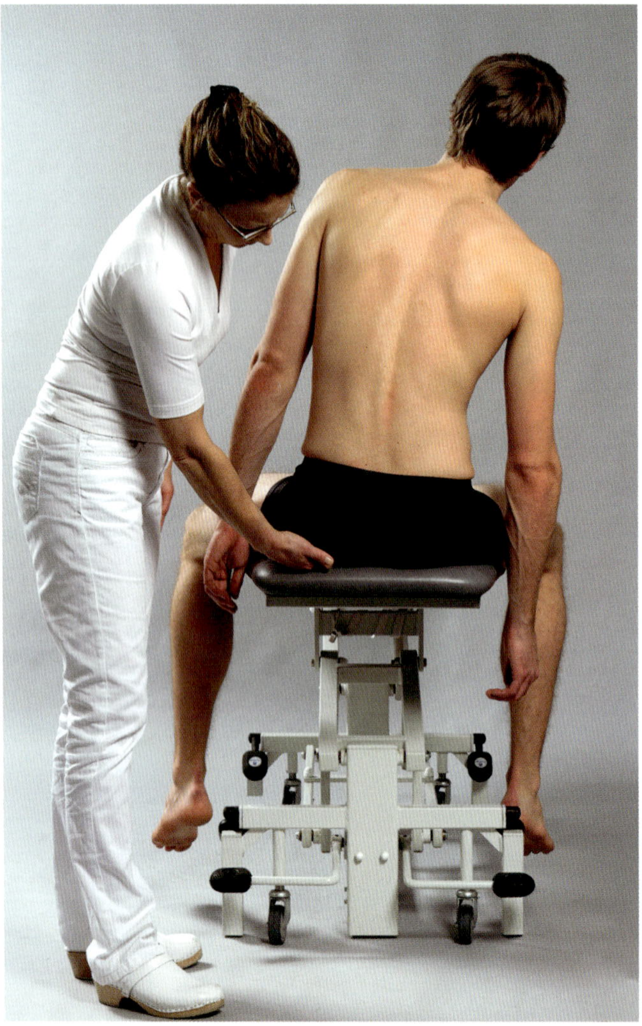

Abb. 5.7a Sitz am Bankende mit beidseitig herabhängenden Beinen. Auf der zu untersuchenden Seite nimmt die palpierende Hand Kontakt am Sitzbein auf und der Patient wird aufgefordert, seinen Oberkörper zur anderen Seite zu neigen. Hilfreich ist die Aufforderung, die Hand senkrecht zum Boden zu führen. Die Bewegung ist zu Ende, wenn Spannung am Becken zu tasten ist.
Bewertung: Seitenneigung soll symmetrisch sein; bei Verkürzung ist Seitenbeugung unvollständig, Wirbelsäule entfaltet sich nicht in gleichmäßigem Bogen. Lumbalabschnitt bleibt steif, es kommt zur kompensatorisch hypermobilen Abknickung im thorakolumbalen Übergang.

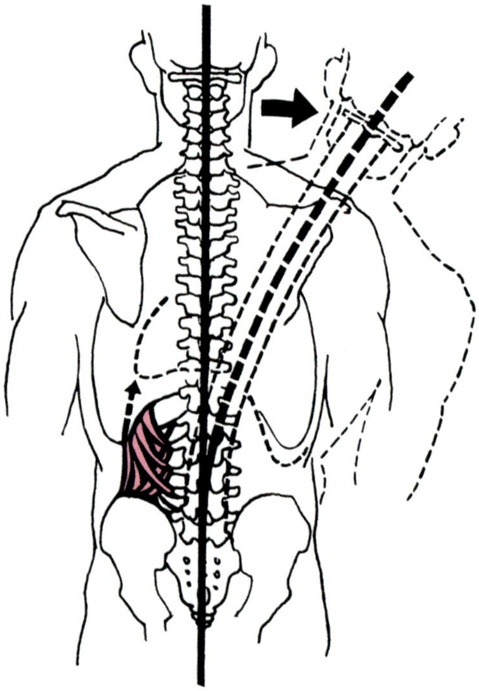

Abb. 5.7b M. quadratus lumborum.

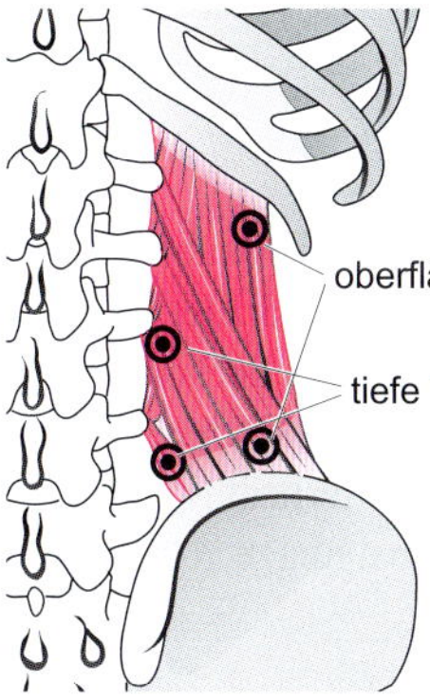

Abb. 5.7c M. quadratus lumborum – Triggerpunkte.

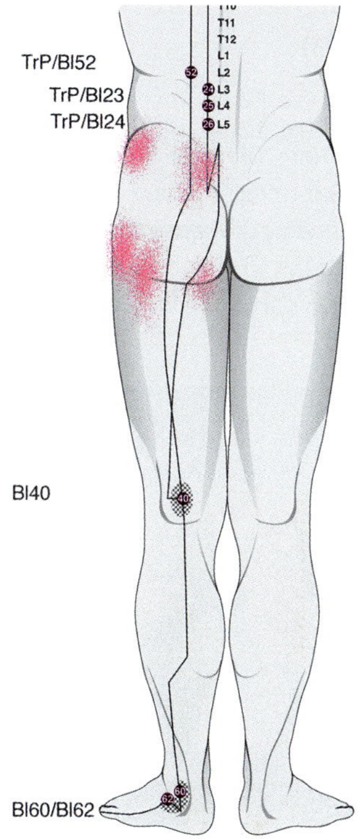

Abb. 5.7d M. quadratus lumborum – Schmerzübertragung und Fernpunkte.

5.8 Paravertebrale Rückenmuskulatur (➢ Abb. 5.8a–e)

Auswertung
- *Stufe 0:* Keine Verkürzung. Die erreichte Entfernung zwischen Stirn und Oberschenkel ist nicht größer als 20 cm.
- *Stufe 1:* Leichte Verkürzung. Die gemessene Entfernung liegt zwischen 20 und 25 cm.
- *Stufe 2:* Deutliche Verkürzung. Die Entfernung ist größer als 25–30 cm.

Fehler
- Das Vorkippen des Beckens wird erlaubt und die gleichmäßige Beugung der Wirbelsäule nicht beachtet.
- Die richtige Ausgangsstellung des Beckens wird nicht beachtet.

Bemerkung: Der Test ist nicht spezifisch genug, da die untersuchte Gegend vielen Störeinflüssen unterliegt und sich sehr verschiedene Strukturen an der Bewegung beteiligen.

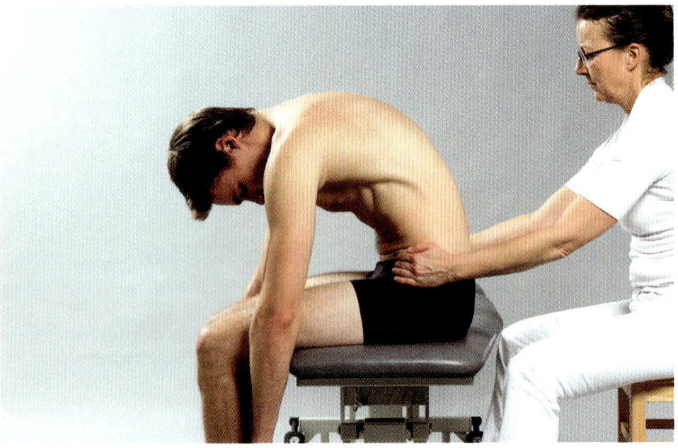

Abb. 5.8a Ausgangsstellung: Aufrechter Sitz, Arme entspannt längs des Körpers, Beine in Knie- und Hüftgelenk 90° gebeugt, Oberschenkel auf Untersuchungsbank. Fußsohlen unterstützen, um rechten Winkel in Fußgelenken zu behalten.
Fixation: Tastende Kontrolle des Beckens, um Vorkippen zu verhindern.
Bewegung: Maximale Rumpfvorbeugung in gleichmäßigem Bogen. Becken darf nicht gekippt werden.
Bewertung: Entfernung zwischen Stirn und Oberschenkeln. Die normale Entfernung beträgt etwa 20 cm.

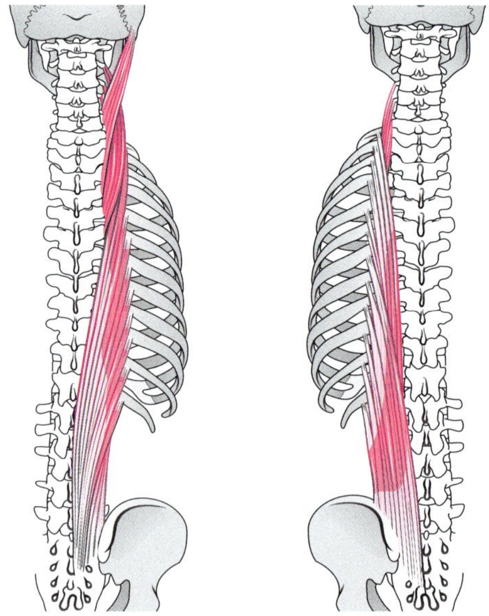

Abb. 5.8b M. longissimus, M. iliocostalis.

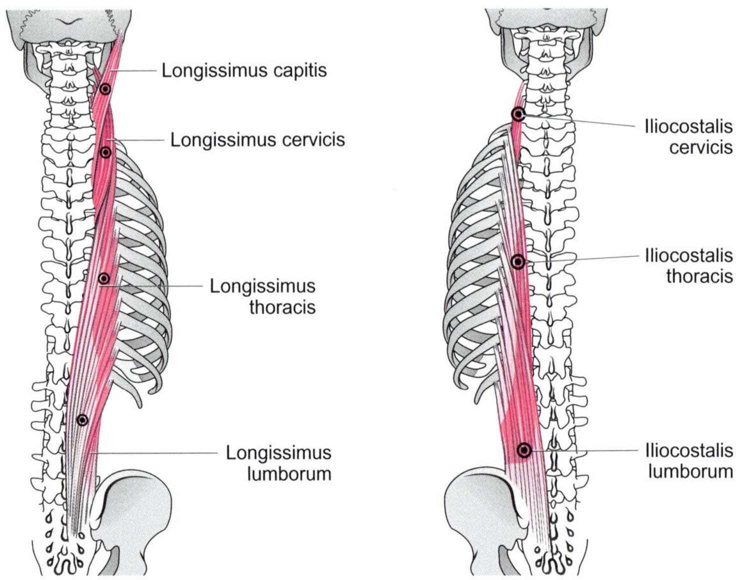

Abb. 5.8c Mm. longissimi et iliocostales – Triggerpunkte.

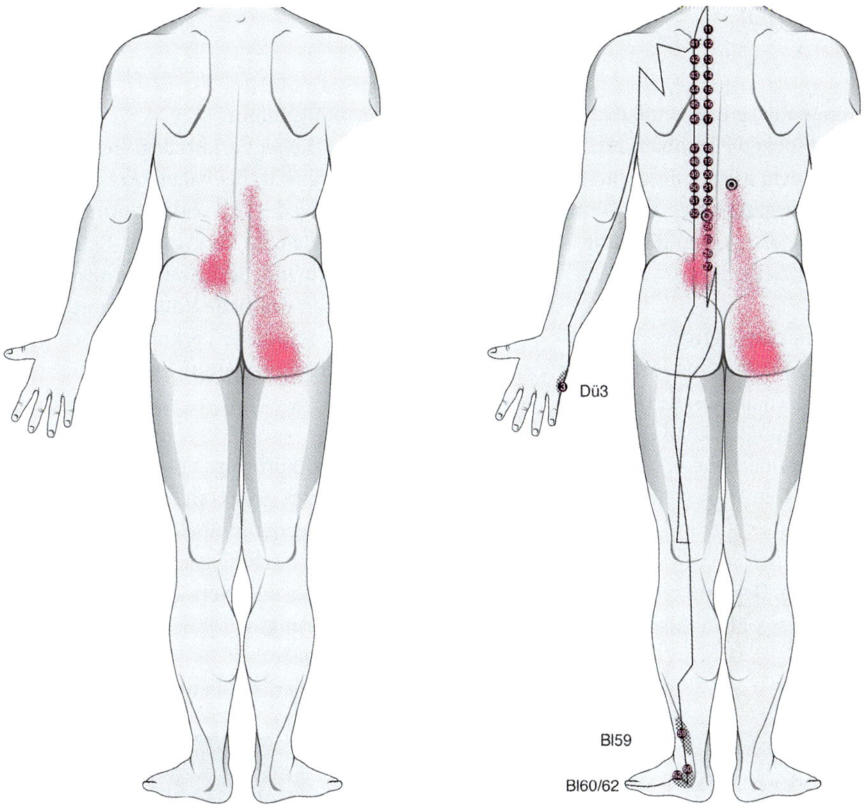

Abb. 5.8d Mm. longissimi – Schmerzübertragung und Fernpunkte.

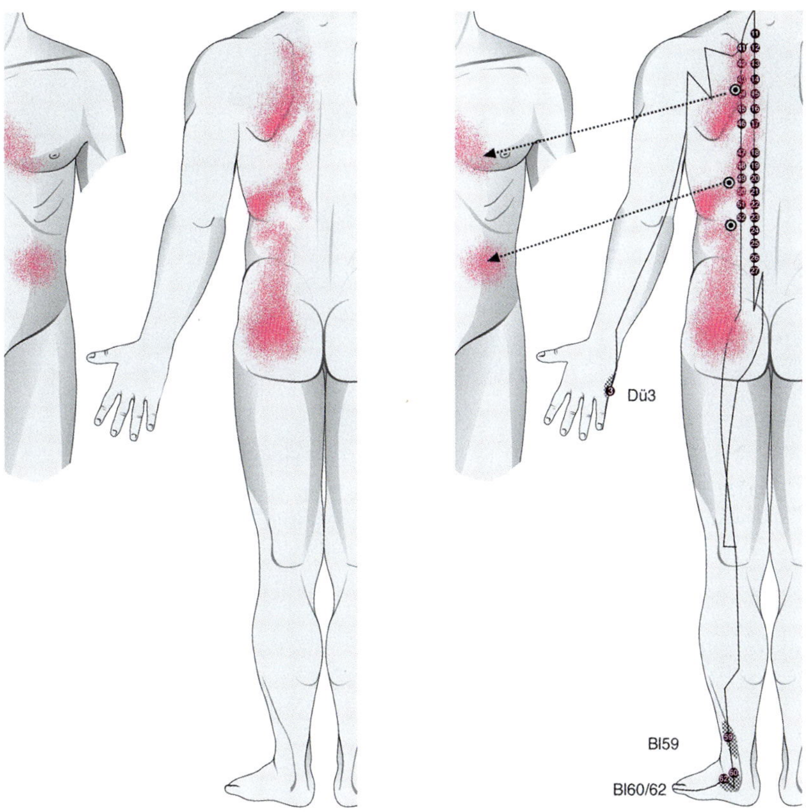

Abb. 5.8e Mm. iliocostales – Schmerzübertragung und Fernpunkte.

5.9 M. pectoralis major (➤ Abb. 5.9a–g)

Abb. 5.9a–c Ausgangsstellung: Rückenlage am Bankrand auf der zu untersuchenden Seite. Beine gebeugt, Fußsohlen auf der Bank abgestützt. Arme entspannt neben dem Körper, Kopf in Mittelstellung.

Fixation: Vor Beginn der Bewegung durch Zug (kein Druck!) mit Unterarm auf Thoraxwand in diagonaler Richtung schräg nach kaudal und zur nicht getesteten Seite.

Bewegung:

Auswertung: Abdominaler und kostosternaler Anteil:

- *Stufe 0:* Keine Verkürzung. Arm sinkt bis zur Horizontalen, bei vertikalem Abwärtsdruck gegen das distale Drittel des Oberarmes ist es möglich, das Bewegungsausmaß zu vergrößern. Der Arm kommt unter die Horizontalebene.
- *Stufe 1:* Leichte Verkürzung. Der Arm erreicht die Horizontale nicht. Mit vertikalem Druck ist es aber möglich, die Horizontale leicht zu erreichen.
- *Stufe 2:* Deutliche Verkürzung. Der Arm bleibt oberhalb der Horizontalen und es ist sogar passiv nicht möglich, diese zu erreichen.

M. pectoralis minor:

- *Stufe 0:* Keine Verkürzung. Retraktion des Schultergürtels leicht durchführbar. Bei Palpation keine besondere Dehnung oder Spannung des klavikulären Anteils.
- *Stufe 1:* Leichte Verkürzung. Retraktion nur gegen Widerstand schwierig und deshalb mit größerem Druck durchführbar. Bei Palpation deutliche Verspannung der Muskelfasern tastbar.
- *Stufe 2:* Deutliche Verkürzung. Schulterretraktion ist unmöglich, deutliche Verspannung palpierbar, die sogar schmerzhaft sein kann.

Fehler

- Der Brustkorb wird vor (!) Beginn der Bewegung nicht genügend fixiert, wodurch eine Drehung des Rumpfes oder eine Vergrößerung der lumbalen Lordose zugelassen wird.
- Statt durch schräg gerichteten tangentialen Zug auf den Thorax zu fixieren, wird vertikaler Druck ausgeübt.
- Der Führungsdruck wird nicht am Oberarm, sondern am Unterarm ausgeübt.
- Die erforderliche Beugung der Beine erfolgt nicht.

5

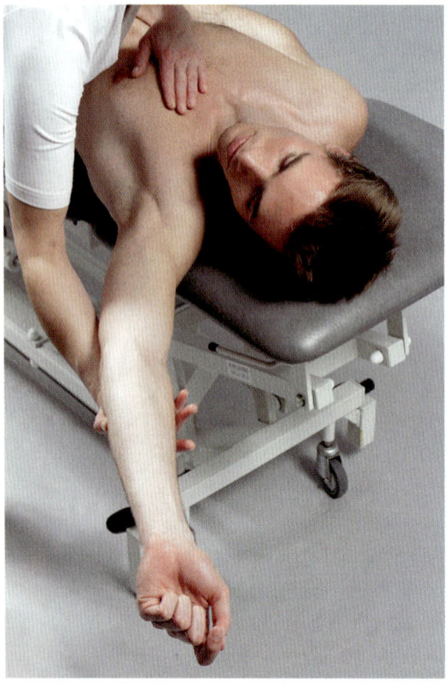

Abb. 5.9a Abdominaler Anteil – Fixation und passives Lagern des gestreckten Armes nach schräg außen oben, Druck nach dorsal (fußbodenwärts).

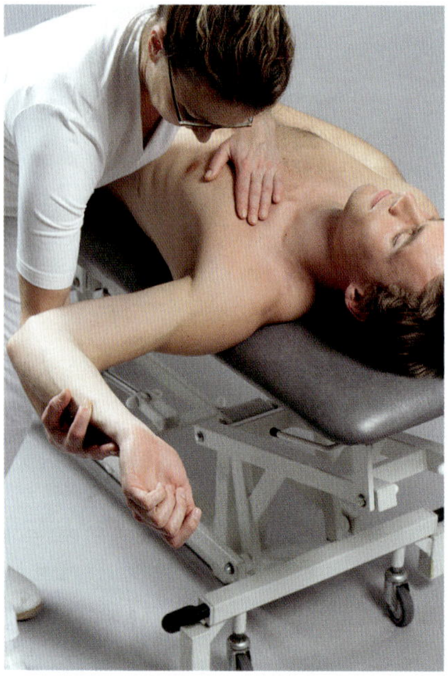

Abb. 5.9b Kostosternaler Anteil – Lagerung in Abduktion und Außenrotation im Schultergelenk, 90°-Flexion im Ellenbogengelenk; Führung nach dorsal (fußbodenwärts).

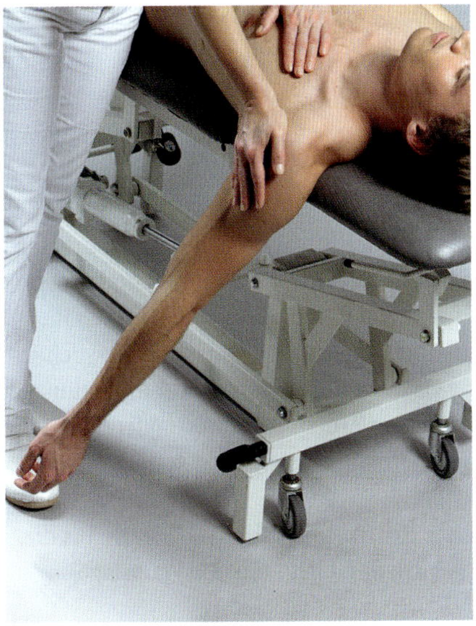

Abb. 5.9c Klavikulärer Anteil – Thoraxfixation, Arm hängt im Ellenbogen gestreckt, im Schultergelenk außenrotiert, entspannt neben Bank herab. Druck am Humeruskopf (fußbodenwärts), gleichzeitig Palpation der verspannten Fasern.

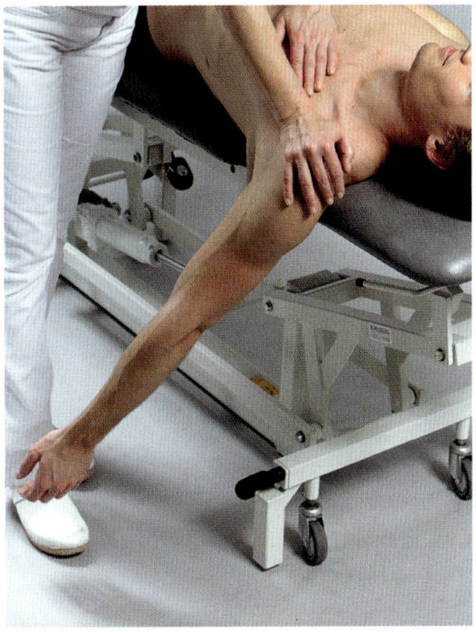

Abb. 5.9d M. pectoralis minor – Thoraxfixation, Arm hängt im Ellenbogen gestreckt entspannt neben der Bank. Druck am Processus coracoideus und Palpation der verspannten Fasern.

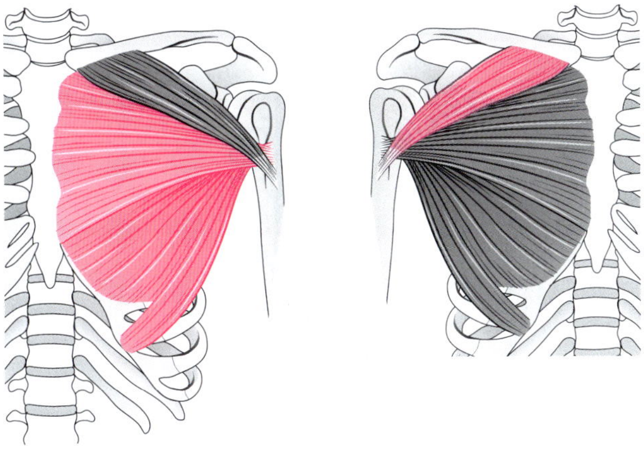

Abb. 5.9e M. pectoralis major pars abdominalis und sternalis / clavicularis.

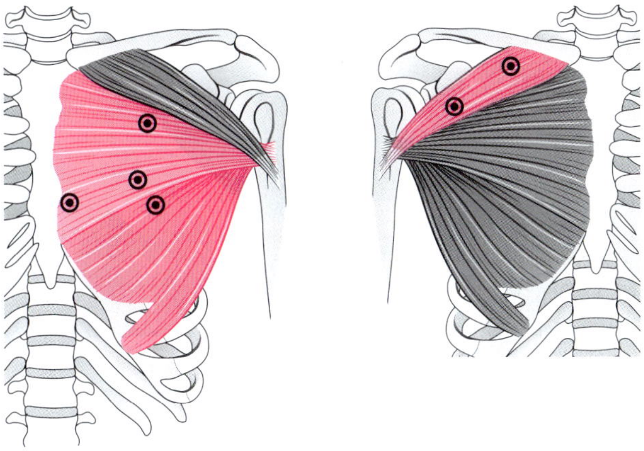

Abb. 5.9f M. pectoralis major pars abdominalis und sternalis / clavicularis – Triggerpunkte.

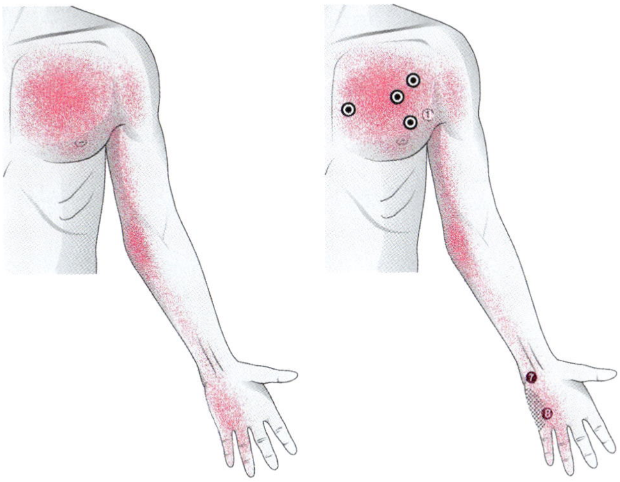

Abb. 5.9g M. pectoralis major pars abdominalis und sternalis / clavicularis – Schmerzübertragung und Fernpunkte.

5.10 M. trapezius – oberer Anteil (> Abb. 5.10a–d)

Auswertung

- *Stufe 0:* Keine Verkürzung. Schultergürteldepression leicht durchführbar.
- *Stufe 1:* Leichte Verkürzung. Depression ist schwieriger nur mit größerem Druck durchführbar, aber möglich.
- *Stufe 2:* Deutliche Verkürzung. Depression nicht durchführbar, Endespannung ist hart. Oft ist auch die Seitenneigung des Kopfes beschränkt.

Fehler

- Die Ausgangsstellung des Kopfes wird nicht sorgfältig beachtet.
- Die Knie sind nicht in Beugung unterlagert.
- Der Schultergürtel der untersuchten Seite wird nicht genügend fixiert.
- Die Bewegung wird mit einer Beuge- oder Rotationskomponente erlaubt.

Bemerkungen:

- Die Untersuchung soll nur in der Rückenlage durchgeführt werden, um besser an den Schultern wirken zu können und um die HWS zu schonen. Nie im Sitzen untersuchen, da die HWS in aufrechter Stellung stets mehr belastet ist und der Untersuchende dabei dazu neigt, die HWS zu überlasten und in unerwünscht große Neigung zu bringen. Außerdem ist es wegen der Steigerung der Gamma-Aktivität im Sitzen schwieriger, die nötige Entspannung zu erreichen.
- Bei Patienten mit fixierter Brustkyphose Kopf so lagern, bis die Glabella-Filtrum-Ebene horizontal liegt (als Ausgangslage).

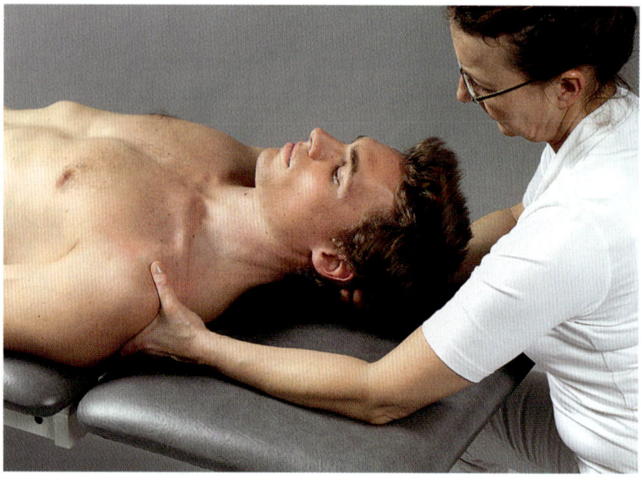

Abb. 5.10a Ausgangsstellung: Rückenlage, Arme neben Körper, Beine leicht unterlagert unter den Knien und gebeugt. Kopf außerhalb der Unterlage in Mittelstellung ohne Rotation.
Fixation: Untersuchender fixiert Schultergürtel so, dass er ihn bis zur Endespannung kaudalwärts drückt.
Bewegung: Mit der anderen Hand, die den Kopf unterstützt, passiv maximale laterale Flexion des Halses zur nicht getesteten Seite durchführen. Dann setzt erste Hand Kaudalschub gegen die Schulter fort.
Auswertung: Orientierung nach dem Grad der möglichen Schultergürteldepression und der Härte der Endespannung. Bei beschränkter Kopfseitenneigung besteht Verdacht auf Knochen- oder Gelenkpathologie.

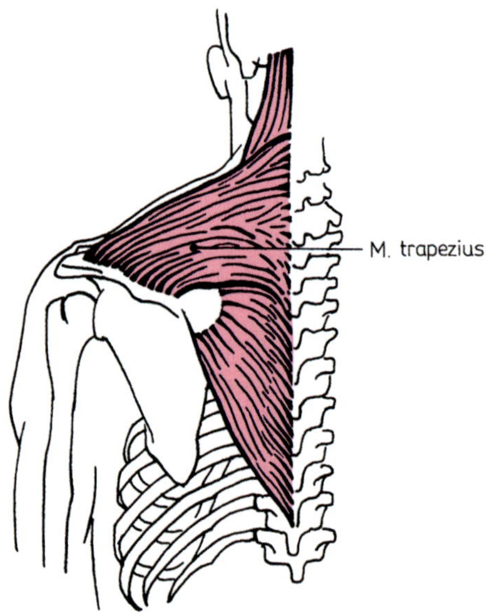

Abb. 5.10b M. trapezius.

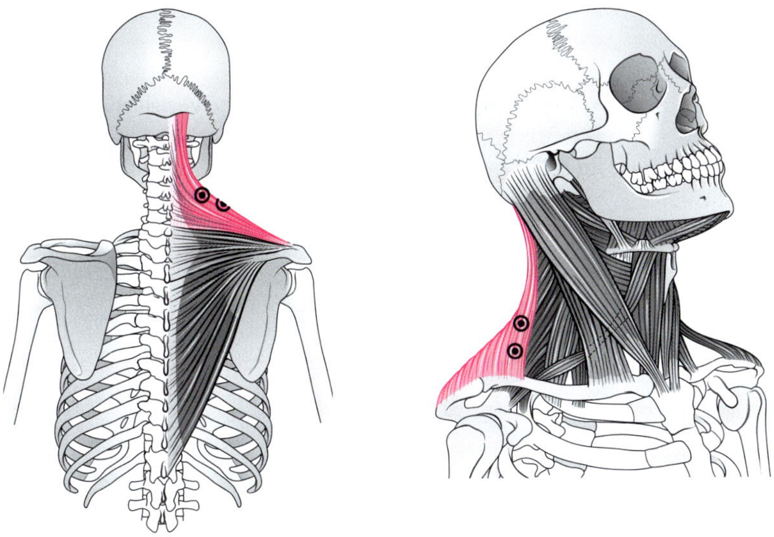

Abb. 5.10c M. trapezius Pars superior – Triggerpunkte.

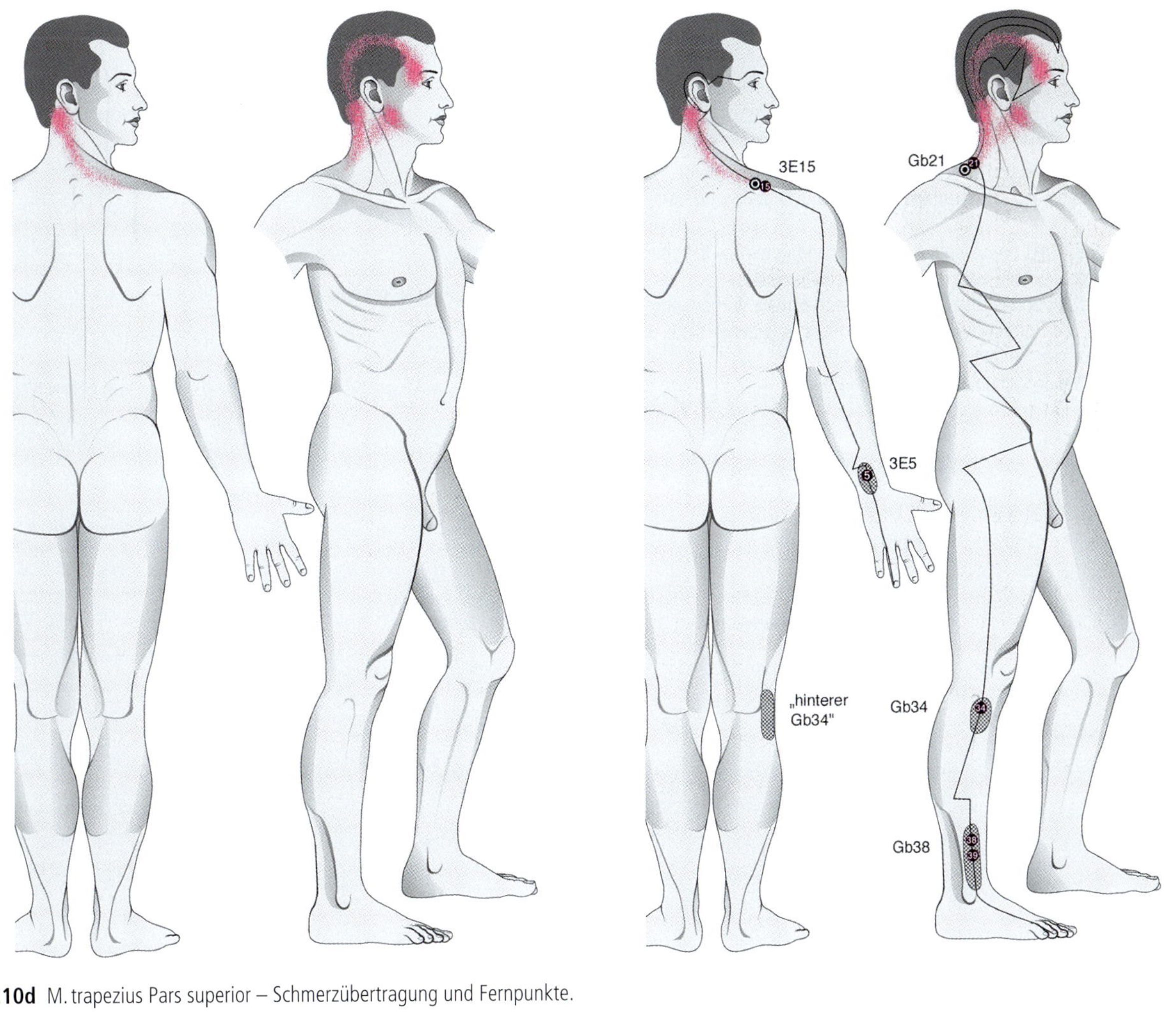

Abb. 5.10d M. trapezius Pars superior – Schmerzübertragung und Fernpunkte.

5.11 M. levator scapulae (➤ Abb. 5.11a–d)

Auswertung
- *Stufe 0:* Keine Verkürzung. Depression leicht durchführbar.
- *Stufe 1:* Leichte Verkürzung. Um die Depression des Schultergürtels zu erreichen, braucht man leichten Druck.
- *Stufe 2:* Deutliche Verkürzung. Schultergürteldepression nicht möglich, das Endgefühl ist hart wie eine Sperre.

Zu Fehlern und Bemerkungen siehe ➤ Kap. 3.10.

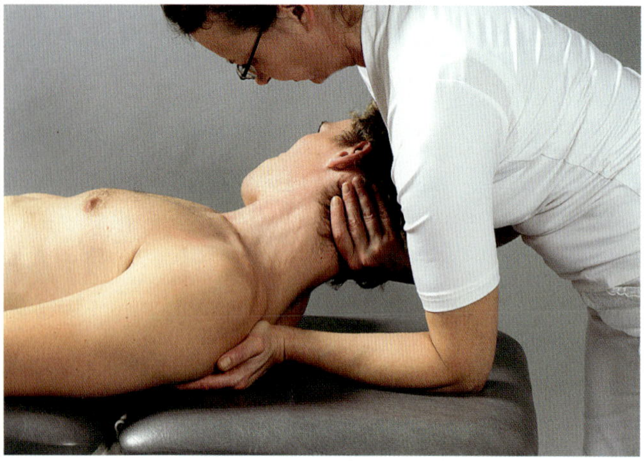

Abb. 5.11a Ausgangsstellung: Rückenlage, Arme neben Körper, Beine in leichter Beugung unter den Knien unterlagert, Kopf auf Unterlage in Mittelstellung.
Fixation: Untersucher fixiert palpierend, die flache Hand unter das Schulterblatt gelegt mit dem Handballen den oberen Rand des Schulterblattes.
Bewegung: Die den Kopf unterstützende Hand führt maximale Vorbeugung, maximale Seitneigung und Rotation des Kopfes zur nicht getesteten Seite durch. Dann folgt Depression des Schulterblattes.
Auswertung: Endgefühl der Schulterblattdepression.

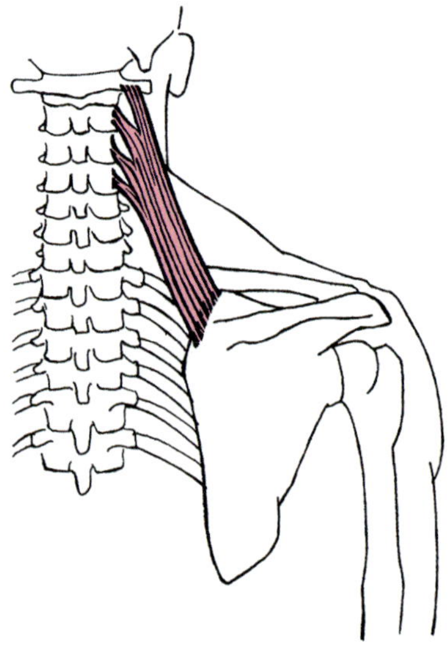

Abb. 5.11b M. levator scapulae.

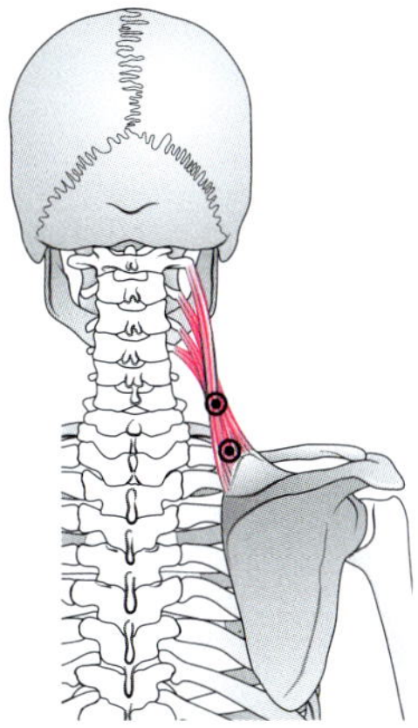

Abb. 5.11c M. levator scapulae – Triggerpunkte.

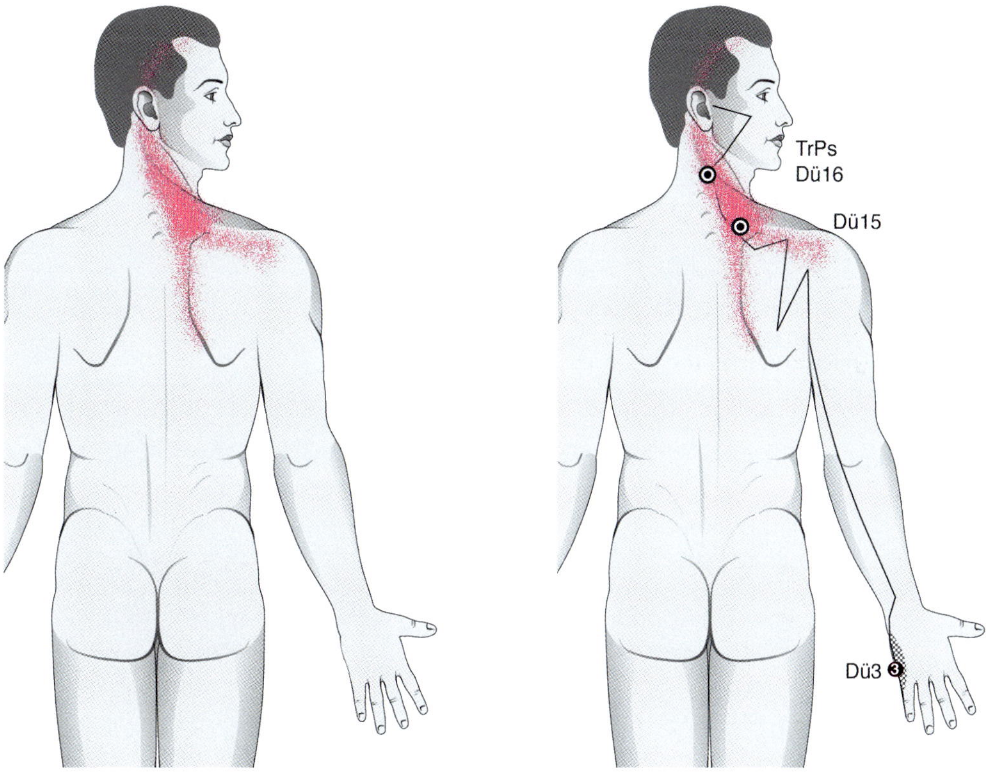

Abb. 5.11d M. levator scapulae – Schmerzübertragung und Fernpunkte.

KAPITEL

6 Visuelle Untersuchung von Stand und Gang

W. Seidel

6.1 Einleitung

In der Manuellen Medizin ist die orientierende klinische Untersuchung von Stand und Gang Voraussetzung für das Auffinden aktuell bedeutsamer Funktionsstörungen im gesamten Bewegungssystem.

Stand und Gang sind neben anderen spezifischen motorischen Leistungen, z. B. Sitzen, Heben, Tragen, von besonderer Bedeutung. Für die Fortbewegung ist das Gehen die wichtigste motorische Funktion.

Körperhaltung und Gang spiegeln individuelle Muster wider. Neben Gestik und Mimik sind sie bedeutende Ausdrucksformen, in denen der körperliche und psychische Zustand des Menschen deutlich wird. Andererseits ist der Gang durch Erkrankungen und Funktionsstörungen des Bewegungssystems in typischer Weise störbar.

Probleme beim Stehen und Gehen stellen eine außergewöhnliche Beeinträchtigung der Lebensqualität dar, die in ihrer Dimension kaum mit anderen Bewegungsstörungen vergleichbar sind.

Für den Untersucher zeigen sich bei Störungen häufig und frühzeitig typische Auffälligkeiten. Befunde können auf neurologische oder orthopädische Erkrankungen hinweisen. Manualmedizinisch bedeutsame Funktionsstörungen etwa der motorischen Steuerung, der Gelenke, myofaszialer Strukturen sowie der Wirbelsäule spiegeln sich in Haltung und Gang wider. Die Analyse von Stand und Gang ermöglichen eine Übersichtsorientierung, um dann gezielt regional oder segmental die differenzierte Untersuchung weiterzuführen. Sie erfasst die Abweichungen von der individuellen Norm in der Gesamtheit und regional. So lassen sich alle relevanten Funktionsstörungen erfassen, das Bewegungssystem wird als Funktionseinheit betrachtet.

6.2 Inspektion der Haltung im Stehen

6.2.1 Kriterien der Haltung und Normalbefunde

Der Beginn jeder manualmedizinischen Untersuchung ist die orientierende Einschätzung des gesamten Bewegungssystems im Sinne der Inspektion des Stehens. Wir beurteilen die Gesamtform des Körpers von verschiedenen Seiten, die Gesamtstabilität und die Stabilität einzelner Körperabschnitte. Hilfreich ist hier die Betrachtung der Symmetrieverhältnisse.

Uns interessiert die Basis der Standes und die Antwort auf die Frage, ob das Lot auf dieser Basis der Mittellinie des Körpers entspricht. Weicht die Körpermittellinie oder eine Körperabschnitt vom Lot ab, so kann dies ein Hinweis auf Funktionsstörungen bis hin zur Dekompensation der Gleichgewichtsregulation sein.

Weiterhin sehen wir uns die Körperoberfläche und deren Relief an. Wir erkennen Spannungen, Einziehungen oder harte Konturen als Hinweis für hohen Tonus oder Verkürzung, Schlaffheit, verwischte Übergänge, „hängende Formen". Auch Verquellungen können für Hemmung/Abschwächung oder Hypotrophie sprechen.

Zur systematischen Untersuchung nutzen wir die Kriterien Körperproportionen, Achsen von Wirbelsäule und Extremitäten, Beckenstellung, Wirbelsäulenform, Thoraxform, Stellung von Schultergürtel und Armen sowie Form und Stellung von Kopf und Hals:

- Die **Körperproportionen** haben Einfluss auf die Funktionen der Gelenke und der Wirbelsäule, z. B. auf Bewegungsumfänge oder die Schrittlänge beim Gehen. Nach Klein-Vogelbach kann die Körperhöhe in Höhe der Symphyse oder des Trochanter major halbiert werden, die obere Körperhälfte ist wie folgt unterteilbar:
  - Abstand Symphyse–Nabel: ⅕.
  - Abstand Nabel–Incisura jugularis: ⅖.
  - Abstand Incisura jugularis–Scheitel: ⅖.
- Die **Achsen von Wirbelsäule und Extremitäten** lassen auf orthopädische Deformitäten, eventuelle neurologische Erkrankungen und immer auch auf Funktionsstörungen im Bewegungssystem schließen. ➤ Tab. 6.1 zeigt Normalbefunde für Bein- und Wirbelsäulenachsen.
- Bei der Beurteilung der **Wirbelsäulenform** achten wir in drei Ebenen auf die Symmetrieverhältnisse und auf die Harmonie der Krümmungen.
  - *Frontalebene:* Gerader Wirbelsäulenaufbau – keine Seitenabweichung bzw. Skoliose, symmetrisches Muskelrelief und Taillendreieck, Thoraxsymmetrie.
  - *Sagittalebene:* Harmonische Wirbelsäulenkrümmungen mit Scheitel der HWS-Lordose $C_{3/4}$, der BWS-Kyphose $Th_{5/6}$ und der LWS-Lordose $L_{3/4}$, straffe Bauchdecken.
  - *Transversalebene:* Keine Rumpf- und Beckentorsion, keine Skoliose.
- **Beckenstellung** – vordere und hintere Darmbeinstachel und Beckenkämme jeweils auf gleicher Höhe, keine Beckenrotation, Symphyse etwas unterhalb der Steißbeinspitze, symmetrisches Relief der Weichteile (Glutealmuskulatur, Gesäßfalten auf gleicher Höhe).

Tab. 6.1 Normalbefunde für Bein- und Wirbelsäulenachsen.

Achse	Betrachtete Ebene	Verlauf
Beinachse	Frontalebene	Mitte Leistenbeuge Kniescheibe Knöchelgabel 2. Zehe
	Sagittalebene	Trochanter major Mitte Kniegelenk Os naviculare pedis
Wirbelsäulenachse	Frontalebene	Kopflot Okziput (Hinterhauptmitte) Analfalte Dornfortsatz S_1 Mitte zwischen den Füßen
	Sagittalebene	Äußerer Gehörgang Wirbelkörper C_7 Dornfortsatz L_5 Dorsal der Hüftgelenkquerachse Os naviculare pedis

- **Schultergürtel und Arme** – Arme parallel zum Rumpf in Neutralstellung, Schulter- und Achselfalte in gleicher Höhe, Schlüsselbeine horizontal, Schulterblätter in gleicher Höhe (Th_2–Th_7), seitengleicher Abstand von Dornfortsatzreihe.
- **Kopf und Hals** – gerade HWS, symmetrisches Weichteilrelief, aufrechte Kopfstellung, Kopf- und Basislot auf einer Linie, keine auffälligen Gesichts- und Schädelasymmetrien.

6

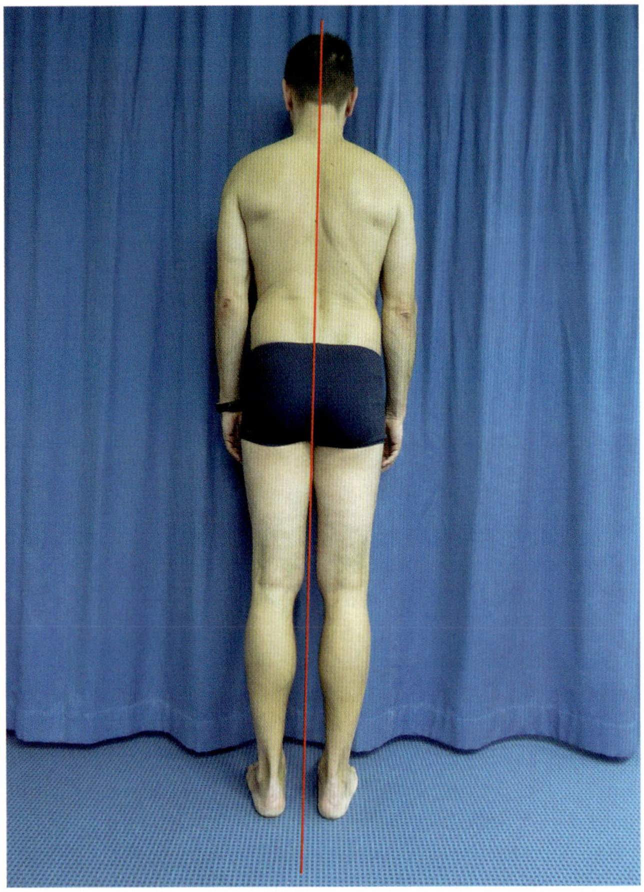

Abb. 6.1 Inspektion des stehenden Patienten von dorsal, Vergleich der Symmetrie des Oberflächenreliefs und Abstand korrespondierender Körperpunkte zum Kopflot und zur Basissenkrechten.

6.2.2 Durchführung der Untersuchung

Wir empfehlen die Untersuchung als standardisierte sorgfältige Inspektion. Dazu ist der Patient bis auf Unterhose, Slip, BH entkleidet und barfuß.

Beurteilung der Statik von hinten

Zunächst erfolgt die Beurteilung der Statik von hinten (➤ Abb. 6.1). Betrachtet und im Seitenvergleich beurteilt werden Fuß, Fersenform, Achillessehne, Waden, Kniekehlen, Kniegelenke (Varus, Valgus), Rückfläche und Medialrand des Oberschenkels, Gesäßfalten, Gesäßform, Michaelis-Raute, lumbale Rückenstrecker, Taillenform, Mm. quadratus lumborum und latissimus dorsi, untere Rippen, Schultern und Schulterblätter einschließlich Schulter-Nacken-Muskulatur.

In der Rückenansicht wird weiterhin die symmetrische Anordnung der Körperabschnitte in Bezug auf Kopf- und Basislot überprüft.

Abweichungen des Lotes zu einer Seite führen zu Mehrbelastung des entsprechenden Beines. Dies kann auch im Zweiwaagentest dokumentiert werden. Ursache können unabhängig von neurologischen oder orthopädischen Erkrankungen Funktionsstörungen in Lenden-Becken-Bein-Region sein, andererseits führen z. B. auch Funktionsstörungen der Kopfgelenke zu Seitendifferenzen im Zweiwaagentest (Abweichungen > 5 kg gelten als auffällig).

Seitenabweichungen im Bereich des Beckens (Shift) oder der Schultern vom Kopf- bzw. Basislot sind Zeichen für Schiefebenen bzw. eine Skoliosierung der Wirbelsäule. Die Beckenstellung in der Frontalebene wird insbesondere durch die Länge der Beine bestimmt. Eine anatomische Beinverkürzung (z. B. einseitiger Knick- und Senkfuß, Zustand nach Frakturen) oder funktionelle Verkürzung verursacht eine Schiefebene und damit eine kompensatorische Seitenabweichung/Skoliosierung der Wirbelsäule. Funktionelle Beinverkürzungen sind häufig. Ursache können Funktionsstörungen der Iliosakralgelenke sein, aber auch muskuläre Asymmetrien durch Verkürzung/Verspannung des M. psoas oder M. quadratus lumborum wie bei der Beckenverwringung. Ebenso führen Gelenkkontrakturen im Bereich des Hüft- und Kniegelenks zur Beinlängendifferenz.

Testung des Einbeinstandes als Bewegungsmuster

In der Routine führen wir im Anschluss an die Betrachtung des Patienten von hinten die Testung des Einbeinstandes durch (➤ Abb. 6.2a–d). Sie gibt orientierende Hinweise auf die Muskelkraft und koordinative Fähigkeiten. Wir beobachten alle Gelenke des Standbeines, die Achse und den Schwerpunkt des Körpers, das Becken mit der Wirbelsäule und Muskelspannungen, insbesondere der Stabilisatoren des Hüftgelenks (Mm. glutaeus medius und maximus).

Bei sicherer Ausführung des Einbeinstandes liegen alle Gelenke des Standbeines auf einer Lotrechten. Der Körperschwerpunkt

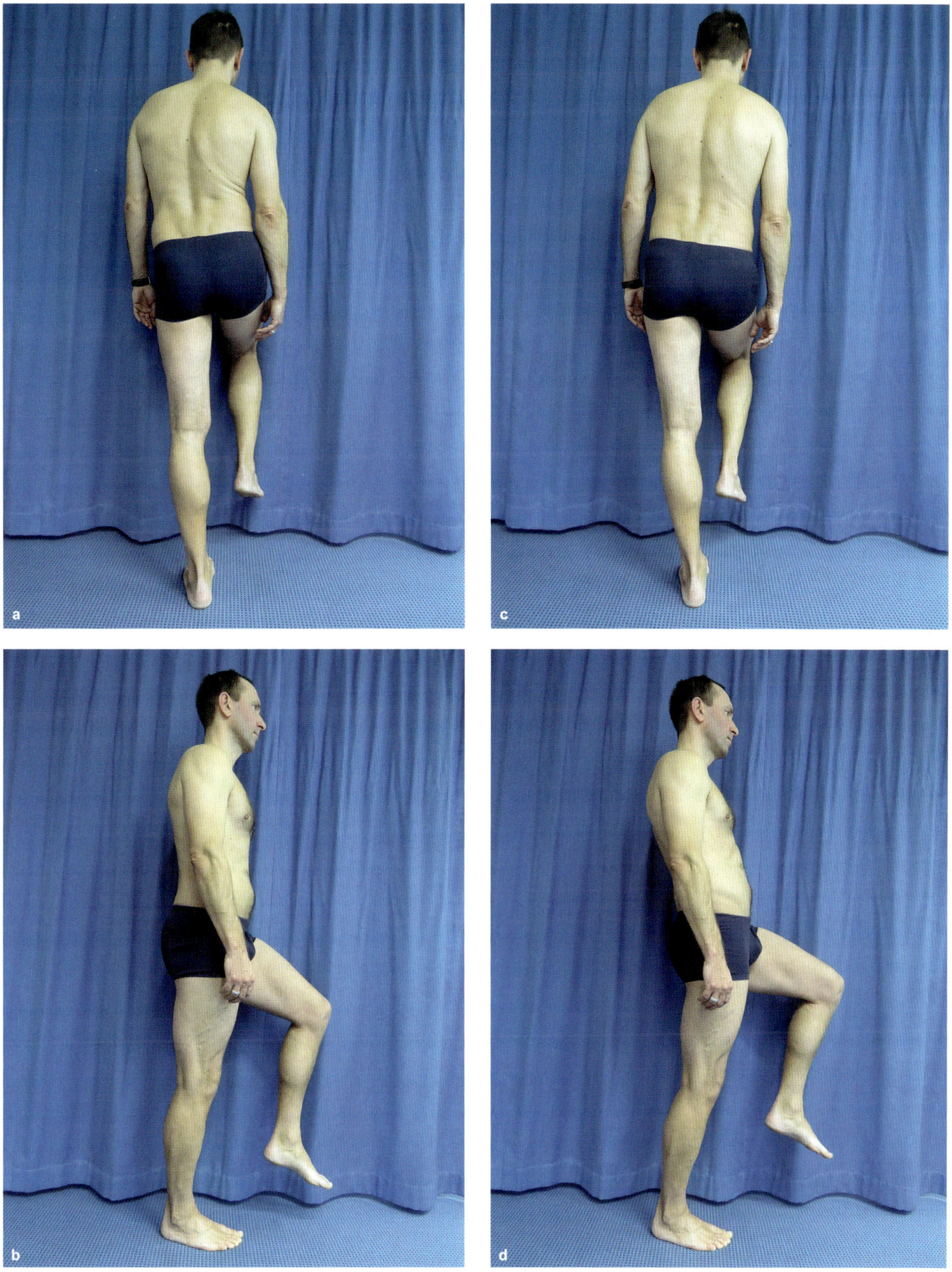

Abb. 6.2 a–d Testung des Einbeinstandes: a) Umgekehrter Trendelenburg, b) Trendelenburg, c) sichere Ausführung, d) unsichere Ausführung mit Hyperlordose, Lotabweichung und Schulterprotraktion.

verlagert sich leicht nach vorn (➤ Abb. 6.2c). Entscheidend für den sicheren Stand ist, dass das Becken waagerecht gehalten werden kann und sich die physiologischen Wirbelsäulenkrümmungen nicht verändern. Es kommt also zu keiner Skoliosierung. Die Rumpfmuskulatur, M. erector spinae, die Bauchmuskulatur, M. quadratus lumborum, sind gleichmäßig harmonisch aktiviert.

Inspektion von vorn

Die Inspektion von vorn beinhaltet die Betrachtung von Füßen, Zehen mit Streckersehnen (Aussage über Stabilität), M. tibialis anterior, Kniescheibe, M. quadriceps, seitlicher Hüftmuskulatur und Tractus iliotibialis, Bauchwandmuskulatur und Nabel, unterem Brustkorbrand, M. pectoralis major, Schulterstellung und Klavikulaverlauf, Schulter-Hals-Linie, M. sternocleidomastoideus und des supraclavikulären Dreiecks, Fossa jugularis, Schildknorpel (Seitenabweichung spricht für Asymmetrie der Mm. digastricii und mylohyoidei), Mundbodenasymmetrie, Kaumuskulatur.

Beurteilung der Seitenansicht

Die Beurteilung der Seitenansicht (➤ Abb. 6.3) beginnt ebenfalls mit der Betrachtung der Lotverhältnisse. Aus manualmedizinischer Sicht sind Abweichungen insbesondere auf nicht ausgeglichene Muskelaktivität zurückzuführen. Auch sind Abweichungen des Kopflotes nach vorn oder hinten gegenüber dem Os naviculare häufig auf schmerzhafte Funktionsstörungen der Hüftgelenke, der Iliosakralgelenke oder Bewegungseinschränkungen der LWS zurückzuführen.

Bei der Beurteilung einzelner Körperabschnitte von der Seite achten wir auf die Füße (dekompensierter Plattfuß), Knie- und Hüftgelenkstellung (z. B. Streckhemmung bei verkürztem Hüftbeuger), Beckenstellung, Schwingungen der Wirbelsäule und die Kopfhaltung.

Bei der Beurteilung der LWS achten wir auf die Ausprägung der Lordose. Wir untersuchen, ob diese lumbosakral, im mittleren bis oberen Lumbalbereich oder gar nicht ausgeprägt ist.

Bei schlaffer Körperhaltung unterscheiden wir, ob sich der Bauch mehr oberhalb oder unterhalb des Nabels vorwölbt, so können Dysbalancen verschiedener Muskelgruppen zum Ausdruck kommen. Die charakteristische BWS-Kyphose kann einerseits abgeflacht sein, andererseits kann ein Rundrücken ausgebildet sein. Bei einem Flachrücken sehen wir eine vermehrte Kyphose im Bereich des zervikothorakalen Übergangs. Die HWS-Lordose ist von der Krümmung der BWS abhängig. Beim Flachrücken fehlt sie häufig. Bei zervikaler Hyperlordose ist der Schildknorpel besonders prominent. Die Vorhalte des Kopfes führt zu einer Hyperlordose der oberen HWS.

6.2.3 Typische Auffälligkeiten bei der Beurteilung des Standes

Typische Beckenbefunde

Alle morphologischen Veränderungen und Funktionsstörungen der Lenden-Becken-Bein-Region sowie ein Großteil der Veränderungen des Achsenorgans spiegeln sich in der Statik des Beckens wider. Wir unterscheiden fünf **Hauptabweichungen:** Vorkippung/Aufrichtung, Beckenschiefstand, Beckenshift, Beckenrotation und Beckenverwringung.

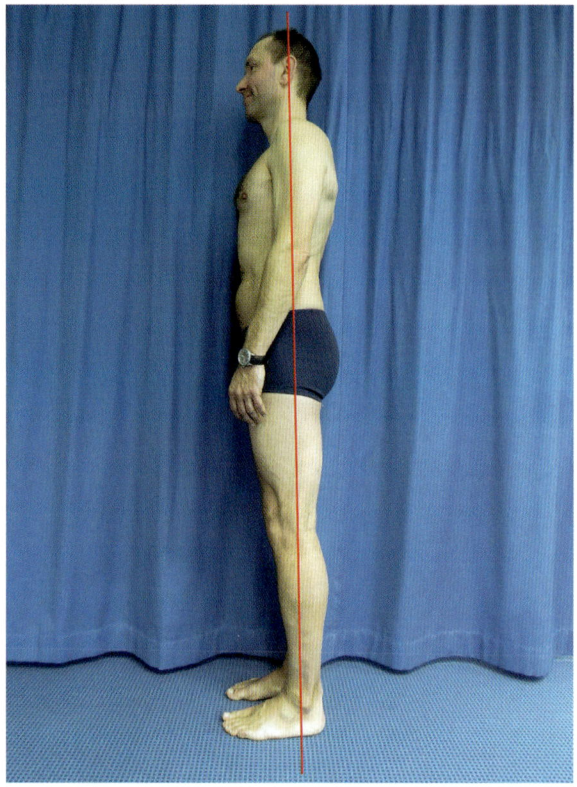

Abb. 6.3 Beurteilung der Lotverhältnisse in Seitenansicht, Kopflot und Basissenkrechte.

Schon bei der Untersuchung im Stand können wir einen Teil dieser Veränderungen feststellen und auf Gelenk- sowie insbesondere muskuläre Funktionsstörungen schließen.

- So ist die **Vorkippung des Beckens** bei seitlicher Inspektion erkennbar. Sie ist ein Zeichen bei Verkürzung der Hüftbeuger, Abschwächung/Hemmung der Abdominal- und Glutealmuskulatur sowie Verspannung/Verkürzung des M. erector spinae (unteres gekreuztes Syndrom nach Janda). Das Kopf- bzw. Basislot liegt deutlich hinter dem Trochanter major. Natürlich können auch morphologische Veränderungen am Hüftgelenk (Koxarthrose mit Kontraktur) Ursache der auffälligen Seitenansicht sein.
- Der **Beckenschiefstand** wird automatisch durch eine Shiftbewegung kompensiert. Diese lässt sich leicht bei Inspektion von hinten erkennen.
- Die **Beckenshiftbewegung** bei anatomischer oder funktioneller Beinverkürzung findet immer in Richtung des längeren Beines statt. Bei der gezielten Untersuchung kann man dann nach den Ursachen einer Beinverkürzung suchen.
- Auch die **Beckenrotation** ist ein häufiger Befund bei muskulären Funktionsstörungen. So ist das Becken bei der Verkürzung von M. iliopsoas, M. piriformis und M. quadratus lumborum auf der ipsilateralen Seite nach vorn rotiert. Verbunden ist dieser Be-

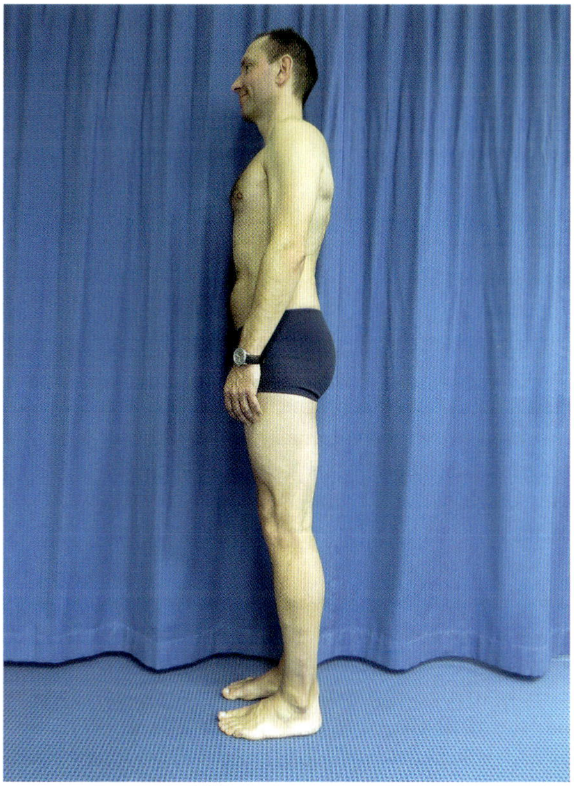

Abb. 6.4a normale Seitenansicht.

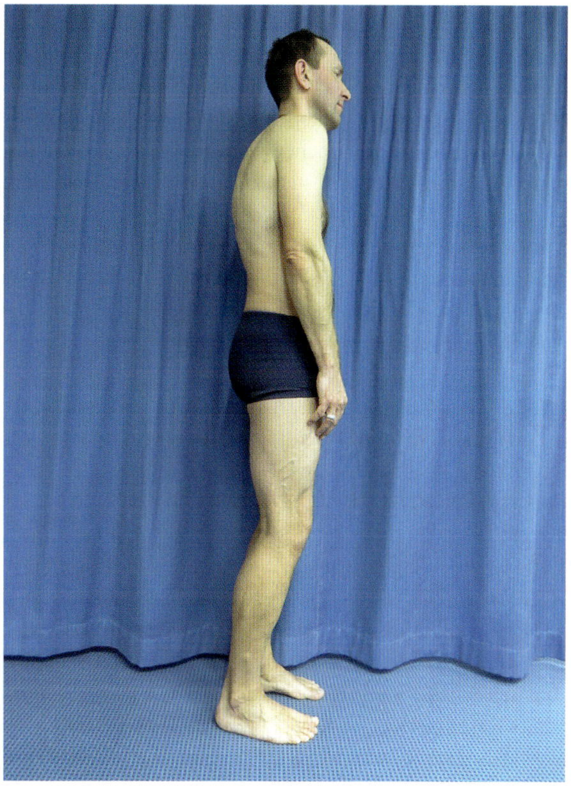

Abb. 6.4b Seitenansicht mit Lotabweichung, vermehrte BWS-Kyphose und Schulterhochstand.

fund mit der Außenrotationsstellung des gesamten gleichseitigen Beines.

Typische Wirbelsäulenbefunde

Aus der orientierenden Inspektion lassen sich auch typische Wirbelsäulenbefunde ableiten.

Bei der **Betrachtung von hinten** können asymmetrische Taillendreiecke, Rippen- und Lendenwulst sowie Seitenabweichung der Wirbelsäule auf Skoliosen hinweisen:

- *Statische Skoliosen* mit Beckenschiefstand bei funktionellen Beinlängenveränderungen
- *Idiopathische oder kongenitale Skoliosen* gekoppelt mit Rippenbuckel
- *Schmerzskoliosierungen* bei Bandscheibenschädigungen, aber auch sehr häufig bei schmerzhaften Wirbelgelenkblockierungen

Bei der **seitlichen Inspektion** lassen sich Auffälligkeiten hinsichtlich des Krümmungsscheitels von der Norm (➤ Abb. 6.4a), die Vermehrung der LWS- oder HWS-Lordose, der BWS-Kyphose (➤ Abb. 6.4b) oder eine Abflachung der Wirbelsäulenschwingungen erkennen. So ist der Krümmungsscheitel der HWS bei Hypermobilität nach kaudal verschoben. In der BWS liegt der Scheitel bei Haltungsrundrücken oder Morbus Scheuermann weiter distal, bei Morbus Bechterew oder Osteoporose dagegen kranial.

Die LWS-Hyperlordose ist ein typisches statisches Problem aufgrund von Muskeldysbalancen. Bei ausgeprägter Verkürzung des M. iliopsoas kommt es zur kurzbogigen Lordose. Die Kyphose der BWS ist in diesem Fall bis in die Thorakolumbalregion verlängert. Hüft- und Kniegelenke zeigen Flexionstendenz.

Eine langbogige LWS-Hyperlordose bis in die Thorakalregion reichend entsteht bei überwiegender Abschwächung der Abdominalmuskulatur und Verkürzung des lumbalen Erektors. Sie ist verbunden mit einer kompensatorischen Kyphose zervikothorakal. Die Schultergelenke liegen hinter der Körperachse. In den Kniegelenken zeigt sich die Tendenz zur Extension.

Ein Flachrücken, insbesondere die flachgestellte LWS, ist typisch bei Blockierungen der lumbalen Segmente, aber auch bei klinisch relevantem Bandscheibenprolaps.

Eine andere morphologische Ursache kann eine lumbosakrale Übergangsstörung sein.

Eine typische Störung der HWS-Statik ist die Kopfvorhalte. Diese tritt sehr häufig im Zusammenhang mit der Dysbalance von gehemmten/abgeschwächten tiefen Halsbeugern und verspannten/verkürzten Nackenstreckern auf.

Fazit

Aufgeführt wurden einige Beispiele für die Wertung und Interpretation der orientierenden Untersuchung. Sie können hier nicht vollständig dargestellt und besprochen werden. Wichtig ist die Erkennung der Auffälligkeiten als manualmedizinische Basisuntersuchung. Diese liefert Hinweise auf generalisierte oder regionale Gelenk- und Muskelbefunde. Ursachen können morphologische und/oder manualmedizinisch gezielt zu untersuchende Funktionsstörungen sein. Die Orientierung ermöglicht die gezielte Fortsetzung der Untersuchung und später die Therapiekontrolle.

6.3 Klinische Ganganalyse

6.3.1 Physiologische Vorbemerkungen

Der Gang ist durch Erkrankungen und Funktionsstörungen des Bewegungssystems häufig und typisch gestört. Für die manualmedizinische Diagnostik ist deshalb eine Analyse des Gangbildes erforderlich. Apparative Untersuchungsverfahren mit hohem technischen und finanziellen Aufwand haben in den letzten Jahren eine deutliche Entwicklung erlebt. Für die Routinediagnostik in Klinik und Praxis erweist sich jedoch die klinische Ganganalyse weiterhin als hilfreich und ausreichend. Für den normalen Ablauf des aufrechten Ganges ist eine präzise Interaktion **afferenter, zentraler** und **efferenter Systeme** erforderlich:

- Für das Gehen und die Gleichgewichtsreaktion sind propriozeptive, vestibuläre und visuelle Stimuli die entscheidenden Afferenzen. Aus manualmedizinischer Sicht sind hier die propriozeptiven Qualitäten des peripheren Bewegungssystems insbesondere der unteren Extremität entscheidend. Ebenso hat die Spezifik der Kopfgelenkregion eine besondere Bedeutung.
- Das ZNS interpretiert, modifiziert bzw. adaptiert die sensorischen Eingangsinformationen und ermöglicht die motorischen Programm- bzw. muskulären Aktivierungsmuster für Gehen und Gleichgewicht. Daran sind zahlreiche zentralnervöse Strukturen, z. B. Hirnstamm, Basalganglien, Kleinhirn und Kortex beteiligt.
- Das efferente System besteht insbesondere aus peripheren neuromuskulären sowie Knochen- und Gelenkstrukturen.

Alle drei Systeme lassen sich durch die modernen manualmedizinischen Vorstellungen – Behandlung von Gelenk- und myofaszialen Funktionen im Einzelnen sowie Beeinflussung von motorischer Steuerung und Lernvorgängen des Bewegungssystems – in therapeutische Konzepte einbinden.

6.3.2 Normales Gangbild

Um von der Norm abweichende und pathologische Gangbilder zu erkennen und einzuordnen, sind Kenntnisse des „normalen Ganges“ erforderlich.

Gehen umfasst wiederholte rhythmische und alternierende Bewegungsabfolgen der Extremitäten und des Rumpfes mit dem Ziel des Weggewinns. Der normale Gangzyklus beinhaltet zwei Gangphasen (➤ Abb. 6.5): die Standphase (60 % der Gesamtbewegung) und die Spielbein- bzw. Schwungphase (40 %).

Standbeinphase

Die Standbeinphase lässt sich in fünf Abschnitte einteilen:

- Fersenkontakt (HS)
- Vorfußkontakt (FF)
- Mittelstand (MS)
- Fersenabhebung (HO)
- Zehenabhebung (TO)

Die Ferse setzt dorsolateral auf und führt den Fuß über das Längsgewölbe zum Kleinzehenballen, um am großen Zeh bei Pronation des Vorfußes mit Zehenablösung zu enden. Der Abrollvorgang nutzt die Fußlänge diagonal (ca. 12° Abweichung von der anatomischen Fußlängsachse).

Das obere Sprunggelenk ist bei Fersenkontakt in Nullstellung und geht dann in die Plantarflexion.

Das untere Sprunggelenk kommt aus der Inversions- in die Eversionsstellung. Aus der Extension im Kniegelenk wird Flexion.

Im Hüftgelenk gehen Flexion, Adduktion und Außenrotation in Extension, Abduktion und Innenrotation über.

Das Becken befindet sich in horizontaler Stellung, die LWS führt eine leichte konvexe Seitenabweichung zur Seite des Standbeines aus. Die Gegenkrümmung in der BWS ist minimal.

Schwungphase

Die Spielbein- bzw. Schwungphase kann man in drei Abschnitte unterteilen:

- Beschleunigung beginnend mit Abhebung des Fußes
- Mittelschwungphase (MSW)
- Verzögerung bis zum Aufsetzen der Ferse

Im oberen Sprunggelenk wird aus der Plantarflexion eine Nullstellung. Im unteren Sprunggelenk wird aus der Eversion die Inversion. Im Kniegelenk wird aus der Flexion die Extension. Im Hüftgelenk entwickeln sich Flexion, Adduktion und Außenrotation.

Das Becken wird in Transversal-, Frontal- und Sagittalebene in kleinem Ausmaß bewegt. In der Frontalebene sinkt das Becken zur

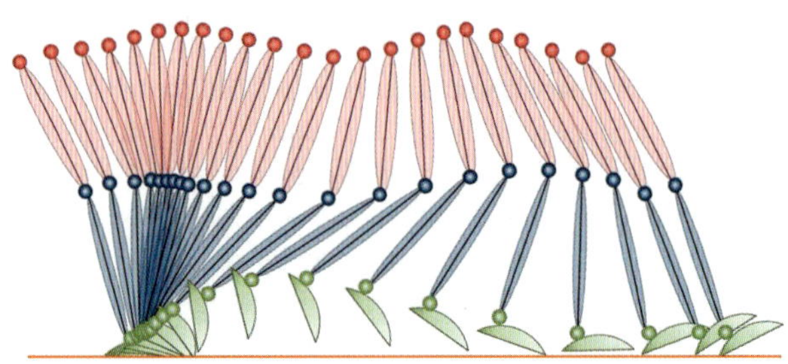

Abb. 6.5 Phasen des physiologischen Ganges.

Spielbeinebene leicht ab. Die Abduktoren der Standbeinseite verhindern Instabilität. Bei Insuffizienz oder Hemmung wird das Trendelenburg-Zeichen sichtbar (➤ Abb. 6.2b). Die physiologische Armbewegung ist ein Vorschwingen aus dem Schultergelenk kontralateral zur Schwungphase des Spielbeines. Dabei sind die Schulterblätter ohne Protraktion am Thorax fixiert.

Muskelaktivitäten während des Gangzyklus

Kenntnisse über die Aktivierung der Rumpf- und Beinmuskulatur während des Gehens sind wichtig. Die Rumpfmuskulatur wird oft zu wenig beachtet, obwohl sie gerade während des Gangzyklus eine bedeutende Rolle für die Stabilisierung und den harmonischen Bewegungsablauf spielt. Die Stabilisierung von Gelenken und Wirbelsäule wird heute auf mehreren Kontrollebenen untersucht:

- Kontrolle des Körperschwerpunkts – Gleichgewicht
- Kontrolle einzelner Regionen
- Kontrolle der segmentalen Stabilität (Tiefenstabilisierung)

Alle drei sind Voraussetzung für ein harmonisches Gangbild. Aus Störungen der Tiefenstabilisierung resultiert funktionelle Instabilität, die zu Überaktivierung, Verspannung oder Verkürzung, aber auch zu Hemmung und Ausbildung von Triggerpunkten oberflächlicher Muskelgruppen führen kann.

Während der Standphase ist die kontralaterale Muskulatur aktiv. Sie ermöglicht Beckenstabilisierung und die Durchführung der Schwungphase. Beim darauffolgenden Fersenkontakt werden der M. glutaeus maximus und die ischiokrurale Muskulatur aktiv und verhindern die weitere Flexion in der Hüfte.

Das Kniegelenk ist während des Fersenkontakts nahezu gestreckt, um danach leicht zu flektieren. Die Fußheber sind während der Schwungphase aktiviert und ermöglichen direkt nach dem Fersenkontakt durch exzentrische Muskelaktivität die Dorsalextension.

Während der Gewichtsübernahme auf das nun in Standphase kommende Bein kontrollieren der M. glutaeus maximus und die ischiokrurale Muskulatur die Hüftposition. Das Kniegelenk bewegt sich unter Kontrolle des Quadrizeps weiter in Flexion. Diese Extensionskontrolle fungiert als Stoßdämpfung.

In der mittleren Standphase nimmt die Aktivität des M. glutaeus maximus und des M. quadriceps femoris ab, Knie- und Hüftgelenk sind nahezu gestreckt, die Wadenmuskulatur wird vermehrt aktiviert. Diese ist zusammen mit dem M. tibialis posterior und den langen Zehenflexoren in der Phase der Fersenabhebung maximal angespannt.

Der M. quadriceps femoris ist direkt im Anschluss an den Fersenkontakt aktiv und fungiert danach als Stoßdämpfer, indem er das Kniegelenk exzentrisch bis zu einer Flexion von ca. 15° kurz vor Beginn der Mittelstandphase kontrolliert. Am Ende der Standphase wird der M. rectus femoris wieder aktiv. Er leitet die Pendelbewegung des Unterschenkels am Anfang der Schwungphase ein.

Alle Fußheber sind zu Beginn der Standphase aktiv, sie kontrollieren exzentrisch die Plantarflexion. Am Ende der Standphase und zu Beginn der Schwungphase wird die Fußhebermuskulatur wieder aktiv.

Am Anfang der Standphase kontrollieren die Kniebeuger Hüft- und Kniegelenk. Am Ende der Standphase sind die Kniebeuger am Abstoß bzw. beim Abrollen und an der nach vorn gerichteten Bewegung des Körperschwerpunkts beteiligt. Am Ende der Schwungphase bremsen sie die Hüftflexions- und Knieextensionsbewegung ab.

Die Adduktoren (Mm. glutaeus medius und minimus) sind v. a. während der Standphase aktiv. Sie ermöglichen die Schwungphase des anderen Beines und verhindern ein Absinken des Beckens.

Der M. iliopsoas ist in der Funktion als Hüftbeuger zusammen mit dem M. sartorius am Anfang der Schwungphase aktiv. Die Adduktoren sind v. a. am Ende der Standphase aktiviert und bilden die Gegenkraft zu den Abduktoren.

Gleichzeitig fungieren sie als Stabilisatoren des Rumpfgewichts über dem Standbein.

6.3.3 Klinische Untersuchung des Ganges einschließlich Normalbefund

Zur Durchführung der Ganguntersuchung wird versucht, dem Patienten sein normales Gehverhalten zu ermöglichen. Dazu benötigt man eine horizontale Gehstrecke von mindestens 6 m Länge. Die Beurteilung erfolgt

- allgemein intuitiv für den Gesamtablauf,
- auf der Grundlage von Kriterien der Ganguntersuchung,
- für einzelne Körperregionen.

Es existieren eine Reihe gut ausgearbeiteter Gangbildanalyseskalen. Sie sind für den Klinikgebrauch in der Routine aufwendig. Wir empfehlen deshalb folgende vereinfachte Variante:

- **Beurteilung der Gesamtansicht von hinten und von der Seite:** Hierbei wird geachtet auf:
  - Körperlot
  - Kopfhaltung
  - Dynamik und Symmetrie des Bewegungsablaufs
- **Beurteilung der Gangkriterien** (➤ Abb. 6.6):
  - *Gangrhythmus:* Gleichmäßig, seitengleich.
  - *Gangtempo:* Bei ca. 120 Schritten pro min erfolgen die Schritte als Reaktion auf Vorlastigkeit der Gewichte von Brustkorb und Kopf. Langsames Gehen benötigt mehr Gleichgewichtsarbeit, schnelleres Gehen mehr Kraft.
  - *Schrittlänge:* Individuelle Größe, definiert als Abstand vom Fersenkontaktpunkt zwischen Stand- und Spielbein; Norm: 2,5–4 Fußlängen.
  - *Spurbreite (Schrittweite):* Individuelle Konstante, normalerweise kleiner als der Abstand zwischen den Hüftgelenken; bei verbreiterter Spur ist ein Teil des Weges und der Kraft für die Rechts-/Linksbewegung verloren.
  - *Winkeleinstellung der anatomischen Fußlängsachse* („Fußwinkel"): Durch die Abweichung um ca. 12° nach außen kann der Fuß über die funktionelle Fußlängsachse normal, d. h. vom lateralen Kalkaneus zum Großzehengrundgelenk, abrollen. Das Längsgewölbe wird maximal ausgenutzt.

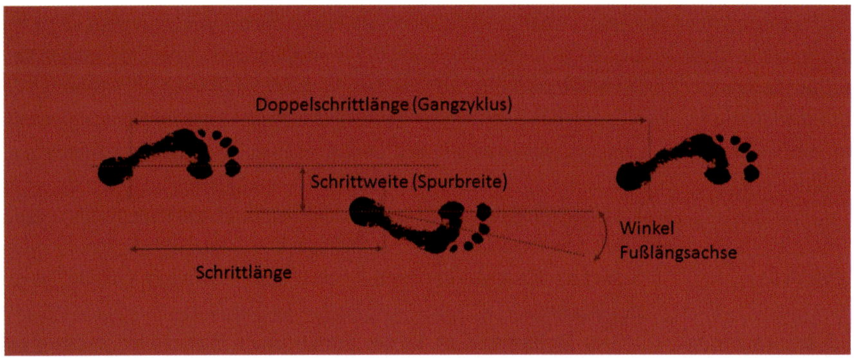

Abb. 6.6 Beispiele für Gangkriterien: Schrittlänge, Spurbreite, „Fußwinkel" (Winkel Fußlängsachse).

  - *Beckenbewegungen:* Das Becken muss im Gegensatz zum Brustkorb permanent minimale Stellungsänderungen mit der Wirbelsäule und im Zusammenhang mit den Beinen ausführen.
  - *Armbewegungen:* Symmetrische Bewegungen tragen zur optimalen Gleichgewichtsreaktion bei.
- **Regionale Beurteilung des Gangbildes** von der Seite: Mögliche Abweichungen während Schwung- und Standphase bezüglich:
  - *Rumpfhaltung:* Vor- und Rückwärtsbewegung, Vergrößerung der Lordose
  - *Beckenstellung:* Übermäßige Vor- und Rückkippung als Zeichen einer Instabilität oder Hypermobilität
  - *Hüftgelenke:* Verminderte Beweglichkeit, häufig Streckhemmung bei verminderter Dehnfähigkeit der Hüftbeuger und gehemmter Glutealmuskulatur
  - *Kniegelenke:* Vermehrte bzw. verminderte Extensions- und Flexionsbewegung bzw. -stellung
  - *Füße:* Konzentrische und exzentrische Kontrolle der Dorsalextension und des Bewegungsumfangs; Stabilität im Sprunggelenk und Fußgewölbe (funktioneller Senkfuß)
- **Regionale Beurteilung des Gangbildes** von hinten:
  - Fußaufsatz und Muskelprofil des Unterschenkels
  - Beinachsen (Varus, Valgus), Stabilität
  - Stabilität des Beckens
  - Rotationsverhalten des Rumpfes
  - Hyper- oder Hypomobilität der Wirbelsäulenmitbewegung
  - Symmetrie der Armmitbewegung, Schulterausrichtung mit muskulärem Profil
  - Kopfhaltung

Für die Untersuchung komplizierter Fragestellungen, zur Beurteilung von Therapieverläufen oder Durchführung von Grundlagenforschung halten wir **apparative Ganganalysen** wie z. B. die videogestützte Bewegungsanalyse für erforderlich. So sind zusätzlich objektive Kriterien wie z. B. Schrittfrequenz, Schrittlänge, Kraftverteilung, Bewegungsumfänge usw. erfassbar.

Zusammenfassende Empfehlung

Vorteile der einfachen visuellen Beurteilung im Rahmen der klinischen Ganganalyse sind die Inspektion des Ganges in der Gesamtheit und die Vollständigkeit der Erfassung regionaler Befunde. Die rasche und korrekte Erfassung der unterschiedlichen Kriterien erfordert allerdings viel Übung des Untersuchers. Wir empfehlen folgenden Ablauf und eventuell Dokumentation (➤ Tab. 6.2).

6.3.4 Beispiele für pathologische Gangmuster

Wir kennen typisch auffällige Gangmuster bei neurologischen oder orthopädischen Erkrankungen. So wie Funktionsstörungen im manualmedizinischen Sinne die Statik beeinflussen, ist auch häufig das Gangbild bei schmerzhaften Funktionsstörungen im Bewegungssystem auffällig. Beim Schulen der Ganganalyse beginnen wir stets mit der Beschreibung der sehr deutlichen und typischen Befunde spezieller Krankheitsbilder. Die Gangauffälligkeiten bei Funktionsstörungen unterscheiden sich nur im Grad ihrer Ausprägung.

Beispiel eines neurologischen Befunds ist die **spastische Gangstörung,** z. B. bei Hemiparese. Als typische Auffälligkeiten des **Hemiparesegangmusters** oder **„Wernicke-Mann-Ganges"** sind bei der klinischen Ganganalyse zu beschreiben:

- Asymmetrie des Schrittzyklus
- Verkürzte Belastungsphase mit Zirkumduktion des paretischen Beines
- Breitbasiger verlangsamter Gang
- Beugestellung Hüftgelenk
- Streckhemmung des Kniegelenks am Ende der Standphase
- Plantarflexion des Fußes
- Verstärkung der lateralen Körperschwerpunktverlagerung auf die gesunde Seite

Das Hemiparesegangmuster bezieht auch die *oberen Extremitäten* ein: Die betroffene Seite zeigt Innenrotation und Protraktion der Schulter, Beugung im Ellenbogen, Pronation des Unterarmes sowie Flexionsstellung der Hand und Finger.

Charakteristische Gangauffälligkeiten sehen wir auch bei der **Ataxie.** Ursachen können Frontalhirn-, zerebelläre Schädigungen oder Störungen des propriozeptiven Eingangs sein.

Die häufige **sensorische Gangstörung bei Polyneuropathie** umfasst:

- Unsicherer asymmetrischer Gang
- Verlangsamt
- Unregelmäßiger Gangzyklus
- Breitbasig
- Kleinschrittig

Tab. 6.2 Kriterien und Auswertung der klinischen Ganganalyse (Beispiele).

Kriterien	Mögliche Befunde	Mögliche Pathologien, klinische Aspekte
Gehstrecke/Gehdauer	Meter/Minuten	Claudicatio spinalis
Verwendung von Hilfsmitteln	Ja/nein	Schonung, Entlastung
Gesamtansicht/Gangkriterien		
Lot	Vorbeuge, Vorhalte, Seitenabweichung	Statische Dekompensation, Ischiasskoliose, funktionelle Verkettung, gestörte Stabilität
Dynamik und Symmetrie	Asymmetrie, Hinken, Schonhaltung	Gelenkstörung, neurologische Erkrankung, Muskelhemmung, Verspannung, Verkürzung
Rhythmus	Gleichmäßig, seitengleich, flüssig, verlangsamt, zögernd	Neurologische Differenzialdiagnostik
Tempo	Vermindert, normal, schnell	Koordinatives Defizit, verminderte Stabilität
Spurbreite	Normal, verbreitert, breitbasig	Ataxie
Schrittlänge	Normal, verkürzt	Bewegungseinschränkung Gelenk, Hemmung durch Schmerz
Bein-/Fußachsen	Varus, Valgus, gerade, stabil, instabil, Außen-, Innenrotation	Gelenkstabilisierung, Arthrosezeichen, muskuläre Dysbalance
Regionale Beurteilung		
Fuß und Beingelenke	Gelenkbewegungen eingeschränkt, normal, hypermobil, instabil, harmonischer Ablauf	Verkettung, z. B. funktioneller Senkfuß – Valgisierung Kniegelenk – Adduktion Hüftgelenk, instabiles Kniegelenk – frühzeitige Recurvatio und Verriegelung
Beckenbewegungen	Steif, harmonisch, asymmetrisch, hypomobil, hypermobil	Beckenanteversion bei Streckhemmung im Hüftgelenk, z. B. Hüftmuster – Verspannung Hüftbeuger, Adduktoren, M. tensor fasciae latae, kleine Gutealmuskulatur
LWS	Steil, normal, Hyperlordose, hypo-, hypermobil	Überlastung Lumbosakralregion, Hinweis auf Instabilität, auf unteres gekreuztes Syndrom
Oberkörper (BWS)	Aufrecht, gebeugt, steif, harmonische Mitbewegung	Fixierte Kyphose
Armbewegung	Symmetrisch, seitengleich, vermindert	Hinweis auf oberes gekreuztes Syndrom
Kopf/HWS	Aufrecht, Kopfvorhalte, Hyperlordose	Überlastung zervikokranial und -thorakal

- Vorsichtig, z. T. stampfend
- Häufig Rumpfinstabilität
- Notwendigkeit der visuellen Kontrolle (Patient schaut direkt auf den Boden)

Gangstörungen bei orthopädischen Befunden der unteren Extremität, des Beckens und des Rumpfes sind ebenfalls häufig. Auffälligste Störung ist das **Hinken.** Mögliche Ursachen dafür sind Beinlängendifferenzen, Bewegungseinschränkungen, Instabilität der Gelenke, Muskelbefunde (Lähmung, Abschwächung, Hemmung, Verkürzung) sowie Schmerzen. Typische Hinkmechanismen sind:

- *Duchenne-Hinken:* Seitneige von Becken und Rumpf und Translation des Brustkorbs gegen das Becken zur Standbeinseite.
- *Trendelenburg-Zeichen:* Absinken des Beckens zur Spielbeinseite bei Belastung des betroffenen Beines; häufigste Ursache ist die Hemmung/Abschwächung oder Insuffizienz der Hüftabduktoren bei Koxalgie.
- *Außenrotationsstellung des Standbeines:* Bei Funktionsstörungen und Erkrankungen im Bereich des Beckens, der Hüfte, des Knies und der Fußregion; auch muskuläre Dysbalancen, z. B. Hypertonus bzw. Verkürzung der Außenrotatoren im Hüftgelenk (M. piriformis), verursachen eine Außendrehung.
- *Innenrotationsstellung des Standbeines:* Sehr häufig bei schmerzhaften Erkrankungen des medialen Vorfußes, des Großzehengrundgelenks, z. B. Hallux valgus.
- *Schmerzhafte Bewegungseinschränkungen* von Becken, Hüft-, Knie-, Sprung- oder Fußgelenk: Zu veränderten Gangparametern führen sowohl Funktionsstörungen im Sinne einer schmerzhafter Hypo- oder Hypermobilität als auch strukturelle Erkrankungen.

Beispielhaft seien die typischen **Gangabweichungen bei Koxalgie** genannt, die im Zusammenhang mit Funktionsstörungen (Blockierungen, muskulären Dysbalancen, myofaszialen Spannungsänderungen) und/oder Koxarthrose auftreten können:

- Positives Duchenne-Zeichen
- Positives Trendelenburg-Zeichen in verschiedenen Ausprägungen
- Extensionseinschränkung im Hüftgelenk führt zur Vorkippung des Beckens und Verstärkung der LWS-Lordose; die fehlende Streckung im Hüftgelenk wird in der LWS ausgeführt und verkürzt die Schrittlänge des gesunden Schwungbeines.
- Die Innenrotation während der Standbeinphase wird durch Beckenrotation nach hinten kompensiert.
- Außenrotation der Beinlängsachse führt z. B. zu übermäßiger Beanspruchung der Kniegelenkstrukturen; die erforderliche Innenrotation erfolgt über eine Drehung des Fußes am Boden.

Die Beobachtung und Beschreibung der auffälligen Gangmuster ermöglicht eine Einschätzung der regionalen Auffälligkeiten. Je nach Schweregrad und Dauer des pathologischen Befundes kommt es zu Verkettungen bis hin zu einer Generalisierung der Bewegungsstörung. In der Folge treten im Gangbild durch Schonmechanismen neben den Auffälligkeiten in der Beckenregion und im gesamten Bein pathologische Bewegungsabläufe bzw. Haltungen an Wirbelsäule und Schultergürtel bis hin zu HWS/Schädel auf. Folglich ist es sinnvoll und notwendig, die gezielte manualmedizinische Untersuchung auch auf diese Regionen auszudehnen.

Aufgrund von Verkettungsmechanismen ist es z. B. auch möglich, bei einem Patienten mit primärer Schultersymptomatik die Ursache in Fehl- und Überlastungen einer entfernt gelegenen Region zu finden.

6.3.5 Zusammenfassung

- Die visuelle klinische Ganganalyse ermöglicht eine Übersichtsuntersuchung in aufrechter Funktionsposition bzw. Alltagsfunktion.
- Die Erkennung gestörter/überlasteter Regionen ermöglicht eine rationelle und gezielte Untersuchung und Behandlung.
- Die Funktionsanalyse ermöglicht die Erfassung von Verkettungen.
- Die Beurteilung von Statik und Dynamik der Gleichgewichtsreaktion lässt die Differenzierung von Kompensation und Dekompensation zu.
- Die orientierende Prüfung von Stand und Gang ist Grundlage für eine rationelle Untersuchung und eine umfassende befundgerechte Behandlung.

LITERATUR

1. Amelung P.; Seidel W. Die instrumentierte Ganganalyse im Rahmen eines manualmedizinisch orientierten Diagnostik- und Therapiesettings im Krankenhaus bei Patienten mit Schmerzerkrankungen des Bewegungssystems. (2005) Manuelle Med. 43: 404–413
2. Beckers D.; Deckers J. Ganganalyse und Gangschulung. Therapeutische Strategie für die Praxis. (1997) Rehabilitation und Prävention, Bd. 38. Springer, Berlin
3. Beyer L. Theoretische Grundlagen der Verkettung von Symptomen in der Manuellen Medizin. (2003) Manuelle Med. 41: 268–271
4. Beyer L. Motorische Stereotype in der Manuellen Medizin. (2014) Manuelle Med. 52: 314–320
5. Föll J. Gangentwicklung und Bewegungswahrnehmung im Hüftgelenk in der Rehabilitation nach TEP-Implantation. (2004) Dissertation. Humboldt-Universität, Berlin
6. Harke G. Muskulatur im Brennpunkt. (2013) Manuelle Med. 51: 117–122
7. Hodges P.W.; Richardson C.A. Ineffizient muscular stabilization of the lumbar spine assoziated with low back pain. (1996) Spine. 21: 2640–2650
8. Janda V. Manuelle Muskelfunktionsdiagnostik, 4. Aufl. (2002) Urban & Fischer, München
9. Lewit K. Verkettungen in der muskuloskeletalen Medizin. In Funktionskrankheiten des Bewegungssystems, Bd. 11, Heft 2. (2003) Urban & Fischer, München, 159–168
10. Lewit K. Manuelle Medizin, 8. Aufl. (2012) Urban & Fischer, München
11. Niemier K.; Seidel W. Funktionelle Schmerztherapie des Bewegungssystems. (2012) Springer, Berlin
12. Niemier K. et al. Evaluierung der funktionellen muskuloskeletalen Diagnostik als Bestandteil eines multiprofessionellen Diagnostiksystems für Patienten mit Schmerzen des Bewegungssystems. (2007) Manuelle Med. 45: 123–127
13. Hamilton C. F; Richardson. Active control of the neutral lumbopelvic posture. In: Vleeming et al. (eds.) 3rd World Congress on Low Back and Pelvic Pain. (1998) Kongressband, Wien
14. Perry J. Ganganalyse – Norm und Pathologie des Gehens. (2003) Urban & Fischer, München
15. Sachse J. Der gestufte Bewegungstest zur Beurteilung des Bewegungstyps. (2004) Manuelle Med. 42: 41–51
16. Sachse J. et al. Extremitätengelenke, 8. Aufl. (2012) Elsevier, München
17. Schildt-Rudloff K. Gedanken zum Leitthema Stereotype der Muskulatur. (2013) Manuelle Med. 51: 349–350
18. Schildt-Rudloff K. Das Janda-Konzept. (2014) Manuelle Med. 52: 305–313
19. Smidt G. L. Gait in rehabilitation. (1990) Churchill Livingstone,, New York
20. Smolenski U. C. et al. Bewegungsstereotype – Validität visueller Betrachtung kontra Oberflächen-EMG. (2013) Manuelle Med. 51: 131–140

KAPITEL

7

G. Harke

Hypermobilität – Untersuchung der konstitutionellen Beweglichkeit

7.1 Einführung

Hypermobilität ist definiert als eine gegenüber der Norm vergrößerte Beweglichkeit.

Beweglichkeit beschreibt das
- Ausmaß der Bewegungsausschläge eines Gelenks oder Bewegungssegments bzw.
- Durchschnittsverhalten des Bewegungsausmaßes eines Abschnitts oder ganzen Bewegungssystems.

Die Beweglichkeit ist von der Konstitution abhängig. Extremformen der Beweglichkeit sind:
- Konstitutionelle Steifigkeit
- Konstitutionelle Hypermobilität

Die Hypermobilität der Gelenke ist bei Kleinkindern physiologisch. Unter dem Einfluss der Pubertät zeigt sich eine stabilisierte Beweglichkeit, die weiteren Lebensverlauf im Allgemeinen abnimmt. Die *konstitutionelle* Hypermobilität variiert abhängig von der ethnischen Zugehörigkeit. Frauen sind im Verhältnis zu Männern häufiger betroffen. Weil Beweglichkeit trainierbar ist, gibt auch eine *leistungsabhängige* Hypermobilität, z. B. bei Musikern oder Sportlern.[4, 9, 15–17]

Das vielschichtige Phänomen einer überdurchschnittlichen Beweglichkeit wird mit klinischen Begriffen wie Hypermobilität, Hyperlaxität, Hyperflexibilität oder Hyperextensibilität oder allgemeinsprachlich „Gelenkigkeit" beschrieben. Wir unterscheiden 3 **Formen der Hypermobilität**:[7]
- Lokale pathologische Hypermobilität
- Ausgedehnte (evtl. generalisierte) pathologische Hypermobilität
- Konstitutionelle Hypermobilität

Die *lokale pathologische* Hypermobilität findet sich z. B. als Kompensation in der Nachbarschaft eines Bewegungsdefizits (Blockwirbel, Blockierung). *Ausgedehnte pathologische* Hypermobilität kann Folge zentraler Tonusregulationsstörungen (z. B. Kleinhirnatonie) oder angeborener Syndrome (Marfan-, Ehlers-Danlos-Syndrom) sein und erfordert eine neurologische und pädiatrische/genetische Differenzialdiagnostik.

7.1.1 Lokale Hypermobilität und Instabilität

Diagnostisch essenziell ist die begriffliche Abgrenzung der nur *vergrößerten Beweglichkeit* von einem Stabilitätsverlust.[11]

Aus biomechanischer Sicht und unterstützt durch Bildgebung bezeichnet man
- Winkelbewegungen mit vergrößerter Amplitude als Hypermobilität und demgegenüber
- das vergrößerte Bewegungsspiel in translatorischen Bewegungsrichtungen als Instabilität.[18]

In der klinischen Untersuchung allein ist diese Unterscheidung nicht brauchbar. An der Wirbelsäule sind beide Aspekte Teil der Bewegung und das Ergebnis der globalen und segmentalen Untersuchung wird zusätzlich durch Defizite der Propriozeption, durch Nozizeption und Nozireaktion oder durch Schmerz akzentuiert. Der orientierenden Untersuchung einer lokalen Hypermobilität an der BWS und LWS dient z. B. die Federungsuntersuchung in Bauchlage, die nahezu einer translatorischen Bewegung gleicht. Ist die Endfederung nach spannungsfreiem Erreichen der Barriere schmerzhaft, spricht das für Hypermobilität. Der Tastdruck muss langsam zunehmend aufgebaut werden, da sonst die Untersuchung durch Nozireaktion unmöglich oder als Hypomobilität fehlinterpretiert wird.[13] Das betrifft sowohl die strukturelle Veränderung als auch die kompensatorische Hypermobilität mit pathogener Bedeutung, wenn die Belastungsanforderung die Leistungsfähigkeit überfordert. Auch im englischsprachigen Raum wird synonym oft der Begriff Instabilität genutzt:
- Strukturelle Instabilitäten („mechanical instability") werden dabei mit insuffizienter Stabilisation infolge einer Verletzung klassifiziert.
- Die funktionelle Instabilität („functional instability") basiert auf den funktionellen Aspekten der motorischen Bewegungskontrolle.

Wir empfehlen aus klinischer Sicht, Begriffe wie Instabilität oder Lockerung klar pathologischen Veränderungen mit Verlust der Stabilität und der Tragfähigkeit der Gelenke an Extremitäten und Wirbelsäule vorzubehalten. Beispielhaft genannt seien hier verschiedene Gelenke wie
- Distales Radioulnargelenk, Knie- und Sprunggelenk nach Trauma
- Altersabhängig Hüftdysplasie und -luxation
- Pathologisch relevante Spondylolisthesis verschiedener Genese

7.1.2 Konstitutionelle Hypermobilität und Hypermobilitätssyndrom

Konstitutionelle Hypermobilität ist keine Krankheitsdiagnose. Neben den meist *harmonisch erweiterten Bewegungsausschlägen* finden wir als weiteren konstitutionellen Faktor begleitend eine palpierbar *geringe Ruhespannung mit Hypotrophie der Muskulatur.* [10] Die Beweglichkeit im oberen Bereich der Variabilität bedeutet im Alltag eine verminderte Belastbarkeit für statische Anforderungen wie Sitzen oder Stehen. Anamnestische Hinweise auf eine konstitutionelle Hypermobilität als pathogenetischen Faktor sind folglich im Laufe des Tages zunehmender Belastungs- und Ermüdungsschmerz und Schmerzprovokation bei Haltungsbelastungen.[8] Der Veränderung der Bewegungsqualität mit unkoordinierter oder nicht ideal koordinierter Aktivierung der Muskulatur und der Bewegungskontrolle hat im Fall von Beschwerden eine ursächliche Bedeutung.[3, 5, 19]

Ein **Hypermobilitätssyndrom** (F35.7 nach Klassifikation ICD-10, WHO-Version 2013) liegt vor, wenn sich infolge funktioneller oder morphologischer Überbeanspruchung durch Instabilität, Dislokation oder traumatischer Vulnerabilität schmerzhafte synoviale, kapsuläre, periarthrikuläre, enthesiopathische und muskuläre Reaktionen manifestieren. Der Begriff wird für eine heterogene Gruppe angeborener Störungen im Bindegewebe angewandt unter Ausschluss anderer, ursächlicher Erkrankungen des Bindegewebes wie Marfan-Syndrom, rheumatoider Arthritis oder Osteogenesis imperfecta.[14]

Die konstitutionelle Hypermobilität stellt einen begünstigenden Zustand für die Traumatisierung dar. Im Falle eines Traumas vermischen sich morphologische Traumafolgen, propriozeptive Störungen und Veränderungen der zentralen Koordination.[1, 2] Ihre Feststellung ist für die pathogenetische Analyse der Bewegungsstörungen wichtig. Sie wird zusammen mit Muskelverkürzung und -hemmung/-abschwächung sowie den dynamischen motorischen Stereotypen untersucht.

7.2 Gestufter Bewegungstest – Mobilitätstest

Die gezielte Untersuchung der *Beweglichkeit eines Gelenks oder Bewegungssegments der Wirbelsäule* mit der Fragestellung einer Funktionseinschränkung (Blockierung, „movement restriction") oder einer lokalisierten Hypermobilität ist die Aufgabe gezielter manualmedizinischer Diagnostik. Sie versteht sich als Untersuchung der Gelenkfunktion und wird in der entsprechenden Literatur beschrieben.[8, 13]

Im Unterschied zur Gelenkbeweglichkeit wird die Untersuchung *konstitutioneller Beweglichkeit* in allen Körperabschnitten durchgeführt, um Anhaltspunkte über die Belastbarkeit für statische Alltagsleistungen bei Patienten mit „vertebragenen" oder besser myoskeletalen Schmerzen zu erhalten. Je geringer die konstitutionelle Beweglichkeit ist, umso besser werden die statischen Belastungen Sitzen und Stehen vertragen. Je größer die konstitutionelle Beweglichkeit ist, umso notwendiger ist eine gut koordinierte Muskelsteuerung, d. h., umso größer ist die pathogene Bedeutung gestörter Bewegungsmuster (motorischer Stereotype) und damit der therapeutische Nutzen ihrer krankengymnastischen Behandlung. Mobilitätsfördernde Behandlungsverfahren haben dagegen immer weniger Nutzen, je größer die konstitutionelle Mobilität ist und oft sind sie sogar nachteilig.

Die diagnostische Erfassung verminderter oder vergrößerter konstitutioneller Beweglichkeit setzt voraus, dass der Bereich durchschnittlicher („normaler") Beweglichkeit für alle Gelenke und Wirbelsäulenabschnitte bekannt ist. Das gilt aber nur näherungsweise. Die Normwertangaben der Literatur haben eine enorme Streubreite. Dazu kommt erschwerend, dass sich einerseits die durchschnittliche Beweglichkeit mit dem Lebensalter verringert, andererseits ist sie bei beschwerdefreien männlichen Probanden immer signifikant kleiner als bei gleichaltrigen weiblichen Probanden. Normwertuntersuchungen müssten demnach jeweils für 10-Jahres-Altersgruppen durchgeführt werden, um die Streubreite zu ermitteln.

Hypermobilitätstests benutzten bisher eine Grenzsituation für die Einstufung als „Hypermobilität". Damit wurden nur extreme Formen erfasst. Der Vorteil eines abstufbaren und auf die Körperregionen Arm, Bein, Rumpf verteilten Mobilitätstests liegt in der offenen Zuordnung des 3-stufigen Testergebnisses zu Alter und Geschlecht des Untersuchten. Erst daraus ergibt sich dann die Wertung als geringe, durchschnittliche oder große Beweglichkeit.[12]

Für die einzelnen Tests werden im Folgenden beschrieben:

- **Ausgangsstellung**
- **Durchführung der Testbewegung**
- **Auswertung des Ergebnisses**
- In manchen Fällen werden **Fehlermöglichkeiten** erwähnt, wenn sie das Ergebnis beeinflussen und erfahrungsgemäß häufig vorkommen.

Die Einhaltung der beschriebenen Ausgangsstellungen und Bewegungsabläufe ermöglicht die Verständigung zwischen verschiedenen Untersuchenden und dient letztlich der Reliabilität.[6]

Auswertung: Stufen der Beweglichkeit

Für jede Testsituation werden 3 Stufen der Beweglichkeit genannt und als *Stufe A*, *Stufe B* und *Stufe C* bezeichnet. Zu jeder Stufe wird ein Winkelbereich genannt. Das Ergebnis am untersuchten Patienten wird in eine der 3 Stufen, notfalls auf der Grenze zwischen 2 Stufen eingeordnet und in einem Protokollvordruck (➤ Tab. 7.1) eingetragen. Die Winkelschätzung ist mit etwas Übung auf 5° genau möglich.

- *Stufe A* liegt unterhalb eines Winkelgrenzwertes. Sie umfasst steife Beweglichkeit und an der Grenze zu Stufe B gehört sie zum unteren Bereich der Durchschnittsbeweglichkeit. Bei Männern im mittleren und höheren Alter liegt das Durchschnittsverhalten der Beweglichkeit im Bereich der Stufe A.
- *Stufe B* gilt für junge Männer und Frauen aller Altersgruppen als Durchschnittsverhalten.
- *Stufe C* bedeutet in jedem Lebensalter überdurchschnittliches, d. h. hypermobiles Bewegungsverhalten.

7.3 Klinische Untersuchung

7.3.1 Hand

Proximale Interphalangeal-(PIP-)Gelenke 2.–5. Finger, Extension

Ausgangsstellung: Die Patientenhand liegt proniert, gestreckt und mit gestreckten Fingern auf der Unterlage oder einer Untersucherhand. Der Untersuchende legt den Zeigefinger unter die Mittelglieder und den Daumen quer über die 4 PIP-Gelenke (➤ Abb. 7.1).

Testbewegung: Während der Daumen gegen die PIP-Gelenke hält, hebt der Zeigefinger mit zartem Druck die Mittelglieder an, bis ein Endgefühl entsteht. Die Bewegung kann auf diese Weise mit allen 4 Fingern gleichzeitig oder zur Kontrolle mit einzelnen Fingern (➤ Abb. 7.2) durchgeführt werden. Der 4. Finger ist durchschnittlich am wenigsten im PIP-Gelenk extendierbar.

Tab. 7.1 Dokumentationsbogen zum Mobilitätstest Hypomobilität – Hypermobilität (AR, Außenrotation; IR, Innenrotation).

Mobilitätsgrad		Stufe A	Stufe B	Stufe C
Hand: PIP, Überstreckung		< 0°	0–10°	> 10°
	R			
	L			
Hand: MP, Überstreckung		< 45°	45–60°	> 60°
	R			
	L			
Hand: Dorsales Zusammendrücken der Mittelhand		Kaum	Mäßig	Erheblich
	R			
	L			
Ellbogen: Hyperextension		< 0°	0–15°	> 20°
	R			
	L			
Schultergelenk: Abduktion		< 90°	90–110°	> 110°
	R			
	L			
Schultergürtel: (Horizontale) Adduktion		Ellbogen bis zur Medianebene	Von Mitte bis halbwegs zur Schulter	Zwischen Stufe B und Gegenschulter
	R			
	L			
Schultergürtel: Diagonalgriff (aktiv)		Bis Fingerspitzen-Berührung	Fingerdeckung	Finger-Handflächen-Berührung
	R unten			
	L unten			
Knie: Extension		< 0°	0–10°	> 10°
	R			
	L			
Hüfte: Rotation bei 90° Beugung (Summe aus IR und AR)		< 90°	90–120°	> 120°
	R			
	L			
Globale Rumpfbeuge – Rumpftiefbeuge		Bis Fingerspitzen-Berührung	Bis Handknöchel-Berührung	Ab Handflächen-Berührung und weiter
Lumbale Retroflexion aus Bauchlage (Ellbogeneinschlusswinkel)		< 60°	60–90°	> 90°
Lumbale Lateroflexion im Stehen	Gegenseitige Achselfalte oberhalb der …	…gleichseitigen Gesäßhälfte bis max. zur Analfalte	…gegenseitigen Gesäßhälfte bis max. zu deren Mitte	… äußeren Hälfte der gegenseitigen Gesäßhälfte
	R			
	L			
Thorakale Rotation		< 60°	60–80°	> 80°
	R			
	L			
Zervikale Rotation		< 70°	70–90°	> 90°
	R			
	L			

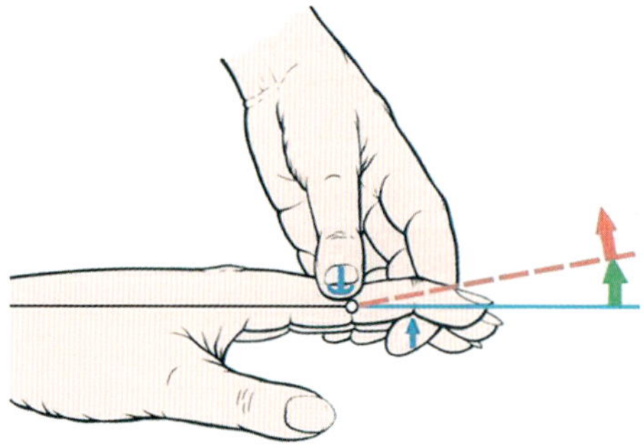

Abb. 7.1 Extensionsprüfung der PIP-Gelenke 2–5, Ausgangsstellung.

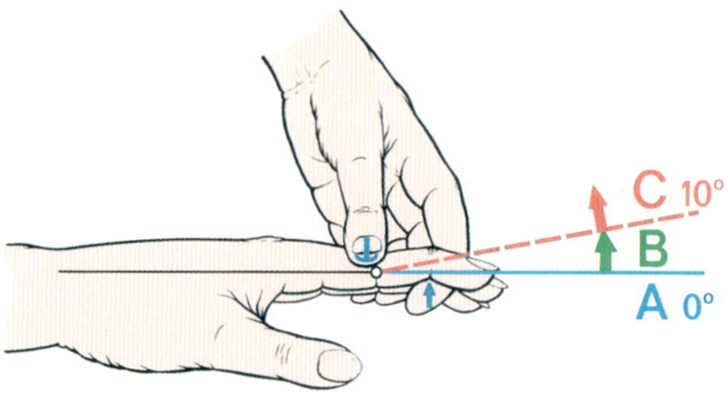

Abb. 7.2 Extensionsprüfung des PIP-Gelenks am Einzelfinger.

Auswertung
- *Stufe A:* Streckung unterhalb oder bis zur 0°-Stellung.
- *Stufe B:* Zwischen 0°- und 10°-Streckung.
- *Stufe C:* Extension von mehr als 10° über die 0°-Stellung hinaus.

Metakarpophalangeal-(MP-)Gelenke 2.–5. Finger, Extension

Ausgangsstellung: Die Patientenhand liegt proniert, im Handgelenk gestreckt und mit gestreckten Fingern auf der Unterlage oder einer Untersucherhand. Der Untersuchende legt den Zeigefinger seiner anderen, am besten der gegensinnigen, supinierten Hand von radial kommend unter die PIP-Gelenke und Fingergrundglieder. Der Daumen wird quer über die MP-Gelenke 2–5 gelegt.

Testbewegung: Während der Daumen die Köpfchen der Metakarpalen 2–5 unbewegt hält, hebt der Zeigefinger mit zartem Druck die Grundglieder nach dorsal, bis ein Endgefühl entsteht. Die IP-Gelenke dürfen sich unter der Bewegung beugen. Die Bewegung kann auf diese Weise mit allen 4 Fingern gleichzeitig durchgeführt werden. Zur Kontrolle kann die Bewegung mit einzelnen Fingern wiederholt werden (➤ Abb. 7.3).

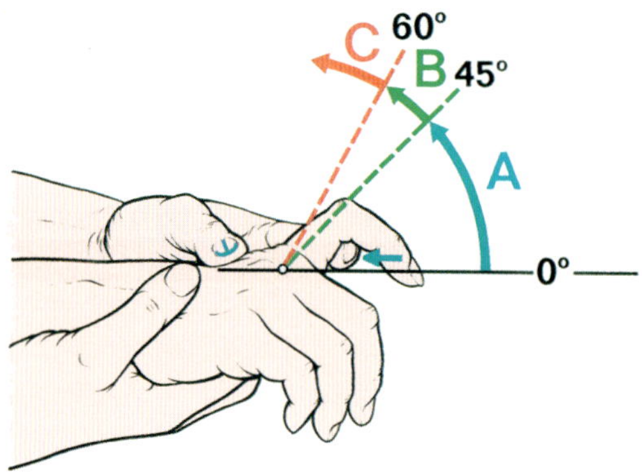

Abb. 7.3 Extensionsprüfung der Metakarpophalangeal-(MP-)Gelenke 2–5.

Auswertung
- *Stufe A:* Weniger als 45° Extension.
- *Stufe B:* 45–60° Extension.
- *Stufe C:* Mehr als 60° Extension.

Klinischer Hinweis: Auf einzelne Finger begrenzte Extensionseinschränkungen beruhen wahrscheinlich auf örtlichen Strukturkrankheiten und lassen sich dann nicht im Sinne der konstitutionellen Beweglichkeit werten. Wird die Extension der Grundgelenke bei gestreckten Fingern untersucht, ist das Ergebnis von der Dehnbarkeit der Fingerbeugemuskeln abhängig.

Das **Grundgelenk des Daumens** verhält sich sehr individuell zwischen extremer Steifheit und extremer Mobilität ohne zuverlässige Korrelation mit dem konstitutionellen Bewegungstyp. Das Gelenk ist deshalb für diese Fragestellung nicht geeignet.

Dorsales Zusammendrücken der Metakarpalenköpfchen

Ausgangsstellung: Die geprüfte Hand wird mit gestrecktem Handgelenk von einer Untersucherhand von palmar unter dem 2. und 5. Metakarpalenköpfchen abgestützt (Daumen und Zeigefinger). Ein Finger der anderen Untersucherhand liegt von dorsal auf dem 3. Mittelhandstrahl.

Bewegungsdurchführung: Der Zeigefinger auf dem Handrücken drückt den 3. Metakarpalen sehr zart nach palmar und erzeugt ein mehr oder weniger großes Durchhängen der Köpfchen (➤ Abb. 7.4).

Auswertung
- *Stufe A:* Der Krümmungsbogen der Metakarpalenköpfchen ist gering, er ist nur als leichte Stufe zwischen 4. und 5. Strahl zu sehen.
- *Stufe B:* Der Krümmungsbogen der Köpfchen ist mäßig ausgebildet, er betrifft die Verbindungen zwischen 5., 4. und 3. Strahl.
- *Stufe C:* Es ist ein deutlicher Bogen vom 2 bis zum 5. Strahl entstanden, auch zwischen 2. und 3. Strahl besteht eine erkennbare Stufe.

Klinischer Hinweis: Die Beweglichkeit der Mittelhand bestimmt den Eindruck der Weichheit oder Härte beim Händedruck. Dabei

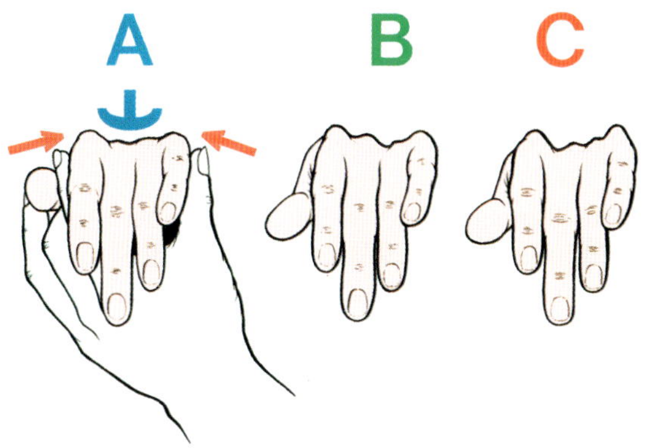

Abb. 7.4 Zusammendrücken der Mittelhand in dorsal konkavem Bogen.

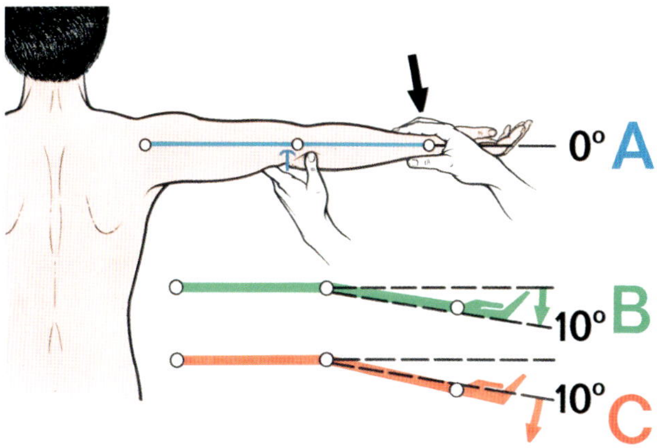

Abb. 7.5 Extensionsprüfung des Ellbogengelenks.

werden die Metakarpalenköpfchen nach innen, d. h. in einem dorsal konvexen Bogen, zusammengedrückt. Überbeweglichkeit in dieser Richtung ist nur bei sehr deutlicher Ausprägung und nicht abstufbar zu testen. Das Gleiche gilt für die manualmedizinische Untersuchung der Verschieblichkeit zwischen benachbarten Metakarpalenköpfchen in a. p. Richtung. Dagegen lässt sich das **dorsalkonkave Zusammendrücken** als Gesamtanblick gestuft bewerten.

7.3.2 Ellbogen: Extension

Ausgangsstellung: Der Patient sitzt, der Untersuchende steht seitlich neben ihm und hebt den Arm in Kondylennähe gestützt nach vorn, bis der Oberarm horizontal gehalten wird. Die freie Untersucherhand hält den supinierten Unterarm zwischen Zeigefinger und Daumen. Der Patient entspannt den Arm, erkennbar am getragenen Gewicht.

Bewegungsdurchführung: Die Hand am Unterarm führt diesen unter Beibehaltung der horizontalen Oberarmhaltung an die Extensionsendstellung (➢ Abb. 7.5).

Auswertung

- *Stufe A:* Die Extension endet in Nullstellung oder vorher.
- *Stufe B:* Die Extension überschreitet die Nullstellung und kann bis 15° darüber hinausgehen.
- *Stufe C:* Die Nullstellung wird um 20° und mehr überschritten.

Praktischer Hinweis: Der Unterarm darf beim Test nicht frei hängen, weil die Schwerkraft die Spannung der Ellbogenbeuger erhöht und das Ergebnis verfälscht.

Klinischer Hinweis: Die Extension des Ellbogens reicht durchschnittlich nicht über die Nullstellung hinaus. Schmerzhaft verspannte Beugemuskeln schränken die Beweglichkeit ein, schlaffe oder paretische Beuger vergrößern sie.

7.3.3 Schulter

Abduktion

Ausgangsstellung: Der Patient sitzt, der Untersuchende steht hinter ihm und stützt ihn mit dem eigenen Körper ab. Zur Untersuchung

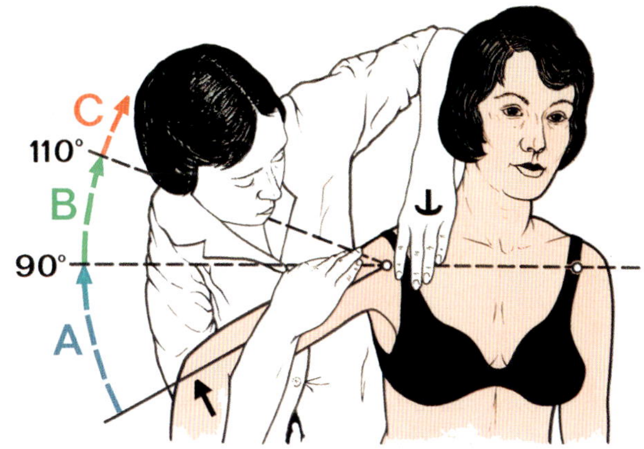

Abb. 7.6 Abduktionsprüfung des Schultergelenks unter Fixation des Schultergürtels.

des rechten Schultergelenks wird die linke Daumen-Zeigefinger-Gabel zur Fixation in Akromionnähe auf die Klavikula und Spina scapulae gelegt. Der rechte Untersucherarm wird von hinten unter dem Oberarm des Patienten durchgeschoben und die Finger oder der Daumen der rechten Hand auf die Deltoidregion knapp distal vom Akromion gelegt. Der Patientenoberarm liegt in der Ellbeuge des Untersuchenden. Der Unterarm hängt im Ellbogen gebeugt herab.

Bewegungsdurchführung: Zuerst führt die fixierende linke Hand das Schulterblatt so weit abwärts, dass geringer Widerstand fühlbar wird, jedoch keine Kopf- oder Rumpfbewegungen des Patienten auftreten. Der Untersuchende stützt nach Möglichkeit die Schulter des Patienten in dieser Stellung an seinem Körper ab. Mit dem rechten Ellbogen hebt er den Arm seitlich an, wobei die rechte Hand den Oberarmkopf etwas nach kaudal hält. Dadurch wird die Drehachse im Schultergelenk unbeweglich gehalten (➢ Abb. 7.6). Der Patientenunterarm darf nach vorn herunterhängen (in Innenrotation). Zwischen 90 und 120° Abduktion entsteht normalerweise langsam zunehmend eine Muskelspannung, die dann in ein weiches Endegefühl übergeht. Der erreichte Bewegungsausschlag wird jetzt geschätzt oder am Lotwinkelmesser abgelesen.

Auswertung
- *Stufe A:* Bis 90° Abduktion (Oberarm horizontal).
- *Stufe B:* Mehr als 90–110° Abduktion.
- *Stufe C:* Mehr als 110° Abduktion.

Praktischer Hinweis:
- Wird der Arm während der Abduktion nach hinten gezogen und bleibt nicht in der Frontalebene der Patientin, dann wird das Bewegungsende falsch positiv vorzeitig erreicht.
- Unnötig harter Fixation der Schulter und angestrengtes Heben des Armes aus dem Körper des Untersuchenden erzeugt Abwehr und verringert den Ausschlag.

Klinischer Hinweis:
- Die Beweglichkeit des Schultergelenks ist besonders stark von seiner muskulären Führung abhängig. Alle Faktoren, die die Muskelspannung im Schulterbereich beeinflussen, führen deshalb zu messbaren Veränderungen der Bewegungsausschläge.
- Seitendifferenzen kommen ohne Pathologie vor. Bei konstitutionell großer Beweglichkeit sind belastungsabhängige, schmerzhafte Erhöhungen der Muskelspannung am Bewegungsende nicht selten und rufen asymmetrische Bewegungsausschläge hervor.

Gebeugte Adduktion des Schultergürtels

Ausgangsstellung: Der Patient sitzt, der Untersuchende steht hinter ihm, stützt ihn mit dem Körper und richtet ihn auf. Der untersuchte Arm wird in der Schulter gebeugt, bis der Oberarm horizontal nach vorn weist. Der Untersuchende trägt den Ellbogen, der Patient legt den Arm entspannt ab. Die freie Untersucherhand stützt den Rumpf am Schulterblatt der Gegenseite.

Bewegungsdurchführung: Der Untersuchende führt den Ellbogen in der horizontalen Ebene in die Adduktion zur Gegenseite (➤ Abb. 7.7).

Auswertung: Die Endstellung des Ellbogens auf dem Bewegungsbogen zur Gegenschulter wird gewertet:
- *Stufe A:* Der Ellbogen erreicht die Mitte vor dem Körper (Medianebene) nicht oder gerade eben.
- *Stufe B:* Der Ellbogen kann über die Mittelinie hinaus geführt werden bis maximal zur Hälfte auf dem Bewegungsbogen bis zur Gegenschulter.
- *Stufe C:* Der Ellbogen erreicht die äußere Hälfte des Bewegungsbogens von der Körpermitte zur Gegenschulter, in Extremfällen erreicht er die Gegenschulter.

Praktischer Hinweis: Bei aktiver Durchführung der Bewegung oder bei patienteneigenem Nachdruck wird oft ein fehlerhaft größerer Ausschlag erreicht durch antagonistische Hemmung der dorsalen Schulterblattmuskulatur.

Klinischer Hinweis: Der Beweglichkeitstests untersuchen die Nachgiebigkeit, die Dehnbarkeit der vom Rumpf zur Klavikula und Skapula und zum Oberarm ziehenden Muskeln. Die beiden Klavikulagelenke haben darauf weniger Einfluss.

Diagonalgriff Schultergürtel, aktiv

Ausgangsstellung: Der Patient sitzt frei. Er legt die rechte Hand mit der Handfläche nach hinten weisend von unten her auf den Rücken, die linke proniert mit angehobenem Arm hinter den Nacken.

Bewegungsdurchführung: Die Hände werden flach mit gestreckten Fingern zwischen den Schulterblättern aufeinander zu und, wenn möglich, übereinander geschoben. Die Bewegung wird von den Schultern geführt, die Finger bleiben entspannt und gestreckt (➤ Abb. 7.8).

Auswertung: Das Erreichen und Überdecken von Fingern und Handfläche wird in der Endstellung bewertet. Der **von unten kommende Arm** hat die größere Bewegungsvariabilität, das Ergebnis hängt vor allem von ihm ab und wird **nach seiner Seite bezeichnet.** Seitenunterschiede sind häufig, mit dem linken Arm unten ist der Bewegungsausschlag durchschnittlich größer.
- *Stufe A:* Die Fingerspitzen erreichen sich nicht oder gerade.
- *Stufe B:* Die Finger können übereinander geschoben werden, die Fingerspitzen erreichen aber die Handfläche nicht.
- *Stufe C:* Die Fingerspitzen können in die Handfläche geschoben werden, im Extremfall gelangen sie bis zum Handgelenk.

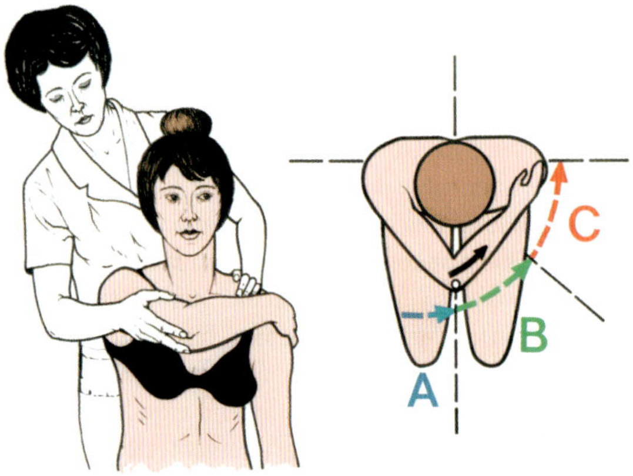

Abb. 7.7 Gebeugte Adduktion des Schultergürtels.

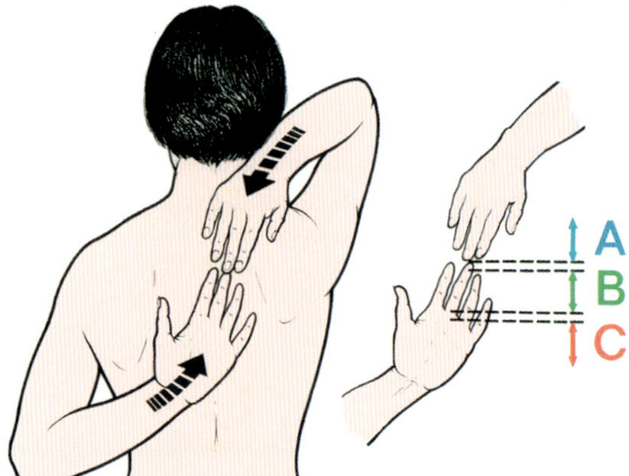

Abb. 7.8 Aktiver Diagonalgriff des Schultergürtels.

Praktischer Hinweis:

- Das Ergebnis ist nicht sicher reproduzierbar, wenn der Patient die Bewegung mit seinen Fingern weiterzieht und den Schultergürtel passiv dehnt.
- Die Bewegung wird rein aktiv. In das Ergebnis fließen Innenrotation und Extension bzw. die Elevation des Oberarmes ein.

7.3.4 Knie: Extension

Ausgangsstellung: Der Patient liegt entspannt auf dem Rücken, die Fersen ragen über den unteren Bankrand. Der Untersuchende steht neben den Füßen. Seitlich rechts stehend legt er die linke Hand auf den rechten Oberschenkel knapp oberhalb der Patella. Die rechte Hand liegt distal unter dem Unterschenkel proximal der Ferse.

Bewegungsdurchführung: Die linke Hand fixiert den Oberschenkel auf der Unterlage. Die rechte Hand hebt wegen des kleinen Bewegungsausschlags langsam den Unterschenkel an bis zum Entstehen des Endwiderstandes (➤ Abb. 7.9).

Auswertung

- *Stufe A:* Die Streckung erreicht nicht oder gerade die 0°-Stellung. Das heißt, das Knie bleibt in Endstellung gebeugt oder sinkt gerade auf die Unterlage. Die Ferse überschreitet nicht die Ebene der Untersuchungsbank.
- *Stufe B:* Streckung bis 10° über die 0°-Stellung hinaus. Die Ferse kann über die Bankebene gehoben werden. Ihr Abstand ist von der Unterschenkellänge abhängig und beträgt (grob geschätzt) weniger als 10 cm.
- *Stufe C:* Streckung von mehr als 10° über die 0°-Stellung hinaus. Grobe Blickschätzung: Die Ferse kann weit über die Bankebene gehoben werden.

Klinischer Hinweis: Die Extensionsbeweglichkeit des Kniegelenks kann zwar durch gewohnheitsmäßiges Belasten in Rekurvationsstellung vergrößert werden. Dies geschieht aber vorwiegend bei Patienten mit schon vorher bestehender konstitutionell großer Extension.

7.3.5 Hüfte: Summe von Außen- und Innenrotation (AR plus IR)

Ausgangsstellung: Der Patient liegt auf dem Rücken am Rand der zu untersuchenden Seite. Der Untersuchende steht auf der Seite des untersuchten Beines in Hüfthöhe und hebt das Bein in rechtwinklige Hüft- und Kniebeugung. Der Oberschenkel wird senkrecht gehalten. Bei Untersuchung des rechten Beines legt der Untersuchende von oben her Daumen und Zeigefinger der linken Hand um die Patella herum auf die Oberschenkelkondylen, ohne gegen die Patella zu drücken. Die rechte Hand trägt den Unterschenkel distal unter der Wade (➤ Abb. 7.10).

Bewegungsdurchführung: Die linke Untersucherhand drückt zuerst das Knie zur Unterlage und erschwert dadurch die Beckenmitbewegung. Die rechte Hand führt den Unterschenkel um die senkrechte Achse des Oberschenkels nach medial und anschließend nach lateral. Das Bewegungsende ist erreicht, wenn nach Entstehen eines tastbaren Widerstandes das Becken der Bewegung folgen will. Die senkrechte Haltung des Oberschenkels und die Unbeweglichkeit des Beckens werden kontrolliert. In der Endstellung wird der Winkel zwischen Unterschenkel und Körperlängsachse (seitlicher Bankkante) geschätzt.

Auswertung

- *Stufe A:* Die Winkelsumme aus AR und IR beträgt bis zu 90°.
- *Stufe B:* Die Winkelsumme aus AR und IR beträgt mehr als 90° und bis zu 120°.
- *Stufe C:* Die Winkelsumme aus AR und IR ist größer als 120°.

Praktischer Hinweis:

- Das Schätzen der Winkel wird ungenau, wenn der Untersuchende nicht senkrecht von oben auf das Knie schauen kann.
- Wenn der Druck zur Unterlage zu gering ist, folgt das Becken schon bei geringer Muskelspannung der Bewegung. Die mächtigen Muskeln um das Hüftgelenk nehmen das Becken mit und die gemessenen Winkel sind dann kleiner, als es der eigentlichen Hüftbeweglichkeit entspricht.

Klinischer Hinweis: Die Rotationsbewegungen im Hüftgelenk sind als Einzelbewegung öfter asymmetrisch. Dann ist die Gegenrichtung bei gesunden Personen meistens gegenläufig asymmetrisch. Eine einseitig kleinere Innenrotation (IR) wird durch grö-

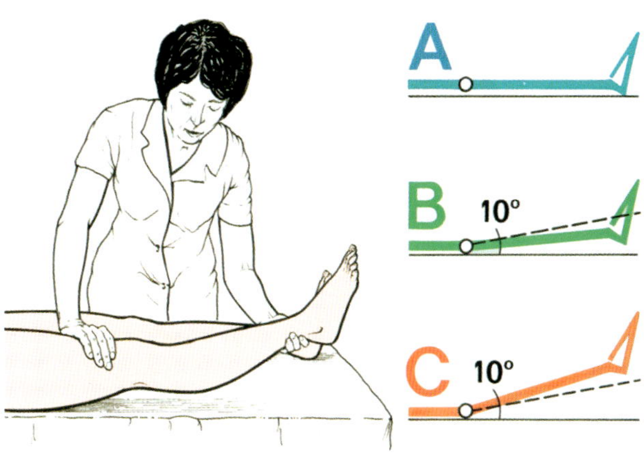

Abb. 7.9 Kniegelenk Extension.

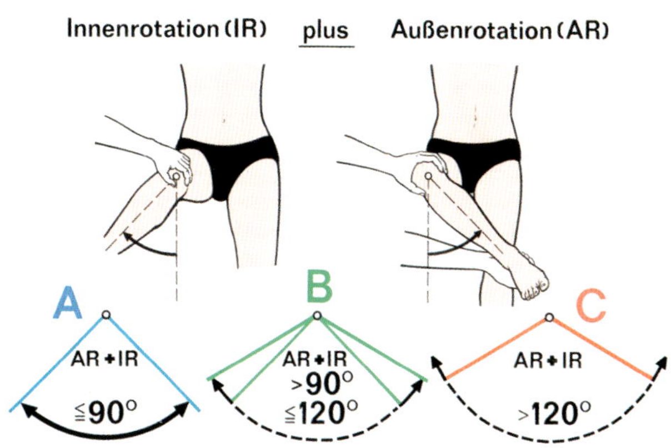

Abb. 7.10 Rotationsprüfung des Hüftgelenks.

ßere Außenrotation (AR) ausgeglichen. Die Summe von AR und IR bleibt normalerweise symmetrisch. Aus diesem Grund nutzen wir zur Mobilitätsbewertung die **Summe beider Rotationsrichtungen.**

7.3.6 Wirbelsäule und Rumpf

Globale Rumpfbeuge – Rumpftiefbeuge

Ausgangsstellung: Der Patient steht mit gestreckten Beinen.

Bewegungsdurchführung: Er beugt sich mit gestreckten Knien nach vorn tief hinunter, mit der Hand zum Boden (➤ Abb. 7.11).

Auswertung
- *Stufe A:* Die Fingerspitzen erreichen den Fußboden nicht oder berühren ihn gerade.
- *Stufe B:* Die berührenden Finger lassen sich am Boden in die Beugung umlegen bis hin zur Berührung der Handknöchel (Fingergrundgelenke) bei noch gestrecktem Handgelenk.
- *Stufe C:* Das Handgelenk lässt sich bei aufliegender Fingerrückseite zusätzlich beugen bis hin zur vollen Auflage des Handtellers bei extendiertem Handgelenk. Bei extrem starker Dehnbarkeit der ischiokruralen Muskeln (selten konstitutionell, eher antrainiert) können zusätzlich die Ellbogen gebeugt und der Oberkörper an die Beine gelegt werden.

Praktischer Hinweis:
- Diese Testanordnung wird von Patienten leicht verstanden und ist übersichtlich abzulesen.
- Ein Nachteil ist die posturale Spannung der Ischiokruralmuskulatur, die das Becken dabei nachgebend fixieren muss. Ausweichendes Anbeugen der Knie beendet die Rumpftiefbeuge.
- Ein weiterer Nachteil ist die Abhängigkeit von anthropomorphen Merkmalen. Kurze Extremitäten im Vergleich zum Rumpf täuschen größere Beweglichkeit vor und umgekehrt.

Klinischer Hinweis: Die Beugung der LWS hat wenig Einfluss. Der Körper klappt im Hüftgelenk wie ein Taschenmesser nach vorn.

Varianten

Als Variante kann die **Hüftbeugung im Liegen bei gestrecktem Bein** durchgeführt werden. Die Bewegung entspricht dem Lasègue-Manöver (Beugen des gestreckten Beines im Hüftgelenk), das im Liegen *ein- oder beidseitig* durchgeführt werden kann. Der Test prüft die Verlängerbarkeit (bzw. Spannung, Schutzspannung) der ischiokruralen Muskeln. Gemessen wird der im Hüftgelenk durchlaufene Winkel. Dieser Test eignet sich jedoch nur bedingt für die Fragestellung konstitutioneller Beweglichkeit, weil bei hoher Mobilität die Bewegung leicht in die LWS hineinläuft.

Eine weitere Variante stellt die Untersuchung der **Rumpfvorbeuge – Hüftbeuge – aus dem Langsitz** dar. Wenn der Patient im Langsitz den Körper gegen die gestreckten Beine beugt, wird statt des Winkels ein Längenmaß in der Relation von Hand und Fuß bewertet. Damit können anthropomorphe Varianten das Ergebnis beeinflussen. Dafür ist im Vergleich mit der Rumpftiefbeuge im Stehen die posturale Spannung der ischiokruralen Muskeln vermindert.

Globale Rumpfbeuge – Langsitz

Ausgangsstellung: Der Patient sitzt mit gestreckten Beinen (Langsitz), die Füße in Nullstellung (Fußsohlen senkrecht) gehalten.

Bewegungsdurchführung: Der Patient beugt sich aktiv in den Hüftgelenken und schiebt die Finger über die Zehen hinweg vor. Die Knie bleiben gestreckt fest auf der Unterlage liegen. Der Untersuchende betrachtet in Endstellung die Relation von Hand und Zehen von der Seite (➤ Abb. 7.12).

Auswertung
- *Stufe A:* Die Fingerspitzen erreichen die Zehen nicht oder liegen gerade darüber.
- *Stufe B:* Die Finger liegen über den Zehen bis maximal zum Fingergrundgelenk.
- *Stufe C:* Die Handfläche oder der distale Unterarm liegen über den Zehen.

Praktischer Hinweis: Geringe Kniebeugung wird leicht übersehen. Die Unterlage sollte fest sein, damit die Kniebeugung nicht begünstigt wird.

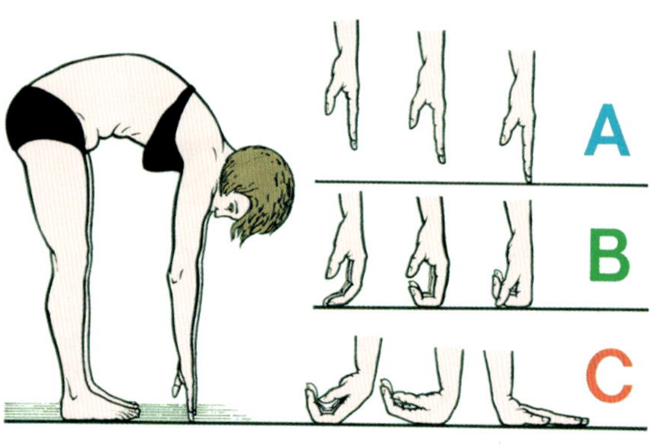

Abb. 7.11 Globale Rumpfbeuge – Rumpftiefbeuge.

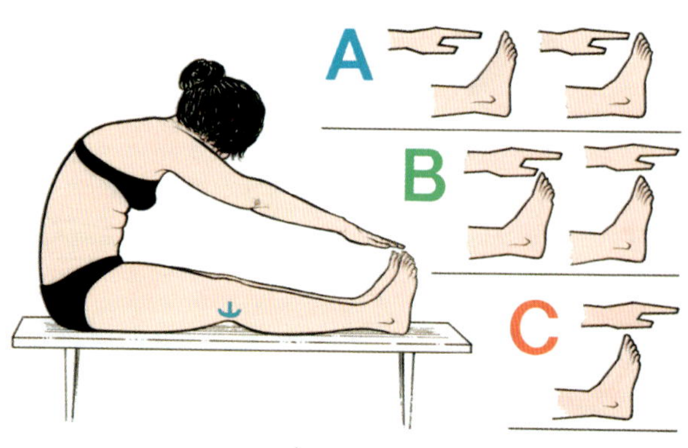

Abb. 7.12 Globale Rumpfbeuge – Langsitz.

BWS/LWS: Retroflexion aus Bauchlage

Ausgangsstellung: Der Patient liegt auf dem Bauch. Er winkelt die Arme im Ellbogen an und schiebt die Finger unter die Schultern, sodass die Fingerspitzen mit dem Akromion abschließen. Der Untersuchende steht neben ihm in Höhe des Beckens, legt eine Handwurzel auf das Sakrum und übt Fixationsdruck zur Unterlage hin aus, der das Becken in der Ausgangsstellung fixiert, aber nicht kippt (die LWS nicht lordosiert).

Bewegungsdurchführung: Der Patient führt die Bewegung rein aktiv von den Augen geführt aus: Die Aufforderung lautet: „Schauen Sie zur Decke und richten Sie den Oberkörper so weit auf, wie es geht." Bewertet wird die Streckung der Arme am Winkel zwischen Oberarm und Unterarm (Ellbogeneinschlusswinkel, ➤ Abb. 7.13).

Auswertung
- *Stufe A:* Ellbogeneinschlusswinkel bleibt kleiner als 60°.
- *Stufe B:* Ellbogeneinschlusswinkel zwischen 60° und 90°.
- *Stufe C:* Ellbogeneinschlusswinkel größer als 90°.

Praktischer Hinweis:
- Der Untersuchende muss den Patienten dazu bringen, eine kraftlose, langsame Bewegung durchzuführen und zu beenden, wenn er vor Lösung des Beckens von der Unterlage dazu aufgefordert wird. Die fixierende Hand muss das Abheben des Beckens bei mäßigem Druck wahrnehmen und verhindern.
- Die Relation der Armlänge zur Rumpflänge beeinflusst das Ergebnis. Relativ kurze Arme täuschen größere, relativ lange Arme geringere Beweglichkeit vor.
- Die Retroflexion des Rumpfes läuft vor allem in LWS und unterer BWS ab. Da beide Enden dieses Bewegungsbereichs schwierig zu fixieren sind, ist die Winkelmessung nur umständlich möglich. Für den Test wird ein indirekter Messwert verwendet.

Klinischer Hinweis: Bei Patienten mit Kreuzschmerz, z. B. bei pathologischer lokaler Hypermobilität, ist dieser Test nicht indiziert.

BWS/LWS: Lateroflexion im Stand

Ausgangsstellung: Der Patient steht frei.

Bewegungsdurchführung: Er beugt sich langsam genau zur Seite, ohne Drehung oder Abweichung des Rumpfes nach vorn oder hinten. In der Endstellung wird vom obersten Ende der konvexseitigen Achselfalte das Lot zum Becken gefällt (➤ Abb. 7.14).

Auswertung
- *Stufe A:* Das Lot läuft auf der gleichseitigen Gesäßhälfte über das Becken und kann die Analfalte erreichen.
- *Stufe B:* Das Lot liegt jenseits der Analfalte über der medialen Hälfte der gegenseitigen Gesäßhälfte.
- *Stufe C:* Das Lot erreicht die äußere Hälfte der gegenseitigen Gesäßhälfte.

Klinischer Hinweis: Das Ergebnis hängt neben der Wirbelsäulenbeweglichkeit vor allem von der Nachgiebigkeit (Verlängerungsfähigkeit) des konvexseitigen M. quadratus lumborum ab. Zur Verkürzungsuntersuchung ist dieser Test nicht geeignet, weil der Muskel dieser Seite den Rumpf in exzentrischer Kontraktion zu halten hat.

BWS: Rotation im Sitz

Ausgangsstellung: Der Patient sitzt aufrecht, am besten im Reitsitz am Bankende. Hände im Nacken gefasst, die Ellbogen unter dem Kinn geschlossen. Dadurch wird der Schultergürtel am Rumpf fixiert. Durch aktives Zusammendrücken der Beine wird das Becken fixiert. Lordose oder Kyphose der LWS und unteren BWS werden aufgerichtet. Der Untersuchende steht hinter dem Patienten und greift von rechts und dann von links unter die Spitzen der Ellbogen.

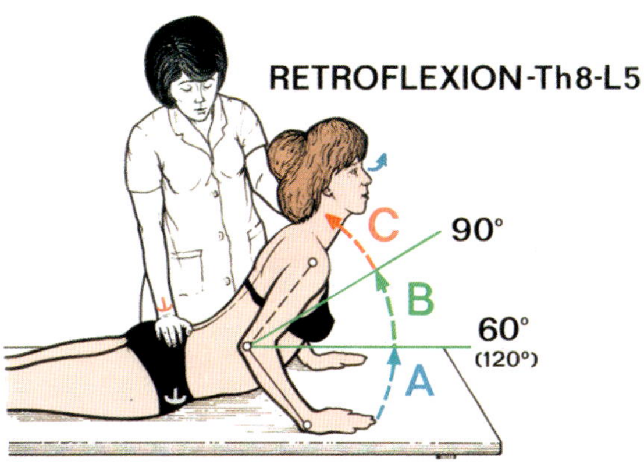

Abb. 7.13 Retroflexionsprüfung des Rumpfes in Bauchlage.

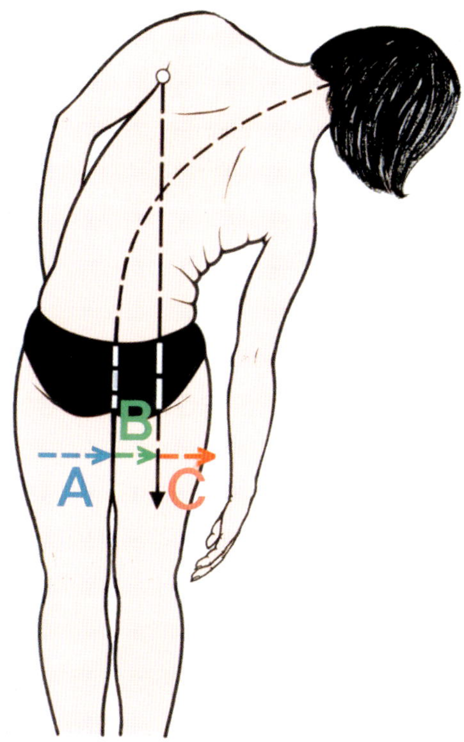

Abb. 7.14 Lateroflexionstest des Rumpfes im Stehen.

Bewegungsdurchführung: Der Untersuchende trägt und führt die Ellbogen zur rechten Seite, der Patient folgt entspannt bis zur Endstellung der Rotation, bei der das Becken noch unbewegt gehalten wird. Die Bewegung wird vom Untersuchenden ausgeführt, vom Patienten entspannt geduldet oder besser mitgedacht. Nach Umgreifen folgt die seitenvergleichende Untersuchung (➤ Abb. 7.15).

Auswertung: Der durchlaufene Winkel kann zwischen Oberkörper-Medianebene (Mitte zwischen den Unterarmen) und seitlicher Bankkante oder zwischen Oberkörper-Frontalebene (von Schulter zu Schulter) und hinterer Bankkante abgelesen werden.

- *Stufe A:* Bewegungsausmaß kleiner als 60°.
- *Stufe B:* Bewegungsausmaß 60–80°.
- *Stufe C:* Bewegungsausmaß größer als 80°.

Praktischer Hinweis:

- Die Untersuchungsbewegung betrifft vorwiegend die BWS unterhalb von Th_6, die LWS beteiligt sich daran nur gering.
- Schlaffes Durchhängen in Kyphose ermöglicht einen zusätzlichen Bewegungsausschlag durch Seitenneigung-Rotations-Synkinese der LWS.
- Sitzen in Lendenlordose vermindert dagegen das Bewegungsausmaß durch Muskelspannung.

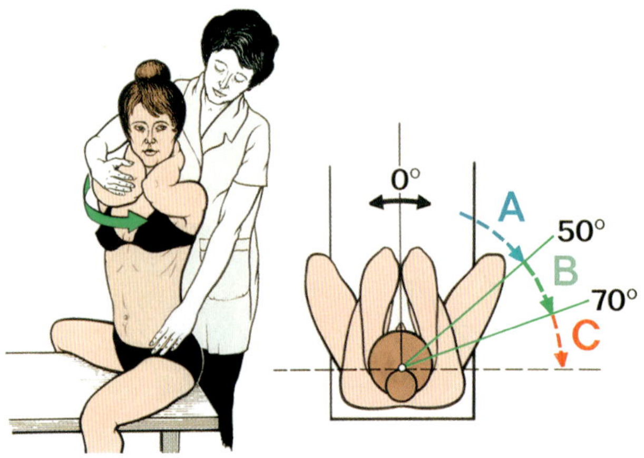

Abb. 7.15 Rotationsprüfung der BWS.

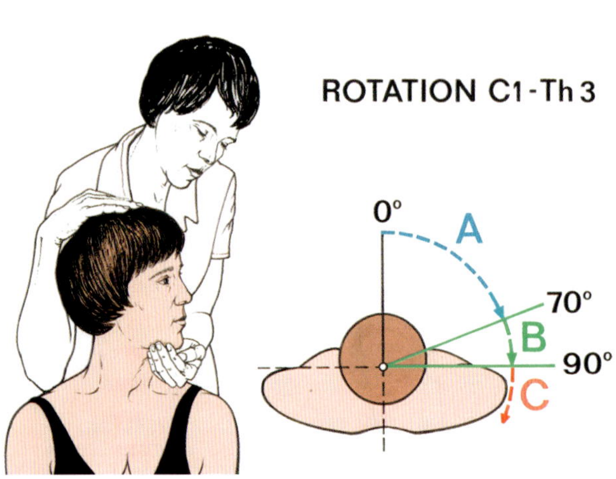

Abb. 7.16 Rotationsprüfung der HWS im Sitzen.

HWS: Rotation des Kopfes im Sitz

Ausgangsstellung: Der Patient sitzt ohne Lehne, wie bei der vorausgehenden Untersuchung. Der Untersuchende steht hinter ihm, stützt seinen Rücken mit dem eigenen Körper ab und richtet dabei die Wirbelsäule auf. Er stützt seinen linken Ellbogen (Oberarm) auf die linke Schulter des Patienten und legt die linken Fingerspitzen locker auf dessen Scheitel. Seine rechte Hand liegt unter dem Kinn. Der Patient stützt sein Kinn entspannt leicht in die Hand des Untersuchenden, ohne den Kopf fallen zu lassen.

Bewegungsdurchführung: Mit der rechten Hand führt der Untersuchende das Kinn im Bogen nach rechts, während die linke Hand auf dem Scheitel die aufrechte Kopfhaltung steuert, vor allem verhindert der Daumen die Rückbeuge.

Anschließend greifen die Hände um und es folgt die Bewegung nach links (➤ Abb. 7.16).

Auswertung: Der durchlaufene Winkel wird zwischen sagittaler Scheitellinie und seitlicher Bankkante geschätzt.

- *Stufe A:* Bewegungsausschlag kleiner als 70°.
- *Stufe B:* Bewegungsausschlag zwischen 70° und 90°.
- *Stufe C:* Bewegungsausschlag größer als 90°.

Praktischer Hinweis: Die HWS muss während der Bewegung aufrecht bleiben. Eine thorakale Kyphose muss so weit wie möglich durch Abstützen begradigt werden, damit sich auch die HWS aufrichtet.

LITERATUR

1. Beyer L. Schnelle funktionelle Anpassung im Gehirn. (2013) Manuelle Med. 51: 71–72
2. Cobb S. C. et al. The effect of forefoot varus on postural stability. (2004) J.Orthop. Sports Physical Ther. 34(2): 79–85
3. Harke G. Muskulatur im Brennpunkt. Muskelschmerz, Haltung und Sensomotorik. (2013) Manuelle Med. 51: 117–122
4. Hinzmann J. L. Untersuchung der Beweglichkeit an jungen Erwachsenen im Alter von 18 bis unter 23 Jahren – Messungen mit Lot- und Kompasswinkelmesser. (1989) Med. Diss., Humboldt-Universität, Berlin
5. Luomajoki H.; Saner J. Bewegungskontrolldysfunktion als Subgruppe von unspezifischen Rückenschmerzen. (2012) Manuelle Med. 50: 387–392
6. Niemier K.; Schmidt S. Funktionelle Diagnostik der Bewegungsteuerung, Bewegungsstabilisation und Hypermobilität. (2009) Orthopäde. 38: 847–854
7. Sachse J. Die Formen der Hypermobilität und ihre klinische Einordnung. (2004) Manuelle Med. 42: 27–32
8. Sachse J. et al. Extremitätengelenke. Manuelle Untersuchung und Mobilisationsbehandlung für Ärzte und Physiotherapeuten, 8. Aufl. (2012) Elsevier, München
9. Sachse J et al. Normuntersuchung der Beweglichkeit junger Erwachsener. (2002) Phys. Med. Rehab. Kurort. 12: 325–329
10. Sachse J.; Janda V. Konstitutionelle Hypermobilität. (2004) Manuelle Med. 42: 33–40
11. Sachse J. et al. Die lokale pathologische Hypermobilität. (2004) Manuelle Med. 42: 17–26
12. Sachse J. Der Gestufte Bewegungstest zur Beurteilung des Bewegungstyps. (2004) Manuelle Med. 42: 33–40
13. Schildt-Rudloff K.; Sachse J. Wirbelsäule. Manuelle Untersuchung und Mobilisationsbehandlung für Ärzte und Physiotherapeuten, 5. Aufl. (2008) Elsevier, München
14. Schilling F.; Stofft F. Das Hypermobilität-Syndrom – Übersicht, großfamiliäre Kasuistik und Pathologie der Kollagentextur. (2003) Osteol. 12: 205–232
15. Smith R. et al. Hypermobility and sports injuries in junior netball players. (2005) Brit.J. Sports Med. 39(9): 628–631

16. Smits-Engelsman B. et al. Beighton score: a valid measure for generalized hypermobility in children. (2011) J.Pediatr. 158(1): 119–123
17. Tilscher H. Die Wirbelsäule der Frau. (2013) Manuelle Med. 51: 8–12
18. Tilscher H. et al. Klinische und röntgenologische Befunde bei Hypermobilität und Instabilität im Lendenwirbelsäulenbereich. (2012) Manuelle Med. 50: 307–314
19. Wilke J.; Buhmann H. W. Qualität grundlegender Bewegungsmuster bei Patienten mit chronischen lumbalen Rückenschmerzen. (2013) Sportverl. Sportschad. 27: 219–225
20. Dt. Ges. f. Orthopädie und orthopäd. Chirurgie + BV d. Ärzte f. Orthopädie (Hrsg.) Leitlinien der Orthopädie, 2. Aufl. (2002) Dt. Ärzte-Verlag, Köln
21. Bundesärztekammer (BÄK) et al. (2010) Nationale Versorgungs-Leitlinie Kreuzschmerz. http://www.leitlinien.de/nvl/kreuzschmerz/